U0292756

放射影像学
Radiology

第 2 版

主　编　王振常　龚启勇
副主编　王晓明　郑传胜　高剑波
　　　　邱士军　梁长虹

人民卫生出版社
·北　京·

图书在版编目（CIP）数据

放射影像学 / 王振常，龚启勇主编. —2 版. —北京：人民卫生出版社，2020.8（2023.1 重印）
国家卫生健康委员会住院医师规范化培训规划教材
ISBN 978-7-117-30327-9

I. ①放… Ⅱ. ①王…②龚… Ⅲ. ①影象诊断—职业培训—教材 Ⅳ. ①R445

中国版本图书馆 CIP 数据核字（2020）第 143207 号

人卫智网	www.ipmph.com	医学教育、学术、考试、健康，购书智慧智能综合服务平台
人卫官网	www.pmph.com	人卫官方资讯发布平台

放射影像学
Fangshe Yingxiangxue
第 2 版

主　　编：王振常　龚启勇
出版发行：人民卫生出版社（中继线 010-59780011）
地　　址：北京市朝阳区潘家园南里 19 号
邮　　编：100021
E - mail：pmph @ pmph.com
购书热线：010-59787592　010-59787584　010-65264830
印　　刷：廊坊一二〇六印刷厂
经　　销：新华书店
开　　本：889×1194　1/16　　印张：32.5
字　　数：1100 千字
版　　次：2015 年 9 月第 1 版　　2020 年 8 月第 2 版
印　　次：2023 年 1 月第 2 次印刷
标准书号：ISBN 978-7-117-30327-9
定　　价：108.00 元
打击盗版举报电话：010-59787491　E-mail：WQ @ pmph.com
质量问题联系电话：010-59787234　E-mail：zhiliang @ pmph.com

编 者 名 单

编　委（按姓氏笔画排序）

王振常　首都医科大学附属北京友谊医院

王晓明　中国医科大学附属盛京医院

月　强　四川大学华西医院

龙莉玲　广西医科大学第一附属医院

冯　逢　北京协和医院

刘爱连　大连医科大学附属第一医院

严福华　上海交通大学医学院附属瑞金医院

杨　超　大连医科大学附属第二医院

杨正汉　首都医科大学附属北京友谊医院

邱士军　广州中医药大学第一附属医院

张　权　天津医科大学总医院

张伟国　中国人民解放军陆军特色医学中心

张惠茅　吉林大学白求恩第一医院

郑传胜　华中科技大学同济医学院附属协和医院

郑卓肇　清华大学附属北京清华长庚医院

居胜红　东南大学附属中大医院

柳　林　吉林大学中日联谊医院

宦　怡　空军军医大学第一附属医院

徐　磊　首都医科大学附属北京安贞医院

徐文坚　青岛大学附属医院

高剑波　郑州大学第一附属医院

萧　毅　海军军医大学附属长征医院

曹代荣　福建医科大学附属第一医院

龚启勇　四川大学华西医院

梁　斌　华中科技大学同济医学院附属协和医院

梁长虹　华南理工大学附属广东省人民医院

韩　丹　昆明医科大学第一附属医院

韩　玥　中国医学科学院肿瘤医院

鲜军舫　首都医科大学附属北京同仁医院

编写秘书　徐　磊　首都医科大学附属北京安贞医院

数字编委 （按姓氏笔画排序）

王　瑞　首都医科大学附属北京安贞医院
王丽君　大连医科大学附属第一医院
王晓煜　辽宁省肿瘤医院(中国医科大学肿瘤医院)
王舒楠　中国人民解放军陆军特色医学中心
月　强　四川大学华西医院
有　慧　北京协和医院
李　坚　福建医科大学附属第一医院
李若坤　上海交通大学医学院附属瑞金医院
杨　超　大连医科大学附属第二医院
吴增杰　青岛大学附属医院
邱　香　吉林大学白求恩第一医院
邹薇薇　海军军医大学附属长征医院
张　权　天津医科大学总医院
张　灵　广西医科大学第一附属医院
张征宇　首都医科大学附属北京友谊医院
季尚玮　吉林大学中日联谊医院
周　洁　广州中医药大学第一附属医院
郑　阳　中国医科大学附属盛京医院
郑卓肇　清华大学附属北京清华长庚医院
赵　振　东南大学附属中大医院
赵娓娓　空军军医大学第一附属医院
梁　斌　华中科技大学同济医学院附属协和医院
韩　丹　昆明医科大学第一附属医院
韩　玥　中国医学科学院肿瘤医院

数字秘书　杨　超　大连医科大学附属第二医院

出 版 说 明

为配合 2013 年 12 月 31 日国家卫生计生委等 7 部门颁布的《关于建立住院医师规范化培训制度的指导意见》，人民卫生出版社推出了住院医师规范化培训规划教材第 1 版，在建立院校教育、毕业后教育、继续教育三阶段有机衔接的具有中国特色的标准化、规范化临床医学人才培养体系中起到了重要作用。在全国各住院医师规范化培训基地四年多的使用期间，人民卫生出版社对教材使用情况开展了深入调研，全面征求基地带教老师和学员的意见与建议，有针对性地进行了研究与论证，并在此基础上全面启动第二轮修订。

第二轮教材依然秉承以下编写原则。①坚持"三个对接"：与 5 年制的院校教育对接，与执业医师考试和住培考核对接，与专科医师培养与准入对接；②强调"三个转化"：在院校教育强调"三基"的基础上，本阶段强调把基本理论转化为临床实践、基本知识转化为临床思维、基本技能转化为临床能力；③培养"三种素质"：职业素质、人文素质、综合素质；④实现"三医目标"：即医病、医身、医心；不仅要诊治单个疾病，而且要关注患者整体，更要关爱患者心理。最终全面提升我国住院医师"六大核心能力"，即职业素养、知识技能、患者照护、沟通合作、教学科研和终身学习的能力。

本轮教材的修订和编写特点如下：

1. 本轮教材共 46 种，包含临床学科的 26 个专业，并且经评审委员会审核，新增公共课程、交叉学科以及紧缺专业教材 6 种：模拟医学、老年医学、临床思维、睡眠医学、叙事医学及智能医学。各专业教材围绕国家卫生健康委员会颁布的《住院医师规范化培训内容与标准（试行）》及住院医师规范化培训结业考核大纲，充分考虑各学科内亚专科的培训特点，能够符合不同地区、不同层次的培训需求。

2. 强调"规范化"和"普适性"，实现培训过程与内容的统一标准和规范化。其中临床流程、思维与诊治均按照各学科临床诊疗指南、临床路径、专家共识及编写专家组一致认可的诊疗规范进行编写。在编写过程中反复征集带教老师和学员意见并不断完善，实现"从临床中来，到临床中去"。

3. 本轮教材不同于本科院校教材的传统模式，注重体现基于问题的学习（PBL）和基于案例的学习（CBL）的教学方法，符合毕业后教育特点，并为下一阶段专科医师培养打下坚实的基础。

4. 充分发挥富媒体的优势，配以数字内容，包括手术操作视频、住培实践考核模拟、病例拓展、习题等。通过随文或章节二维码形式与纸质内容紧密结合，打造优质适用的融合教材。

本轮教材是在全面实施以"5+3"为主体的临床医学人才培养体系，深化医学教育改革，培养和建设一支适应人民群众健康保障需要的临床医师队伍的背景下组织编写的，希望全国各住院医师规范化培训基地和广大师生在使用过程中提供宝贵意见。

融合教材使用说明

本套教材以融合教材形式出版,即融合纸书内容与数字服务的教材,读者阅读纸书的同时可以通过扫描书中二维码阅读线上数字内容。

如何获取本书配套数字服务?

第一步:安装 APP 并登录 ▶ **第二步:扫描封底二维码** ▶ **第三步:输入激活码,获取服务**

扫描下方二维码,下载安装"人卫图书增值"APP,注册或使用已有人卫账号登录

使用 APP 中"扫码"功能,扫描教材封底圆标二维码

刮开书后圆标二维码下方灰色涂层,获得激活码,输入即可获取服务

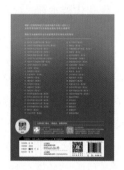

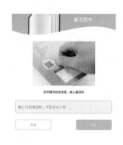

配 套 资 源

➢ **配套精选习题集:《放射科分册》** 主编:金征宇,王振常,陈敏

➢ **电子书:《放射影像学》(第 2 版)** 下载"人卫 APP",搜索本书,购买后即可在 APP 中畅享阅读。

➢ **住院医师规范化培训题库** 中国医学教育题库——住院医师规范化培训题库以本套教材为蓝本,以住院医师规范化培训结业理论考核大纲为依据,知识点覆盖全面、试题优质。平台功能强大、使用便捷,服务于住培教学及测评,可有效提高基地考核管理效率。题库网址:tk.ipmph.com。

主 编 简 介

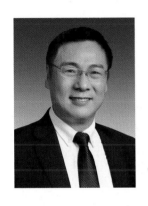

王振常

主任医师、教授,博士生导师。享受国务院政府特殊津贴。现任首都医科大学附属北京友谊医院副院长、医学影像中心主任,首都医科大学耳鸣临床诊疗与研究中心主任、医学影像学系主任,北京市医学影像管理质量控制和改进中心主任;兼任中国医师协会放射医师分会会长,中华医学会放射学分会常务委员,北京医学会放射学分会主任委员,中国医学影像技术研究会副会长等,《中华医学杂志》《中华放射学杂志》等核心期刊副主编。

作为第一完成人,获 2011 年度国家科学技术进步奖二等奖、2011 年度和 2018 年度教育部科学技术进步奖一等奖,2004 年度北京市科学技术奖二等奖,获得专利 6 项。曾入选北京学者、"科技北京"百名领军人才、国家级百千万人才工程,并获北京市劳模等荣誉称号。

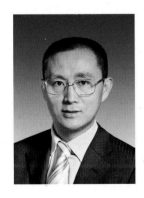

龚启勇

主任医师、长江学者特聘教授。现任四川大学华西医院副院长、国际医学磁共振学会精神磁共振学组主席、四川省医师协会放射医师分会会长。

从事放射影像医疗、教学及科研 36 年,主编国家卫生和计划生育委员会"十三五"规划教材《神经放射诊断学》,以及国内首部《精神影像学》专著;受邀主编北美放射医师培训教材 Psychoradiology(计北美 CME 学分);发表学术论文逾百篇,连续入选科睿唯安"全球高被引学者"和爱思唯尔"中国高被引学者"。所在团队入选国家自然科学基金创新研究群体。荣获 2015 年度国家自然科学奖二等奖、2017 年度中华医学科技奖一等奖、第二届全国创新争先奖和首届中华放射学会年度金奖"突出贡献奖"。

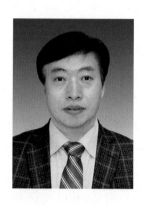

王晓明

主任医师、教授,博士生导师。现任中国医科大学医学影像技术专业负责人,中国医科大学附属盛京医院放射科副主任,《中国临床医学影像杂志》编辑部主任;兼任中华医学会放射学分会第十二届、第十三届委员会神经学组副组长,中国医师协会住院医师规范化培训放射科专业委员会委员,中国医学影像技术研究会常务理事,辽宁省医学影像学会会长,辽宁省医学会分子影像学分会主任委员。

从事医学影像教学工作30余年。主持国家自然科学基金课题5项、省部级课题9项,获省部级科学技术成果奖10余项。发表学术论文150余篇,培养硕士和博士研究生60余人。

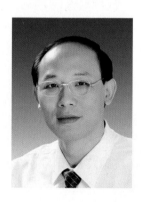

郑传胜

主任医师、教授,博士生导师,学科带头人。现任华中科技大学同济医学院影像系主任,华中科技大学同济医学院附属协和医院放射科主任和介入科主任;兼任中华医学会放射学分会委员和介入诊疗学组副组长,中国医师协会介入医师分会常务委员和肿瘤介入专业委员会主任委员,湖北省医学会介入医学分会首届主任委员和第十届放射学分会候任主任委员。

从事放射诊断和介入治疗的医疗、教学及科研工作20余年,曾留学德国。荣获省部级科学技术成果奖10项,美国介入放射学会杰出实验研究奖,国家专利7项。承担科研课题20多项,发表论文100余篇(SCI论文60余篇)。担任多部教材、专著和杂志主编或副主编。培养硕士和博士研究生30余人。

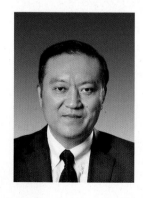

高剑波

主任医师、教授,博士生导师。享受国务院政府特殊津贴。现任郑州大学第一附属医院副院长;兼任中华医学会影像技术分会副主任委员,中国医师协会医学技师专业委员会副主任委员,中国医学装备协会普通放射装备专委会主任委员。

从事教学工作35年,以胸腹部疾病影像学为专业特长。主持国家自然科学基金面上项目3项,参与国家级科研课题5项。获省部级科技进步奖二等奖6项。获第八届国家卫生计生突出贡献中青年专家及2019年度"中原千人计划"中原名医等荣誉称号。发表SCI论文50余篇。主编及参编医学专著和教材20余部。

副主编简介

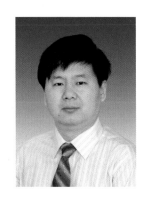

邱士军

主任医师、教授，博士生导师，博士后合作导师。现任广州中医药大学临床医学学科带头人、影像教研室主任，广州中医药大学第一附属医院影像科主任；兼任中华医学会放射学分会第十五届委员会神经放射学学组委员，广东省医学会放射学分会第十一届副主任委员。担任国家科学技术奖评审专家、国家自然科学基金评审专家。

主持国家级课题 7 项，其中国际合作重点项目 1 项、国家重大研究计划项目 1 项，省部级课题 10 余项；参编教材、专著 7 部，其中副主编 4 部；是广州中医药大学"新南方教学奖励基金"优秀教师；获得 2005 年度省级教学成果奖二等奖、2005 年度广东省科技成果奖二等奖各 1 次。近 5 年，以第一作者或通信作者发表论著百余篇，SCI 收录 27 篇。

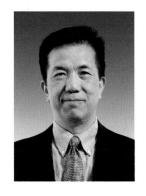

梁长虹

主任医师、教授，博士生导师。享受国务院政府特殊津贴。现任华南理工大学医学院副院长，华南理工大学附属广东省人民医院影像医学部主任；兼任中国医师协会放射医师分会副会长，中国医师协会住院医师规范化培训放射科专业委员会副主任委员，中华医学会放射学分会副主任委员，亚洲腹部影像学会主席，广东省医师协会放射科医师分会主任委员，《中华放射学杂志》等杂志副主编。

先后获得科技部重点研发计划等科技计划项目资助。研究成果获得 2012 年度广东省科学技术奖二等奖及 2012 年度广州市科技进步奖二等奖。先后主编、主译《儿科放射诊断学》等专著 11 部。近 5 年来，在影像数据挖掘和人工智能方面研究，于国内外重要期刊发表论文百余篇。

前　言

随着我国医药卫生事业的发展,人们对医务工作者的能力要求也越来越高。而作为医学事业的接班人——住院医师,临床对其实战水平的要求也不断提高。住院医师规范化培训正是其中的关键,在过去的数年已成为教学领域的重中之重,可谓国家关切、学界关注、人民关心。正是在这种背景下,2015 年出版的《放射影像学》成为本学科的第一本住院医师规范化培训规划教材。经过 5 年的临床使用,本教材得到了广大放射科住院医师及教师的认可,在住院医师培养中成效显著,完成了从无到有的跨越。

世间万物如大河,浩浩汤汤,恒无止息。5 年的时间,放射影像学从影像检查技术,到对疾病的影像学认识,甚至对疾病的认识,都发生了巨大变化和进步。鉴于此,我们在第 1 版的基础上进行了调整和修订。

本书共分为 9 章,以培养住院医师的临床思维、提高临床实战能力为目的,将现有理论知识转化为临床实践技能是其主要特点。正是基于此,第 1 版中的五大特点在第 2 版中仍然延续,包括:①守正出新,突出重点;②选目求精,针对性强;③变换体例,涵盖面广;④实用性强;⑤合理编排,便于学习。充分体现了学以致用为主,求精而不求全,重思维、重临床,基于问题学习(PBL)和基于案例学习(CBL)的教学方式相结合,以点带面、横向拓展、提纲挈领的编写理念。

本书各位编者不辞辛劳,怀着对放射影像学的热爱和对影像学未来接班人的殷切期盼,精心编写,查疑补缺,润色文笔,终使成书,在此予以衷心感谢。

再版的《放射影像学》虽经大家努力编写、审阅,但难免有欠妥、遗漏乃至错误之处,诚望各位同道及师生朋友不吝指正,我们将与各位一起,不断地改进、完善,为培养合格、优秀、进取的影像学接班人而尽绵薄之力。

王振常　龚启勇
2020 年 6 月

目　录

第一章　总论 ·· 1
　第一节　放射影像学现状 ·· 1
　第二节　放射影像学技术要点 ·· 5
　　一、X线检查方法 ·· 6
　　二、计算机体层成像检查方法 ·· 6
　　三、磁共振成像方法 ·· 7
　　四、不同放射影像学技术和检查方法的比较 ··················· 8
　　五、不同放射影像学技术和检查方法的综合应用 ············· 8
　第三节　放射影像学解读图像技巧与现代要求 ··················· 8
　　一、熟悉正常影像表现 ·· 8
　　二、异常影像表现的辨认 ·· 9
　　三、对异常表现的分析 ·· 9
　　四、结合临床资料进行综合诊断 ······································ 10
　第四节　放射影像学报告通则 ··· 11

第二章　颅脑和脊髓 ·· 14
　第一节　颅内肿瘤性病变 ··· 14
　　一、常见颅内肿瘤的影像学诊断 ······································ 14
　　二、基于病例的实战演练 ·· 19
　　三、术后随诊 ··· 26
　　四、拓展——颅内少见肿瘤 ··· 28
　第二节　脑血管性疾病 ·· 31
　　一、常见脑血管病的影像学诊断 ······································ 31
　　二、基于病例的实战演练 ·· 34
　　三、随诊 ·· 38
　　四、拓展——脑血管畸形 ··· 39
　第三节　颅脑外伤性疾病 ··· 41
　　一、常见颅脑外伤的影像学诊断 ······································ 41
　　二、基于病例的实战演练 ·· 46
　　三、拓展1——常见颅脑外伤后遗症 ·································· 57
　　四、拓展2——少见颅脑外伤 ··· 58
　第四节　颅内感染性疾病 ··· 61
　　一、常见颅内感染性病变的影像学诊断 ···························· 61
　　二、基于病例的实战演练 ·· 66
　第五节　椎管内肿瘤 ··· 73
　　一、常见椎管内肿瘤的影像学诊断 ··································· 73
　　二、基于病例的实战演练 ·· 76

三、拓展——椎管内少见肿瘤 ·· 89
第六节　脱髓鞘疾病 ·· 91
第七节　精神放射影像学 ·· 94
一、癫痫、痴呆与精神疾病的影像学诊断 ··· 94
二、基于病例的实战演练 ·· 97

第三章　头颈部 ··· 100
第一节　眶部疾病 ·· 100
一、常见眶部病变的影像学诊断 ··· 100
二、基于病例的实战演练 ··· 104
三、术后随诊 ·· 110
四、拓展——神经眼科疾病 ··· 112
第二节　鼻和鼻窦疾病 ··· 114
一、影像学检查方法与解剖概述 ··· 114
二、常见鼻腔和鼻窦疾病的影像学诊断 ··· 116
三、基于病例的实战演练 ··· 124
四、术后随诊 ·· 133
五、拓展——脑脊液鼻漏 ··· 134
第三节　耳部病变 ·· 135
一、常见耳部疾病的影像学诊断 ··· 135
二、颞骨外伤及畸形 ·· 138
三、基于病例的实战演练 ··· 141
四、拓展——耳聋、耳鸣及眩晕 ··· 144
第四节　咽喉部疾病 ··· 146
一、常见咽喉部疾病的影像学诊断 ·· 146
二、基于病例的实战演练 ··· 149
三、拓展——咽喉部肿瘤 ··· 153
第五节　牙源性疾病 ··· 154
一、牙源性囊肿的影像学诊断 ·· 154
二、基于病例的实战演练 ··· 156
三、拓展——颌骨造釉细胞瘤 ·· 159
第六节　腮腺肿瘤 ·· 159
一、常见腮腺肿瘤的影像学诊断 ··· 159
二、基于病例的实战演练 ··· 161
三、拓展——腮腺的恶性肿瘤 ·· 162
第七节　颈部软组织疾病 ·· 164
一、常见颈部软组织疾病的影像学诊断 ··· 164
二、基于病例的实战演练 ··· 167
三、拓展——颈部其他肿瘤 ··· 170

第四章　呼吸系统 ·· 173
第一节　气管和支气管病变 ··· 173
一、常见气管和支气管病变的影像学诊断 ·· 173
二、基于病例的实战演练 ··· 177
第二节　肺内结节性病变 ·· 181
一、肺结节性病变的影像学诊断 ··· 181

　　　二、基于病例的实战演练 ……………………………………………………………………185
　　　三、术后改变 ……………………………………………………………………………………191
　　第三节　间质性肺疾病 ……………………………………………………………………………192
　　　一、常见间质性肺疾病的影像学诊断 …………………………………………………………192
　　　二、基于病例的实战演练 ………………………………………………………………………196
　　第四节　肺部炎症性疾病 …………………………………………………………………………198
　　　一、常见肺部炎症性疾病的影像学诊断 ………………………………………………………198
　　　二、基于病例的实战演练 ………………………………………………………………………200
　　第五节　胸膜病变 …………………………………………………………………………………203
　　　一、常见胸膜疾病的影像学诊断 ………………………………………………………………203
　　　二、基于病例的实战演练 ………………………………………………………………………210
　　第六节　纵隔肿瘤 …………………………………………………………………………………219
　　　一、常见纵隔肿瘤的影像学诊断 ………………………………………………………………219
　　　二、基于病例的实战演练 ………………………………………………………………………221

第五章　循环系统 …………………………………………………………………………………………227
　　第一节　结构性心脏病 ……………………………………………………………………………227
　　　一、常见先天性心脏病 …………………………………………………………………………227
　　　二、常见获得性心脏瓣膜病 ……………………………………………………………………236
　　第二节　心包疾病 …………………………………………………………………………………246
　　　一、常见心包疾病的影像学诊断 ………………………………………………………………246
　　　二、基于病例的实战演练 ………………………………………………………………………249
　　第三节　心肌疾病 …………………………………………………………………………………254
　　　一、常见心肌病的影像学诊断 …………………………………………………………………254
　　　二、基于病例的实战演练 ………………………………………………………………………258
　　第四节　冠状动脉疾病 ……………………………………………………………………………262
　　　一、冠状动脉疾病的影像学诊断 ………………………………………………………………262
　　　二、基于病例的实战演练 ………………………………………………………………………265
　　　三、术后随诊 ……………………………………………………………………………………268
　　　四、拓展——主动脉夹层、肺动脉栓塞 ………………………………………………………269
　　第五节　主动脉疾病 ………………………………………………………………………………269
　　　一、常见主动脉疾病的影像学诊断 ……………………………………………………………269
　　　二、基于病例的实战演练 ………………………………………………………………………274
　　　三、术后随诊 ……………………………………………………………………………………279
　　　四、拓展——主动脉少见疾病 …………………………………………………………………281
　　第六节　肺动脉疾病 ………………………………………………………………………………283
　　　一、常见肺动脉疾病的影像学诊断 ……………………………………………………………283
　　　二、基于病例的实战演练 ………………………………………………………………………284
　　　三、拓展——肺动脉其他少见疾病 ……………………………………………………………285

第六章　消化系统 …………………………………………………………………………………………286
　　第一节　急腹症 ……………………………………………………………………………………286
　　　一、常见急腹症的影像学诊断 …………………………………………………………………286
　　　二、基于病例的实战演练 ………………………………………………………………………288
　　　三、拓展——影像技术的新观念 ………………………………………………………………290

第二节　消化道疾病 ……………………………………………………………………… 291

一、常见消化道疾病的影像学诊断 ……………………………………………… 291

二、基于病例的实战演练 ………………………………………………………… 296

三、拓展——炎症性肠病 ………………………………………………………… 301

第三节　肝脏疾病 ………………………………………………………………………… 302

一、常见肝脏局灶病变的影像学诊断 …………………………………………… 302

二、基于病例的实战演练 ………………………………………………………… 307

三、拓展——弥漫性肝脏病变 …………………………………………………… 316

第四节　胆胰疾病 ………………………………………………………………………… 319

一、常见胆胰疾病的影像学诊断 ………………………………………………… 319

二、基于病例的实战演练 ………………………………………………………… 322

三、拓展——其他胆胰疾病 ……………………………………………………… 328

第五节　常见脾脏疾病 …………………………………………………………………… 333

一、常见脾脏疾病的影像学诊断 ………………………………………………… 333

二、基于病例的实战演练 ………………………………………………………… 335

第七章　泌尿生殖系统 …………………………………………………………………………… 338

第一节　常见泌尿系统疾病 ……………………………………………………………… 338

一、常见肾脏疾病 ………………………………………………………………… 338

二、常见输尿管及膀胱疾病 ……………………………………………………… 353

第二节　肾上腺疾病 ……………………………………………………………………… 363

一、常见肾上腺疾病的影像学诊断 ……………………………………………… 363

二、基于病例的实战演练 ………………………………………………………… 366

三、拓展——肾上腺其他病变 …………………………………………………… 368

第三节　生殖系统疾病 …………………………………………………………………… 369

一、常见生殖系统疾病的影像学诊断 …………………………………………… 369

二、基于病例的实战演练 ………………………………………………………… 373

三、拓展——MRI 对生殖系统恶性肿瘤的分期诊断 ………………………… 386

第八章　骨骼与肌肉系统 ………………………………………………………………………… 391

第一节　骨骼与肌肉系统检查特点与基本病变 ………………………………………… 391

一、正常骨关节影像学表现 ……………………………………………………… 391

二、骨骼基本病变表现 …………………………………………………………… 393

三、关节基本病变的影像学表现 ………………………………………………… 397

四、软组织基本病变的影像学表现 ……………………………………………… 398

五、影像检查技术及比较影像学 ………………………………………………… 398

第二节　骨关节创伤性病变 ……………………………………………………………… 399

一、四肢骨关节创伤性病变 ……………………………………………………… 399

二、脊柱创伤性病变 ……………………………………………………………… 406

第三节　骨关节感染性疾病 ……………………………………………………………… 411

一、常见骨关节感染性病变的影像学诊断 ……………………………………… 411

二、基于病例的实战演练 ………………………………………………………… 414

第四节　慢性炎症性关节炎 ……………………………………………………………… 418

一、常见慢性炎症性关节炎的影像学诊断 ……………………………………… 418

二、基于病例的实战演练 ………………………………………………………… 421

第五节　退行性骨关节病 ………………………………………………………………… 423

　　　　一、常见退行性骨关节病的影像学诊断 423
　　　　二、基于病例的实战演练 427
　　　　三、拓展——椎管狭窄 433
　　第六节　内分泌与代谢性骨疾病 437
　　　　一、常见内分泌与代谢性骨疾病的影像学诊断 437
　　　　二、基于病例的实战演练 441
　　第七节　骨肿瘤 447
　　　　一、常见骨肿瘤的影像学诊断 447
　　　　二、基于病例的实战演练 452
　　　　三、术后随诊 457
　　　　四、拓展——其他较常见骨肿瘤及瘤样病变 457

第九章　介入放射学 462
　　第一节　头颈部动脉造影术 462
　　　　一、临床相关基础概述 462
　　　　二、临床实例 462
　　第二节　胸腹部动脉造影术 466
　　　　一、临床相关基础概述 466
　　　　二、临床实例 468
　　第三节　四肢动脉造影术 471
　　　　一、临床相关基础概述 471
　　　　二、临床实例 471
　　第四节　上 / 下腔静脉造影术 473
　　　　一、临床相关基础概述 473
　　　　二、临床实例 474
　　第五节　动脉球囊 / 支架成形术 477
　　　　一、临床相关基础概述 477
　　　　二、临床实例 477
　　第六节　动脉栓塞术 479
　　　　一、临床相关基础概述 479
　　　　二、临床实例 479
　　第七节　经皮肝穿刺胆管造影术 485
　　　　一、临床相关基础概述 485
　　　　二、临床实例 485
　　第八节　食管造影术 487
　　　　一、临床相关基础概述 487
　　　　二、临床实例 488
　　第九节　CT 引导下肿瘤穿刺活检术 491
　　　　一、临床相关基础概述 491
　　　　二、临床实例 491
　　第十节　经皮穿刺积液置管引流术 493
　　　　一、临床相关基础概述 493
　　　　二、临床实例 493

中英文名词对照索引 497

目　录

住培考典 ·······························

　　考核大纲 ························

　　六站式实践考核 ·················

模拟自测 ·····························

第一章 总 论

第一节 放射影像学现状

随着技术的进步,现代医学模式也发生着深刻的变革,以往基于经验的诊疗模式逐渐向基于证据的模式转变。在这场变革之中,医学影像学由于能够展示患者身体内部的结构和功能改变,为医生提供客观的临床观测指标,并且能够长期进行存档,无疑将扮演重要角色,甚至是核心的角色。人类最先进的科学技术,从其诞生开始便很快应用于医学影像学,如X线、磁共振技术、放射性核素等,还有最近备受关注的人工智能技术,还包括多项被授予诺贝尔奖的先进技术。医学影像技术从最初只能显示宏观解剖结构,只能用于疾病的诊断,发展到目前可以显示更加微细结构,甚至组织内分子水平的改变,反映代谢及功能异常,并预测疾病的转归。

放射影像学(radiology)是医学影像学中最重要的一部分,在医院中应用最为广泛,目前主要包括普通X线摄影、计算机体层成像(computed tomography,CT)、磁共振成像(magnetic resonance imaging,MRI)等,这些检查技术相互补充(图 1-1-1),在临床工作中应结合具体病例加以选择,以期发挥最大作用。

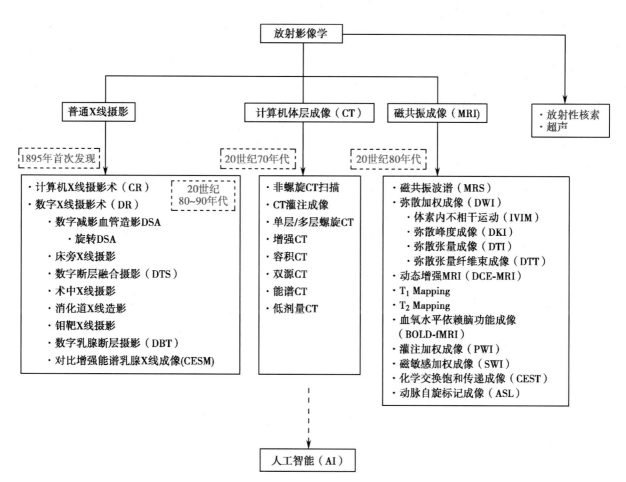

图 1-1-1　放射影像学技术应用树状图

病例1　女性,52岁,3年前体检发现左侧乳腺肿物,经穿刺活检确诊为乳腺浸润性导管癌,行左侧乳腺癌改良根治术,术后定期复查。主诉1周前自检乳房发现右侧乳腺外上象限肿物,于当地门诊行超声检查,结果显示"右侧乳腺外上象限不规则低回声肿物,边界不清,边缘见分叶,肿物内可见少量血流"。查体发现左侧乳腺术后改变,左侧胸壁未触及肿物;右侧乳腺外上象限可触及一无痛性肿物,质韧,形态不规则,活动差;无乳头溢液。双侧腋窝、锁骨上未触及肿大淋巴结。

病例2　男性,37岁,以"车祸伤后昏迷1小时"入院。患者2小时前骑电动车被大货车撞伤,头部着地,当时昏迷,呕吐1次,为胃内容物。平车推入病房,查体:深度昏迷状态,查体不配合,血压100/55mmHg;右侧瞳孔4mm,对光反射迟钝,左侧瞳孔3mm,对光反射灵敏;眼耳鼻口无出血;腹部膨隆,移动性浊音阳性,腹肌紧张。

问题

1. 如果评估病变性质和程度,上述病例接下来可以进行哪些放射影像学检查?

2. 上述检查有哪些新的技术进展应用于临床?

病例1的患者既往有乳腺癌病史,此次发现对侧乳腺肿物,可以考虑进行乳腺钼靶X线摄影(mammography)和乳腺MR检查,见图1-1-2。数字乳腺断层摄影是一种新近应用于乳腺肿瘤诊断的乳腺X线摄影技术。乳腺弥散加权成像(diffusion weighted imaging,DWI)、磁共振波谱成像(magnetic resonance spectroscopy,MRS)及动态增强MRI(dynamic contrast-enhanced MRI,DCE-MRI)是近来广泛应用于乳腺疾病诊断的MR检查技术。

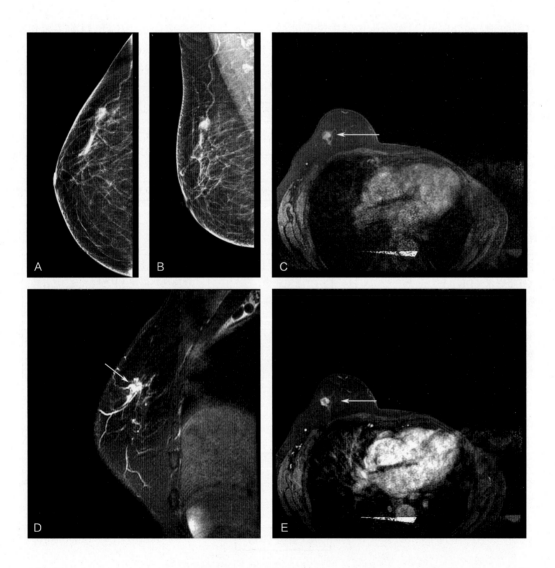

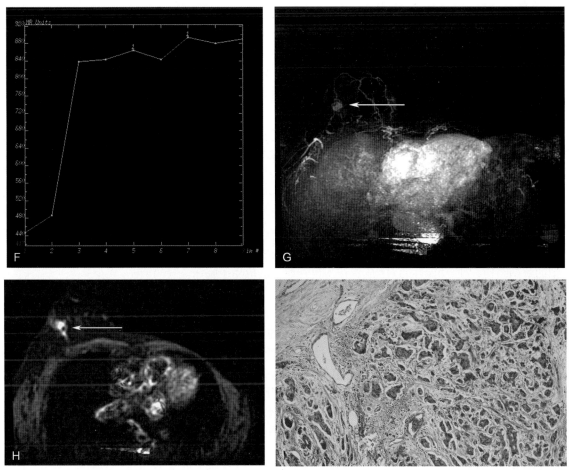

图 1-1-2 左侧乳腺癌术后复查

钼靶 X 线摄影头足位（A）和外侧斜位（B）显示右侧乳腺外上象限不规则肿块，密度增高，边缘欠光滑。乳腺 MRI，右侧乳腺外上象限见 T_1WI 呈等信号（箭头；C）、T_2WI 呈稍高信号（箭头；D），形态不规则，呈环形强化的肿块（箭头；E）；时间信号曲线为平台型（F）；最大密度投影显示右侧乳腺不规则肿块，血管明显增粗纡曲（箭头；G）；DWI 呈高信号（箭头；H），ADC 值为 $1.01 \times 10^{-3} mm^2/s$。符合恶性改变，乳腺影像报告和数据系统为 5 类。术后病理诊断为浸润性导管癌（HE，×200；I）

　　病例 2 的患者为多发外伤，下一步可以进行全身 CT 扫描并进行三维重建，评估外伤程度；待患者状态稳定后可以进行 MR 检查评估是否存在脑损伤及损伤的严重程度。弥散张量成像（diffusion tensor imaging, DTI）、磁敏感加权成像（susceptibility-weighted imaging, SWI）近年来被广泛应用于轴索损伤、脑出血的诊断。

> 知识点
>
> 　　普通 X 线摄影主要应用于骨关节、胸部、乳腺摄影及消化道造影等。随着新技术的发展，CT、MRI 从解剖影像到功能影像的应用越来越广泛，要了解和掌握各种影像检查技术的新进展及适应证。

　　X 线摄影曾经是最主要的放射影像学检查技术，目前已经实现数字化，数字 X 线摄影术（digital radiography, DR）已经成为主流的普通 X 线摄影检查技术。X 线摄影最大的优势在于快速、方便，辐射剂量低，价格相对低廉。而且数字化的 X 线摄影使得存储、后处理、传输等更加容易和便捷。X 线摄影检查的缺点也非常明显，如组织分辨率差，获得的图像无法提供充足的空间信息等，随着 CT 技术的飞速发展，X 线摄影在临床中的应用明显减少。但是临床工作中 X 线摄影检查在很多方面仍有不可替代的作用，如床旁 X 线摄影、术中 X 线摄影、消化道 X 线造影等。

乳腺及乳腺病变由于其特殊的解剖、生理和病理特性,目前,钼靶 X 线摄影对于乳腺疾病的诊断仍然是公认的最重要的影像学检查之一,尤其对病变内钙化成分的显示,对鉴别诊断有非常重要的意义。数字乳腺断层摄影是近年来发展起来的一项三维乳腺检查技术,可以通过快速断层摄影,消除组织重叠和结构噪声的影响,更加清晰地显示病变的边缘及内部特征,尤其对于致密性腺体的乳腺,其优势较普通钼靶 X 线摄影更加明显。由于该技术能大大提高对结构扭曲和轻微非对称病变的显示,因此对于浸润性小叶癌和低级别浸润性乳腺癌诊断意义更大。对比增强能谱乳腺 X 线成像(contrast enhanced spectral mammography,CESM)是一种通过使用对比剂突出显示血流量增强的区域,以实现乳腺癌检出的新技术,它使用双能量技术,产生类似传统 X 线摄影的低能量图像和突出显示强化病灶的图像。在乳腺癌的诊断方面,与乳腺 MRI 有相似的诊断效能。

目前,CT 无疑是放射影像学领域内应用最广泛、使用频率最高的检查技术,适用于全身各个部位。CT 技术自诞生起也经历了多次重大的改进,硬件提升和迭代重建技术的进步,带来了更加快速的扫描成像,图像质量明显提高,辐射剂量得到有效控制,目前最新的 CT 成像设备与早期相比已经不可同日而语。日常工作中应用最广泛的依旧是 CT 平扫、增强及各种三维重建技术,且能够满足大部分的临床需求。除了提供更加精细的解剖结构,一些功能性的 CT 成像技术也开始逐渐应用于临床。

能谱 CT(spectral CT)利用物质在不同 X 线能量下产生不同的吸收曲线,可提供比常规 CT 更多的影像信息。目前临床主要应用包括:①去除硬化伪影,利用单能量图像结合金属伪影消除技术能有效减少后颅窝及体内金属伪影;②优化图像质量和对比噪声比,不同的器官、组织及病变对不同能量 X 线的衰减不同,在某一能量水平病灶与实质脏器之间的衰减差异可以达到最大而噪声值最低,有助于显示一些小病灶,如小肝癌、肺结节等;③物质定量分析,通过碘定量分析等技术,分析待测组织内的物质成分,可以帮助鉴别血栓和癌栓、判定甲状腺结节的性质等;④能谱综合分析,通过分析不同病变和人体组织随 X 线能量水平的变化而变化的 X 线衰减系数,从而产生反映不同病变和人体组织对于 X 线的特征性的能谱曲线,同时根据所得的能谱曲线可计算出该病变或组织的有效原子序数,对疾病的鉴别诊断有重要意义。

低剂量 CT(low-dose CT,LDCT)指通过优化扫描条件,如降低管电压和 / 或管电流,增大螺距,选择合适的图像重建方法等方式,在不明显降低图像质量的基础上尽可能降低 CT 扫描辐射剂量。目前 LDCT 已被大量研究结果证实,在肺结节的筛查中有重要的意义。

CT 灌注成像(CT perfusion imaging,CTP)是通过静脉快速团注对比剂,对感兴趣区层面进行连续扫描,从而获得感兴趣区时间 - 密度曲线,并利用不同的数学模型,计算各种灌注参数,能够对组织内血流灌注情况进行定量分析。目前主要应用于肿瘤、脑梗死等疾病中,帮助判定病变的范围、监测治疗疗效等。

增强 CT 广泛应用造成的对比剂肾损伤也越来越引起重视,因此严格掌握增强 CT 的应用指征,使用低肾毒性对比剂及减少对比剂用量,对降低对比剂肾病的发生有重要意义。

MRI 相较于 CT 有诸多方面的优势。由于有很高的软组织分辨力,在神经系统、膀胱、直肠、子宫、阴道、骨、关节、肌肉、胎儿等部位的检查有着其他影像学检查无法比拟的优势。MR 通过多种参数进行成像,因此相对于只能提供密度改变的 CT 来说,它可以提供更加丰富的诊断信息,尤其是代谢和功能方面的信息。MRI 可以自由选择成像层面,能够反映更加复杂的解剖结构,包括神经根、神经节等其他检查的盲区。此外没有辐射损伤也是其一大优点,为短期内需要多次重复检查的患者提供了一个更加安全的手段。对于血管的显示是 MRI 另一个重要优势,通过调整扫描参数可以不使用对比剂而进行选择性动脉、静脉成像。常规 MRI 在临床中应用广泛,甚至已经成为部分疾病诊断的金标准。而且飞速发展的 MRI 技术为临床提供了许多更加先进,能够进行分子水平及反映功能改变的成像方法。尤其近几年,MRI 的应用范围不断拓展,以前很多只能用于少数位置比较固定器官的成像序列被推广到全身多个部位。

MRS 是利用 MR 化学位移原理来测定组织内分子成分的一种检测方法,是目前唯一可进行活体检测组织代谢物化学成分和含量的检查方法。目前临床常用的是质子(^{1}H)和 ^{31}P 波谱。MRS 目前在脑内病变的应用最为成熟,其他如前列腺、乳腺等器官内也有应用。^{31}P-MRS 目前常用于骨骼肌病变。

DWI 基于检测活体组织内水分子的弥散运动状态,帮助判断组织的结构及功能改变,广泛应用于全身各器官和组织。目前临床最常用的是单指数模型 DWI,通过计算表观弥散系数(apparent diffusion coefficient,ADC)可以综合反映组织内水分子扩散情况,对于疾病的鉴别诊断有重要的临床意义。但是该模型假设水分子弥散运动呈高斯分布,而实际上水分子的微观运动不仅受组织微观结构的影响,而且受毛细血管内血液微循环无规律方向灌注所致的"假弥散"的影响,所以由单指数模型获得的 ADC 值是不准确的,并且在较高 b 值时,DWI 影像信号衰减有时呈非线性衰减,即非单指数模型。目前临床应用基于水分子非高斯运动的检测技术主要有基于体素内不相干运动(intravoxel incoherent motion,IVIM)和弥散峰度成像(diffusion kurtosis imaging,DKI),通过获取更多参数,更加全面、准确地反映组织结构的改变,但是由于后处理过程比较复杂,其临床应用受到一定限制。

DTI 和弥散张量纤维束成像(diffusion tensor tractography,DTT)基于对脑组织内水分子弥散运动的检测,描述大脑结构改变,主要反映白质纤维束的走行及髓鞘完整程度。在脑缺血性病变、轴索损伤、大脑的发育及退化评价、脑肿瘤等方面有重要意义。

DCE-MRI 在注射对比剂后,通过高时间分辨率扫描,连续采集多期图像,计算随时间变化的 MRI 信号强度,反映感兴趣区组织中对比剂的动态增强特性。其不仅能评估组织的血流情况,还能通过提供多个微循环的参数来量化反映组织的病理生理学特征。既可以通过时间信号曲线(time-intensity curve,TIC)定性反映病变的强化方式,也可以通过一些半定量参数,如最大斜率、峰值、达峰时间、曲线下面积等反映病变的血流动力学改变,但是这些参数容易受设备、对比剂及患者基础血流动力学的影响。DCE-MRI 定量分析是目前临床应用的热门方向,通过容量转移常数(K_{trans})、细胞外间隙容积(V_e)、血管内容积(V_p)、反流速度常数(K_{ep})等参数对组织内血流动力学及血管的渗透性进行定量检测,尤其在恶性肿瘤靶向治疗后疗效评估方面有重要的临床价值。将动脉血中的水分子作为内源性示踪剂,不受血脑屏障影响,能对病变的血管灌注进行精准评价,并通过评估肿瘤新生血管进行肿瘤分级。

除上述已经在临床中广泛应用的 MR 高级成像技术,其他如 T_1 Mapping、T_2 Mapping、血氧水平依赖脑功能成像(blood oxygenation level dependent functional MRI,BOLD-fMRI)、灌注加权成像(perfusion weighted imaging,PWI)、SWI、化学交换饱和传递成像(chemical exchange saturation transfer,CEST)等先进的 MR 扫描技术逐渐应用于临床,有利于提供更多定量信息,为精准医学提供更加充足的依据。此外通过压缩感知、全景成像技术等,MRI 速度也越来越快,图像的时间分辨率和空间分辨率均得到很大提升,实现了从二维到三维,甚至是四维的功能成像转变,大大拓宽了 MRI 的应用范围。

各类先进的放射影像学检查方法及庞大的患者群产生了海量的图像数据,但受限于人眼及脑处理信息的能力,临床仅对图像的部分信息进行了提取和分析。充分挖掘、分析隐藏于这些海量图像信息中与患者病理、生理、甚至基因等之间的关系,对疾病的诊治、预后分析将具有重大意义。放射组学(radiomics)由此而生,而且这个概念一被提出,立即受到了广泛关注。基于放射组学的人工智能(artificial intelligence,AI)技术,通过深度学习等算法已经在放射影像数据上进行了大量的研究和开发测试,建立了从病灶检出、病灶分割、病灶性质判断、治疗规划、预后评估等一系列应用模型,目前已经有大量关于肺结节识别、乳腺肿瘤良恶性鉴别、淋巴结转移判定等方面的研究成果,其中肺结节识别软件已经商业化并被部分医院采用。

计算机辅助诊断一直是影像医学所追求的发展方向,除了能大大降低影像医生的劳动强度,同时也能提供更加高效、准确和稳定的诊断信息,降低因为医生经验差异等造成的误诊和漏诊。可以预见的是,未来将有更多成熟和稳定的 AI 技术应用于放射影像学。

放射影像学技术仍在不断进步,越来越多的成像技术将应用于临床,诊断模式由"定性"向"定量"图像分析方向发展,除了为临床提供更多精确、便捷的诊断信息,也给临床医生带来了挑战,如大量的放射影像学检查造成患者接受过高的辐射剂量,检查方法和策略不科学造成的检查效率低下和重复检查,加重患者的身体和经济负担,这些都是放射影像学发展过程中出现的新问题。因此掌握最新的放射影像学检查指南,规范放射影像学检查在临床中的应用,同样具有非常重要的意义。

(王晓明)

第二节 放射影像学技术要点

现代放射影像学设备和技术发展迅速,近年来,X 线、CT 等放射影像检查设备逐渐应用于临床,使临床诊断出现了许多新的改变,一方面可为临床提供病变的形态学改变,另一方面可显示器官的血流动力学变化。鉴于不同放射影像学技术的成像原理和应用限度存在差异,选择恰当的放射影像学检查技术,不仅有利于提高疾病诊疗的准确性,而且可有效节约医疗费用和资源。

一、X线检查方法

X线检查方法包括普通检查、特殊检查和造影检查三种方法。普通检查作为最早应用和最基本的X线检查方法,包括透视和X线摄影。在普通检查方法的基础上发展的特殊检查和造影检查,有助于人体组织结构和器官显影。现分别叙述如下。

(一)普通检查

1. 荧光透视 荧光透视(fluoroscopy)简称透视,可观察形态学及器官的功能活动,如呼吸运动、胃肠道蠕动及心脏和大血管的搏动等。值得一提的是,由于较轻微和细致的结构或改变显示欠佳,透视常用于观察肺、心脏和大血管病变,四肢骨骼明显的骨折、脱位,以及膈下积气、胃肠道梗阻及高密度的异物等。

检查前应告知受检者透视的步骤和目的,并尽量去除外物,如有扣子或较厚的衣服、饰物、膏药、敷料等,避免产生阴影引起误诊。

透视检查通常在暗室中进行,将受检部位置于X线管和荧光屏之间,检查前应做好眼的暗适应,一般需10分钟左右。如果使用影像增强装置,透视可不在暗室中进行。

2. 摄影 摄影(radiography)作为一种常用的检查方法,可清晰显示人体各部位组织结构,便于诊断及随访,以观察病情的演变。值得一提的是,摄影区域受胶片尺寸限制,且不能观察受检器官的运动功能。

检查前应告知受检者摄影的步骤和目的,并尽量去除外物,如有扣子或较厚的衣服、饰物、膏药、敷料等,避免产生阴影引起误诊。

摄影检查的常用投照体位包括正位、侧位。对于四肢和脊柱常需同时摄正位和侧位。其他投照体位包括斜位、切线位和轴位等。摄影检查时,应将受检部位置于X线管和胶片之间,并贴近胶片,保持固定不动。此外,胸部和腹部摄影检查时尚需屏气,否则将导致影像模糊。

(二)特殊摄影检查

1. 体层摄影 体层摄影(tomography)可获得受检部位选定层面的组织结构影像,去除其他层面的结构影像。鉴于此,体层摄影常用于明确普通检查难以显示、重叠较多和位置较深的病变,如病变内部结构、边缘和范围,以及气管和支气管腔有无狭窄、堵塞和扩张。

2. 放大摄影 放大摄影(magnification radiology)是根据投影学原理,增加受检部位与X线胶片之间的距离,从而扩大投照影像,但较模糊且易导致图像失真。放大摄影一般使用较小的X线管焦点,同时X线管和胶片的距离为100~150cm。放大摄影常用于观察有无早期和细微结构的变化。

3. 高千伏摄影 高千伏摄影(high kilovoltage radiology)使用高于120kV的管电压进行摄影,常需高电压小焦点的X线管和特殊的滤线器、计时装置。高千伏摄影常用于观察致密影像中的隐蔽病变。

4. 软X线摄影 软X线摄影(soft ray radiology)使用钼靶、铜靶或铬靶,以较低的管电压产生软X线进行摄影。软X线摄影常用于观察乳腺病变。

(三)造影检查

造影检查(contrast examination)是将对比剂引入器官内或其周围,产生密度差异而显影的检查方法。对比剂一般包括阳性对比机和阴性对比机,前者为不易被X线透过的钡剂和碘剂,后者为易被X线透过的气体。引入人体的方式有直接引入和生理积聚两种。

1. 直接引入 常用的方法包括口服,或借助工具如导管、穿刺针等,将对比剂引入器官内或其周围。如经口服将钡剂或碘剂引入胃肠道行胃肠造影;经肛管将钡剂引入结肠行钡剂灌肠;经尿道内导管将碘剂引入膀胱行膀胱造影等。

2. 生理积聚 生理积聚根据对比剂在体内的生理吸收和排泄特征,使其选择性排泄,暂存于实质或通道内而显影。如经静脉肾实质或肾盂显影、口服胆囊造影等。

二、计算机体层成像检查方法

计算机体层成像(computed tomography,CT)设备由Hounsfield于1969年设计成功。CT是用X线束对人体检查部位一定厚度的层面进行扫描,由探测器接收该层面上各个不同方向的人体组织对X线的衰减值,经模/数转换输入计算机,通过计算机处理后得到扫描断层的组织衰减系数的数字矩阵,再将矩阵内的数值通过数/模转换,用黑白不同的灰度等级在荧光屏上显示出来,即构成CT图像。

CT检查包括平扫、增强扫描和CT造影三种方法。平扫是最常用的方法,在平扫的基础上发展的增强扫描和CT造影便于人体组织结构和器官显影。

（一）平扫

平扫(plain scan)又称为普通扫描或非增强扫描,指不用对比剂增强或造影的扫描。扫描方式包括轴位扫描和螺旋扫描两种。扫描体位多采用横断层面,颅脑及头面部病变检查时可加用冠状层面扫描,脊柱椎间盘检查时可加用斜面扫描,有时胸腹部检查可加用仰卧位和俯卧位扫描。

（二）增强扫描

增强扫描(enhancement scan)指在血管内注射对比剂后再行扫描的方法,包括常规增强扫描、动态增强扫描、延迟增强扫描、双期或多期增强扫描等。

1. 动态增强扫描 动态增强扫描(dynamic enhancement scan)指注射对比剂后对选定层面或区域,在一定时间范围内连续多期扫描,用于了解组织、器官或病变的血液供应状况。

2. 特殊CT增强扫描 特殊CT增强扫描检查方法包括双能CT检查和灌注成像,前者可为单源双能图像,亦可为双源双能图像。双能CT检查可通过后处理软件对图像进行进一步分析,在肿瘤病理类型和分化程度、血管成像等方面进行分析。灌注成像实际上为一种特殊的动态扫描,是指在静脉注射对比剂的同时对选定的层面进行连续多次动态扫描,以获得该层面内每一体素的时间-密度曲线,然后根据曲线利用不同的数学模型计算出组织血流灌注的各项参数,并通过色阶赋值形成灌注图像,以此评价组织器官和病变的灌注状态。

（三）CT造影

CT造影是指对某一器官或结构进行造影后再扫描的方法,包括CT血管造影和CT非血管造影两种。

1. CT血管造影 CT血管造影(CT angiography,CTA)采用静脉团注的方式注入含碘对比剂80~100ml,当对比剂流经靶区血管时,利用多层螺旋CT进行快速连续扫描,再行多平面及三维CT重组获得血管图像的一种方法,其最大优势是快速、无创,可多平面、多方位、多角度显示动脉系统、静脉系统,观察血管管腔、管壁及病变与血管的关系。该方法操作简单、易行,一定程度上可取代有创的血管造影。目前CTA的诊断效果已类似数字减影血管造影(digtal subtraction angiography,DSA),作为筛查动脉狭窄与闭塞、动脉瘤、血管畸形等血管病变的首选方法。

2. CT非血管造影 CT脊髓造影(CT myelography,CTM)是指在椎管脊髓蛛网膜下腔内注射非离子型水溶性碘对比剂5~10ml后,让患者翻动体位,使对比剂混匀后,再行CT扫描,以显示椎管内病变。CT关节造影指在关节内注入气体(如空气、CO_2)或不透X线的对比剂后,进行CT扫描,可更清晰地观察关节的解剖结构,如关节骨端、关节软骨、关节内结构及关节囊等。目前,这些检查技术多已被磁共振成像(magnetic resonance imaging,MRI)所取代。

三、磁共振成像方法

MRI是利用人体内氢原子核在磁场中受射频脉冲激励而发生共振的原理进行成像,经过信号采集和计算机处理获得断层图像。MRI具有组织对比度高、可以进行多参数、任意方位成像、无辐射等优点,目前已广泛应用于人体各组织器官的形态及功能成像。MRI技术种类繁多,每一种技术都有其适用范围,以下为常用的MRI技术。

1. 平扫 MR平扫有多种序列,包括自旋回波序列、梯度回波序列、平面回波序列、翻转恢复序列等。每种序列都有其成像特点,在临床需要根据所扫描组织器官和病变进行优化选择。需要结合纵向弛豫时间(T_1)加权成像(T_1 weighted imaging,T_1WI)和横向弛豫时间(T_2)加权成像(T_2 weighted imaging,T_2WI)两种方法进行综合评价。

2. 增强扫描 部分病变平扫不能明确诊断,需对比增强扫描。通过给予对比剂来改变T_1或T_2,以增加病变和正常组织的对比。常用的MRI对比剂是钆螯合物,钆对比剂可以缩短T_1,使组织强化,有利于病变的诊断和评价。另外,特殊对比剂如超顺磁性氧化铁颗粒可以缩短T_2,对比强化部位产生低信号。

3. MR血管成像技术 MR血管成像(magnetic resonance angiography,MRA)采用时间飞跃法,不需要注射对比剂,可以显示血管腔形态和走行,具有简便、安全的特点,常用于脑动脉的评价。另外一种对比增强

MRA（contrast enhancement MRA，CE-MAR）需要静脉内注射钆对比剂，当对比剂在血管内达到峰值时采集图像，成像更可靠，常用于主动脉及外周血管的检查。

4. MR 水成像技术 通过延长重复时间（time of repetition，TR）和回波时间（time of echo，TE），获得重 T₂WI，使水呈高信号，而背景信号压低，使含水部位形成良好对比，与造影的效果相似。该技术包括 MR 胰胆管造影（MR cholangiopancreatography，MRCP）、MR 尿路造影（MR urography，MRU）等，无须使用对比剂，可获得良好的显像效果。

5. MR 功能成像技术 MR 功能成像是显示组织器官功能的成像方法。如 DWI，可以反映水分子的弥散运动，常用于急性脑梗死的评价，也可以用于脓肿和表皮样囊肿的鉴别诊断；DTI 可以显示脑白质纤维束的走行，对评价纤维束的完整性具有重要意义。血氧水平依赖（blood oxygen level dependent，BOLD）成像方法可以显示脑功能区的活动状态，对于认识脑功能的变化具有重要价值。

四、不同放射影像学技术和检查方法的比较

不同放射影像学技术，在检查方法的可操作性、检查时间、安全性及费用方面等均存在差异，且在病变的检出和诊断效能上亦存在明显不同。这与放射影像学技术的成像原理和成像性能有关，同时取决于受检组织结构的差异。例如，由于 X 线图像密度分辨率低及组织结构重叠效应的缺点，X 线检查对于中枢神经系统疾病的临床应用较为局限，但凭借 CT 较高的密度分辨率和 MRI 较高的组织分辨率，目前 CT 和 MRI 已成为诊断中枢神经系统疾病常用的检查方法。

为进一步拓展放射影像学技术的临床适用范围和诊断能力，同一种成像技术，可包括多种检查方法。例如，尽管 X 线或 CT 检查对骨骼疾病的诊断有一定的优势，但隐匿性骨折时，普通 X 线检查或常规 CT 检查多难以发现病灶，MRI 可以发现骨髓水肿的表现，有助于发现病灶并明确诊断。鉴于此，不同放射影像学技术的临床适用范围和应用价值存在差异，应根据临床拟诊情况和／或常规影像学表现，选择适宜的检查方法，以观察病变的特征并作出明确的诊断。

五、不同放射影像学技术和检查方法的综合应用

影像学检查时，一般需要两种或两种以上的成像技术和检查方法，有助于病变的检出、病变范围和特征的显示，以提高诊断和分期的准确性。

1. X 线、CT 和 MRI 技术间的综合应用 根据临床实际需要，初次行单一成像技术检查后，多需另一种成像技术辅助诊断。例如，胸部 X 线平片检查发现肺内病变，尚需行胸部 CT 检查，以明确肺部病变的范围、部位、形态，以及邻近结构是否发生改变等，综合以上影像信息有助于肺部病变的性质判定。

2. 综合应用同一种成像技术的不同检查方法 影像学检查时，常需综合应用同一种成像技术的不同检查方法。例如，静脉肾盂造影发现肾脏占位性病变，仅凭肾盂或肾盏等形态学改变，难以判定病变性质，尚需进一步行 CT 多期增强检查或 CT 灌注成像，甚至 MR 成像，辅助判断病变为肿瘤性、炎性或其他。

（高剑波）

第三节　放射影像学解读图像技巧与现代要求

正确的解读图像方法是准确诊断及鉴别诊断的前提，为了达到准确诊断，放射诊断医生必须遵循一定的解读图像方法。随着现代影像学的发展，各种影像检查技术越来越丰富，包括 X 线、CT、MRI 等各种检查方法。要正确地掌握好解读图像方法并准确诊断，首先，必须熟悉正常的解剖结构及正常变异，只有熟悉正常解剖结构的密度／信号表现，才能够发现异常，从而发现病变；其次，发现异常后，需要对异常表现进行分析，明确其所代表的意义。最后，通过综合各种异常表现，结合临床资料，才能作出准确的诊断。因此，放射影像学解读图像原则是：熟悉正常表现及变异，辨认异常表现，分析异常征象，综合诊断结果。

一、熟悉正常影像表现

现代影像技术和检查方法众多，熟悉正常影像表现是辨认异常表现的前提。人体各系统及部位均可能存在解剖变异，因此，了解正常变异也是判断病变的要求。同时，不同年龄阶段的影像表现也不一样，例如，

人体骨骼系统随着年龄的增长而发生骨骺的改变;儿童头颅在 MRI 上的 T_1WI 及 T_2WI 信号随着年龄的增长而不同等。因此,熟悉这些改变对正确诊断非常重要。在解读图像方面,认真系统地观察是诊断的必要条件,对于正常影像的观察,要求包括以下两方面。

1. **明确各种检查方法的技术条件是否准确** 扫描位置必须正确,左右标记明确无误,对比度良好,细微结构显示清晰,并观察是否存在伪影,如果存在伪影需要分析造成伪影的各种原因,例如,在阅读分析 X 线片时,图像的投照是否符合诊断要求非常重要;女性胸片检查会出现乳腺及乳头的投影,通常会误认为肺部病变或肺内结节。CT 检查容易出现金属伪影,对比剂在静脉内不均匀时容易出现低密度灶,诊断时容易误认为充盈缺损而错误诊断为静脉血栓或瘤栓。MR 检查时容易形成各种伪影,如主动脉搏动伪影,肾脏周围化学伪影等。因此,作为现代影像诊断医生,必须熟悉各种检查方法的典型正常表现或变异,同时也要了解各种可能造成误诊的原因,从而尽量避免出现诊断方面的错误。

2. **按照一定的解读图像顺序观察图像以保证不出现漏诊征象** 应按一定顺序,全面、系统地进行观察。以胸片为例,应按胸廓、肺、纵隔、横膈及胸膜等逐步观察。在分析肺部的 X 线表现时,可从肺尖到肺底,从肺门到肺周的顺序依次进行观察。在分析骨关节片时,应依次观察骨骼、关节及软组织。在分析骨骼影像时,则应注意骨皮质、骨松质及骨髓腔等。否则很容易将注意力集中在引人注目的部位,而忽略观察其他部分,但往往这部分是更重要而且必须阅读的部分。

二、异常影像表现的辨认

在掌握正常影像表现后,放射诊断医生需要准确辨认影像图像的异常表现。对于 X 线片,需要熟悉解剖,尽量避免漏诊,这就需要形成很好的解读图像习惯。为了不遗漏图像上的异常表现,应对 X 线片进行有序、全面、系统地观察。例如,在阅读胸片时,解读图像需由外向内依次观察胸壁软组织、肺组织、肺门结构、纵隔及心脏大血管。诊断医生必须养成自己的良好的解读图像习惯,否则很容易漏诊某些重要的异常表现,如忽略胸壁的软组织病变或肋骨的骨质改变。对于 CT 及 MRI 图像,由于现代影像学高速发展,各种检查序列及检查的方法非常多,因此,放射诊断医生必须在了解正常解剖的基础上,能够掌握各种检查方法的优劣性,及时发现受检器官的结构和形态、密度和信号强度是否发生改变。当发现图像有异常表现时,应进一步运用所掌握的知识判断异常表现是否代表病理改变。例如,当阅读胸部 CT 图像时,由于 CT 的部分容积效应,第一肋软骨钙化常向后突入肺内,轴位观察,容易误诊为肺内结节,此时诊断医生需要连续层面观察或调整窗宽、窗位进行观察,且目前还可以利用螺旋 CT 的容积扫描进行多平面重建,就容易确定以上表现并非为真正的异常;相比较,若肺内有一类圆形软组织密度影,周围有含气肺组织包绕,且直径明显大于邻近血管、支气管径线,则可确定为异常表现,即肺内结节性病变。此外,还应注意对比观察,包括对不同成像技术和检查方法的图像、对不同检查时间的图像及对同一图像对称部位的对比观察,以利于发现和确定异常表现。在观察影像图像时,还应结合检查的目的和临床要求,进行重点分析。熟悉并灵活地掌握上述方法,才不至于遗漏和忽略异常表现。

三、对异常表现的分析

当确定图像有异常表现时,要进行分析和归纳,明确它们所代表的病理变化和意义。对病变观察的要点主要包括以下几个方面。

1. **病变的部位** 某些病变好发于人体的一定部位,其分布可表现出一定的规律。如骨肉瘤多发生于长骨干骺端,而尤因肉瘤多在骨干;后纵隔肿瘤多为神经源性肿瘤,而中纵隔的肿瘤则多为淋巴类肿瘤等。

2. **病变的数目** 病变的数目常与其性质相关。病变的单发或多发对诊断有一定价值,如肺内单发结节可能为肿瘤或结核瘤等,而多发结节则常见于转移瘤。

3. **病变的形状** 如肺内斑片状阴影多为炎症,而球形阴影多为肿瘤,有时亦可为结核球或炎性假瘤;骨囊肿往往呈囊状透光区,而恶性骨肿瘤表现为不规则状骨破坏。

4. **病变的边缘** 如肺良性肿瘤边缘光滑、锐利,而恶性肿瘤边缘呈分叶状,并可见细小毛刺;肺炎症往往边缘模糊;胃的良性溃疡龛影口部边缘光整,而恶性溃疡边缘不光整,可见指压迹、裂隙征。

5. **病变的大小** 如在肺内病变中,直径大于 3cm 的为肿块,为恶性肿瘤的可能性较大。而结节直径一般小于 3cm,如果直径小于 1cm 则称为小结节,良性可能性较大。

6. 病变的密度和信号强度 病变的密度和信号在一定程度上反映病变的组织类型。例如,钙化灶在 X 线平片和 CT 上呈高密度,而 MR 呈 T_1WI 低信号、T_2WI 低信号;含液的囊性病变,CT 上常为水样低密度, MR 则呈 T_1WI 低信号、T_2WI 高信号。

7. 病变的血供 采取增强检查,明确病变富血供或乏血供。

8. 器官功能的改变 如胃窦炎患者,行上消化道钡餐检查时,可见胃窦部处于半收缩状态,但形态可有所变化;而胃窦癌,其壁变得僵硬,蠕动消失。左心功能不全时可表现为肺淤血,甚至肺水肿;慢性支气管炎伴肺气肿患者,透视下呼吸改变时,膈肌移动甚小,肺野透亮度改变很小,表明患者换气功能下降。

9. 邻近器官和组织改变 观察病变时,对其周围情况也应有所了解,才能使诊断正确、全面。如中央型肺癌,早期可致阻塞性肺气肿,而后可引起阻塞性炎症,甚至出现肺不张,局部肋间隙变窄,同侧膈肌升高,更有甚者出现局部肋骨破坏。又如结核球,其周围往往可见斑点索条状阴影,即所谓卫星灶。恶性溃疡,龛影周围可见癌灶浸润所致的僵硬的环堤征,并见周围黏膜不规则、破坏等。

患者进行影像学检查时,可能仅应用一种成像技术中某一种检查方法,也有可能应用一种成像技术中的多种检查方法,还有可能应用多种成像技术的不同检查方法。通过对影像观察获取大量丰富的材料后,必须经过科学地分析和研究,才能得出正确的结论。例如,患者 CT 检查时,发现胃小弯侧胃壁不规则增厚,胃肝韧带处淋巴结增大,且肝内有多发环状低密度灶,归纳时,将这些异常影像学表现放在一起,分析它们所代表的病理变化,进而提示患者可能为胃癌,并有局部淋巴结转移和肝转移。再如,肾上腺腺瘤在病理上为富含脂类物质的良性肿瘤,有完整被膜,呈类圆形或椭圆形,极少有钙化、坏死、囊变和出血。患有肾上腺腺瘤的患者可能已进行了超声、CT 或 MR 等多种成像技术检查,均能发现肾上腺区有类圆形肿块,边缘清楚锐利,呈均匀密度、回声或信号强度,MR 反相位检查显示肿块信号强度明显减低,通过分析归纳,说明以上所有异常影像学表现均反映出肾上腺腺瘤的大体病理所见,其中最有诊断意义的是反映肾上腺腺瘤高脂特征的反相位检查信号明显减低的表现。

四、结合临床资料进行综合诊断

通过评估异常影像学表现所反映的病理变化,可提出初步的影像学诊断,还须进一步结合临床资料进行综合诊断,与临床资料紧密结合非常重要。以下问题值得注意。

1. 年龄和性别 年龄和性别的不同,疾病的发生类型有所不同。例如,肺门区肿块,儿童常为淋巴结结核,而老年人以中心型肺癌可能性较大。有些疾病的发生与性别有一定关系。如下腹部肠道外的肿块,女性患者应考虑为卵巢或子宫的疾病,而在男性则考虑来自睾丸或精囊肿瘤转移的可能。再如,前列腺的疾病则仅为男性所有。类风湿性关节炎多发生于 30 岁以上女性,而强直性脊柱炎多见于青少年男性,大动脉炎多见于女性。

2. 职业史和接触史 职业史和接触史是诊断职业病和某些疾病的主要依据,如肺尘埃沉着病(尘肺), 特别是现在各种粉尘的吸入与以往有很大的不同,因此当肺部出现弥漫性结节时,需要特别注意患者的工作性质。在诊断肺部血吸虫病时,必须询问是否有疫水接触史。

3. 生长和居住地 生长和居住地对地方病的诊断有重要价值,应详细了解受检者生长和居住地,这对确定某些疾病的性质有决定作用。如棘球蚴病多发生于西北牧区,而肝血吸虫病则以华东和中南地区常见。

4. 家族史 家族史对一些疾病的诊断亦非常重要。例如,肾的多囊性病变(多囊肾)、神经纤维瘤病及多发性内分泌腺肿瘤病等为遗传性疾病,常有阳性家族史。

5. 临床症状、体征和实验室检查 这些资料通常是影像诊断的主要参考依据,其既可以支持也可以否定最初的影像学考虑,因而对最终诊断可产生重大影响。例如,痰中发现结核杆菌时,上肺野出现斑片状阴影,应首先考虑为肺结核;颅骨和扁骨出现斑点样破坏而尿中本周蛋白阳性,可诊断为骨髓瘤。

6. 治疗经过 对某些 X 线影像一时难以确定性质的病变,可通过诊断性治疗观察病灶的变化,最终给予判断。例如,肺部发现片状阴影,而临床症状轻微,经抗感染治疗后,阴影消失,则可诊断为肺炎而不是肺结核。再如,骨骼的广泛性囊样骨吸收,经过甲状旁腺摘除后,病情好转,则可诊断为甲状旁腺功能亢进症。

应当指出,影像学检查虽然是重要的临床诊断方法,甚至是某些疾病的主要诊断方法,但仍有一些局限性。首先,并非所有疾病行影像学检查均能发现异常表现,例如,急性病毒性肝炎、急性肾盂肾炎和急性膀胱炎等,影像学检查通常无明确异常。其次,即使影像学检查发现异常表现,由于通常反映的是大体病理改变,并非组织学所见,因此仅依据这些异常表现并非均能作出正确的定性诊断。值得提出的是,现代影像技术的发展,尤其是各种功能成像技术的开发和应用,正在缩小这一局限性。

（邱士军）

第四节　放射影像学报告通则

X 线、CT、MRI、DSA 等放射影像学检查能够在不同程度上反映疾病在某一阶段的病理变化和 / 或功能改变,而影像学报告则是放射科医师对相应检查影像学信息的解读,进行记录描述并得出结论,为疾病的临床诊疗提供重要的信息与依据。

（一）影像报告的组成

一般来说,医学影像学诊断报告应包括以下 5 项:①患者基本信息;②影像学检查技术;③影像学表现;④影像学诊断;⑤书写及签发报告医师署名及报告时间。

（二）影像学报告的总体原则

影像学报告的总体原则为:内容完整,格式规范,简明扼要,前后呼应,回答临床,重点突出,意见明确,及时有效。

一份合格的影像学报告应该内容完整,包含所有组成部分。报告格式必须规范,描述有序,逻辑性强,前后呼应。

影像学表现描述中需要注意段落、标点符号、空格等格式准确,一个脏器或一组关联脏器,或关联疾病为一段落,如肝、胆、胰、脾可以为一段落,肾盂、输尿管、膀胱为一段落。报告中的测量数值、小数点后保留的位数及单位应统一。影像学描述及诊断应做到简洁、准确,不宜长篇大论。描述及诊断应做到前后呼应,检查方法和影像学描述呼应;影像学描述与诊断结论相呼应;影像学描述的顺序与诊断结论的顺序应一致。

影像学报告应回答临床提出的问题,且重点突出,要描述有临床意义的病变并给出有临床意义的诊断,不具有临床意义的病变可放在次要位置,切忌给出很多条诊断,但多数无临床意义。影像学报告需意见明确,及时有效。关于意见明确,如果疾病影像学表现典型,诊断意见需明确,切勿含糊;如果疾病表现不典型,则表述需明确,建议需明确。诊断报告需根据疾病的轻重缓急作出相应处理,如果是危及生命的急症,立即口头告知临床医生,目前很多医院都出台了危急值报告制度,影像科医生应严格遵守并及时向临床医生通报紧急病情,一切以挽救患者生命为前提。

（三）影像学报告各部分要求

1. 患者基本信息　包括姓名、性别、年龄、科别、住院号 / 门诊号、检查号、就诊卡号、影像号、临床诊断及检查时间(要求有年、月、日、时、分,以便区分同一天不同时间点所做的检查)等,相关信息准确无误,上述信息登记时由放射科信息系统(radiology information system,RIS)录入,报告时需严格核对所有信息。

2. 检查技术

（1）清楚显示检查种类:X 线摄影、X 线造影、DSA、CT、MRI。

（2）X 线摄影:必须有检查部位、体位和投照方位。

（3）X 线造影:必须有检查部位及造影种类。

（4）DSA:必须有检查部位及手术名称。

（5）CT:必须有检查部位、扫描方法(平扫、增强、特殊检查如冠状动脉 CTA 或 CT 尿路造影等)、扫描范围及重建技术名称。

（6）MRI:必须有检查部位及扫描序列,扫描序列的书写格式要统一,每个序列的描述应有方位、序列名称、加权成像技术及特殊对比(如脂肪抑制或增强方式等),如轴位、快速自旋回波、T_2WI+ 脂肪抑制等。

3. 影像表现　影像表现是影像学报告的重要组成部分,是阅片者对图像解读的记录,也是阅片者诊断思路的体现和影像诊断的依据。一份优秀的影像表现描述是阅读报告的其他人可以根据此影像描述很好地复原图像,并顺理成章得出诊断结论。影像描述在符合以上要求的前提下,以精炼准确为好。

（1）描述顺序

1）有异常者,按病变的临床重要性高低顺序进行描述。

2)正常报告可以按器官顺序描述。

3)同一类疾病且有逻辑关系者应一起描述,如肝硬化、脾大、腹水、静脉曲张等应一起描述。

4)切勿顺序混乱。

5)扫描范围内所有器官均需描述。

(2)描述内容

1)脏器:位置、大小、形态、密度/信号改变等,对称脏器需描述对称性,中线结构有无偏移(纵隔、大脑镰等),临床拟诊疾病的器官未见异常,应重点描述。

2)病灶:部位、数目、大小、形态、边界、密度/信号、强化、周围组织,以上几项均需详细描述。除阳性征象外,尚需描述有鉴别诊断价值的阴性征象。

(3)描述要求

1)准确、简洁,医学专业术语规范用词。

2)严格执行比对原则。

3)密度/信号的高低需指定参照组织:在 MRI 图像描述中,尤其需要注意选择正确的参照组织来描述信号的相对高低,参照组织选择不当,易导致判断错误。不宜选择囊腔内液体作为参照,应选择信号相对稳定的组织作为参照,如脑皮质、肝实质(无明显脂肪肝或铁沉积)、脾实质、肾皮质等,肌肉也是良好的参照物。

4)密度/信号高低的程度:密度/信号高低的程度应用明显低、中度低、稍低、等、稍高、中度高、明显高进行分度。MRI 报告应直接描述信号高低及其程度,不写长/短 T_1/T_2,应参照正确的参照物,如描述为 T_1WI 稍低信号,T_2WI 中等高信号,DWI 稍高信号,ADC 稍低信号等。

5)增强扫描需描述强化程度:强化程度应按照无强化、轻度强化、中度强化及明显强化进行分度。CT 检查可描述增强前后或增强各期病灶的 CT 值。勿使用"未见明显强化"等意思模糊不清的描述。多期动态增强扫描应描述强化模式,如渐进性强化、向心填充强化、快进快出强化等,或描述各期强化程度的变化特点。

6)部位的描述:应尽可能准确、精细,如脑内病变应描述病变在哪个脑叶的哪个脑回,是在灰质还是在白质,还是灰白质均累及,白质具体的部位等。又如肝内病灶需按照国际标准的 8 段法进行描述,采用 S1(或Ⅰ段)到 S8(或Ⅷ段)进行表述等。各专业组按照各组的特点进行标准化。

7)标点符号应用准确:如某一类病灶描述结束应用句号,某一病灶不同方面的特征描述之间可用分号。

8)病灶大小的描述:最好测量三维径线,或测量最大断面的长径与最大短径,至少要测量最大径线。如果是规则的球形病变可只描述直径。多发病变可只测量和描述最大病灶。描述肿大淋巴结可以测量短径。测量单位应统一,建议以厘米(cm)为单位,精确到小数点后 1 位,3 个径线后都随长度单位,格式为:病灶大小为 5.1cm×4.9cm×3.2cm;而非:病灶大小 5.1×4.9×3.2cm 或 5.1×4.9×3.2cm³。

4.影像诊断 影像诊断是影像表现的总结,影像检查的结论部分,临床医生和患者往往关注这一部分。影像诊断部分的具体内容及原则如下。

(1)回答临床问题。针对临床诊断及提出的检查目的,报告应回答临床问题,即使未发现临床拟诊的疾病,也应有回应。如临床拟诊胰腺肿瘤,MR 增强扫描胰腺表现正常,诊断中应提示:胰腺 MR 增强扫描未见异常。

(2)多种疾病时,按疾病的重要程度确定顺序。

 例如,1.肝 S5 肝细胞癌;

   2.肝硬化、门静脉高压、静脉曲张、脾大;

   3.右肾上极囊肿;

(3)每一类病灶给出准确的定位诊断。

(4)尽可能给出明确的定性诊断。

 例如,典型的肝 8 段海绵状血管瘤应直接诊断为"肝 S8 海绵状血管瘤",而非"肝 S8 病灶,考虑海绵状血管瘤可能"。

(5)对不能明确定性诊断的患者应给出几种可能性,并以可能性大小的顺序排列,同一病灶,可能诊断一般不超过 3 个。

(6)对于恶性肿瘤应给出影像学分期和累及范围。

(7)有国际或国内标准化报告系统的检查应尽可能按照标准或指南进行病变分类,例如,甲状腺影像报告和数据系统(Thyroid Imaging Reporting and Data System,TI-RADS)、前列腺影像报告和数据系统(prostatei magingreportinganddatasystem,PI-RADS)、肝脏影像报告和数据管理系统(Liver Imaging Reporting and Data System,LI-RADS)等。

(8)给出明确建议,如"建议 MR 动态增强扫描"或"建议超声引导下穿刺活检"等;不宜给出"请结合临床进一步检查"等模糊建议。

(9)注意比较诊断。以前有相同或类似检查时,需进行比较,每一诊断都应进行比较,不能比较的需说明原因。格式如下:

与 2014 年 2 月 17 日肝脏 MRI 比较:

1. 肝 S8 肿块,新出现,考虑转移瘤;

2. 右肾上极囊肿,大致同前;

3. 前次检查所示左肾下极病灶,本次扫描范围未能包括左肾下极,无法比较。

5. 报告完成人及完成时间

(1)报告完成人:原则上报告需要初级医师书写报告并署名,并有中级职称以上医师审核修改报告并署名,审核报告医师必须签名(手写或电子签名)。审核过的报告如需再次修改,审核医师署名为最后修改报告者。疑难病例需三级审核或集体讨论。

(2)报告完成时间:由 RIS 自动生成,要求有年、月、日。

医学影像学诊断报告是放射科的重要医疗文书,是临床医生决策的重要参考,反映了放射科医生的基本功及诊断水平,也反映了放射科的临床严谨程度及学科水平。每一位放射科医生应该严肃、认真地对待每一份影像报告,不断提高影像诊断水平,帮助临床决策,更好地服务患者。

(四) 结构化报告

随着放射科信息化、网络化的进步与推广,影像学检查结构化报告正在逐步推行,结构化报告是由一些标准词汇、标准字段、标准测量表述等构成,优点在于有利于标准化、格式化,且有助于教学病例和科研病例的收集、搜寻及存档管理。

(杨正汉)

第二章 颅脑和脊髓

第一节 颅内肿瘤性病变

一、常见颅内肿瘤的影像学诊断

(一)临床相关基础概述

颅内肿瘤包括原发肿瘤和转移瘤,发育性肿瘤或囊肿(如颅咽管瘤、表皮样囊肿)也常归入颅内肿瘤讲述。其中原发肿瘤为成人最常见的前十种肿瘤之一;儿童颅内肿瘤在儿童常见肿瘤中的排名更靠前,有报道称位列第二,仅次于儿童白血病。转移瘤则多见于成人,以肺癌脑转移最为多见。颅内肿瘤种类繁多,组织分型非常复杂,世界卫生组织(World Health Organnization,WHO)依据其良恶性程度分为 Ⅰ~Ⅳ 级,级别越高恶性程度越大。此处根据其组织起源和发生部位,讲述最常见的几种肿瘤,包括胶质肿瘤[WHO新版分类中称为神经上皮肿瘤,是最常见的颅内肿瘤,包括恶性胶质母细胞瘤(WHO 分级为Ⅳ级)和良性的、好发于儿童的毛细胞型星形细胞瘤(WHO 分类 Ⅰ 级)]、脑膜瘤(最常见的颅内脑外肿瘤),垂体腺瘤(最常见的鞍区肿瘤),听神经鞘瘤(最常见的脑神经肿瘤和最常见的桥小脑角肿瘤),转移瘤。表 2-1-1 简述了常见颅内肿瘤,包括胶质母细胞瘤(glioblastoma)、毛细胞型星形细胞瘤(pilocyticastrocytoma)、脑膜瘤(meningioma)、神经鞘瘤(neurilemmoma)、垂体腺瘤(pituitary adenoma)、转移瘤(metastatic tumor)的临床特点。

表 2-1-1 常见颅内肿瘤的临床特点

常见颅内肿瘤	临床特点
胶质母细胞瘤	胶质母细胞瘤是成人常见的侵袭程度很高的颅内肿瘤,WHO 分级为Ⅳ级,病因学上分为原发性和继发性,后者由较低级别星形细胞瘤进展而来。在星形细胞瘤中具有高死亡率和高致残率,占神经上皮性肿瘤的 22.3%,占颅内肿瘤的 10.2%。原发性胶质母细胞瘤常见于老年人,继发性胶质母细胞瘤常见于中年人,侵袭程度弱于原发性胶质母细胞瘤。常见于幕上白质区,额叶、颞叶、顶叶、枕叶,少见于基底节或丘脑,脑干及小脑病变最常见于儿童;男性患病率略高于女性。常见临床表现多样,与病变部位有关,如癫痫、局灶性神经功能缺失、颅内压增高、精神异常等
毛细胞型星形细胞瘤	毛细胞型星形细胞瘤是儿童常见的脑肿瘤,WHO 分级为Ⅰ级,属良性肿瘤,但仍可发生脑脊液播散。好发年龄为 10~20 岁。好发于幕下,小脑多见(约占 60%),也可见于视神经、视交叉、下丘脑、脑干,发生于幕上者罕见。肿块界限清楚、多为质软灰色团块,常合并囊变。临床主要为头痛、恶心、呕吐等颅内高压表现和视觉障碍(视通路受累时)
脑膜瘤	脑膜瘤占颅内肿瘤的 15%~20%,居颅内原发肿瘤第 2 位,其中良性脑膜瘤占多数。脑膜瘤多见于 40~60 岁成人,女性多见,男女比例约为 1:2。脑膜瘤源于蛛网膜的帽状细胞或硬膜内的上皮细胞,好发于大脑凸面、大脑镰、小脑幕、桥小脑角、侧脑室三角部等位置。单发多见,偶见多发。肿瘤大小差异较大,数毫米至十余厘米均可见。肿瘤多为球形或分叶形,多数质地坚硬,血供丰富,分界清楚,少数为扁平状,沿硬膜蔓延,并可侵入颅骨或颅外组织。肿瘤起病缓慢,病程长,初期临床症状不明显,以后逐渐出现颅内高压及局部定位症状

续表

常见颅内肿瘤	临床特点
神经鞘瘤	神经鞘瘤起自神经鞘膜的施万细胞,以听神经鞘瘤最常见。后者发生于桥小脑角,占桥小脑角区肿瘤的70%~80%,可单侧或双侧发病。30~60岁多见。听神经鞘瘤多起源于前庭神经(而不是听神经)鞘膜,压迫神经可出现耳鸣、听力下降,早期局限于内听道内,随着逐渐长大可向阻力较小的桥小脑角池方向延伸,推移压迫小脑、脑干及周围脑神经,引起相应症状。梗阻性脑积水可出现颅内高压症状
垂体腺瘤	多数垂体腺瘤起源于垂体前叶(腺垂体),是鞍区最常见的肿瘤,占原发性颅内肿瘤的10%~15%,仅次于脑膜瘤和胶质瘤。可发生于任何年龄,以30~60岁多见,男女发病率相等,但催乳素微腺瘤多为女性。按有无内分泌功能分为功能性腺瘤和无功能性腺瘤,功能性腺瘤按其分泌激素的种类称为泌乳素瘤、生长激素瘤等,分泌两种或以上激素为混合性功能性腺瘤。肿瘤直径<10mm为微腺瘤,直径≥10mm为大腺瘤。临床表现主要有两方面:一是垂体腺瘤压迫周围组织结构引起的症状,如压迫视交叉可导致偏盲等视力障碍,压迫第三脑室可导致脑积水,出现头痛、呕吐等颅内高压症状。二是功能性腺瘤分泌过多激素导致的内分泌亢进症状,如泌乳素瘤出现闭经、泌乳,生长激素瘤出现肢端肥大,促肾上腺皮质激素腺瘤出现库欣病等
转移瘤	脑转移瘤可发生于任何年龄,常见于40岁以后,发病率男性稍多于女性。临床表现主要与占位效应有关,有头痛、恶心、呕吐、共济失调和视盘水肿等。有时表现极似脑卒中。原发肿瘤以肺癌最多见,其次为乳腺癌、肾癌、甲状腺癌、前列腺癌、胃肠道肿瘤等。转移瘤好发于幕上,约占80%,多位于皮髓交界区,多数为多发,单发者与颅内原发肿瘤鉴别较为困难

临床病例

病例1　男性,64岁,以"反应迟钝2月余,加重3天"为主诉入院。患者2个月前出现反应迟钝,伴发热、头胀痛,以左侧颞部为主,伴头昏、嗜睡,易激惹,伴间断命名不能,3天前上述症状加重。神经系统查体:反应迟钝,不完全性感觉、运动性失语,右侧肌力降低,上肢4级,下肢4级。实验室检查:血常规、肝肾功能、尿常规、便常规未见异常。

病例2　男性,14岁,以"头痛、头晕伴恶心、呕吐1周"为主诉入院。患者1周前无明显诱因出现头晕、头痛、恶心、呕吐。专科查体:双侧瞳孔等大等圆,对光反射灵敏,肌力及肌张力正常。实验室检查无阳性发现。

病例3　女性,61岁,以"间断头痛5年,口角歪斜伴左上肢活动不灵3天"为主诉入院。患者5年前无明显诱因出现头痛,表现为右侧颞部胀痛,疼痛间断出现,精神紧张时加剧。3天前患者无明显诱因出现口角歪斜,吃饭时左侧口角有食物及口水流出,伴有左上肢活动不灵,伴言语不清。专科查体:双侧瞳孔等大等圆,对光反射灵敏,四肢肌力正常。实验室检查无阳性发现。

病例4　女性,50岁,以"右耳听力下降2月余,右侧面部疼痛1月余"为主诉入院。患者2个月前无明显诱因出现右耳听力下降,偶有耳鸣,患者未在意,1个月前出现右侧面颊及口角疼痛,表现为间断性电击样疼痛,呈发作性,吃饭、刷牙、洗脸时可触发。无恶心、呕吐,无声音嘶哑、饮水呛咳及吞咽困难。既往无特殊病史。查体:生命体征平稳,神志清楚;右侧听力下降;头颅外观无畸形,双侧瞳孔等大等圆,直径3mm,对光反射灵敏,眼球活动正常;右侧面部感觉减退;颈部软,无抵抗;伸舌居中;病理征阴性,四肢活动正常,肌力正常。实验室检查无阳性发现。

病例5　男性,56岁,以"左眼渐进性视物模糊5年,伴双眼颞侧视物遮挡感2年"为主诉入院。患者于5年前左眼出现视物模糊,看数字时有重影,自觉伴有双眼颞侧视物遮挡感出现。眼科查体:双眼视力下降,颞侧视野部分缺损。实验室检查无阳性发现。

病例6　女性,63岁,以"进行性视力下降伴乏力、反应力下降2个月"为主诉入院。患者于2个月前无明显诱因出现进行性视力下降、言语表达能力及反应力下降,偶感右侧胸痛,偶有咳嗽,无痰。查体:双眼视力下降,右侧为主,双下肢肌力4级。实验室检查:癌胚抗原76.25ng/ml,神经元特异烯醇化酶12.64ng/ml,凝血功能无异常。

初步了解病史后，要考虑以下问题。

【问题1】应首选何种影像学检查方法？各种方法的优缺点如何？

中枢神经系统的影像学检查方法包括CT、MRI、DSA、头颅X线平片，如何选择适当的检查方法很重要，是进行临床诊断和手术治疗的关键步骤之一。

知识点

　　CT平扫和增强扫描用于筛查和初步诊断颅内肿瘤。MRI对于颅内肿瘤的定位和定性诊断均很有价值，是最重要的检查方法；尤其多模态MRI对肿瘤的分类、良恶性评估、术后肿瘤复发与假性进展的鉴别具有重要意义。DSA可用于了解肿瘤血供情况。头颅X线平片对诊断颅内肿瘤价值有限，现已较少应用。

(二) 常见颅内肿瘤检查方法的选择

1. 常用影像方法特点

(1) CT：CT是中枢神经系统疾病重要的影像学诊断方法。优点是扫描速度快，空间分辨率高，可行薄层扫描和三维后处理重建。缺点是有辐射，软组织分辨率较差，后颅窝结构较易受颅骨伪影干扰而显示不佳。平扫常用于颅内疾病的筛查和初步诊断，增强扫描可对颅内占位进行初步定位和定性诊断，并可行CTA了解肿瘤与大血管的关系，有助于制订合理的手术方案；也可行CT灌注成像了解肿块的血供情况，对于肿瘤与非肿瘤性病变（如炎性肉芽肿、肿块样的脑白质病变）的鉴别有一定价值。

(2) MRI：MRI是中枢神经系统疾病最重要的影像学诊断方法。优点是无辐射、软组织分辨率高，可采用多种成像序列，行轴位、冠状位、矢状位、斜位等不同方位扫描。同样可行MRA了解肿瘤与血管的关系，行PWI/3D-ASL技术了解肿瘤的血供情况；同时还可以行DWI、DTI、SWI、MRS、fMRI等。其中DWI提供的组织弥散信息有助于脑脓肿与肿瘤坏死囊变的鉴别，DTI纤维示踪可以显示肿瘤与白质纤维束的关系，有助于了解肿瘤浸润范围、制订合理的手术方案，SWI有助于发现微量出血、隐匿性血管畸形，有助于肿瘤与血管畸形的鉴别，MRS可以无创性了解中枢神经系统生化和代谢情况，对鉴别不同类型、不同级别的肿瘤，鉴别肿瘤术后的真性复发与假性进展均有重要参考价值，fMRI对于了解脑功能区的活动与病损情况，了解不同脑区的功能连接等具有重要意义。总之，MRI所提供的信息较CT更为丰富和全面，因此，对颅内占位的定位和定性诊断的价值更大。MRI的缺点是扫描时间较CT长，对运动、金属等产生的伪影非常敏感，同时对微小钙化和细微骨皮质破坏的显示不如CT。

(3) DSA：DSA是诊断中枢神经系统血管性病变的金标准。其优点是对脑血管包括远端小分支的显示较CTA和MRA更好，既不像CTA易受颅底骨骼干扰，也不像MRA易受血流动力学改变的影响，对血管性病变如动脉瘤、血管畸形等的诊断准确性很高。作为介入性操作，可在血管造影作出诊断后进行相应的介入治疗。缺点是检查过程为有创性操作，操作者和患者都要受到辐射，同时患者也有发生并发症的风险。

(4) 头颅X线平片：由于头颅X线平片不能直接显示颅内病变，因此已较少用于颅内肿瘤的诊断。但是在无条件做CT或MRI时，行头颅X线平片检查发现有"颅内高压症"（包括颅缝分离、脑回压迹增多、蝶鞍扩大等）或"肿瘤定位征"（包括颅骨局部增生或破坏、蝶鞍破坏或扩大、内听道扩大、生理性钙化斑块移位、出现病理性钙化斑块等）时，则应建议进一步行CT或MR检查以排除颅内占位并进行定位和定性诊断。

2. 颅内肿瘤的影像学检查流程　见图2-1-1。

【问题2】请描述上述患者的异常征象，结合临床病史作出的可能诊断是什么？

首先要评估影像学检查的信息量是否足够，方法是否恰当，同时，要梳理颅内常见肿瘤的影像学特征及其鉴别诊断要点，通过综合分析得出结论。

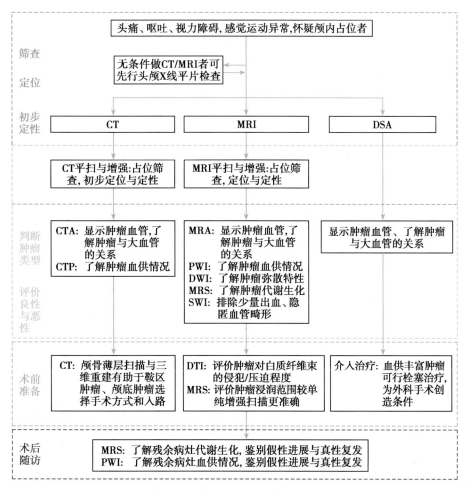

图 2-1-1　颅内肿瘤影像学检查流程

知识点

　　影像学诊断需要紧密结合临床资料,患者的年龄、性别、症状、体征、其他辅助检查结果都是重要的参考依据。如毛细胞型星形细胞瘤好发于儿童;转移瘤好发于中老年人并常有原发肿瘤病史;脑膜瘤在女性中更常见;泌乳素瘤患者常有闭经、泌乳病史,内分泌检查可见血泌乳素增高;生长激素瘤可检测到血生长激素增高,发生于青少年者可见巨人症,发生于成人者可见肢端肥大症;微腺瘤一般不伴有压迫症状,而大腺瘤常因压迫视交叉、第三脑室而导致视野缺损、颅内高压症状,等等。影像学诊断包括定位诊断和定性诊断两个层次。对颅内肿瘤的诊断,首先要明确肿瘤是位于脑实质内还是脑实质外,脑室内还是脑室外,幕上还是幕下等,由于不同肿瘤的好发部位不同,准确地定位也会为定性诊断打下良好基础。定性诊断需根据肿瘤的形态、信号、强化等特点,并紧密结合患者的临床表现,才能作出正确判断。

（三）常见颅内肿瘤的影像学特征及诊断思路

　　1. 常见颅内肿瘤的影像学特征　见表 2-1-2。

　　2. 常见颅内肿瘤的影像学诊断思路　颅内肿瘤的诊断内容包括以下方面:①定位诊断;②定性诊断;③合并症的提示;④治疗方案与手术计划;⑤术后随访。影像学手段在各个环节均起着不可替代的重要作用。诊断时应仔细观察肿瘤的发生部位、数目、范围、边界、形态、CT 密度和 / 或 MRI 信号、强化特点、周围水肿情况、占位效应、DSA 特征,并结合患者年龄、性别、症状、体征、实验室检查结果等,在全面观察、综合分析的基础上作出诊断。MRI 是诊断颅内肿瘤最重要的影像学检查方法,对肿瘤的定位和定性诊断、术前计划、术后随访均有重要意义。近年来,多模态 MRI 技术日渐成熟并在临床广泛应用,其在肿瘤诊断中的价值也越来越受到重视,如 MRS 和 PWI 对肿瘤的定性诊断很有帮助,DTI 可以协助肿瘤手术计划的制订,MRS 可以协助确定术前活检或术后辅助放疗范围,MRS 和 PWI 对鉴别肿瘤真性复发与假性进展很有价值,等等。

表 2-1-2 常见颅内肿瘤的影像学特征

肿瘤	好发部位	外观、形态、周边	CT 密度	MRI 信号	强化方式	DSA
胶质母细胞瘤	多见于幕上白质区,脑干及小脑病变主要见于儿童	多形性,包括肿瘤实质、坏死囊变、合并出血;广泛浸润、边界不清,周围可见"指样""火焰样"水肿带;可蔓延至对侧,可侵犯脑膜或随脑脊液播散	肿瘤实质为稍低密度,坏死囊变、周围水肿为低密度,合并出血可见高密度	肿瘤实质、囊变、周围水肿呈 T_2WI 高信号、T_1WI 低信号,合并出血呈 T_1WI 高信号、T_2WI 低信号	厚壁、不规则强化带,中心为坏死组织,强化形态可为实性、花边状、结节状或斑片样	血供丰富者可见肿瘤内对比剂涂染,可显示肿瘤血管
毛细胞型星形细胞瘤	好发于幕下,小脑多见,也可见于视神经、视交叉等	典型表现为边界清楚的小脑囊性肿块伴有壁结节;发生于视通路者可见视神经、视交叉、视束增粗;周围水肿较轻;可致梗阻性脑积水	等、低密度,囊性部分密度更低	呈 T_1WI 低信号、T_2WI 高信号,囊性部分更甚,但液体衰减反转恢复上囊内水信号不被抑制	通常囊性部分不强化,壁结节强化较明显;亦可呈均匀或不均匀强化	没有明显对比剂涂染(可据此与血管网状细胞瘤鉴别)
脑膜瘤	好发于大脑凸面、大脑镰、小脑幕、桥小脑角、侧脑室三角部等位置	边界清楚的肿块,以宽基底与颅骨内板或硬脑膜相贴,邻近骨质增生或受压变,钙化较多见,坏死囊变少见,伴不同程度的瘤周水肿及占位征象	多为均匀稍高密度或等密度灶,钙化为高密度,囊变部分为低密度	T_1WI 上肿瘤多呈等信号或稍低信号,在 T_2WI 上部分为高信号,部分为等信号	明显强化,一般较均匀,可见"脑膜尾征"。明显砂粒样钙化的脑膜瘤可不强化	血供丰富,颅内、外动脉双重供血,可见肿瘤涂染;术前可栓塞治疗
听神经鞘瘤	桥小脑角	边界清楚的肿块,囊变常见,内听道不同程度扩大,较大者可致脑干及第四脑室受压、脑积水	多为低密度,囊变部分密度更低	呈 T_1WI 低信号、T_2WI 高信号,囊性部分更明显,液体衰减反转恢复上囊内液体可不被抑制	实质部分明显强化,囊变不强化,常伴内听道神经鞘膜强化而形成"冰激凌"外观	血供不如脑膜瘤丰富,周围血管受牵拉包裹
垂体腺瘤	蝶鞍,从垂体窝内向上、下、两侧蔓延	大腺瘤直径大于 1cm,可向上突入鞍上池、压迫视交叉,受鞍隔限制形成"雪人"样外观,可侵犯两侧海绵窦;微腺瘤直径小于 1cm,为正常垂体组织内弱强化结节影	多为等密度,合并出血为高密度,囊变多为低密度	多见等信号,合并出血呈 T_1WI 高信号、T_2WI 低信号及液-液平面,囊变多为 T_1WI 低信号、T_2WI 高信号	中等程度强化,但不及正常垂体组织强化明显,且强化峰值时间后延,动态增强扫描有助于发现微腺瘤	可显示海绵窦受侵犯和对颅内动脉海绵窦段的包绕情况
转移瘤	多发,幕上多见,多位于皮层下,可累及脑膜	多发结节伴明显指压迹样水肿,结节小而水肿广泛是其特点,结节可合并出血。单发转移瘤鉴别困难	多为低密度,坏死密度更低,出血密度稍高	多为 T_1WI 等低信号、T_2WI 高信号,水肿为 T_1WI 低信号、T_2WI 高信号	明显强化,环状或结节状,脑膜强化伴结节应考虑脑膜转移	较大且血供丰富者可见对比剂涂染

(1)定位诊断:应结合 CT 薄层扫描和三维重建,尤其是结合 MRI 的轴位、冠状位、矢状位、斜位等多方位扫描,判断肿瘤位于脑内或脑外、脑室内或脑室外、幕上或幕下。准确地定位诊断直接影响后续的定性诊断,

如脑内最常见的肿瘤是胶质瘤,而脑外最常见的肿瘤则是脑膜瘤。同时,定位诊断也会直接决定外科手术的方式与入路,如垂体腺瘤的手术会结合肿瘤大小、是否侵犯海绵窦和颅底等因素综合考虑。

(2)定性诊断:包括三个层面的诊断。第一是鉴别肿瘤与非肿瘤性病变;第二是鉴别肿瘤是原发或继发,以及原发肿瘤的类别(胶质瘤、脑膜瘤、垂体腺瘤、神经鞘瘤等);第三是评估肿瘤的 WHO 级别或良恶性程度。定性诊断对临床至关重要,因为它会直接影响后续治疗方案的制订。在定性诊断的过程中,需要充分利用各种检查方法,全面分析各种影像学表现,同时紧密结合临床及其他辅助检查信息,才能作出正确诊断。在定性诊断中需要注意三个方面。第一方面是必须重视临床信息的收集,如颅内多发囊性占位者应注意收集患者的年龄、起病特点及病程、有无原发肿瘤病史、有无其他部位感染史(如结核、中耳炎)、有无疫区接触史等,以与转移瘤、结核、脓肿、寄生虫等鉴别。第二方面是要充分运用多模态 MRI 技术,结合多种模态的表现,更有利于作出更准确、更全面的评价。如在 MRS 上显示氮 - 乙酰天门冬氨酸(N-acetyl aspartate,NAA)及肌酸(creatine,Cr)明显降低,胆碱(choline,Cho)、乳酸(lactate,Lac)/ 脂质(lipid,Lip)峰明显升高,PWI 上显示相对脑血容量(relative cerebral blood volume,rCBV)明显增高的肿瘤更有可能是高级别胶质瘤。第三方面是要认识到影像学方法对定性诊断(尤其是分级诊断或良恶性诊断)的局限性,在信息不充分、不准确的时候不作"过度诊断"。这时通过充分收集临床信息、定期影像学随访观察,可获得对疾病更深的认识并作出更准确地诊断。

(3)合并症的提示:颅内肿瘤可以合并出血、坏死、囊变,常伴有水肿和占位效应,巨大肿瘤、广泛水肿可继发脑积水、脑疝等。这些都需要在诊断结论中予以提示,尤其是危及患者生命的广泛水肿、脑疝形成应尽快报告临床医生,以便及时处理。

(4)治疗方案与手术计划:临床治疗方案和手术计划的制订与影像学诊断提供的信息密不可分。肿瘤的部位、大小、毗邻关系、浸润范围、与白质纤维束的关系都会直接影响治疗方案的选择,手术的原则、方式、入路等。位于功能区的肿瘤要首先考虑减少对脑组织的损伤,尽量保留脑功能,位于非功能区的脑肿瘤则首先考虑尽可能多地切除肿瘤;较小的肿瘤(如微腺瘤)可能采用内科保守治疗或微创治疗(如伽马刀),较大肿瘤则采用综合治疗(如巨大脑膜瘤采用先介入栓塞、后手术切除的方式,胶质母细胞瘤采用手术切除加同步放化疗);毗邻或侵犯大动脉、静脉窦(如海绵窦、矢状窦)的肿瘤在手术时要避开这些结构。MRS 显示胶质瘤的浸润范围往往较传统的增强扫描更为准确,因此常作为立体定向活检穿刺点选择和术后辅助放疗划定靶区的依据。DTI 可对白质纤维束进行示踪,显示白质纤维束的受压或受侵情况,可以协助完善手术方式和入路。

(5)术后随诊:详见本节相关内容。

二、基于病例的实战演练

(一) 胶质母细胞瘤:幕上高级别胶质瘤(WHO Ⅳ级)

病例 1 患者入院后接受了头部冠状位、矢状位及轴位 MR 增强扫描,见图 2-1-2。

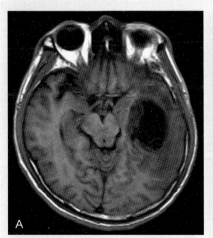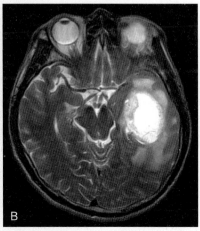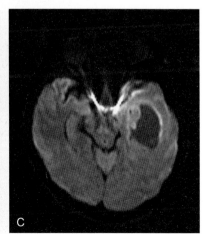

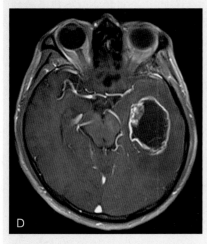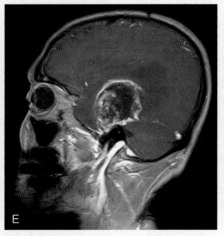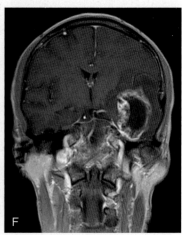

图 2-1-2　病例 1,MRI 图像

A. 轴位 T_1WI 平扫;B. 轴位 T_2WI 平扫;C. DWI;D. 轴位增强 T_1WI;

E. 矢状位增强 T_1WI;F. 冠状位增强 T_1WI。

1. 影像征象分析

(1)征象 1,脑实质内病变:左侧颞叶见一巨大囊实性肿块,右侧缘以实性病变为主,呈 T_1WI 稍低信号、T_2WI 稍高、DWI 高信号,与周围脑实质分界不清,中心及左侧为不均匀厚壁囊性病变,其内呈均匀 T_1WI 低信号、T_2WI 高信号。

(2)征象 2,边界模糊:实性部分与周围正常脑实质分界不清。

(3)征象 3,占位效应:病变推压左侧脑室,颞角闭塞,中脑受压被推挤,脑中线结构向右偏移。

(4)征象 4,脑血管源性水肿明显:病变周围见广泛斑片状 T_1WI 低信号、T_2WI 高信号,DWI 呈稍高信号,ADC 值升高。

(5)征象 5,强化特征:增强后病变实性部分呈不均匀明显花边样强化,囊壁呈明显强化。

2. 印象诊断　左侧颞叶胶质母细胞瘤。

3. 鉴别诊断　脑内囊实性占位的鉴别诊断首先要排除脑脓肿、血管畸形等非肿瘤性病变,然后要与星形细胞瘤、囊性转移瘤相鉴别。脑脓肿常有其他部位感染史(如中耳乳突炎、菌血症等),可有发热史,脑脊液检查可有异常,MR 增强扫描可见环形强化,囊壁厚薄均匀,DWI 可见囊液弥散常受限,MRS 可能显示丁二酸盐和特殊氨基酸。血管畸形通常占位效应轻微,常合并出血,陈旧性出血在病灶周边形成含铁血黄素沉着带,SWI 有助于发现隐匿血管畸形。转移瘤常有原发肿瘤如肺癌、乳腺癌的病史,MRI 见灰白质交界区的多发强化结节,较小而水肿广泛,但无原发肿瘤病史的单发转移灶则鉴别困难。

（二）毛细胞型星形细胞瘤:幕下低级别胶质瘤(WHO Ⅰ级)

病例 2　患者行 MR 检查,见图 2-1-3。

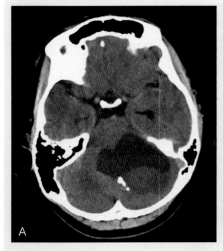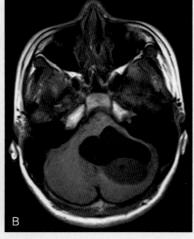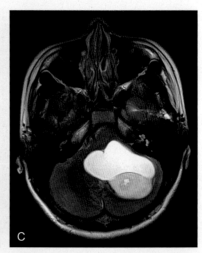

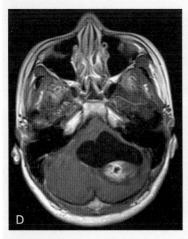
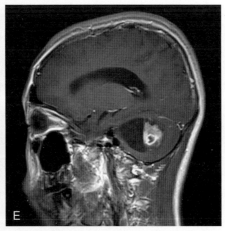
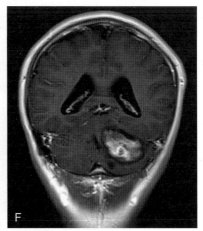

图 2-1-3 · 病例 2，MRI 图像

A. CT 平扫；B. 轴位 T_1WI 平扫；C. 轴位 T_2WI 平扫；D. 轴位增强 T_1WI；

E. 矢状位增强 T_1WI；F. 冠状位增强 T_1WI。

1. 影像征象分析

(1) 征象 1，占位肿块：左侧小脑半球占位，为囊实性肿块，边缘见钙化。

(2) 征象 2，信号与强化：肿块囊内呈 T_1WI 低信号、T_2WI 高信号，实性成分呈 T_1WI 稍低信号、T_2WI 稍高信号，增强扫描实性成分呈明显不均匀强化，囊变区无强化。

(3) 征象 3，周边情况：肿块边界较清楚，肿块虽大但周围未见明显水肿。

(4) 征象 4，占位效应：肿块压迫脑干及第四脑室，致后者明显变形并移位，幕上脑室扩大，小脑扁桃体下疝。

2. 印象诊断　左侧小脑半球毛细胞型星形细胞瘤。

3. 鉴别诊断　颅后窝毛细胞型星形细胞瘤主要应与血管网状细胞瘤、室管膜瘤、表皮样囊肿相鉴别。血管网状细胞瘤多见于成人，好发于中线旁小脑半球，典型特征为"大囊小结节"，与毛细胞型星形细胞瘤相比通常实质部分更少、更均匀，囊变所占比例更大，但增强扫描结节强化更明显，DSA 可见明显对比剂涂染并可见供血血管。儿童室管膜瘤多发生在幕下第四脑室内，多数患者发病年龄在 4 岁以内，成人室管膜瘤则多发生于幕上。第四脑室室管膜瘤可囊变或钙化，常延脑室蔓延而形成脑室铸型。表皮样囊肿属脑外肿瘤，颅后窝表皮样囊肿常发生于桥小脑池，并可向周围间隙蔓延，含蛋白较多的表皮样囊肿呈 T_1WI 高信号、T_2WI 低信号，通常无强化，DWI 可见弥散受限。

（三）脑膜瘤：最常见颅内脑外肿瘤

病例 3　患者行 MR 检查，见图 2-1-4。

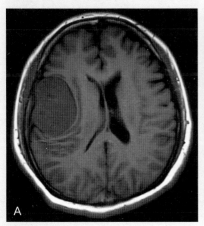
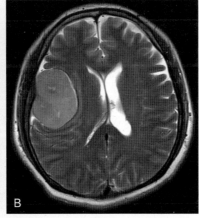
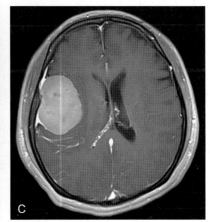

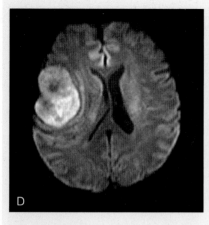
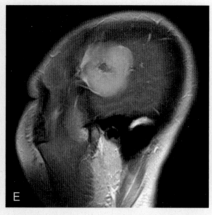
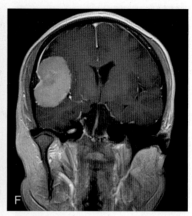

图 2-1-4　病例 3，MRI 图像

A. 轴位 T_1WI 平扫；B. 轴位 T_2WI 平扫；C. 轴位增强 T_1WI；D. DWI；
E. 矢状位增强 T_1WI；F. 冠状位增强 T_1WI。

1. 影像征象分析

（1）征象 1，颅内脑外肿块：右侧额颞部单发肿块，边界清楚，以宽基底与硬脑膜相贴，与内侧脑实质之间可见脑脊液间隙分隔。

（2）征象 2，占位效应：肿块周围见少许水肿。

（3）征象 3，脑膜尾征：增强扫描邻近脑膜明显强化，可见脑膜尾征。

（4）征象 4，颅骨改变：邻近颅骨骨质略增厚。

2. 印象诊断　右侧额颞部脑膜瘤。

3. 鉴别诊断　应注意与血管外皮细胞瘤、皮样／表皮样囊肿、淋巴瘤、脑膜转移瘤等相鉴别。血管外皮细胞瘤呈分叶状，具有侵袭性，常见脑积水、脑水肿、占位效应，钙化少见。皮样／表皮样囊肿内含脂质／液体信号，无强化。中枢神经系统淋巴瘤多见于免疫缺陷者，偶发于脑膜，周围水肿较重，无包膜，边界欠清晰。有颅外原发肿瘤病史者发现脑膜肿块影应考虑到脑膜转移瘤的可能，后者常伴有脑内转移病灶，软脑膜常有增厚、强化。单发脑膜转移瘤与脑膜瘤鉴别较为困难。

（四）听神经鞘瘤：最常见的脑神经肿瘤和最常见的桥小脑角肿瘤

病例 4　患者进行 MR 检查，见图 2-1-5。

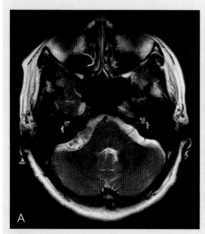
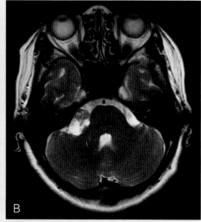
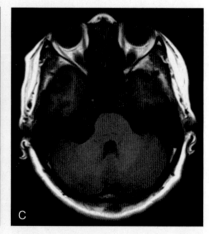

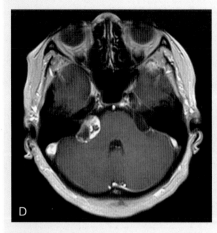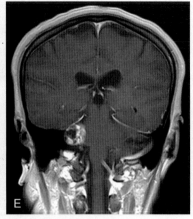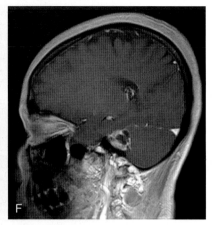

图 2-1-5　病例 4,MRI 图像

A. 轴位 T_2WI 平扫;B. 轴位 T_2WI 平扫;C. 轴位 T_1WI 平扫;D. 轴位增强 T_1WI;

E. 冠状位增强 T_1WI;F. 矢状位增强 T_1WI。

1. 影像征象分析

(1)征象 1,桥小脑角区占位征象:右侧桥小脑角区肿块,形态规则,边缘清晰,沿右侧内听道生长,紧贴岩骨,与岩骨呈锐角相交。

(2)征象 2,各序列信号特点:T_1WI 呈低信号及等信号,T_1WI 等信号区于 T_2WI 呈稍高信号。T_1WI 低信号区于 T_2WI 呈高信号。增强扫描 T_1WI、T_2WI 等信号区及肿瘤周边可见明显强化。

(3)征象 3,占位效应:右侧桥小脑角池、脑干、小脑中脚及小脑半球受压,脑干、小脑中脚向左移位,邻近脑组织尚未见水肿。

(4)征象 4,患侧听神经异常征象:右侧听神经增粗,局部 T_2WI 信号减低。

2. 印象诊断　右侧桥小脑角听神经鞘瘤。

3. 鉴别诊断　听神经鞘瘤应与脑膜瘤、基底动脉瘤、表皮样囊肿、蛛网膜囊肿等相鉴别。脑膜瘤:CT 平扫多呈等密度或高密度,T_1WI 呈等信号,T_2WI 呈稍高信号,增强后明显均匀强化,不累及内听道;周围脑膜增厚,可见脑膜尾征;邻近骨质可见破坏或增生。基底动脉瘤:巨大动脉瘤可突入桥小脑角区,无血栓形成时 CT 平扫为略高密度,MRI 呈流空信号,增强后明显均匀强化并与血管相连。表皮样囊肿:CT 平扫为低密度,MR 多为 T_1WI 低信号、T_2WI 高信号,弥散受限,无强化;病变形态多不规则,具有沿脑池铸型生长的特点。蛛网膜囊肿:CT 密度及 MRI 信号多与脑脊液类似,弥散不受限,无强化,形态较规则;邻近脑组织可受压或发育不良,邻近骨质可见凹陷。

(五)垂体腺瘤:最常见鞍区肿瘤

病例 5　患者先后进行了 CT 及 MR 检查,见图 2-1-6。

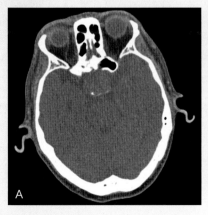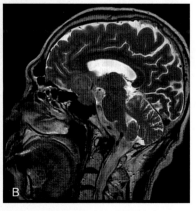

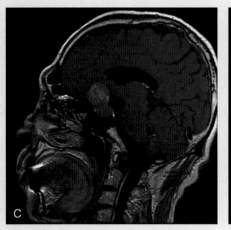
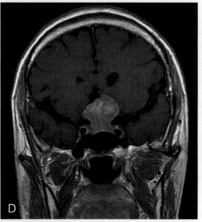

图 2-1-6　病例 5，CT 和 MRI 图像
A. CT 平扫；B. 矢状位 T_2WI 平扫；C. 矢状位增强 T_1WI；D. 冠状位增强 T_1WI。

1. 影像征象分析

(1)征象 1，垂体肿块：垂体窝扩大，垂体窝骨质部分吸收，鞍区内巨大占位性病变，呈束腰征。

(2)征象 2，占位效应：肿块向上突入鞍上池，鞍上池受压闭塞，并向上压迫视交叉。

(3)征象 3，信号与强化特点：肿块 T_2WI 呈稍高信号，增强扫描不均匀强化。

2. 印象诊断　垂体大腺瘤，并发视交叉受压。

3. 鉴别诊断　局限于鞍内的垂体大腺瘤一般诊断不难。但垂体腺瘤突入鞍上或向两侧累及海绵窦时，应与颅咽管瘤和脑膜瘤相鉴别。颅咽管瘤常见于儿童及青少年，病变位于鞍上，与鞍内垂体可见分界，病变以信号多变的囊性成分为主，可见实性结节，钙化常见。脑膜瘤常起自蝶骨嵴或鞍结节，可向鞍内蔓延，累及海绵窦，可包绕颈内动脉海绵窦段致其变窄，可见钙化，一般不合并出血，增强扫描强化较均匀，可见脑膜尾征。

（六）转移瘤：继发性肿瘤

病例 6　患者进行 CT 及 MR 检查，见图 2-1-7。

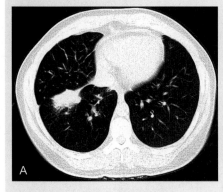
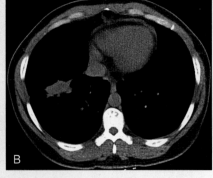
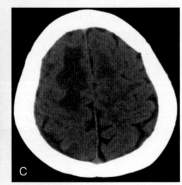

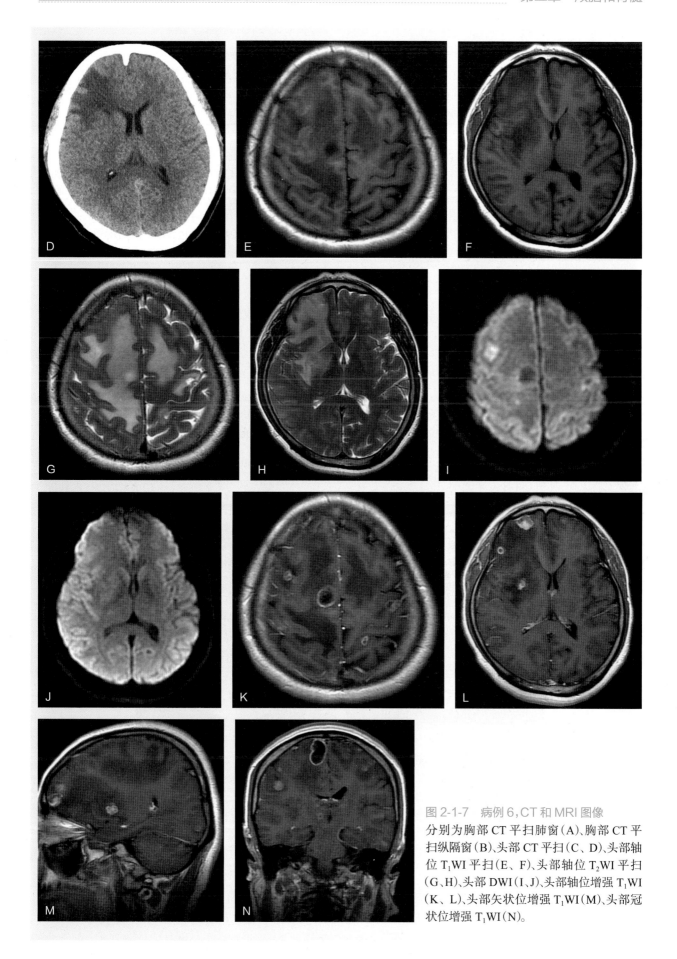

图 2-1-7 病例 6，CT 和 MRI 图像

分别为胸部 CT 平扫肺窗（A）、胸部 CT 平扫纵隔窗（B）、头部 CT 平扫（C、D）、头部轴位 T₁WI 平扫（E、F）、头部轴位 T₂WI 平扫（G、H）、头部 DWI（I、J）、头部轴位增强 T₁WI（K、L）、头部矢状位增强 T₁WI（M）、头部冠状位增强 T₁WI（N）。

1. 影像征象分析

（1）征象1,有脑外原发肿瘤病史:右肺下叶占位,印象诊断周围型肺癌,穿刺病理证实为非小细胞肺癌。

（2）征象2,脑内多发占位:CT显示等密度结节,MRI显示脑内多发结节,T_1WI等低信号,T_2WI等高信号,DWI显示病灶实质高信号,增强后多数病灶可见环形强化。

（3）征象3,水肿:双侧额顶叶见大片状"指套状"水肿带,以脑白质为主。

2. 印象诊断 多发脑转移瘤,系肺癌脑转移。

3. 鉴别诊断 转移瘤应与星形细胞瘤、脑脓肿、脑囊虫病相鉴别。星形细胞瘤一般为单发,呈浸润性生长,边界不清,常伴有囊变,增强扫描实质部分不同程度强化,MRS可见Cho升高,NAA降低。脑脓肿多有感染病史及发热等症状,病灶形态较规则,轻中度水肿;脓肿壁厚薄均匀,增强扫描呈环形、均匀强化;脓液T_2WI呈高信号,DWI可见弥散受限高信号,MRS显示氨基酸峰、Lac峰等。脑囊虫病患者多有疫区居住史或不洁饮食史,可单发或多发,囊内可见点状高密度头节,多发时结节小、水肿较轻,增强扫描囊壁和囊内头节仅轻度或无强化。

4. 检查方法探讨

（1）CT平扫发现病灶有限,增强扫描可显示比平扫更多的病灶。

（2）与CT相比,MRI具有更佳的软组织对比度及多平面、多方位成像的优点,因而可检测到其他方法不能发现的病变,特别是直径小于5mm的小病灶及脑干和幕下转移灶。增强扫描对小病灶的显示非常敏感,已成为脑转移瘤的最佳检查方法。

三、术后随诊

术后随诊的主要目的,一方面是为了观察术后的恢复情况,观察积气、积液的吸收,占位引起的脑积水的改善,是否合并感染等;另一方面是了解肿瘤是否有残余或复发。现以垂体腺瘤和胶质瘤术后随诊进行说明。

病例7 女性,35岁,以"垂体腺瘤经蝶窦切除术后,鼻腔流液1周,嗜睡1天"为主诉就诊。入院后行急诊CT检查,见图2-1-8。

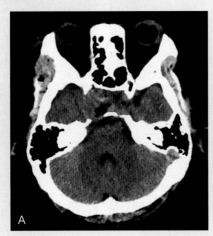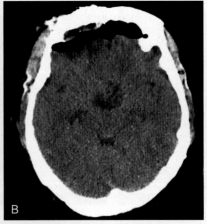

图2-1-8 病例7,垂体腺瘤术后头部CT图像
A.鞍上池平面;B.室间孔平面。

【问题3】垂体腺瘤术后随访应选择何种检查方法?应重点观察哪些项目?

要了解垂体腺瘤术后影像学检查选择原则,熟悉垂体腺瘤术后合并症的常见表现。

　　知识点

　　垂体腺瘤术后近期可选择CT检查,判断是否有明显肿瘤残余,是否存在出血和颅内积气等合并症;待出血、积气基本吸收后,则应选择MRI定期随访,以了解术后恢复情况及是否存在肿瘤残余或复发。

---

1. **垂体腺瘤术后影像学检查方法的选择**　临床上对垂体腺瘤有两种切除方法：内镜下经蝶窦切除及开颅切除。前者创伤小、出血少，现已成为首选治疗方法。而此种手术方法术后可能发生脑脊液鼻漏、出血等并发症，故术后影像学随访必不可少，用以评估病灶是否完全切除及观察术后有无脑脊液鼻漏、出血等情况。如患者有相关临床症状，应及时行 CT 检查排除。CT 对颅内积气和颅底骨质结构的显示较 MRI 更佳，对新发的出血也较为敏感，同时扫描速度快，有条件时还可行床旁 CT 检查，减少危重患者的转运风险，因此比较适合围术期的患者。由于手术后术区常有不同程度的出血、水肿、渗出、积气，会对判断肿瘤有无残余产生干扰。因此，应待其吸收后进行增强 MR 检查，以判断是否存在肿瘤残余，并通过定期复查随访 MRI 及结合内分泌激素检查以早期发现肿瘤复发。

2. **征象分析与影像学诊断**　可见蝶鞍扩大，鞍内呈混杂密度，双侧额部颅板下内见大量积气。结合患者临床症状，考虑术后并发脑脊液鼻漏、颅内大量积气。

病例 8　女性，39 岁，颅内占位行手术切除 3 个月，术后病理诊断为"左侧额叶胶质母细胞瘤，WHO Ⅳ级"。患者术前有语言、性格改变，术后好转，近 1 个月言语不清再次加重。现常规复查 MRI，行多模态 MRI，包括平扫、增强、3D-ASL、DWI，见图 2-1-9。

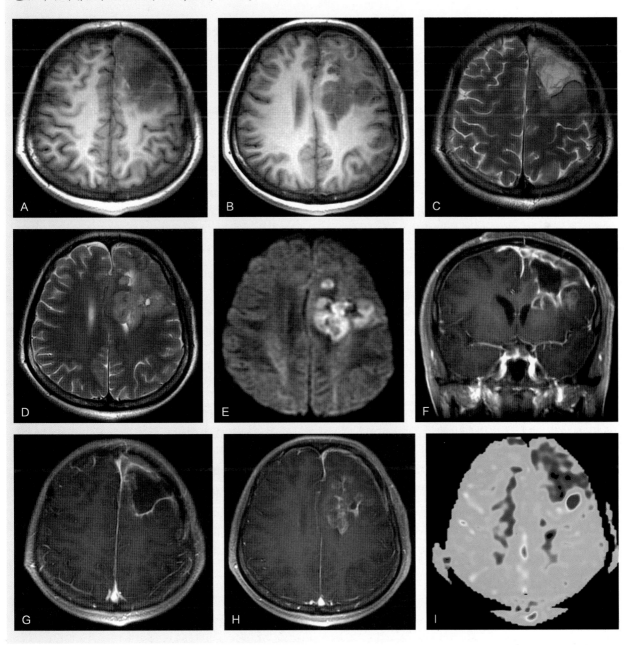

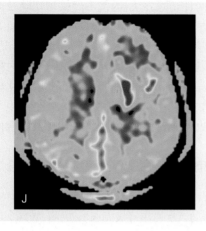

图 2-1-9 病例 8,左侧额叶胶质母细胞瘤术后多模态 MRI 复查

分别为轴位 T_1WI 平扫(A、B)、轴位 T_2WI 平扫(C、D)、DWI(E)、冠状位增强 T_1WI(F)、轴位增强 T_1WI(G、H)、头部 3D-ASL(I、J)图像。

【问题 4】胶质瘤术后随访应选择何种检查方法? 如何综合各种影像学表现鉴别真性复发与假性进展?

要了解各种 MRI 技术的价值,以及胶质瘤术后真性复发与假性进展在不同 MRI 序列上的表现。

知识点

胶质瘤术后应选择多模态 MRI 方法,尤其是 DWI、PWI、MRS 等方法。这些方法能够提供关于水分子弥散、血流灌注、生化代谢的信息等,对鉴别真性复发与假性进展较普通平扫和增强扫描更加准确。通常复发肿瘤的实质部分表现为弥散受限、血流灌注增加,以及波谱上 Cho/Cr 比值增高,结合健侧对比并结合多次检查结果观察这些指标的动态变化,更有助于两者的鉴别。

---

1. **胶质瘤术后影像学检查方法的选择** 胶质瘤手术后短期内术区常有不同程度的出血、水肿、渗出,远期则会出现周围组织的软化与胶质增生,这些改变形态上可以类似肿块,强化时可呈结节状、斑片状、团状、不均匀强化,类似肿瘤复发,临床上称之为假性进展,与肿瘤的真性复发在常规平扫与增强扫描上难以鉴别。借助多模态 MRI 技术,尤其是 DWI、PWI、MRS 分析,通过这些技术提供的水分子弥散信息、血流灌注信息、生化与代谢信息,可为两者的鉴别提供可靠依据。

2. **征象分析与影像学诊断** 患者常规复查时于术区发现结节信号,T_1WI、T_2WI 均呈等信号,增强扫描呈不均匀强化,DWI(b 值为 1 000s/mm²)可见弥散受限,3D-ASL 可见脑血流量(cerebral blood flow,CBF)增加提示灌注增强,影像诊断考虑肿瘤复发。

四、拓展——颅内少见肿瘤

1. **鞍区:颅咽管瘤** 颅咽管瘤(craniopharyngioma)的发病年龄有两个高峰,一个在 10 岁以内,另一个在 40~60 岁。生长部位以鞍上池最多见,也可沿鼻咽后壁、蝶窦、鞍内、鞍上至第三脑室前部发生。肿瘤分囊性(单房或多房)、实性和囊实混合性。囊液内含有胆固醇结晶,囊壁和肿瘤实性部分多有钙化。肿瘤向上生长压迫第三脑室,使其受压变形,但一般无脑水肿;视交叉受压出现视力障碍。

CT 平扫肿瘤以囊性和囊实性为多,形态呈圆形或类圆形,CT 值变化范围大,与囊内容物有关。实质及囊壁可有钙化,可呈点状或蛋壳样钙化。增强扫描多数实质部分均匀或不均匀强化,囊壁呈环状强化。

MRI 肿瘤信号因其内容物的不同而多变,T_1WI 可以是高、等、低或混杂信号,与病灶内蛋白质、胆固醇、正铁血红蛋白、钙质含量有关。T_2WI 以高信号多见。增强扫描肿瘤实质部分呈均匀或不均匀强化,囊壁呈环状强化。

病例9 女性,52 岁,以"双眼视力下降 1 个月,头痛、恶心 1 周"入院。MRI(图 2-1-10)见鞍区囊实性占位,病灶实性成分呈 T_1WI 稍低信息、T_2WI 稍高信号,囊性成分呈 T_1WI 低信号、T_2WI 高信号,增强扫描实性成分明显不均匀强化,囊壁呈环状强化,邻近垂体柄受压。术后病理检查证实为颅咽管瘤。

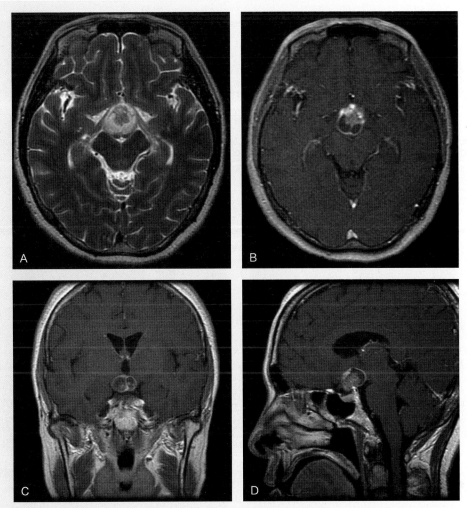

图 2-1-10　病例 9,鞍区颅咽管瘤
A. 轴位 T_2WI 平扫;B. 轴位增强 T_1WI;C. 冠状位增强 T_1WI;D. 矢状位增强 T_1WI。

2. 脑实质内:原发性中枢神经系统淋巴瘤　原发性中枢神经系统淋巴瘤(primary central nervous system lymphoma,PCNSL)指仅发生于脑和脊髓的淋巴瘤。PCNSL 十分少见,占原发性脑肿瘤的 1%~6%。约 95% 以上为 B 细胞型淋巴瘤,极少数为 T 细胞型淋巴瘤。任何年龄均可发病,免疫正常者发病高峰年龄为 50~60 岁,免疫缺陷者好发年龄为 30 岁左右,男女发病率无明显差异。

PCNSL 的临床表现无特异性,病程约 3 个月至数年不等,因肿瘤所在部位、大小及数目的不同,可产生相应的症状,最常见的症状为头痛、呕吐、神经功能损害、癫痫等。

肿瘤可单发或多发,以幕上分布为主,好发于额叶、额顶叶交界区及脑室周围深部脑组织,包括基底节区、丘脑及胼胝体等。CT 扫描可见肿瘤大多密度较均匀,呈等或稍高密度,其内一般无钙化、囊变或出血。肿瘤轮廓较清,周围可见轻度水肿及占位效应,通常占位效应与肿瘤大小不成比例。MR T_1WI 呈等或稍低信号,T_2WI 及 T_2WI/液体衰减反转恢复(fluid-attenuated inversion recovery,FLAIR)均呈等或稍高信号,增强后多均匀显著强化,发生在免疫缺陷者可呈不均匀环形强化。DWI 可见弥散受限,PWI 可见灌注减低。MRS 表现为 NAA 峰及 Cr 峰降低,Cho 峰升高,多数病例可见高大的 Lip 峰显示。

病例 10　男性,66 岁,因“右上肢进行性无力半个月,加重 1 天”入院。CT 可见左侧额叶稍高密度团块影,边界较清,密度均匀,周围见大片水肿;MRI 可见病灶信号较均匀,呈 T_1WI 稍低信号、T_2WI 高信号,DWI 中央呈等信号,周围为高信号,增强后较均匀显著强化。术中见肿瘤呈紫红色,为实质性,血供丰富。见图 2-1-11。术后病理示:弥漫大 B 细胞型淋巴瘤。

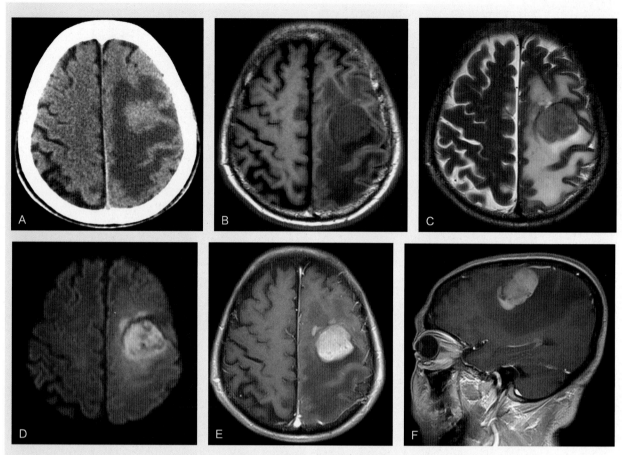

图 2-1-11　病例 10,左侧额叶原发性中枢神经系统淋巴瘤
A. 轴位 CT 平扫;B. 轴位 T_1WI 平扫;C. 轴位 T_2WI 平扫;
D. DWI;E. 轴位增强 T_1WI;F. 矢状位增强 T_1WI。

3. 脑室内:中枢神经细胞瘤　中枢神经细胞瘤(central neurocytoma)是中枢神经系统内一种罕见的良性肿瘤,占中枢神经系统肿瘤的 0.25%~0.5%。WHO 中枢神经系统肿瘤分类将其归为神经元和混合性神经元 - 神经胶质肿瘤,分级为 Ⅱ 级。它的主要好发年龄为 20~40 岁,男女发病率无明显差异。肿瘤生长缓慢,病史可长达数年,临床症状及其严重程度多与梗阻性脑积水有关,如头痛、呕吐、视力下降等。

　　肿瘤多发生于脑室内,最常发生于一侧侧脑室的蒙氏孔区,可以向侧脑室和第三脑室延伸,常伴有囊变及钙化,偶尔可见出血及坏死。肿瘤可阻塞蒙氏孔,导致一侧侧脑室或双侧侧脑室积水。CT 平扫肿瘤实性成分多为等或稍高密度,病灶内有大小不等低密度囊变区,增强扫描肿瘤实性部分呈轻至中度均匀或不均匀强化。MRI 可见肿瘤实性成分在 T_1WI 呈稍低信号,囊变区呈低信号,T_2WI 呈不均匀等、高信号,增强扫描肿瘤呈轻至中度均匀或不均匀强化。MRS 可对中枢神经细胞瘤的诊断提供一定的帮助,表现为 NAA 峰降低但仍存在,Cr 峰明显降低,而 Cho 峰明显升高;部分患者可见甘氨酸峰存在,是中枢神经细胞瘤的特点之一,依此可与其他侧脑室肿瘤相鉴别。

　　病例 11　男性,26 岁,因"头晕头痛 1 个月,加重伴步态不稳 1 周"入院。MRI 见肿瘤位于侧脑室前 2/3,近蒙氏孔附近,信号不均匀,T_1WI 呈等、低信号,T_2WI 呈稍高信号,其内见多发小囊变,DWI 呈混杂稍高信号,增强扫描肿块不均匀强化。术后病理证实为中枢神经细胞瘤。

30

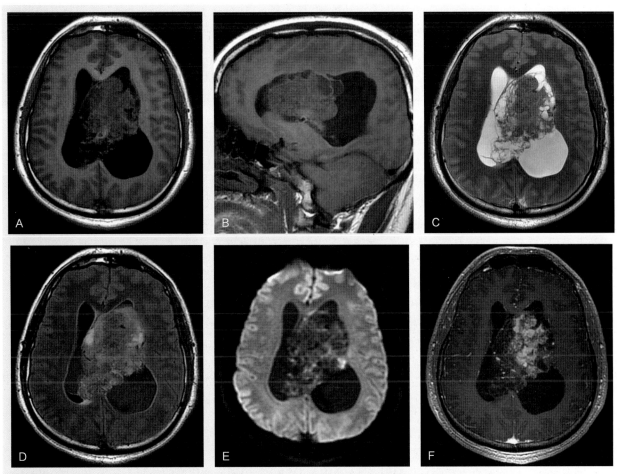

图2-1-12 病例11,侧脑室中枢神经细胞瘤
A. 轴位 T_1WI 平扫;B. 矢状位 T_1WI 平扫;C. 轴位 T_2WI 平扫;
D. 轴位 $T_2WI/FLAIR$;E. DWI;F. 轴位增强 T_1WI。

(杨 超)

第二节　脑血管性疾病

一、常见脑血管病的影像学诊断

(一)临床相关基础概述

脑血管病(cerebrovascular disease)是指脑动脉或静脉破裂或闭塞,导致脑出血、蛛网膜下腔出血或脑梗死,以及先天性脑血管发育异常。临床上将起病急骤、迅速发展的脑局部血液循环和功能障碍称为急性脑血管意外,即卒中。临床常见的脑血管病包括自发性脑出血、脑梗死、颅内动脉瘤等,少见疾病主要为脑血管畸形。

自发性脑出血(cerebral hemorrhage)又称原发性脑出血,好发于中老年人,男性稍多,多与脑动脉硬化相关,高血压为最常见原因。多起病突然,以突发剧烈头痛而就诊,可伴恶心、呕吐,并逐渐出现偏瘫、失语和不同程度的意识障碍。好发于基底节和丘脑区,尤其是壳核区域,其次为脑桥和小脑。

脑梗死(cerebral infarction)可分为缺血性、出血性和腔隙性脑梗死。好发于中老年人,无明显性别差异。患者常合并高血压、冠心病、动脉粥样硬化、高血脂、糖尿病等高危因素。常见的症状/体征包括急性局部神经功能缺陷,依受累血管对应功能区不同,产生不同的神经定位体征(如语言、运动、感觉、认知等功能障碍)。大脑中动脉供血区脑梗死发生率最高,常有偏瘫、失语症状。

颅内动脉瘤(intracranial aneurysm)依据形态可分为常见的浆果形(囊性)动脉瘤、少见的梭形动脉瘤及罕见的夹层动脉瘤。最大径 >15mm 者称为大动脉瘤,最大径 >25mm 者称为巨大动脉瘤。蛛网膜下腔出血是动脉瘤破裂后最常见的并发症,常有突发剧烈头痛,其他常见症状包括脑神经异常(如后交通动脉瘤常见动眼神经麻痹)和癫痫等。

医学影像学技术在脑血管病的早期诊断方面发挥了重要作用,介入放射学技术为脑血管病的治疗开辟了新途径。本节重点介绍这些常见疾病的临床及影像学诊断相关内容。

临床病例

病例 1　女性,79 岁,以"突然跌倒、意识不清 3 小时"为主诉入院。患者于 3 小时前突然跌倒,随即意识丧失,伴有四肢抽搐、小便失禁,约 5 分钟后四肢抽搐停止,恶心、呕吐 3 次,均为胃内容物。既往高血压病史 20 年,血压最高 180/120mmHg。神经系统查体:昏迷,不言语,不睁眼,刺激后左侧肢体有收缩,双瞳孔等大等圆,对光反射弱,左侧鼻唇沟浅,颈强直,右侧肢体肌张力增高,无自主活动,右侧巴宾斯基征(+)、霍夫曼征(+)。

病例 2　女性,63 岁,以"突发剧烈头痛伴意识不清 3 小时"为主诉入院。患者于入院前 3 小时无明显诱因突发剧烈头痛,随后出现意识不清、呼之不应,并呕吐 4 次,为胃内容物,并出现小便失禁。既往冠心病史 2 年。神经系统查体:昏迷,颈部抵抗,四肢肌力、肌张力无异常,布鲁津斯征(+)、克尼格氏征(+)。

病例 3　男性,65 岁,以"左侧肢体无力 5 天加重 1 天"为主诉入院。患者于入院前 5 天与家人争吵、情绪激动后出现左侧肢体不利,而后逐渐加重,伴言语混乱、答不切题 1 天。既往高血压、心房颤动病史 30 余年、硅沉着病病史 40 余年。入院时血压 160/70mmHg。神经系统查体:神清,双瞳孔等大等圆,对光反射(+),额纹、鼻唇沟对称,伸舌左偏。左侧肢肌力Ⅱ级,上肢腱反射(++),下肢腱反射(+),巴宾斯基征(+)。

初步了解病史以后,要考虑以下问题。

【问题 1】应首选何种影像学检查方法? 各种方法的优缺点如何?

脑血管病常用的检查方法有 CT、MRI、CTA、MRA、DSA 等,合理选择适当的检查方法尤为重要,也是进行临床诊断的重要环节之一。

> 知识点
>
> 1. 临床常见的脑血管病包括自发性脑出血、脑梗死、颅内动脉瘤等,每种脑血管病的最优影像检查方法不同。
>
> 2. 脑血管病的确诊主要依赖于影像学手段。怀疑急性脑出血应首选 CT 检查;怀疑脑梗死应首选 MR 检查;CTA 和 MRA 在诊断动脉瘤和血管畸形方面具有优势,而 DSA 是诊断动脉瘤的金标准。

(二)脑血管病影像学检查方法的选择

1. 常用影像学检查方法的特点

(1)CT:CT 平扫可早期检出脑出血;可显示发病 24 小时后脑梗死病灶,对于发病 24 小时内的脑梗死虽然有时可见"致密动脉征""岛带征"等征象,但多数表现为正常,CT 增强检查可显示脑回状强化,反映血脑屏障破坏、血管新生及过度灌注等。

(2)MRI:MRI 对脑梗死诊断敏感性更高,特别是一些功能成像技术,如 DWI、PWI 等,既可早期诊断梗死,又可在一定程度上判断缺血半暗带,为临床治疗和预后评估提供有价值的信息。但常规 MRI 序列对早期脑出血的显示不如 CT,且 MR 检查时间较长,患者常不能耐受,故 MRI 不用于检查超急性期及急性期脑出血。

(3)CTA 及 MRA:作为无创伤性的血管造影检查,可诊断动脉瘤、大血管狭窄或闭塞及动静脉畸形等。

(4)血管造影检查:目前仍然是诊断动脉瘤的"金标准",并可采用经导管内栓塞技术治疗动脉瘤、血管畸形及其他脑出血性血管病变,动脉溶栓治疗缺血性脑血管病还存在争议。

2. 脑血管病影像学检查流程　见图 2-2-1。

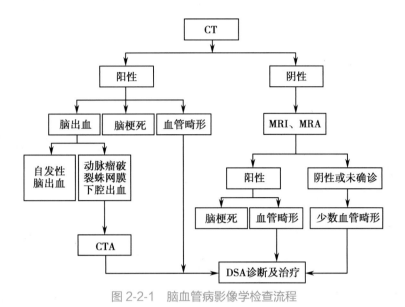

图 2-2-1　脑血管病影像学检查流程

【问题 2】通过病史预先判断上述患者可能的诊断,选择最佳的辅助检查技术,描述可能存在哪些异常影像学表现?

> 知识点
>
> 1. 急性期脑出血 CT 表现为高密度,周围水肿表现为低密度。
> 2. 脑梗死病灶早期表现为 T_1WI 低信号,T_2WI 高信号,DWI 明显高信号。
> 3. 血管成像技术可直观显示动脉瘤和动静脉畸形。

(三)常见脑血管病的影像学特征及诊断思路

1. 常见脑血管病的影像学特征　见表 2-2-1。

表 2-2-1　常见脑血管病的影像学特征

特征	自发性脑出血	脑梗死	动脉瘤
好发部位	基底节、丘脑、脑桥和小脑	动脉闭塞性梗死位于血管分布区,累及灰白质;腔隙性脑梗死位于基底节、丘脑和脑干	90% 以上浆果形动脉瘤发生在 Willis 环,梭形动脉瘤常发生在椎 - 基底动脉
形态	肾形、类圆形或不规则形	动脉闭塞性脑梗死呈楔形、扇形;腔隙性脑梗死呈圆形或卵圆形,直径 0.5~1.5cm	浆果形动脉瘤多呈圆形或类圆形,梭形动脉瘤呈梭形扩张
CT 密度	①急性期:高密度;②吸收期:体积缩小、密度减低;③囊变期:裂隙状软化灶或完全吸收	发病 24 小时内常为阴性,可有致密动脉征、岛带征、豆状核轮廓模糊等早期征象;24 小时后呈低密度;出血性脑梗死可见不规则斑点、斑片状高密度;慢性期呈低密度软化灶	Ⅰ型无血栓动脉瘤,呈高密度;Ⅱ型部分血栓动脉瘤,呈中心或偏心性高密度;Ⅲ型完全血栓动脉瘤,呈等密度,可有弧形或斑点状钙化。动脉瘤破裂时可见继发蛛网膜下腔出血

特征	自发性脑出血	脑梗死	动脉瘤
MRI信号	①超急性期:T_1WI呈等信号,T_2WI呈等或高信号;②急性期:T_1WI呈等信号,T_2WI呈低信号;③亚急性中、晚期:T_1WI、T_2WI均呈高信号;④慢性期:形成软化灶,T_2WI周边可见环形低信号	早期:T_1WI呈低信号,T_2WI呈高信号,DWI呈明显高信号;出血性脑梗死于梗死灶内可见T_1WI高信号、T_2WI低信号	瘤腔在T_1WI和T_2WI均呈流空信号,血栓呈高低相间的混杂信号
周围水肿及占位效应	急性期可见窄环状水肿,占位效应轻;吸收期水肿带增宽,占位效应最明显;慢性期无水肿,呈萎缩改变	1~2周时水肿和占位效应最明显,慢性期水肿消失,呈萎缩改变	大动脉瘤可有占位效应,破裂致脑内血肿或压迫邻近静脉回流可有水肿
强化方式	早期无强化;2周后可出现完整或不完整的环形强化	早期及慢性期无强化;2~3天后可出现脑回状、斑片状、团块状强化,2~3周时最明显	无血栓动脉瘤均匀强化;部分血栓动脉瘤中心和瘤壁强化,血栓无强化,呈"靶征";完全血栓动脉瘤瘤壁呈环形强化
DSA表现	一般无须行DSA检查,可表现为脑动脉分支变细、僵直,为脑水肿及脑血管痉挛所致	显示血管变细、僵直、闭塞、血流缓慢及侧支循环情况	直观显示动脉瘤及其载瘤动脉,表现为颅内动脉的局部异常隆起

2. 影像学诊断思路

(1)观察病变的形态、边缘,位置特点(如大血管的供血区),是否灰白质同时受累。

(2)观察病变密度/信号特点。

(3)病变周围水肿及占位效应,如邻近脑沟、脑裂、脑池情况,脑室是否被推挤、压迫,中线结构移位情况等。

(4)增强检查后病变的强化特点,如"脑回状强化"。

(5)简要描述图像中未累及的结构。

(6)结合病史及影像学表现进行诊断与鉴别诊断。

(7)若诊断不确定,可以给出进一步的建议,如进行其他检查或随诊复查。

【问题3】给出印象诊断后,还要注意哪些问题?

一般来讲,作出印象诊断后,影像检查的流程结束。但要对诊断的结果进行分析,判断信息量是否足够,明确是否回答了临床医生的疑问。如对一个脑出血的影像诊断,在印象诊断中是否提供了以下信息:①血肿的时期;②是否破入脑室或邻近蛛网膜下腔;③是单纯性脑出血,还是其他原因引起的脑出血,如继发于血管畸形的出血。

> 知识点
>
> 1. 在急性期脑出血的诊断中需要提供血肿时期、是否破入脑室或邻近蛛网膜下腔及可能的出血原因等信息。
>
> 2. 脑梗死的诊断中应明确是否合并渗血。
>
> 3. 脑梗死发病后的2周左右,梗死病灶处因水肿减轻和吞噬细胞浸润可与周围正常脑组织密度相等,CT上难以分辨,称为"模糊效应"。
>
> 4. 动脉瘤破裂所致蛛网膜下腔出血的演变快,24小时内行CT检查阳性率最高。

二、基于病例的实战演练

(一)自发性脑出血

病例1　患者在发病当天进行了CT和MR平扫检查,见图2-2-2。

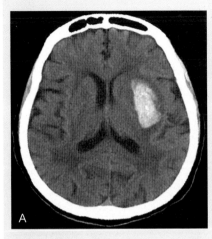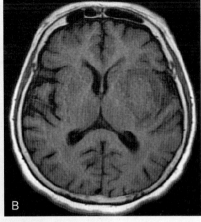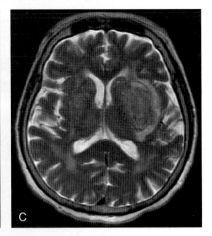

图 2-2-2　病例 1,发病当天 CT 和 MR 平扫图像

CT 平扫(A)示左侧基底节区高密度血肿,周围环状低密度水肿区,左侧侧脑室受压;MR T_1WI(B)和
T_2WI(C)均呈等信号,周围环状水肿带在 T_1WI 呈低信号,T_2WI 呈高信号。

1. 影像征象分析

(1)征象 1,血肿征象:左侧外囊区见一肾形高密度影,密度均匀,病灶在 T_1WI 和 T_2WI 均呈等信号,T_2WI
上周边可见环状低信号。

(2)征象 2,水肿及占位效应征象:病灶周围见窄环状低密度水肿带,T_1WI 呈低信号,T_2WI 呈高信号;邻
近脑实质受压、变形、移位,邻近脑沟变浅,左侧脑室受压、变小。

(3)征象 3,脑退行性改变征象:双侧脑室周围白质密度对称性减低,T_1WI 呈稍低信号,T_2WI 呈稍高信号;
脑裂、脑沟、脑池增宽。

(4)其他,阴性征象:颅骨结构完整;中线结构居中;所示鼻窦的窦腔清晰、黏膜无增厚。

2. 印象诊断

(1)左侧基底节区血肿(急性期)。

(2)小血管病变所致白质改变。

3. 鉴别诊断

应注意与颅内动脉瘤、血管畸形、脑内肿瘤等所引起的继发性脑出血相鉴别。颅内动脉
瘤所致脑出血多为蛛网膜下腔出血,脑内出血少见。血管畸形以动静脉畸形导致脑出血最为常见,出血部位
常可见异常流空血管影。脑内肿瘤的继发性出血可见肿瘤实体部分,增强检查可有强化,多见于胶质母细胞
瘤、转移瘤等。随诊观察不仅能够显示血肿的吸收情况(图 2-2-3),还有助于鉴别诊断。

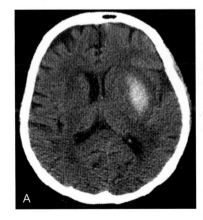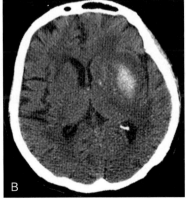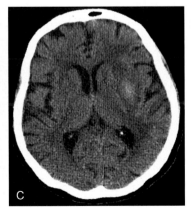

图 2-2-3　病例 1,CT 平扫复查图像

发病后第 7 天(A)和 14 天(B),左侧基底节区高密度血肿范围逐渐缩小,密度逐渐减低,周围低密度水肿
范围逐渐增大,左侧侧脑室明显受压;发病后 1 个月(C),左侧基底节区高密度影已基本消失,周围水肿范
围较前缩小,左侧侧脑室受压情况较前缓解。

（二）动脉瘤破裂蛛网膜下腔出血

病例2　患者进行了 CT 平扫和 CTA 检查,见图 2-2-4。

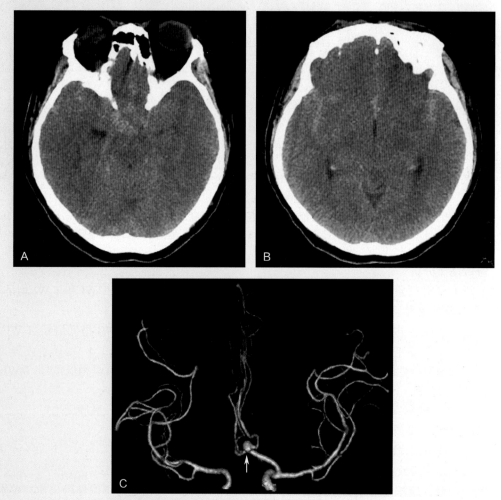

图 2-2-4　病例 2,CT 平扫和 CTA 图像
CT 平扫示桥前池、脚间池、环池、鞍上池、双侧外侧裂池、前纵裂见高密度影（A、B）;
CTA 示前交通动脉囊状突起（箭头）（C）。

1. 影像征象分析

（1）征象 1,蛛网膜下腔出血的征象:CT 平扫见桥前池、脚间池、环池、鞍上池、双侧外侧裂池、前纵裂见高密度铸型。

（2）征象 2,动脉瘤的征象:CTA 示前交通动脉囊状突起,瘤体直径约 4mm,瘤颈直径约 2.5mm。

（3）其他,阴性征象:CT 平扫见双侧大脑半球、小脑半球、脑干形态和密度未见确切异常,脑室系统无扩张,中线结构居中;CTA 见右侧大脑前动脉 A1 段缺如,A2 段及以远由前交通动脉供血。左侧大脑前动脉、双侧颈内动脉颅内段、大脑中动脉、大脑后动脉、椎动脉及基底动脉走行正常,未见狭窄及扩张征象,前交通动脉及双侧后交通动脉存在。

2. 印象诊断

（1）前交通动脉动脉瘤。

（2）蛛网膜下腔出血。

（3）右侧大脑前动脉 A1 段缺如,考虑发育变异。

3. 鉴别诊断　MRA、CTA 或 DSA 单独或相结合对绝大多数动脉瘤都可作出正确诊断,DSA 仍为诊断动脉瘤的"金标准"（图 2-2-5）。当动脉瘤较大或血栓化导致有占位效应或征象不典型时,需与其他占位性病变相鉴别,CT、MR 平扫或增强可显示动脉瘤瘤腔的流空及明显强化、血栓、钙化,一般鉴别不困难。

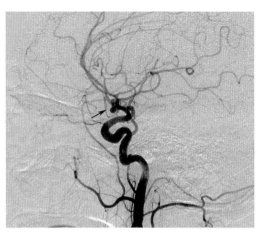

图 2-2-5 病例 2,DSA 图像
前交通动脉囊袋状突起(箭头)。

（三）脑梗死

病例 3 患者入院当天（发病后 5 天）进行了 MR 平扫、增强扫描和 MRA 检查,见图 2-2-6。

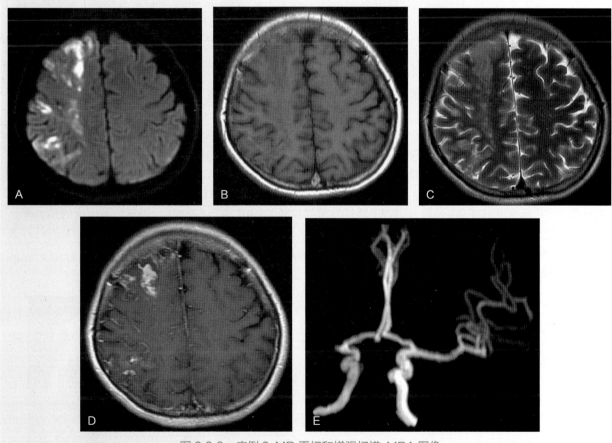

图 2-2-6 病例 3,MR 平扫和增强扫描、MRA 图像
右侧额顶叶 DWI 呈片状高信号（A）;右侧额顶叶呈片状 T_1WI 稍低信号（B）,T_2WI 稍高信号（C）;
增强 T_1WI 示病灶呈脑回状强化（D）;MRA 示右侧大脑中动脉 M1 段及以远未显影（E）。

1. 影像征象分析

（1）征象 1,脑梗死征象:右侧额顶叶可见片状 T_1WI 稍低信号、T_2WI 稍高信号,累及灰白质,灰质明显肿胀,DWI 呈高信号,ADC 值减低,增强检查后病灶内可见斑片状及脑回状强化。

（2）征象 2,占位效应征象:占位效应不明显,邻近脑组织轻度受压,邻近脑沟轻度变浅。

（3）征象 3，血管闭塞征象：MRA 示右侧大脑中动脉 M1 段及以远未显影。

（4）其他，阴性征象：MR 平扫及增强扫描示其余脑组织信号未见确切异常，未见异常强化，脑室系统无扩张，脑沟、脑池无增宽，中线结构居中；MRA 示左侧大脑中动脉、双侧颈内动脉颅内段、大脑前动脉、大脑后动脉、椎动脉及基底动脉走行正常，未见狭窄及扩张征象，前交通动脉未见确切显示。

2. 印象诊断

（1）右侧额顶叶脑梗死。

（2）右侧大脑中动脉闭塞。

3. 鉴别诊断 缺血性脑梗死主要应与脑肿瘤（如低级别星形细胞瘤）、脑挫伤、脑炎等相鉴别。脑肿瘤形态不规则，病灶不按照血管供血区分布，以白质受累为主，占位效应明显，DWI 常无脑梗死特征性高信号，增强检查无脑回样强化，可出现结节状、斑片状强化或无强化。脑挫伤有外伤病史，常见于受伤部位或对冲部位，可合并其他外伤。脑炎患者临床有发热或其他前驱症状，以双侧颞叶前内侧及岛叶前部受累常见，DWI 可呈稍高信号，但多为血管源性水肿，ADC 值增高，增强扫描无强化或呈斑片状强化。

三、随诊

在脑血管病诊治过程中，影像学随访观察必不可少，可评估脑出血的吸收情况、有无再出血及出血病因，评估脑梗死的进展情况、是否合并出血及治疗效果。

病例 4 男性，59 岁，以"头晕、左眼视物不清 1 周、加重 1 天"为主诉入院。患者于入院前 1 周出现头晕、左眼视物不清，行 CT 检查诊断为右侧颞叶、枕叶脑梗死，治疗后症状好转。5 小时前患者症状加重，伴头痛、头晕。既往高血压、冠心病病史 10 余年。神经系统查体：神清，高级皮层活动稍差，双瞳孔等大等圆，对光反射（+），左侧肢肌力Ⅳ级，右侧肢肌力Ⅴ级，四肢腱反射（+），左侧病理征（+）。

【问题 4】脑梗死患者病情加重时应如何选择影像学检查方法？需要重点观察的内容有哪些？它们各自有何种表现？

脑梗死患者病情加重时应再次行头颅 CT 和 / 或 MR 检查，以观察梗死区及其周边组织的密度和 / 或信号变化。当梗死区内出现斑片状高密度或 T_1WI 高信号、T_2WI 低信号时，可初步诊断为出血性脑梗死。

1. 脑梗死后随诊的影像学检查方法选择 缺血性脑梗死发病 1 周左右容易出现梗死组织的再灌注损伤，进而导致出血性转化，故此时容易转变为出血性脑梗死。CT 和 MRI 均可以诊断出血性脑梗死，梗死区内出现斑片状高密度或 T_1WI 高信号、T_2WI 低信号即可诊断。GRE 序列或 SWI 也可提高对出血的检出率。

脑梗死患者的随诊复查可观察梗死灶的演变过程，慢性期表现为软化灶形成、局部脑萎缩等退行性改变，可见边界清楚的 CT 低密度、T_1WI 低信号、T_2WI 高信号的病灶，邻近脑沟增宽、脑室扩张等。

2. 影像征象分析

病例 4 发病后首次 CT 平扫图像见图 2-2-7。患者发病 1 周后症状加重时行 CT 平扫和 MR 平扫及增强扫描，见图 2-2-8。

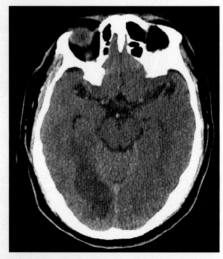

图 2-2-7 病例 4，发病后首次 CT 平扫图像
右侧颞、枕叶大片低密度，边界不清。

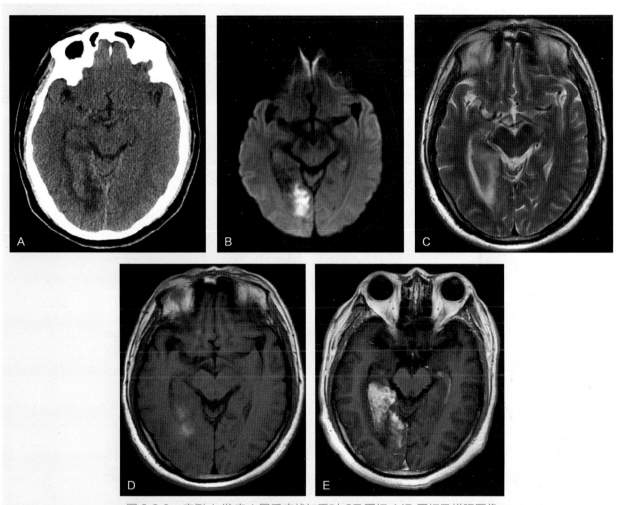

图 2-2-8 病例 4,发病 1 周后症状加重时 CT 平扫、MR 平扫及增强图像

CT 平扫示右侧颞枕叶大片低密度中可见稍高密度影(A);MR 平扫示病灶呈混杂信号,CT 低密度区呈 T_1WI 稍低信号、T_2WI 高信号、DWI 高信号,CT 稍高密度区呈 T_1WI 高信号、T_2WI 低信号、DWI 低信号 (B~D);增强 T_1WI 示病灶呈大片状明显强化(E)。

3. 鉴别诊断 出血性脑梗死若有前期影像学检查,则诊断不困难。若首次检查已有出血,应与高血压性脑出血或动脉瘤、血管畸形、脑肿瘤等其他疾病继发性出血相鉴别。高血压性脑出血多位于基底节 - 丘脑区,形态较规则,密度较均匀,低密度水肿带呈环状位于血肿周围。动脉瘤继发出血多为蛛网膜下腔出血。其他疾病继发出血在 CT 或 MRI 上除出血征象外,常可见原发病灶,如血管畸形的钙化、异常血管团或肿块影像。

四、拓展——脑血管畸形

1. 动静脉畸形 动静脉畸形(arteriovenous malformation)是最常见的脑血管畸形,可见于任何年龄,高峰年龄为 20~40 岁。由供血动脉、畸形血管团和引流静脉构成,好发于大脑中动脉供血区。DSA 检查能够清楚显示颅内动静脉畸形的全貌,并可行介入治疗。CT 上多为团块状高或稍高混杂密度,25%~30% 可见钙化,继发脑内血肿、蛛网膜下腔出血及脑萎缩等改变,增强检查明显强化。MRI 多可见扩张的畸形血管团,若有血栓或出血,则可见混杂信号。CTA、MRA、MR 静脉造影可更好地显示扩张的供血动脉和引流静脉。动静脉畸形 CT 和 MR 平扫、MRA 图像见图 2-2-9。

2. 海绵状血管瘤 海绵状血管瘤(cavernous hemangioma)多见于 40~60 岁。由缺乏肌层和弹力层的薄壁的海绵状血管窦组成,10%~15% 伴发脑静脉畸形。75% 位于幕上,25% 位于幕下。多为单发,10%~30% 为多发。由于无明显的供血动脉和引流静脉,DSA 检查多为阴性,是常见的隐匿性血管畸形。CT 平扫表现为边界清楚的圆形或卵圆形高密度灶,40%~60% 可见钙化,若无出血,一般无周围水肿及占位效应。MR 平扫病变中心呈混杂信号的"爆米花"样表现,周边由于反复出血造成含铁血黄素沉积,可见 T_2WI 呈低信号黑环,GRE 序列和 SWI 更敏感,呈明显低信号。增强检查后无或轻度强化。海绵状血管瘤的 MR 平扫图像见图 2-2-10。

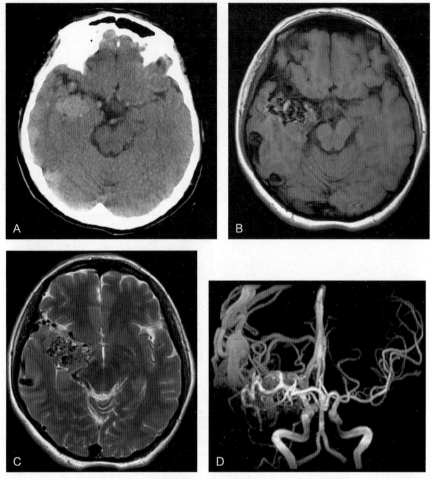

图 2-2-9 动静脉畸形 CT 和 MR 平扫、MRA 图像

CT 平扫示右侧大脑中动脉走行区及右侧颞顶部颅骨内板下方多发结节状高密度影(A);MR 平扫示病变呈多发流空信号,并可见病灶呈片状 T_1WI 高信号(B)、T_2WI 等信号(C);MRA 示右侧大脑中动脉走行区团块状异常血管团,供血动脉起自右侧大脑中动脉 M1、M2 段,多支粗大引流静脉汇入上矢状窦(D)。

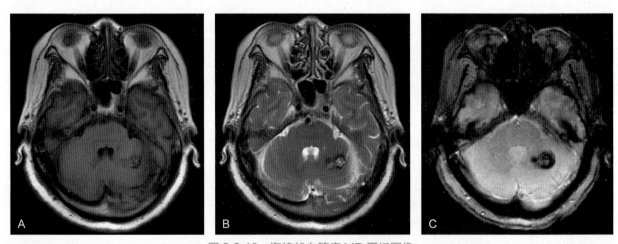

图 2-2-10 海绵状血管瘤 MR 平扫图像

A. T_1WI 示左侧小脑半球可见类圆形混杂信号,中心呈高信号,周边呈低信号;
B. T_2WI 示病灶中心呈高信号,周围可见低信号环,无水肿及占位效应;C. 梯度回波序列示病变呈低信号。

3. 脑静脉畸形　脑静脉畸形（cerebral venous malformation）又称为发育性静脉异常或静脉血管瘤，由许多细小扩张的髓质静脉和一条或多条引流静脉组成，最终汇入静脉窦或室管膜静脉。该病见于任何年龄，通常无症状，多为影像学检查（特别是增强 MR 检查）时偶然发现，额叶和小脑最常见。DSA 的特征性表现为静脉期"水母头征"，即多发细小扩张的髓静脉呈伞状、星簇状或放射状汇入一条或多条粗大的引流静脉。CT 平扫 50% 可表现为阴性，偶尔可见不规则形钙化。MR 平扫难以显示较小的脑静脉畸形，增强检查的检出率明显提高，可显示"水母头征"。动静脉畸形的 MRI 图像见图 2-2-11。

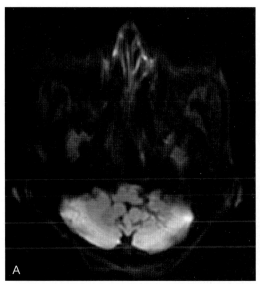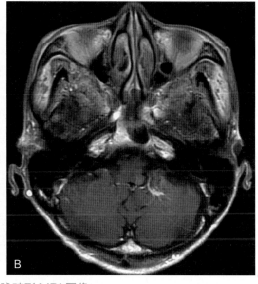

图 2-2-11　脑静脉畸形 MRI 图像
A. DWI 示左侧小脑半球多发线样低信号；B. 增强 T_1WI 示病灶明显强化，呈"水母头征"。

（张　权）

第三节　颅脑外伤性疾病

一、常见颅脑外伤的影像学诊断

（一）临床相关基础概述

颅脑外伤在平时和战时均常见，占全身创伤的第二位，仅次于四肢损伤，但其死亡率和致残率居身体各部位创伤之首。交通事故、跌倒坠落、暴力打击及爆炸冲击伤等均是导致颅脑外伤的主要原因。颅脑外伤根据损伤的时间可分为急性、亚急性和慢性损伤，按伤情程度可分为轻型、中型、重型和特重型颅脑损伤，根据硬脑膜的完整性可分为开放性颅脑损伤和闭合性颅脑损伤，依解剖层次可分为头皮软组织损伤、颅骨损伤和脑实质损伤，三者可单独发生或合并存在。其中，脑实质损伤程度对病情发展及预后有重要影响。

颅脑外伤主要包括头皮血肿（scalp hematoma）、颅骨骨折（fracture of skull）、硬膜外血肿（epidural hematoma）、硬膜下血肿（subdural hematoma）、蛛网膜下腔出血（subarachnoid hemorrhage）、脑挫裂伤（cerebral contusion and laceration）及弥漫性轴索损伤（diffuse axonal injury）等。外伤性颈内动脉海绵窦瘘、外伤性颅内外动脉血管夹层形成等相对较为少见。本节重点介绍这些常见疾病的临床、影像学诊断相关内容。

常见颅脑外伤的临床特点见表 2-3-1。

表 2-3-1 常见颅脑外伤的临床特点

常见疾病	临床特点
头皮血肿	头皮血肿多因直接外力所致。按血肿出现在头皮内的具体解剖层次,可分为皮下血肿、帽状腱膜下血肿和骨膜下血肿三种类型
颅骨骨折	按骨折部位分为颅盖骨和颅底骨骨折;按骨折形态分为线性、粉碎性及凹陷性骨折;按骨折后颅腔是否与外界相通分为开放性与闭合性骨折。颅骨骨折的临床意义不仅在于骨折本身,更重要的是骨折引起的脑膜、脑血管、脑神经和脑实质的损伤程度
硬膜外血肿	多见于额部、颞部、顶部外伤。发生机制主要为骨折损伤脑膜中动脉或静脉窦所致。血液积聚于硬膜外和颅骨内板之间形成硬膜外血肿,一般不超过颅缝。较大的血肿可导致进行性颅内压增高和意识障碍,存在原发昏迷 - 中间清醒 - 再次昏迷的变化过程,此为硬膜外血肿最常见的临床特征
硬膜下血肿	好发于额极、颞极及其底面,大多由对冲性脑挫裂伤引起皮层血管破裂所致,也可因桥静脉或静脉窦本身撕裂导致出血积聚在硬膜下腔,形成硬膜下血肿。年轻人以急性或亚急性血肿多见,临床症状重且原发昏迷时间长,无中间清醒期。老年人多为慢性过程,临床表现差异较大
蛛网膜下腔出血	常与脑挫裂伤、颅内血肿并存,提示存在严重原发性脑损伤的可能
脑挫裂伤	脑组织的原发性器质性损伤,可以是发生于暴力的冲击部位,也可在对冲部位,常合并颅内血肿和蛛网膜下腔出血。临床表现依损伤的部位和程度不同而差别显著,轻者仅有头痛等轻微症状,重者可表现为意识障碍、颅内压增高及相关神经损伤体征。严重的脑挫裂伤常可致脑疝发生,患者深度昏迷,预后不佳
弥漫性轴索损伤	头部遭受旋转外力时,因剪应力造成的以神经轴索肿胀、断裂为特征的损伤。好发于灰白质交界处、胼胝体和脑干。临床主要表现为伤后持续性昏迷、恢复缓慢,少数患者有中间清醒期

临床病例

病例 1　男性,14 岁,以"摔伤致左侧额部、颞部、顶部进行性肿胀伴疼痛 10 天"为主诉入院。患者 10 天前不慎摔倒,左侧颞部出现直径 4cm 肿块,伴疼痛不适,当时无昏迷、抽搐、恶心、呕吐,肢体感觉运动功能无异常。查体:左侧额部、颞部、顶部、枕部及右侧额部、颞部肿胀,扪及波动感,有压痛,生命体征正常,神志清晰,语言流利,对答切题,双侧瞳孔等大等圆,对光反射灵敏,四肢运动正常,颈抵抗阴性,病理征阴性。

病例 2　男性,45 岁,以"高处坠落头部着地后头昏、头痛 4 天"为主诉入院。患者 4 天前从约 3 米高处坠落,头部着地,伤后立即昏迷,鼻腔及右侧外耳道流淡红色血性液体,于当地医院住院治疗 4 天无好转。查体:平车推入病房,被动体位,查体不配合,言语表达障碍,对答不切题。鼻腔残留血迹,耳后淤血斑,右耳听力减退,生命体征正常,双侧眼眶无瘀青,双侧瞳孔等大等圆,对光反射灵敏,颈抵抗阴性,病理征阴性。

病例 3　男性,55 岁,以"撞伤后 10 小时,头昏、头痛"为主诉入院。患者于 10 小时前被摩托车撞伤后头部着地,头部伤口出血不止,伴头昏、头痛,无恶心、呕吐,逐渐出现烦躁和意识模糊。查体:平车推入病房,强迫体位,查体不配合,嗜睡状态,语言不清,对答不切题,对刺痛反应尚可,四肢不自主活动,生命体征正常,四肢肌力正常,双侧瞳孔等大等圆,对光反射灵敏,颈抵抗阴性,病理征阴性。

病例 4　女性,20 岁,以"醉酒后高处坠落伤致昏迷 1 小时"为主诉入院。患者于 1 小时前不慎从约 2m 高处坠落,头部着地,当时昏迷,呕吐 1 次,为胃内容物,无抽搐等。查体:平车推入病房,查体不配合,呈深昏迷状,血压 105/65mmHg,瞳孔直径左侧 4mm,右侧 3mm,对光反射迟钝。眼、耳、鼻、口无出血及分泌物,双下肢无水肿,四肢肌力正常,颈抵抗阴性,病理征阴性。

病例 5　男性,38 岁,以"高处跌落头部着地后昏迷、意识障碍 4 小时"为主诉入院。患者 4 小时前从约

2m 高处坠落,头部着地,伤后出现意识障碍、呼之不应,无明显伤口出血,当地医院抢救后无好转。查体:平车推入病房,查体不配合,顶部、枕部头皮肿胀,嗜睡状态,刺痛睁眼,言语模糊,不能正确回答问题,呼之能简单对答,右侧肢体肌力 1 级,左侧肢体肌力 4 级,脑膜刺激征阳性,颈抵抗阳性,双侧瞳孔等大等圆,对光反射灵敏,生命征正常,病理征阴性。

病例 6　男性,49 岁,以"外伤后昏迷 5 天"为主诉入院。患者 5 天前不慎从约 3m 高处坠落,伤后出现昏迷,右侧耳道出血,当地医院抢救后患者生命体征平稳,但持续昏迷不醒。查体:平车推入病房,被动体位,查体不配合,深昏迷,四肢不自主活动,双侧瞳孔等大等圆,对光反射迟钝,疼痛刺激右侧肢体回缩、左侧无反应,左侧肢体肌张力高并强直,可被动屈曲,巴宾斯基征(+)。

初步了解病史以后,要考虑以下问题。

【问题 1】应首选何种检查方法? 各种检查方法的优缺点如何?

颅脑外伤常用的检查方法有 X 线、CT 和 MRI。X 线平片不易显示颅底骨折和脑实质损伤,目前已较少使用。CT 是颅脑外伤首选的检查方法,包括 CT 平扫、薄层扫描和三维重建技术。CT 密度分辨率高,检查方便,成像速度快速,对颅脑外伤具有很高的诊断价值。MRI 由于成像时间长和诸多检查限制,一般不用于颅脑外伤的急诊检查。但 MRI 对脑实质损伤,尤其是脑干、胼胝体、脑神经等部位损伤的显示,以及对中后颅窝微小脑挫裂伤、弥漫性轴索损伤和损伤并发症(如急性缺血性脑梗死、脑水肿)的诊断优于 CT。因此,MR 检查是颅脑外伤影像学检查的重要补充,多用于对伤情稳定患者的全面评估和预后随访。

知识点

CT 是颅脑创伤最有效的检查方法,对急性出血、颅骨骨折有很高的诊断价值。急性颅脑外伤通常只需 CT 平扫即可确诊,首次扫描必须要有充分的扫描范围,避免漏诊。邻近颅缝或颅缝处骨折,可采用三维重建技术再现颅骨全貌,能有效鉴别骨折与正常颅缝。位于颌面部、颅底的骨折,应对其进行薄层扫描进一步明确骨折与颅底重要孔道的关系。对首次 CT 扫描阴性但临床症状持续的患者,需择日再次行 CT 或 MR 扫描,避免遗漏迟发性损伤、血肿等。此外,颅脑损伤病情演变复杂,需密切随访观察,及时了解伤情变化,以指导临床治疗。MR 受检查条件限制急性期多不采用,但对评价亚急性、慢性脑损伤和脑干损伤有较高的诊断价值,可待病情稳定后行 MR 检查进一步判定颅脑损伤的范围和程度。MR 功能成像序列,如 SWI、DTI 在检测颅内出血及轴索损伤等方面具备一定优势。BOLD 成像序列和 PET/MRI 能进一步了解各脑区功能和代谢情况,为预后评估提供依据。

(二)颅脑外伤影像学检查方法的选择

1. 常用影像学方法特点

(1)X 线:头颅 X 线平片对颅底骨折诊断价值有限,且不能显示脑实质的损伤,目前已多不用于颅脑外伤的检查。

(2)CT:CT 是急性颅脑外伤首选的影像学检查方法。CT 不仅能清晰显示颅骨骨折及其程度,骨折与颅底重要孔道的关系等,以及颅脑外伤所致脑出血、脑挫伤和脑水肿等病理改变,而且还可准确评价病情的严重程度,是临床治疗重要的参考依据,也是随访病情变化的重要检查方法。但 CT 图像颅底伪影较多,易漏诊脑干、小脑的损伤,需仔细观察,或可待病情稳定后行 MR 检查,提高诊断的准确性。

颅脑外伤常用的 CT 三维重建应用主要有多平面重建(multiplannar reconstruction,MPR)、表面遮盖成像(surface shaded displace,SSD)和容积再现(volume rendering,VR)等技术,是轴位图像的重要补充,能较直观、全面地评价颅骨骨折。如利用 MPR 结合 VR 重建能显示粉碎性骨折的碎骨片大小、形态、数目及与周围结构的关系,并可测量凹陷性骨折的深度。MPR 冠状位、矢状位重建不仅能显示蝶窦上壁和下壁骨折,而且对两侧壁骨折也可清晰显示。MPR 冠状位对视神经管骨折及视神经管变形均能清晰显示。CTA 可重建颅内血管三维影像,对显示外伤后血管痉挛、继发性血管移位、受压及狭窄程度具有优势,同时能进一步判定是否存在脑动脉瘤、动静脉畸形等血管本身病变,为临床提供更为全面的信息。

(3)MRI:MRI 具有较高的软组织分辨率,可多方位、多参数成像,对亚急性、慢性颅脑损伤,尤其是比较轻微及隐匿的颅脑损伤较 CT 更为敏感。MRI 由于无颅底伪影干扰,是诊断脑干、小脑损伤最佳的检查方法。常用 MR 扫描包括 T₁WI、T₂WI 及 FLAIR 序列。对 CT 较难诊断的弥漫性轴索损伤,MRI 可清楚地显示病变的范围和程度,并直观显示白质纤维束走行,对判断患者的预后价值较大。但 MRI 对颅骨骨折显示效果不如 CT。SWI 序列对颅内出血尤为敏感,可显示 CT 及 MRI 其他序列无法显示的微小出血灶,临床可作为颅脑外伤常用的检查序列。DTI 是利用组织中水分子弥散的各向异性来探测组织微观结构的成像方法,用于显示脑白质纤维束的走行,可了解创伤性病变造成的白质纤维束受压移位与损害的程度。

2. **影像学检查流程**　颅脑损伤首选 CT 检查。对 CT 征象不典型或阴性但症状持续的患者,随访复查 CT。大部分患者治疗期间需多次行 CT 扫描,动态观察疾病的进展及治疗的效果。MRI 可用于亚急性或恢复期患者的检查。见图 2-3-1。

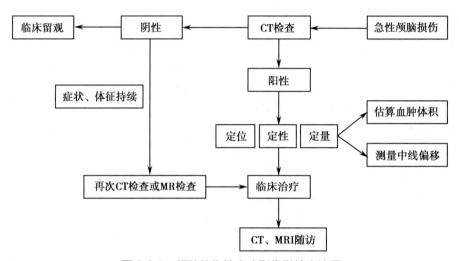

图 2-3-1　颅脑外伤性疾病影像学检查流程

【问题2】请根据上述患者的影像,描述其存在的异常影像学表现有哪些? 结合临床病例特征,上述患者可能的诊断是什么。

颅脑损伤致伤因素多样,伤情复杂。作为放射科医生,必须掌握致伤机制,通过病史及体征判断可能的损伤部位和类型,合理选择检查技术,对患者的伤情作出快速、精确的诊断。

知识点

应结合病史及患者体征,分析其可能的致伤机制。如加速性损伤多以着力点局部骨折和脑冲击伤为主,减速性损伤则以线样或放射形骨折和脑对冲伤为重。额部着力以前颅窝骨折和额极脑挫裂伤为主,枕部着力则以枕骨骨折和额、颞前端及底部脑挫裂伤为主。幕上血肿较大时以意识障碍为主要表现,幕下较大血肿则常引起生命体征的明显变化。在实际工作中应根据病情需要,选择合理的检查技术,准确显示病灶。后期图像分析应紧密结合临床病史和体征,对图像进行重点观察和全面分析。

格拉斯哥昏迷评分法(Glasgow Coma scale,GCS)是临床评估患者昏迷程度的方法,包括睁眼反应、语言反应和肢体运动三个方面(具体评估方法略)。GCS 最高分为 15 分,表示意识清楚,12~14 分为轻度意识障碍,9~11 分为中度意识障碍,8 分以下为昏迷,分数越低则意识障碍越重。放射科工作人员可依据 CGS 初步判断病情的危重程度,提前安排好患者检查流程,尽可能缩短其在放射科停留时间,并尽早应对可能出现的检查风险。

(三)颅脑外伤常见的影像学特征及诊断思路

1. **常见颅脑外伤的影像学特征**　见表 2-3-2。

表 2-3-2 颅脑外伤常见出血性病变的影像学特征

特征	硬膜外血肿	硬膜下血肿	蛛网膜下腔出血	脑挫裂伤	弥漫性轴索损伤
好发部位	外力直接作用部位或附近;颅骨内板与硬脑膜之间;额颞部和顶颞部多见	外力作用的对冲部位;硬脑膜和蛛网膜之间;可发生于一侧或双侧;额顶部多见	基底池、侧裂池、脑沟、大脑镰、小脑幕	幕上多发;额叶、颞叶皮层及皮层下多见	白质和灰质交界处、胼胝体、脑干及小脑、内囊和基底节
形状	梭形、双凸透镜形	新月形	条片状、铸形	不规则	不规则
范围及占位效应	较局限;骨折部位及附近,一般不超过颅缝,若骨折线超过颅缝,则血肿亦可超过颅缝;占位效应较轻	范围广,可超过颅缝;占位效应明显;中线结构可偏移	散在多发,占位效应及中线偏移不明显	散在多发;严重的挫裂伤可形成较大的颅内血肿,占位效应明显,中线结构可偏移,并可形成脑疝	多发;脑组织肿胀程度重,但占位效应及中线偏移不明显
CT 密度	颅内出血急性期(3 天内)呈高密度,亚急性(3 天以后至 3 周)和慢性期(3 周以后)密度降低,后期形成的软化灶为脑脊液密度。脑水肿带为低密度				
MRI 信号	与脑出血信号演变一致(参见脑出血的 MRI 信号演变)				
伴随征象	可合并头皮血肿、颅骨骨折、颅内积气、脑脊液漏、脑神经损伤和脑疝等。急性颅脑外伤患者通常为多发性复合损伤,即同一患者常存在多部位、多种形式损伤,以一种或两种损伤为主				

2. 脑出血的 MRI 信号演变 按出血的时间可将脑内血肿分为超急性期、急性期、亚急性早期、亚急性中期、亚急性晚期和慢性期。

(1)超急性期:该期是指出血的当时,漏出的血液尚未凝固。实际上该期仅持续数分钟到数十分钟,临床极少遇到。超急性期尚未凝固的血液在 T_1WI 呈略低信号,T_2WI 呈高信号。

(2)急性期:一般为出血后 3 天内。在这一期红细胞的细胞膜保持完整,细胞内的氧合血红蛋白释放出氧变成脱氧血红蛋白。脱氧血红蛋白的顺磁性效应造成局部磁场的不均匀,加快了质子失相位,因此血肿 T_2 值明显缩短,在 T_2WI 或 T_2^*WI 均呈低信号。细胞内脱氧血红蛋白对 T_1 值的影响较小,因此该期血肿在 T_1WI 上信号变化不明显,常表现为略低信号或等信号。

(3)亚急性早期:一般为出血后第 3~5 天。该期红细胞的细胞膜仍保持完整,细胞内开始出现正铁血红蛋白,因此该期也被称为正铁血红蛋白细胞内期,细胞内正铁血红蛋白的出现一般从血肿周边向中心逐渐发展。由于细胞内正铁血红蛋白具有较强的顺磁性,使血肿的 T_1 值缩短,因此在 T_1WI 上血肿从周边向中央逐渐出现高信号。该期血肿在 T_2WI 上一般仍为低信号。

(4)亚急性中期:一般为出血后第 6~10 天。该期红细胞的细胞膜开始破裂,正铁血红蛋白溢出到细胞外,因此该期也称为正铁血红蛋白细胞外期。红细胞的破裂一般也是从血肿周边逐渐向中心发展。该期血肿在 T_1WI 仍呈高信号,T_2WI 呈从血肿周边向中心逐渐蔓延的高信号。

(5)亚急性晚期:一般为出血后第 10 天~第 3 周。该期红细胞完全崩解,血肿内主要以正铁血红蛋白为主,但血肿周边的巨噬细胞吞噬了血红蛋白并形成含铁血黄素。细胞内的含铁血黄素具有明显顺磁性,将造成局部磁场的不均匀。因此该期血肿在 T_1WI 和 T_2WI 均呈高信号,但 T_2WI 上血肿周边出现低信号环。

(6)慢性期:一般为出血第 3 周至数月以后。血肿逐渐吸收或液化,病灶周边的巨噬细胞内有明显的含铁血黄素沉积。因此该期血肿逐渐演变为液化灶,T_1WI 呈低信号,T_2WI 呈高信号,周围的含铁血黄素 T_2WI 呈低信号环。

3. 影像学诊断思路

(1)CT 图像采用软组织窗、骨窗分别观察:面部、颅底等部位需观察薄层图像,必要时可在后处理工作站对原始图像进行三维重建(MPR、VR 等),结合冠状位和矢状位图像观察。

(2)观察是否有颅骨骨折:应注意骨折的部位、类型,骨折与颅缝、静脉窦、脑实质等的关系。凹陷性骨折应测量内陷的深度。颅底骨折应观察与鼻窦、乳突等结构的关系,如出现脑脊液漏征象应与鼻窦炎、乳突炎相鉴别并积极寻找漏口部位,还需观察脑实质及重要血管损伤。

（3）观察脑实质：脑实质内是否存在异常密度和异常信号。病变的部位、大小、密度/信号等。

（4）评估血肿特点：外伤所致颅内出血应明确血肿的性质、部位、范围和程度。较大血肿应估测血肿的体积、观察其占位效应、脑中线结构是否偏移、是否形成脑疝等。

（5）增强扫描或血管成像：应观察是否存在血管性病变，是否有重要血管损伤等。

（6）结合临床特点全面评估：应紧密结合临床病史和体征，了解致伤机制，如脑挫裂伤多在暴力打击的部位和对冲的部位，观察时应避免遗漏对冲部位损伤。

（7）随访：对同一患者动态随访观察，应详细同前片对比，观察颅内出血量、占位效应、中线结构的变化等，同时观察是否出现继发性的脑损伤（如脑梗死、脑疝、静脉血栓等）。对脑室引流的患者还需观察引流管位置、引流管周围情况和脑室积水程度。

（8）诊断与鉴别诊断：结合病史及上述影像学表现作出诊断与鉴别诊断。若诊断不确定或影像学表现与临床症状不相符时，应建议进一步检查或随诊复查。

【问题3】给出印象诊断后，还要注意哪些问题？

一般来讲，作出印象诊断后，影像学检查的流程结束。影像医生应了解哪些是危及生命并需要外科或特殊处理的重要征象，在诊断报告中是否回答或进行了描述。对复查的病例，应与前次检查进行对比，在诊断报告中是否描述了同一部位损伤的变化情况。

知识点

颅脑外伤随时可能威及患者生命，影像学检查是外科手术干预的重要参考依据。如急性硬膜外血肿 >30ml，颞部血肿 >20ml，需清除血肿。后颅凹血肿 >10ml、CT 扫描有占位效应（第四脑室的变形、移位或闭塞，梗阻性脑积水等），也应行外科手术治疗。对一些不典型的病例或保守治疗的患者，需要通过定期 CT 扫描，动态观察颅内病变的进展，为临床治疗提供全面的诊断信息。

颅内血肿出血量计算可采用以下公式进行简单估算：①多田公式，$V= \pi/6 \times L \times S \times slice$，L 是最大血肿层面的最长径，S 是该层面上垂直于 L 的最大宽径，slice 是层厚 × 血肿的层数；②abc/2 法，a 是血肿最大长径，b 是该层面上垂直于 a 的最大宽径，c 是出血层数乘以层厚。以上两种体积公式是基于血肿为椭圆形，对于规则血肿，如球形、圆锥形，测量结果较为精确，而对于不规则血肿的测量因误差较大并不适用，采用 CT 工作站进行图像分割的方式定量测量血肿体积则更为准确。

二、基于病例的实战演练

（一）头皮血肿

病例1　患者入院时行 CT 检查，见图 2-3-2。

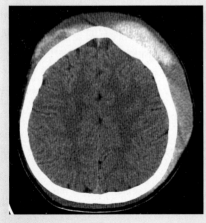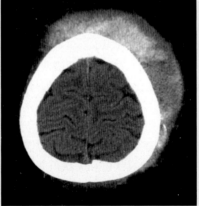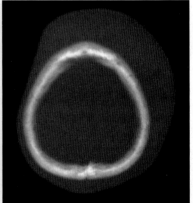

图 2-3-2　病例 1，CT 图像

1. 征象,血肿范围广泛,呈等高密度　左侧额顶部、右侧额部软组织明显肿胀,其内密度欠均匀,可见团块状高密度影,范围广,沿帽状腱膜下层扩散。

2. 印象诊断　左侧额顶部、右侧额部帽状腱膜下血肿。

3. 鉴别诊断　头皮血肿按血肿出现于头皮内的具体解剖层次,可分为皮下血肿、帽状腱膜下血肿和骨膜下血肿:①皮下血肿一般体积小,范围局限;②帽状腱膜下血肿范围大,出血较易扩散;③骨膜下血肿的特点是局限于骨膜与颅骨外板之间、受损颅骨范围之内,以骨缝为界,常见于新生儿产伤及成人颅骨线形骨折。头皮血肿主要应与来源于头皮软组织的肿瘤相鉴别。头皮血肿一般均有明确的外伤史,血肿多位于暴力直接打击部位,治疗后血肿吸收,肿胀程度减轻,以上征象不难同肿瘤相鉴别。

（二）颅骨骨折

病例2　患者入院时行头颅 CT 检查,见图 2-3-3。

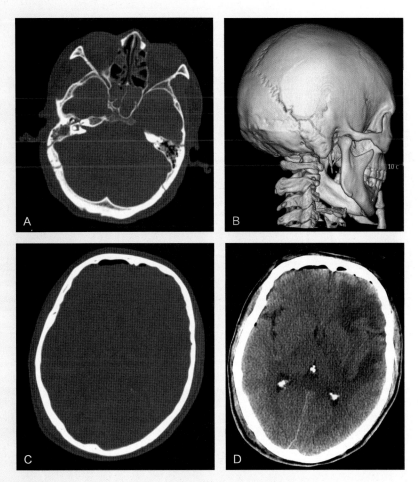

图 2-3-3　病例2,CT 图像

A. 平扫示右侧颞骨乳突皮质不连续;B. 三维重建示右侧颞骨乳突部条状骨折线;
C. 双侧额部见气体密度影;D. 左侧额颞部见片状低密度影。

1. 影像征象分析

（1）征象,颅骨连续性中断,透亮线:CT 平扫显示右侧颞骨乳突部骨皮质不连续,可见条状透亮线,贯穿乳突部,CT 三维重建显示右侧颞骨乳突部条状骨折线。左侧蝶窦外侧壁亦可见小条状透亮线。

（2）合并其他征象:脑脊液漏,右侧乳突、双侧蝶窦密度增高,见水样密度影。气颅,双侧额部见气体密度影,双侧额叶脑实质轻度受压。脑挫裂伤,左侧额颞部见片状低密度影,内可见稍高密度出血灶。

2. 印象诊断

（1）中颅窝底（右侧颞骨乳突部、左侧蝶窦外侧壁）骨折。

（2）右侧乳突、双侧蝶窦渗出样改变，考虑脑脊液漏。

（3）左侧额叶、颞叶脑挫裂伤。

（4）气颅。

3. 鉴别诊断 颅骨骨折主要应与骨缝、动静脉压迹相鉴别。颅骨骨折线边缘锐利，一般中央粗、两端细，边缘无硬化，而骨缝通常呈锯齿状，边缘有硬化，双侧对称。此外，颅骨骨折常伴间接征象，如软组织肿胀、颅内积气、脑实质损伤等，仔细阅片后不难鉴别。

4. 给出印象诊断后需注意的问题 大多数情况骨折可自然愈合，但是如果合并脑脊液漏且长时间不能停止，便需要外科处理。急诊手术更多的是针对凹陷性骨折或粉碎性骨折的患者。

凹陷性骨折手术指征：①闭合性凹陷性骨折＞1cm；②闭合性凹陷性骨折位于脑功能区，压迫导致神经功能障碍；③开放性凹陷性骨折；④闭合性凹陷性颅骨骨折压迫静脉窦导致血液回流障碍，出现高颅压；⑤凹陷性颅骨骨折位于静脉窦未影响血液回流、无高颅压患者不宜手术。

（三）急性硬膜外血肿

病例3 患者入院当天和入院后分别进行 CT 和 MR 检查，见图 2-3-4~ 图 2-3-8。

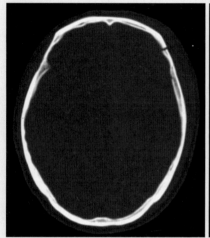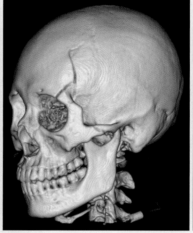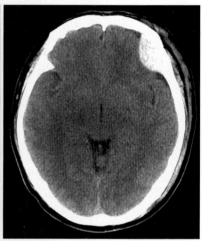

图 2-3-4 病例 3，入院当天 CT 图像

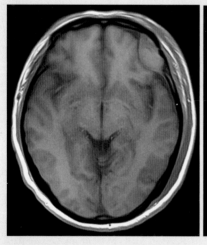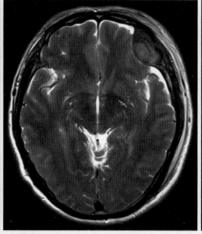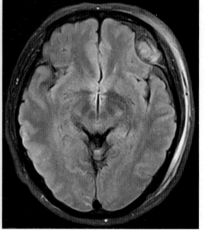

图 2-3-5 病例 3，入院当天 MRI 图像

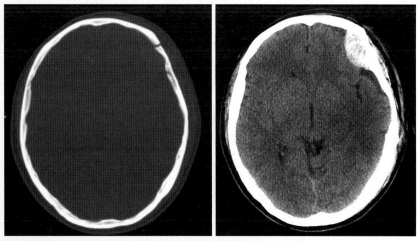

图 2-3-6　病例 3,入院第 2 天 CT 图像

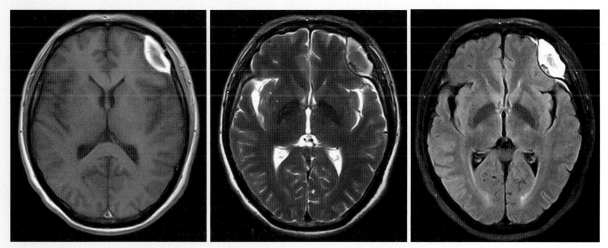

图 2-3-7　病例 3,入院第 20 天 MRI 图像

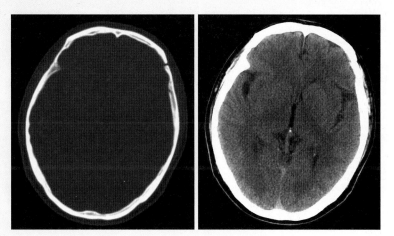

图 2-3-8　病例 3,入院 2 个月 CT 图像

1. 影像征象分析

(1)征象 1,颅骨内板下双凸透镜形或梭形异常密度 / 信号,范围局限:入院当天 CT 显示左侧额骨内板下边缘锐利的双凸透镜形均匀高密度影。MRI 显示左侧额骨内板下双凸透镜形 T_1WI 等信号、T_2WI 等低信号,提示急性期出血。外伤后第 2 天复查头颅 CT 显示左侧额部血肿高密度影,密度欠均匀,见条状低密度影。

外伤后第 20 天,复查头颅 MRI 显示血肿体积减小,周边 T_1WI 高信号,内部等信号,T_2WI 周边高信号,内部等信号,提示为亚急性晚期出血。外伤后 2 月复查 CT 显示左侧额部血肿吸收完全。

(2)征象 2,硬脑膜与颅骨内板分离:CT 表现为血肿内侧更高密度影。MRI 表现为血肿内侧缘 T_1WI 低信号、T_2WI 高信号。

(3)征象 3,颅骨骨折:CT 见左侧额骨骨皮质不连续,可见透亮线。三维重建显示骨折累及左侧眼眶顶壁,但未跨越颅缝,血肿亦未超过颅缝。

(4)征象 4,占位效应:较轻,CT 及 MRI 可见左侧额叶轻度受压,中线结构无明显移位。

(5)其他合并征象:可合并脑挫裂伤、蛛网膜下腔出血、硬膜下血肿等。

2. 印象诊断

(1)入院当天:左侧额部急性硬膜外血肿;左侧额骨骨折。

(2)入院第 2 天:左侧额部急性硬膜外血肿治疗后改变,同入院当天 CT 比较,血肿稍增大,内密度欠均匀。

(3)入院第 20 天:左侧额部急性硬膜外血肿治疗后改变,同入院当天 MRI 比较,血肿稍有吸收,信号提示为亚急性晚期出血。

(4)外伤后 2 个月:左侧额部急性硬膜外血肿治疗后改变,血肿已完全吸收。

3. 鉴别诊断　硬膜外血肿主要应与急性硬膜下血肿、慢性硬膜下血肿、脑膜瘤等相鉴别。急性硬膜外血肿范围较局限,呈双凸透镜形态,一般不超过颅缝;而硬膜下血肿呈新月形,范围较广,可跨越颅缝。此外,急性硬膜外血肿有明确外伤史,多伴有骨折,结合病史不难与肿瘤相鉴别。

4. 给出印象诊断后需注意的问题　以下征象提示病情较重,可能需要手术或进一步积极治疗,作出诊断后视病情应与临床医生交流。

(1)急性硬膜外血肿 >30ml,颞部血肿 >20ml,需立刻开颅手术清除血肿。

(2)急性硬膜外血肿 <30ml,颞部血肿 <20ml,最大厚度 <15mm,中线移位 <5mm,GCS>8 分,无脑局灶损害症状和体征的患者可保守治疗。但必须住院严密观察病情变化,行头部 CT 动态扫描观察血肿变化,一旦出现临床意识改变、高颅压症状,甚至瞳孔变化或 CT 显示血肿增大,都应立刻行开颅血肿清除手术。

(四)急性硬膜下血肿

病例 4　患者入院及治疗期间行多次 CT 检查,见图 2-3-9~ 图 2-3-11。

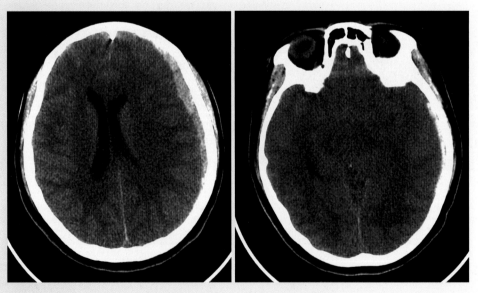

图 2-3-9　病例 4,入院当天 CT 图像

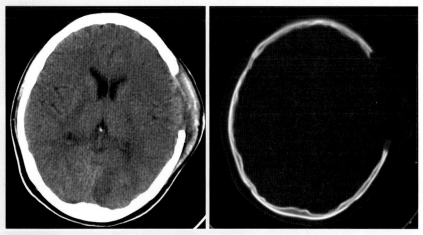

图 2-3-10 病例 4，术后第 8 天 CT 图像

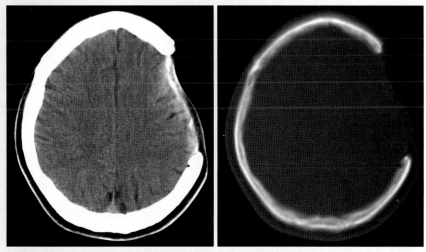

图 2-3-11 病例 4，术后 1 年 CT 图像

1. **影像征象分析**

（1）征象 1，颅骨内板下新月形异常密度 / 信号区，范围广：入院当天 CT 显示左侧额部、顶部、颞部颅骨内板下新月形高密度影，边缘模糊，范围广，邻近脑组织受压移位，脑沟及侧脑室变窄，脑中线结构轻度右偏。术后 CT 显示左侧颅骨骨质缺失，皮下软组织肿胀，颞部、顶部脑膜膨出，硬膜下血肿基本清除。术后 1 年复查 CT 显示左侧颅骨缺失，脑组织塌陷。

（2）征象 2，占位效应：主要表现为邻近脑组织受压、内移，脑沟及侧脑室变窄，脑中线结构轻度右偏。术后 CT 显示占位效应明显减轻，脑室形态基本恢复正常，脑中线结构复位。

（3） 其他合并征象：可合并骨折、脑挫裂伤、硬膜外血肿、蛛网膜下腔出血等。

2. **印象诊断**

（1）入院当日：左侧额部、顶部、颞部急性硬膜下血肿。

（2）术后第 8 天：左侧额部、顶部、颞部急性硬膜下血肿术后改变，同入院当日 CT 比较，血肿基本清除，脑组织局限性膨出。

（3）术后 1 年：左侧额部、顶部、颞部急性硬膜下血肿术后改变，左侧颅骨局限性缺损，脑组织塌陷。

3. **鉴别诊断** 硬膜下血肿主要应与硬膜外血肿相鉴别，参见本章节相关内容。

4. **给出印象诊断后需注意的问题** 以下征象提示病情较重，可能需要手术或进一步积极治疗，作出诊断后视病情应与临床医生交流。

（1）急性硬膜下血肿 >30ml，颞部血肿 >20ml，血肿厚度 >10mm，或中线移位 >5mm，需立刻采用手术清除血肿。

（2）急性硬膜下血肿<30ml，颞部血肿<20ml，血肿最大厚度<10mm，中线移位<5mm，GCS<9分，可先行非手术治疗，如果出现伤后进行性意识障碍，GCS下降>2分，需要手术治疗。

（3）慢性硬膜下血肿CT或MR扫描显示单侧或双侧硬膜下血肿厚度>10mm，单侧血肿导致中线移位>10mm，具有手术指征。

（4）慢性硬膜下血肿临床出现高颅压的症状和体征，伴或不伴意识改变和大脑半球受压体征，具有手术指征。

（五）脑挫裂伤

病例5　患者入院时急诊头颅CT，并于入院后多次行CT、MRI动态观察病情变化，见图2-3-12~图2-3-17。

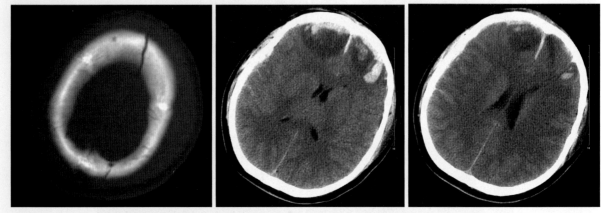

图2-3-12　病例5，入院当日CT图像

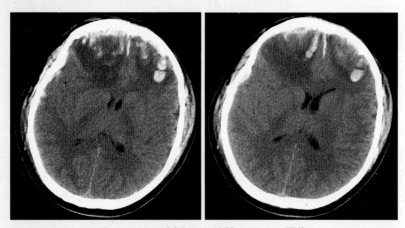

图2-3-13　病例5，入院第2天CT图像

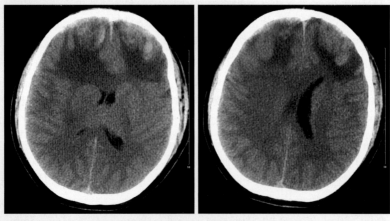

图2-3-14　病例5，入院第7天CT图像

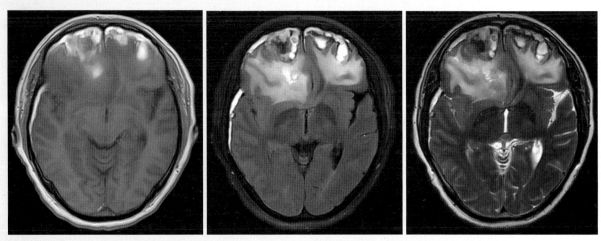

图 2-3-15 病例 5,入院第 7 天 MRI 图像

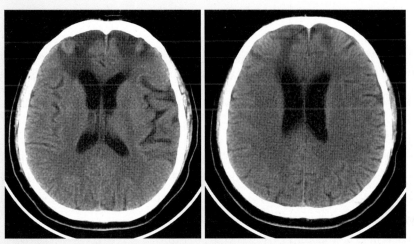

图 2-3-16 病例 5,入院第 30 天 CT 图像

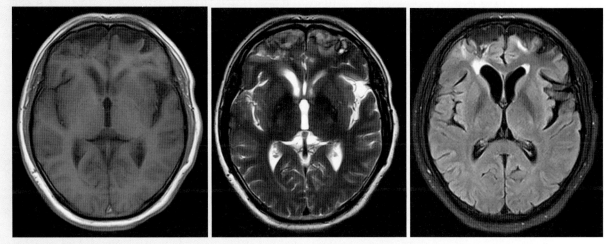

图 2-3-17 病例 5,入院第 30 天 MRI 图像

1. 影像征象分析

(1)征象 1,损伤区不规则密度/信号改变,内散在点片状出血灶:CT 显示双侧额叶不规则片状低密度影,内散在斑片状高密度出血灶。MRI 显示双侧额叶信号改变,以 T_1WI 低信号、T_2WI 高信号为主,并可见不同时期的出血信号。

(2)征象2,颅内血肿形成及占位效应:入院当日CT显示双侧额叶有较大血肿形成,周围轻度水肿,双侧侧脑室前角轻度受压。入院第7天CT显示双侧额叶出血有所吸收,密度减低,但水肿达到高峰,占位效应明显。

(3)征象3,损伤随时间变化,病变大小、范围、密度/信号改变:入院第2天CT显示双侧额叶出血量增多,血肿增大,周围水肿区范围明显增大。入院第7天CT显示双侧额叶出血有所吸收,密度减低,但水肿达到高峰,占位效应明显,表现为双侧侧脑室前角受压变窄,中线结构左偏。入院第7天MRI显示水肿带呈 T_1WI 低信号、T_2WI 高信号,范围较前明显增大。入院第30天CT显示双侧额叶出血基本吸收,软化灶形成,占位效应明显减轻,侧脑室形态基本恢复正常。MRI显示双侧额叶片状 T_1WI 低信号、T_2WI 高信号,提示软化灶形成,T_2WI 条片状低信号为含铁血黄素沉积,周围FLAIR高信号代表胶质增生。双侧额叶局限性萎缩。

(4)其他合并征象:颅骨骨折,左侧额骨、顶骨线形骨折。硬膜下血肿,右侧额部、颞部颅骨内板下可见新月形高密度影,MRI显示同一部位新月形 T_1WI 高信号、T_2WI 高信号。蛛网膜下腔出血,入院当天CT显示双侧顶部脑沟内可见条状高密度影,大脑镰密度增高。

2. 印象诊断

(1)入院当天:双侧额叶脑挫裂伤合并颅内血肿形成;左侧额骨、顶骨线形骨折;右侧额部、颞部急性硬膜下血肿;蛛网膜下腔出血。

(2)入院第2天:颅脑损伤治疗后改变,与入院当天CT比较,双侧额叶血肿增大,脑水肿程度加重。

(3)入院第7天::颅脑损伤治疗后改变,与入院第2天CT比较,颅内出血均有所吸收,脑水肿、中线结构偏移程度较前明显加重。

(4)入院第30天:颅脑损伤治疗后改变,与入院第7天CT比较,颅内出血基本完全吸收,占位效应减轻。双侧额叶软化灶形成并局限性萎缩。

3. 鉴别诊断 脑挫裂伤主要应与脑梗死、脑梗死伴出血及高血压性脑出血相鉴别。脑挫裂伤好发于中青年,均有明确的外伤史,好发部位为额叶及颞叶,通常多发,与脑梗死、高血压性脑出血不难鉴别。值得注意的是,对初始检查阴性但症状持续存在的患者应在24~48小时内复查,避免遗漏迟发性出血等脑实质损伤。对CT检查征象不确定的患者可行SWI提高脑挫裂伤的检出率。

4. SWI在脑挫裂伤评价中的应用 有患者在头部外伤后行CT检查,显示右侧顶部头皮软组织肿胀,脑实质未见明显异常。患者进一步行MR检查(图2-3-18),常规序列仅显示左侧颞极小片状 T_1WI 低信号、T_2WI 高信号,FLAIR高信号,考虑脑挫裂伤。采用SWI显示病灶更为清晰,表现为左侧颞叶多发斑片状低信号。注意在右侧颞叶及脑干可见多个点状低信号,亦为出血灶。

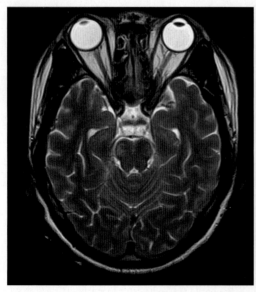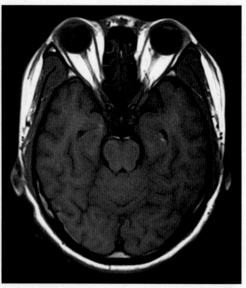

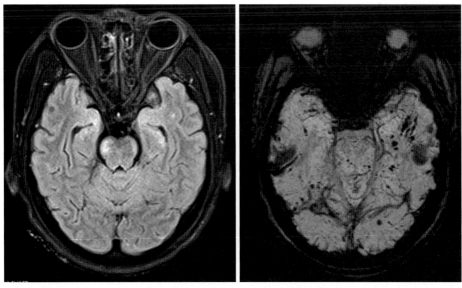

图 2-3-18　SWI 在脑挫裂伤中的应用

5. 给出印象诊断后需注意的问题　以下征象提示病情较重,可能需要手术或进一步积极治疗,作出诊断后视病情应与临床医生交流。

(1)对于急性脑实质损伤(脑内血肿、脑挫裂伤)的患者,如果出现进行性意识障碍和神经功能损害,药物无法控制的高颅压,CT 出现明显占位效应,应立刻行外科手术治疗。

(2)额颞顶叶挫裂伤体积 >20ml,中线移位 >5mm,伴基底池受压,应立即行外科手术治疗。

(3)急性脑实质损伤(脑内血肿、脑挫裂伤),通过脱水等药物治疗后颅内压 ≥ 25mmHg、脑灌注压 ≤ 65mmHg,应立即行外科手术治疗。

(4)后颅窝血肿 >10ml,CT 扫描有占位效应(第四脑室的变形、移位或闭塞,基底池受压或消失,梗阻性脑积水),应行外科手术治疗。

(5)急性脑实质损伤(脑内血肿、脑挫裂伤)患者,无意识改变和神经损害,药物能有效控制高颅压,CT 未显示明显占位,可在严密观察意识和瞳孔等病情变化下,继续药物保守治疗。

(六)弥漫性轴索损伤

病例 6　患者入院时分别行 CT 和 MR 检查,见图 2-3-19、图 2-3-20。

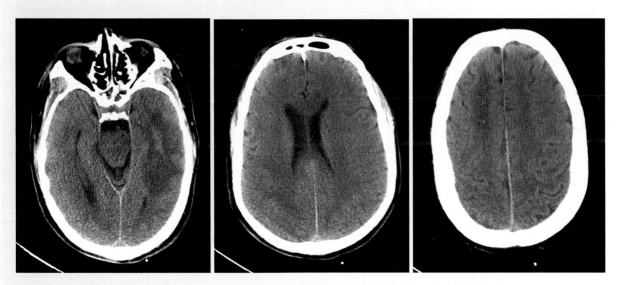

图 2-3-19　病例 6,入院 CT 图像

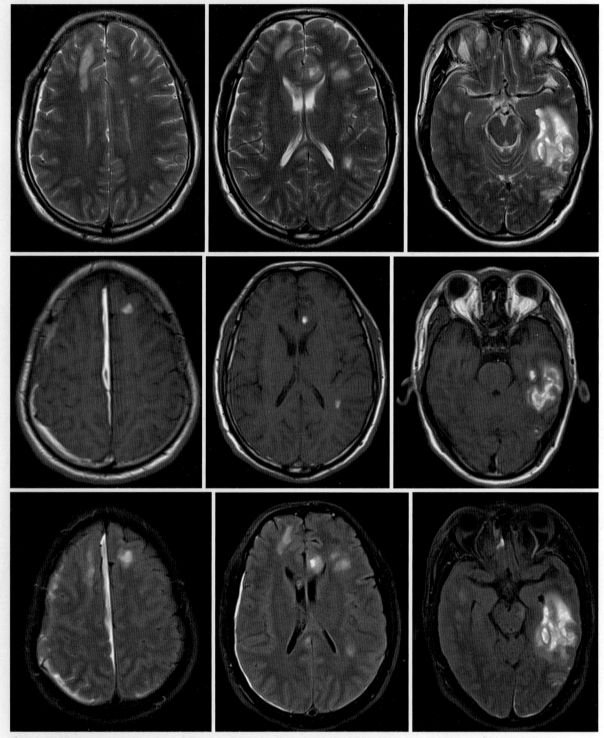

图 2-3-20 病例 6,入院 MRI 图像

1. 影像征象分析

(1)征象 1,脑组织肿胀:CT、MRI 显示脑组织肿胀,脑沟变窄或消失。

(2)征象 2,白质内多发出血和 / 或水肿:CT 显示双侧额顶叶皮层下、胼胝体膝部、左侧颞叶片状低密度影,其内部可见散在片状高密度出血灶。MRI 显示病灶较 CT 清晰,轴索损伤病灶主要位于额顶叶灰白质交界区、胼胝体和脑干异常出血信号。

(3)其他合并征象,蛛网膜下腔出血:CT 见大脑镰密度增高。MRI 见大脑镰增宽,显示 T_1WI 高信号、T_2WI 高信号,FLAIR 高信号。硬膜下血肿:MRI 见右侧颞顶部新月形 T_1WI 高信号、T_2WI 高信号,FLAIR 高信号。脑挫裂伤:CT 显示左侧颞叶片状低密度影,其内散在点片状稍高密度出血灶。MRI 显示左侧颞叶 T_1WI 低信号、T_2WI 高信号,并可见高 T_1WI 出血信号,FLAIR 高信号。

2. 印象诊断

(1)双侧额顶叶皮层下、胼胝体及脑干多发异常密度/信号,考虑弥漫性轴索损伤。

(2)左侧颞叶脑挫裂伤。

(3)右侧颞顶部急性硬膜下血肿。

(4)蛛网膜下腔出血。

3. 鉴别诊断 CT 和 MRI 都不能直接显示轴索损伤,但在一定程度上可显示其所致的出血和水肿,因此,CT、MRI 诊断弥漫性轴索损伤需结合病史和临床表现。目前较为公认的 CT 诊断标准是:大脑灰白质交界区、胼胝体、脑干及基底核、小脑多个或 1 个直径小于 2cm 的出血和/或脑室内出血,无明显颅内血肿和脑挫裂伤;或 CT 仅表现为急性弥漫性脑肿胀和蛛网膜下腔出血,但患者原发性持久昏迷,排除脑缺氧因素。根据 MRI 所显示上述区域的脑实质局灶性病变和弥漫性脑肿胀,伴或不伴蛛网膜下腔出血和/或脑室内出血,结合外伤史及临床体征可作出诊断。对 CT 影像不能解释的较重临床表现,条件允许时应进一步行 MR 检查,以期发现更多较有特征性的征象。

三、拓展 1——常见颅脑外伤后遗症

1. 脑软化 常继发于脑挫裂伤和脑内血肿,也可见于外伤性脑梗死后。CT 为低密度灶,MR 检查为 T_1WI 低信号、T_2WI 高信号,见图 2-3-21。

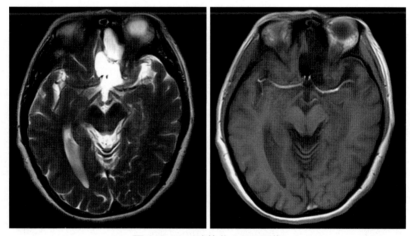

图 2-3-21 脑软化 MRI 图像

2. 脑穿通畸形 脑组织坏死后形成的软化灶与脑室相通,MRI 图像见图 2-3-22。

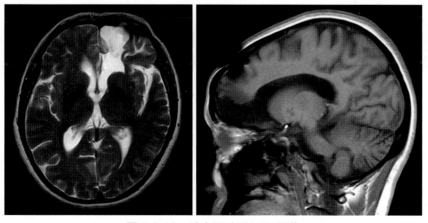

图 2-3-22 脑穿通畸形 MRI 图像

3. **脑萎缩** 严重脑外伤后可继发脑萎缩,分为弥漫性脑萎缩和局限性脑萎缩。弥漫性脑萎缩表现为双侧脑室、脑沟和脑池增宽;局限性脑萎缩表现为相应部位脑室、脑沟增宽。脑萎缩的 MRI 图像见图 2-3-23。

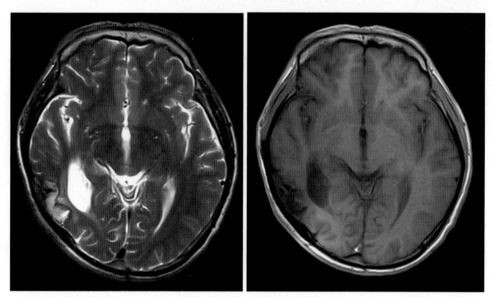

图 2-3-23 脑萎缩 MRI 图像

4. **脑积水** 严重颅脑外伤可引起交通性或梗阻性脑积水,表现为脑室扩大,但无脑沟增宽加深,CT 图像见图 2-3-24。

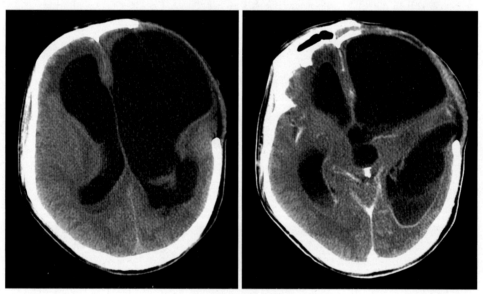

图 2-3-24 脑积水 CT 图像

四、拓展 2——少见颅脑外伤

1. **外伤性颈内动脉海绵窦瘘** 外伤性颈内动脉海绵窦瘘(traumatic internal carotid-cavernous fistula)通常为颅底骨折损伤颈内动脉及其分支,使其与海绵窦存在异常的动静脉交通。多见于青年男性且多有头部外伤史,主要临床表现为眼部症状,包括搏动性突眼、眼球表面血管怒张和红眼、复视及眼底改变等。颈内动脉海绵窦瘘影像图像见图 2-3-25~ 图 2-3-28。

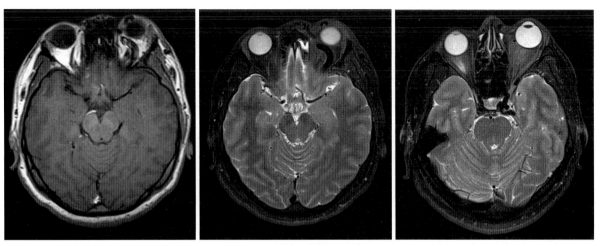

图 2-3-25 颈内动脉海绵窦瘘术前 MRI 图像

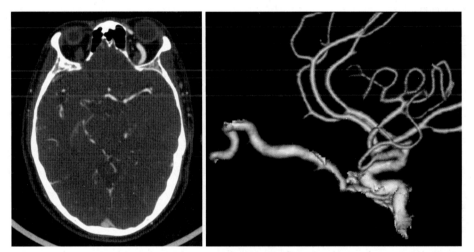

图 2-3-26 颈内动脉海绵窦瘘术前 CTA 图像

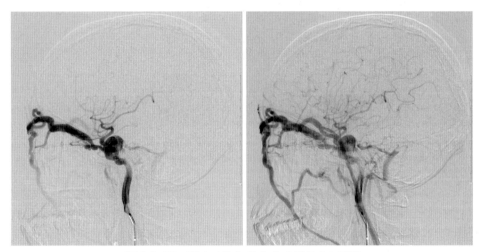

图 2-3-27 颈内动脉海绵窦瘘术前 DSA 图像

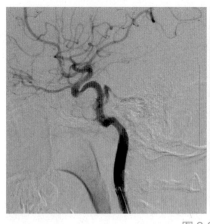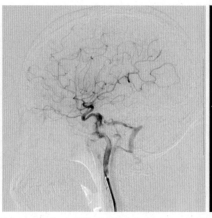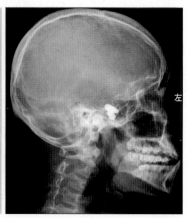

图 2-3-28 颈内动脉海绵窦瘘术后 DSA 图像

(1)影像征象分析

1)征象 1,眼上静脉扩张:CTA 示左侧眼上静脉明显增粗。MRI 示左侧眶顶部粗大的血管流空信号。DSA 示眼上静脉增粗、走行纡曲。

2)征象 2,海绵窦增宽:CT、MRI 示左侧海绵窦增宽,血管走行纡曲。DSA 可明确颈内动脉与海绵窦瘘口位置,并采用球囊或弹簧圈封堵。

3)征象 3,眼球突出:CT、MRI 均显示左侧眼球较对侧明显突出。

(2)印象诊断:左侧眼球突出、左侧海绵窦增宽并同侧眼上静脉增粗,考虑左侧颈内动脉海绵窦瘘。

2. 外伤后颅内外动脉血管夹层形成 外伤后颅内外动脉血管夹层形成多见于年轻人,其高峰年龄为 20~30 岁,男性多于女性。主要原因为外伤引起动脉内膜破裂,腔内血流注入动脉壁内而形成,可发生于颅内血管或颅外血管,好发于颈内动脉、大脑中动脉、椎基底动脉。临床主要表现为蛛网膜下腔出血或脑缺血症状,大部分患者主诉为头痛、颈痛和眩晕。外伤后基底动脉夹层形成入院当天 CTA 和 DSA 图像见图 2-3-29,外伤后 20 个月随访 CTA 图像见图 2-3-30。

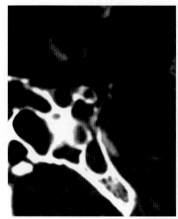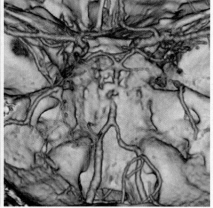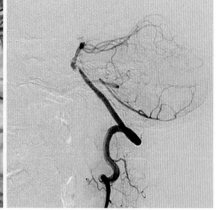

图 2-3-29 外伤后基底动脉夹层形成入院当天 CTA 和 DSA 图像

(1)影像征象分析

1)外伤当天:CTA 显示斜坡后壁骨折处基底动脉嵌入,在蝶窦内轻度折叠,血管形态不规则,充盈不佳,明显狭窄。基底动脉嵌入部明显狭窄,内见条片状充盈缺损,管腔形态不规则。DSA 可明确基底动脉夹层,包括血管腔形态改变、偏心性狭窄、内膜瓣和小的血栓形成。

2)外伤后 20 个月随访:基底动脉管腔形态基本恢复正常,仅嵌入部略显狭窄,疝入蝶窦的基底动脉管腔略显扩张。CTA 重建示基底动脉夹层动脉瘤,在基底动脉与动脉瘤间有一条状充盈缺损,为撕裂并掀起的内膜瓣。

(2)印象诊断:CTA,斜坡骨折,骨折片损伤基底动脉致管腔高度狭窄,建议 DSA 检查。DSA,外伤后基底动脉夹层形成。

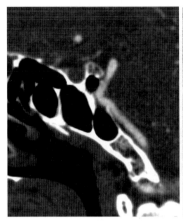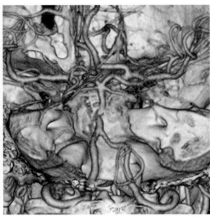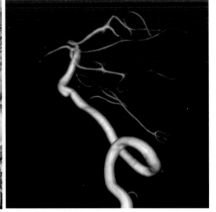

图 2-3-30　外伤后基底动脉夹层形成 20 个月随访 CTA 图像

（张伟国）

第四节　颅内感染性疾病

一、常见颅内感染性病变的影像学诊断

（一）临床相关基础概述

颅内感染性疾病是指各种病原微生物（包括病毒、细菌、寄生虫、真菌、立克次体、螺旋体等）侵犯中枢神经系统引起的炎症性疾病。颅内感染是中枢神经系统的常见疾病，通常情况下，脑组织外有颅骨和脑膜，内有血脑屏障，不易引起中枢神经系统的感染，但是颅脑损伤后即可发生中枢神经系统的各种感染。各种致病菌通过血行感染、扩散性感染、迁入性感染侵入脑内，少数沿周围神经侵入脑内。常见的颅内感染性疾病主要包括脑脓肿（brain abscess）、脑膜炎（meningitis）及脑囊虫病（cerebral cysticercosis）。

1. 脑脓肿

（1）概述：脑脓肿是脑实质的局灶性化脓性感染。化脓性病原体侵入脑组织，引起局限性化脓性炎症，继而形成脓肿，分别称为化脓性脑炎和脑脓肿，两者是脑部感染发生和发展的连续过程。

（2）分类：①按照致病菌的种类分为细菌性感染（如金黄色葡萄球菌、肺炎链球菌、肺炎克雷伯菌，少见细菌如李斯特菌、奴卡菌等）、真菌感染（如烟曲霉菌）及寄生虫感染。②按照感染途径分为邻近感染向颅内蔓延（占 60%~70%），主要是耳源性感染，脑脓肿主要位于幕上，以颞叶最为常见；血源性感染（约占 25%）病变可以位于脑组织的任何部位，灰白质分界区居多，以大脑中动脉分布区最为常见；外伤手术后直接感染（约占 10%），病变多位于伤道或异物附近；隐源性感染。

（3）病理：从病理学上脑脓肿可以分为 3 个阶段。①急性脑炎阶段，历时 7~14 天，早期引起局限性化脓性脑炎，病变区域脑组织局限性炎症、充血、水肿、白细胞渗出，病变中心可部分坏死，病变周围有较明显水肿；②化脓阶段，历时 7~14 天，脑炎继续扩散，软化坏死区逐渐融合扩大，形成脓腔，多中心融合的脓腔内可见分隔。脓肿中心包含坏死组织、多种细胞及细胞碎片。病变周围有新生血管形成和结缔组织增生，逐渐形成不规则肉芽组织；③包膜形成阶段，历时 3~4 周，亦可短至 12~14 天，亦可长达半年以上。脓肿壁逐渐形成，且不断增厚。脓肿壁分为 3 层结构，最内层为化脓性渗出物，新生血管和炎性细胞；中间层为肉芽组织和纤维结缔组织；外层为神经胶质增生。亦有病理教科书上分为：脑炎早期、脑炎晚期、脓肿形成早期、脓肿形成晚期 4 个时期。

（4）临床特点：脑脓肿分为 3 类症状，即急性感染症状、高颅压症状和脑局灶性症状。急性感染症状及高颅压症状表现为发热、头痛、呕吐等，血白细胞计数升高；局灶性症状与脓肿发生部位有关，可有偏瘫、失语、偏盲、癫痫发作等。其中头痛是最常见的症状。临床症状轻重差别较大，发病急骤者在数天之内意识不清，十分危急；发展缓慢者，甚至在感染长达 20 年后才出现明显的脑部症状。脑脓肿可以单发、多发或呈多房性。脑脓肿的形状和大小不一，可为圆形、椭圆形或不规则形。多位于幕上，以颞叶最多见，也可发生于额叶、顶叶和枕叶,小脑脓肿少见,偶见于垂体。

2. 脑膜炎

(1) 概述:脑表面的脑膜可以分为 3 层,由外至内分别是硬脑膜、蛛网膜和软脑膜。硬脑膜是由 2 层坚韧的结缔组织构成,外层是颅骨内板的骨膜,紧紧附着于颅骨,尤其是在骨缝区域,2 层共同构成静脉窦,内层形成小脑幕、大脑镰、鞍隔等。颅板和硬膜之间的间隙称为硬膜外间隙。硬膜和蛛网膜之间的间隙为硬膜下间隙,硬膜下间隙是潜在腔隙。蛛网膜和软脑膜共同构成柔脑膜。蛛网膜与软脑膜之间是充满脑脊液的蛛网膜下腔。根据受累解剖部位的不同,脑膜感染又可以分为硬膜外脓肿、硬膜下积脓、柔脑膜炎。

(2) 临床特点:①硬膜外脓肿常继发于手术、乳突炎、鼻窦或颅骨感染直接累及硬膜外间隙。②硬膜下积脓常继发于术后、脑穿通伤后、中耳乳突炎、鼻窦炎、血行播散、颅骨骨髓炎、化脓性脑膜炎。硬膜下积脓形成的可能机制如下。蛛网膜颗粒扩张、破裂入硬膜下间隙;脑膜炎继发桥静脉血栓静脉炎,感染硬膜下间隙;感染直接血行播散;蛛网膜下腔或颅外感染直接累及。临床表现包括发热、呕吐、脑膜刺激征、癫痫和偏瘫。死亡率高达 10%~40%。抗生素积极治疗和充分引流可改善预后。③柔脑膜炎性反应通常发生于远隔感染灶的血行播散,如鼻窦炎、眼眶蜂窝组织炎、乳突炎,也可由于术后感染直接累及。败血症后,细菌直接到达静脉窦,产生炎性改变,造成脑脊液回流障碍,瘀滞的脑脊液为细菌侵犯脑膜提供了机会。感染过程早期,软脑膜和蛛网膜淤血和充血,然后,脑表面出现渗出,尤其在低位脑沟及基底池,柔脑膜增厚。临床表现与患者年龄有关。婴儿,尤其新生儿,脑膜炎临床表现复杂,缺乏脑膜刺激征相关体征。婴儿常表现为发热、易激惹、意识状态差、厌食、癫痫、呕吐、无力、囟门突出。成人常表现为头痛、发热、精神异常、脑膜刺激征、畏光。

3. 脑囊虫病

(1) 概述:囊虫病是猪肉绦虫的幼虫(囊尾蚴)寄生于人体各组织所引起的疾病。脑囊虫病又称为囊尾蚴病,是最常见的脑寄生虫病,发病率约占全身囊虫病的 80%。人对囊虫普遍易感,与人们所从事的活动范围、饮食及生活习惯有关。人体吞食猪肉绦虫的虫卵,虫卵逆流入胃,在肠道六钩蚴穿过肠壁,经血液循环播散至全身,寄生于皮下组织、肌肉、脑等,引起相应的临床症状,以寄生于脑组织者最为严重。

(2) 分类:脑囊虫病根据囊虫寄宿的部位不同大致分为脑实质型、脑室型、脑膜型和混合型,以脑实质型较为多见。脑室型,囊泡游离或附着在室管膜上,囊壁薄,可形成阻塞性脑积水;脑膜型主要位于蛛网膜下腔,囊泡位于蛛网膜下腔,可形成脑膜粘连或阻碍脑脊液循环通路。

(3) 病理:囊虫的囊壁上有一小结,即头节。脑实质型病变多位于皮层和深部灰质核团。病理上主要分为 4 期,Ⅰ 期为囊泡期,见于活的囊虫,囊虫头节在含清晰囊液的囊腔内,囊壁薄,周围炎症反应轻微;Ⅱ 期为胶样囊泡期,囊虫死亡,囊肿收缩,囊壁增厚,并释放出某些代谢产物破坏血脑屏障引起周围组织炎性反应和水肿;Ⅲ 期为颗粒结节期,死亡的囊泡进一步收缩,囊壁增厚,头节钙化,周围水肿减轻;Ⅳ 期为钙化期,囊虫形成钙化结节,为病变终末期。

(4) 临床特点:由于囊虫侵入神经组织的数目、部位不同及囊虫所处的病理分期不同,脑囊虫病的临床表现复杂多样,临床表现不仅与囊虫侵入脑组织的部位有关,也与囊虫的大小、数量和时期有关。以癫痫为最常见的症状,脑实质内囊虫数量较多,脑损伤比较严重时,可以引起高颅压,患者常有持续性头痛、恶心、呕吐、头晕、肢体麻木、轻瘫,也可以有脑膜刺激症状、意识障碍及精神障碍。脑脊液检查可见嗜酸性粒细胞增多,囊虫补体试验可为阳性。

临床病例

病例 1 男性,43 岁,以"间断发热 2 月余"为主诉入院。患者 2 个月前无明显诱因出现发热,最高体温 39.0℃,伴口渴、多尿、食欲缺乏、乏力。既往有糖尿病 10 余年,慢性乙型肝炎病史 10 余年,未系统治疗。否认结核病、伤寒、猩红热等传染病史。实验室检查:白细胞 8.67×10^9/L,中性粒细胞 86.3%,血红蛋白 63g/L,血小板 33×10^9/L,谷丙转氨酶 1 294U/L,血清降钙素原 20.64ng/ml,乙型肝炎病毒表面抗原(+)、乙型肝炎病毒核心 e 抗体(+)、乙型肝炎病毒核心抗体(+);住院期间 3 次血培养肺炎克雷伯菌(+),1 次痰培养阳性。

病例 2　男性,72 岁,以"乏力、憋气、右上腹隐痛 2 月余,加重半个月"为主诉入院。患者 2 个月前无明显诱因出现乏力、咳嗽,咳白色黏痰,伴右上腹隐痛,进食后加重,便后缓解。自服头孢呋辛钠治疗,乏力症状进行性加重。查体:浅表淋巴结无肿大,心、肺、腹(−)。实验室检查:白细胞 2.94×10⁹/L,淋巴细胞 76.2%,中性粒细胞 19.2%,血红蛋白 90g/L,平均红细胞血容 10⁶fl,平均红细胞血红蛋白浓度 36.2pg,血小板 15×10⁹/L,网织红细胞 1.66%。骨髓涂片:外观油脂较多,增生极度低下,淋巴细胞比例明显增高(占 85%),形态正常,粒细胞系、红细胞系比例减低。住院期间患者出现体温升高,最高 38.8℃,嗜睡、表情淡漠,检查发现肺部烟曲霉菌感染。

病例 3　女性,38 岁,以"间断头痛 22 天,高热 8 天"为主诉入院。患者来自牧区。血清学凝集试验提示布氏杆菌感染。

病例 4　女性,15 岁,以"发热头痛 4 天"为主诉入院。病程中出现意识障碍,躯干及四肢出血点。脑脊液呈米汤样,压力升高,白细胞升高,以多核细胞为主,细菌培养阴性。

病例 5　女性,31 岁,以"间断头痛两年半,加重伴一过性口周麻木 1 个月"为主诉入院。患者两年半前出现头痛,行头颅 CT 发现左侧基底节外侧圆形低密度影,头颅 MR 检查发现左侧侧脑室外侧 T₁WI 低信号、T₂WI 高信号,环形强化,未进行治疗。之后患者间断感左顶部胀痛,1 个月前头痛加重,2 天后突发口周麻木,言语不利。

病例 6　男性,52 岁,以"头痛 10 年,乏力 5 天"为主诉入院。患者 10 天前无明显诱因出现头痛,后头痛间断发作。近 5 天头痛持续加重,伴恶心、呕吐。

初步了解病史后,需考虑以下问题。

【问题 1】应首选哪种影像学检查方法? 各种方法的优缺点是什么?

颅内感染性疾病的检查方法有 CT 及 MR 检查等,选择正确适当的检查方法(MRI 选择合适的检查序列)对疾病的诊断尤为重要,也是进行鉴别诊断的重要依据。

知识点

1. 颅内常见感染性疾病包括脑脓肿、脑膜炎及脑囊虫病,其主要临床资料为临床相关感染史及人们的不同的饮食及生活习惯。

2. 颅内感染性疾病首选影像学检查方法是 MRI,CT 对于显示钙化明显优于 MRI,所以在怀疑脑囊虫病时应加做 CT 提高诊断准确率。

(二)颅内感染性病变影像学检查方法的选择

1. 常用影像学方法特点

(1)X 线和脑血管造影:X 线平片和脑血管造影对颅内感染性疾病的诊断价值有限。X 线平片可以显示钙化、骨质破坏、气体影等,但是诊断敏感性及特异性不高。脑血管造影有助于显示血管的狭窄、扩张及有无移位,可行脓肿定位,显示感染并发的多血管病变等。

(2)CT:CT 对于颅内感染性病变具有较大的诊断价值,尤其对于钙化的显示,明显优于 MRI。

(3)MRI:MRI 最显著的优势是软组织分辨率很高,是颅内感染的首选影像学检查方法。对于脑脓肿患者,MR 平扫、增强检查有利于脑脓肿的诊断及鉴别诊断,尤其是 MR 功能成像如 DWI 对于脑脓肿诊断价值较高;对于脑膜炎患者,MRI 对于颅底、脑干周围结构的显示优于 CT,MRI 对于脑膜炎的并发症显示亦优于CT;对于脑囊虫病,MRI 的显著优势是可以评估囊虫是否存活,同时,对于 CT 不易显示的部位,如眼眶、颅底,MRI 的检出率较高。

2. 颅内感染性疾病的影像学检查程序　见图 2-4-1。

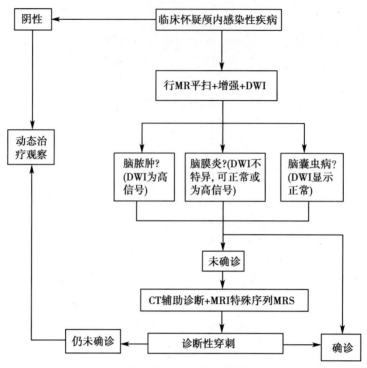

图 2-4-1 颅内感染性疾病影像学检查流程

【问题 2】根据病史判断可能诊断结果是什么？选择最佳的影像学检查方法,如何分析检查结果？

知识点

1. 颅内感染性疾病除常规 T_1WI、T_2WI 及增强检查外,应加做 DWI 和 MRS 明确诊断及鉴别诊断。

2. 脑脓肿 DWI 显示为明显高信号,ADC 值减低;MRS 无脑组织代谢物成分,如 NAA 峰、Cr 峰和 Cho 峰;脓腔内的脓液可出现特征性的氨基酸峰,包括亮氨酸峰、乙酸盐峰、丁二酸盐峰。

3. 脑囊虫病 DWI 无异常高信号,无弥散受限。

(三)颅内感染性疾病的影像学特征及诊断思路

1. 颅内感染性疾病的影像学特征

(1)脑脓肿

1)X 线平片诊断脑脓肿价值有限。慢性脑脓肿患者可有颅内压增高的表现。偶尔可见到脓肿包膜钙化影,如致病菌为产气菌时,可见到脓肿内气-液平面。耳源性及鼻源性脑脓肿可有颅骨骨质破坏,主要发生于乳突、鼻窦骨质及岩骨,脑干脓肿时可有蝶窦的浑浊。上述征象可疑提示脑脓肿的病因,对诊断有一定帮助。

2)脑血管造影诊断价值有限。早期急性脑炎表现为弥漫性脑组织病变时,可表现为大脑前动脉和大脑内静脉移位;脓肿形成阶段,脓肿占位区,可有病变区域管腔狭窄变细,其周围血管受压移位,也可表现为受累区域血运增加,如狭窄动脉周围有扩张动脉影、脓肿壁显影及局部血液循环加速。

3)各个阶段具有不同的 CT 表现。①脑炎期,早期可以显示正常,或表现为边界不清的低密度区,增强后低密度区一般无强化,也可有斑点状或脑回样强化。周围脑组织水肿和占位效应明显;晚期病变趋于局限化,增强扫描可以显示不规则环状强化,周围脑组织水肿和占位效应较前更加明显,脑室可有受压移位。②脓肿期,CT 平扫脓肿中央为坏死组织和脓液组成的略低密度影,约半数病例在低密度灶周边可见完整或不完整、规则或不规则的等密度环。增强扫描脓肿中心仍为低密度,脓肿壁轻度强化,表现为轻度环状强化,环壁可厚、可薄,厚薄均匀或不均匀,形态不规则,外壁边缘模糊。随着脓肿壁形成,包膜显示为完整、薄壁、厚度均一的明显环形强化。周围水肿减轻。部分脓腔内可见气-液平面。脓肿较小时,可呈结节状强化。

4)各个阶段具有不同的 MRI 表现。①脑炎期,早期 T_1WI 表现为灰白质交界处或白质内不规则、边界模糊的等或稍低信号,T₂WI呈稍高信号。病变周围水肿T₂WI呈高或稍高信号。增强扫描后T₁WI呈等至稍低信号的病变内可见不规则强化。病变进一步进展,最早的脓肿形成中心区,T₁WI呈低信号,T₂WI呈高信号。其周边可显示较薄不规则环状影,T₁WI呈等或稍高信号,T₂WI呈等至相对低信号,增强扫描可见环形强化。病变周围水肿及占位效应明显。②脓肿期,脓腔和其周围的水肿T₁WI呈低信号,T₂WI呈高信号,两者之间的脓肿壁T₁WI呈等或略高信号,T₂WI呈等或相对低信号。增强扫描显示脓肿壁呈明显强化,脓腔及周围水肿无强化,可分辨出脓腔、脓肿壁及水肿带。由于灰质较白质血供丰富,脓肿壁灰质侧界限清晰,壁较厚,室管膜侧界限模糊,壁较薄,脓肿容易向室管膜侧发展,延伸或破入脑室,引起脑室炎症。

不典型脑脓肿表现主要包括:少数脓肿壁强化可厚薄不均,不规则或伴有结节性强化,花环样强化。

脓腔内脓液DWI呈明显高信号,ADC值减低,是由于脓液中有较多蛋白质大分子,使水分子弥散受限。

脓腔内无脑组织代谢物成分,如NAA峰、Cr峰和Cho峰;脓腔内的脓液可出现特征性的氨基酸峰,包括亮氨酸峰(位于0.9ppm)、乙酸盐峰(位于1.9ppm)、丁二酸盐峰(位于2.4ppm)。特征性氨基酸峰的出现对脑脓肿的诊断较有意义,但在使用抗生素或穿刺术后,特征性的氨基酸峰可能消失。

(2)脑膜炎:①硬膜外脓肿,表现为硬膜外占位,CT呈等或稍低密度,T₁WI呈低信号,T₂WI/FLAIR呈高信号。注射对比剂后可见硬脑膜增厚强化或环形强化。有时可见DWI呈高信号,提示弥散受限。硬膜外脓肿可能通过导静脉或骨髓累及帽状腱膜下,尤其是术后并发硬膜外脓肿时。静脉受累还可导致引流静脉和静脉窦的血栓性静脉炎。②硬膜下积脓,可见大脑凸面及半球间裂的液体积聚,T₁WI呈等信号,T₂WI/FLAIR呈高信号,CT呈等至低密度。DWI呈高信号,ADC值降低。另外可见脑沟变浅,脑室系统受压。增强后可见边缘强化。③柔脑膜炎,影像学表现包括正常,交通性脑积水,基底池显示不清,广泛脑肿胀,脑沟显示不清,硬膜下渗出,脑脊液间隙增大。其表现为弥漫柔脑膜强化,DWI高信号不常见。

早期及成功治疗的患者影像学可表现为正常。平扫时急性脑膜炎可出现蛛网膜下腔扩张,尤其是基底池及沿半球间裂区域,蛛网膜下腔T₂WI/FLAIR呈高信号;脑肿胀可导致脑疝及死亡,可出现交通性脑积水、颞角扩张和基底池变浅消失。亚急性脑膜炎柔脑膜明显强化并不少见,尤其是细菌性脑膜炎,MRI较CT显示好,增强后FLAIR对蛛网膜下腔疾病非常敏感。柔脑膜炎出现累及脑实质的并发症不常见,但这些并发症较脑膜炎本身更易显示,通常T₂WI/FLAIR呈高信号,CT为低密度。可合并血管炎,累及动脉或静脉,脑膜炎相关动脉或静脉性梗死表现与受累血管位置、数量、种类有关。

脑膜炎的诊断是临床诊断,建立在病史和查体的基础上,由脑脊液检查确诊,影像学表现正常不能除外脑膜炎,另外不能通过影像学检查明确致病菌。影像学除可显示脑膜炎及其并发症,重要的作用是明确腰椎穿刺的可行性,在确认没有小脑扁桃体下疝、小脑肿瘤或卒中、小脑幕切迹疝、基底池消失或明显大脑镰下疝等情况时,可进行腰椎穿刺检查。

(3)脑囊虫病:X线平片诊断价值有限,可有高颅压的表现。偶可见囊虫的钙化,呈圆形或不规则形,直径3~5mm,常多发,也可单发。有时软组织内也可见囊虫的钙化。

CT可以显示各种类型的脑囊虫病变。

1)脑实质型:不同时期脑囊虫CT表现不同。①急性脑炎型,病变主要位于幕上白质,呈广泛低密度,少数散在分布于皮层。CT表现为脑白质弥漫性水肿,脑沟、脑裂、脑池变窄,脑室变小。中线结构一般无移位。增强扫描一般无强化。②多发小囊型:病变主要位于灰白交界区,也可分布于整个脑实质。CT表现为脑组织灰白质交界区多发散在小圆形、卵圆形低密度影,大小不等,直径3~10mm,典型者可见小结节状致密影,为囊虫头节。增强扫描病变一般无强化,少数呈小环状强化或结节状强化,部分周边可有轻度水肿。③单发大囊型,由于多个囊尾蚴融合生长或单个巨大囊尾蚴所致。CT表现为脑内圆形、类圆形的低密度影,边界清晰,一般有明显的占位效应,中线结构受压移位,脑室受压变形。增强扫描一般无强化,周边可因纤维组织增生而呈轻度强化。④多发结节型,CT平扫表现为多发不规则低密度影,增强扫描呈多发结节状或环状强化。⑤钙化型,囊虫虫体死亡后,囊虫机化形成纤维组织并钙化。CT平扫表现为脑实质内单发或多发、圆形或椭圆形致密影,当囊虫壁和部分内容物发生钙化时,则呈圆形或椭圆形环形钙化,中央可见囊尾蚴头节呈点状钙化,形成典型的"牛眼征"或"靶征"。钙化周围脑组织无水肿,增强扫描无强化。

2)脑室型:囊虫寄生于脑室系统,以第四脑室最为常见,其次是第三脑室,侧脑室发生率较低。由于囊虫囊壁很薄,囊液密度与脑脊液相似,且无明显强化,所以CT扫描常难以直接显示病变,借助间接征象提示病变的存在,多表现为脑室形态异常,局部不对称扩大,脉络丛受压推移,或因脑脊液循环障碍而出现梗阻性脑积水等。少数病变囊内内容物密度高于脑脊液,表现为脑室内的等密度影,偶可见环形强化或钙化。

3)脑膜型:脑膜型的脑囊虫病主要位于蛛网膜下腔,单发或多发,CT平扫难以直接显示病灶,也是通过间接征象进行诊断。主要表现有脑脊液腔隙的不对称或局限性扩大,如外侧裂、鞍上池扩大,可有轻度占位效应,蛛网膜下腔增大,增强扫描可见囊壁钙化或呈结节状钙化,偶可见脑膜强化。

4)混合型:上述两种或两种以上表现同时存在。MRI可以显示各种类型的脑囊虫病变。

脑实质型:①水样囊泡期,可见大小不等圆形囊泡,多分布于灰白质交界。MRI上内容物与脑脊液样信号相同,有时其内可见附壁结节,代表头节。周围水肿不明显,边界清楚,增强后一般无强化。②胶样囊泡期和颗粒结节期,病变边界不清,周围伴水肿,可出现明显占位效应,囊液高信号,增强后大部分病变呈环形强化或结节状强化。③钙化型期,MRI显示钙化的敏感性较低,T₁WI及T₂WI钙化均呈低信号。此期CT诊断价值较大。

脑室型:以第四脑室最为常见,MR平扫脑室内的囊虫病变呈T_1WI低信号、T_2WI高信号,T_1WI囊壁呈等信号或稍高信号,可被周围低信号的脑脊液勾勒出来。

脑膜型:同脑室内的囊虫一样,蛛网膜下腔的囊虫病变其囊壁在T_1WI上可显示,但多无头节。增强后有时可见囊壁强化或结节状强化,偶可见脑膜强化。

混合型:上述两种或两种以上类型表现同时存在。

DWI脑囊虫病灶常为低信号,ADC值升高。

2. 影像学诊断思路

(1)观察脑组织外形、边缘,实质密度/信号是否均匀。

(2)观察脑实质内是否存在异常密度/信号,如果有病变,观察病变的部位,是位于幕上还是幕下,灰质、白质还是灰白质交界区,还是位于脑室或鞍区,同时观察病变的数目、大小、形态、边缘、密度/信号。

(3)观察病变与周围组织结构的关系,病变与周围组织分界是否清晰,中线结构有无受压移位,脑室、脑沟、脑裂有无受压移位,脑室、脑沟、脑池有无扩张或缩小,其内有无异常信号,病变周围有无水肿及占位效应。

(4)增强后病变的强化方式,有无强化、强化的程度及方式如何,如"均匀强化""部分强化""环状强化""边缘强化""不规则强化""花环样强化"等。脑膜有无异常强化,是柔脑膜强化还是硬脑膜强化等。

(5)结合病史、实验室检查结果及上述影像学表现作出诊断与鉴别诊断。

(6)如果不能确诊,应给出进一步建议,如是否适合进一步检查如腰椎穿刺、穿刺活检、手术病理确诊等,有些患者则需要随诊复查。

【问题3】给出印象诊断后,还需要注意哪些问题?

一般而言,作出印象诊断后,影像学检查的流程结束。对于诊断结果要进行分析,对于随诊患者做好病例的随访。对于给出的影像学诊断,要评估是否解答了临床医生的疑问,能否为临床诊断及治疗计划的确定提供有价值的意见。

二、基于病例的实战演练

(一)脑脓肿

病例1　患者进行了MR检查,见图2-4-2。

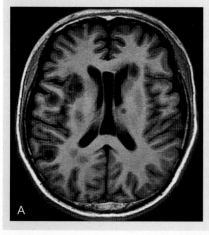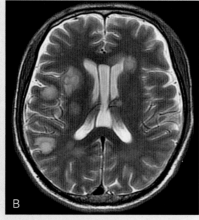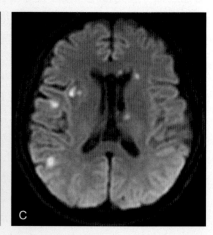

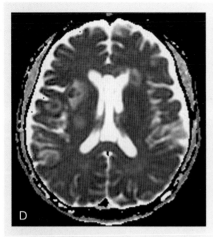 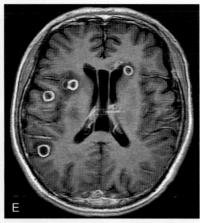 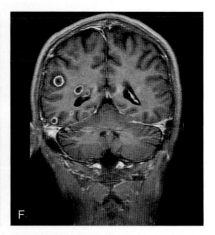

图 2-4-2　病例 1，MRI 图像

A. 轴位 T_1WI；B. 轴位 T_2WI；C. DWI；D. ADC 图；E. 轴位增强 T_1WI；F. 冠状位增强 T_1WI。

1. 影像征象分析

（1）征象 1，病变位置及信号特点：脑内可见多发异常信号，病变位于幕上，分布于双侧额颞顶叶灰白质交界区、侧脑室旁、右侧岛叶及基底节区，病变呈大小不等类圆形 T_1WI 低信号、T_2WI 高信号，多数病变边缘可见环状 T_1WI 稍高信号、T_2WI 稍低信号壁，壁较薄且较光整，且厚薄较均匀，病变周围可见片状 T_1WI 低信号、T_2WI 高信号水肿。

（2）征象 2，弥散受限征象：脓腔内脓液弥散明显受限，DWI 呈明显高信号，ADC 值降低。

（3）征象 3，强化方式：MRI 增强后病变环壁呈明显均匀强化，壁薄，边缘光滑，中心脓液及外周水肿带未见强化，可以明显区分出脓肿的脓腔、脓肿壁及水肿带 3 层结构。

（4）其他，阴性征象：双侧大脑半球对称，大脑灰白质形态、位置未见异常。脑干、小脑实质未见明确异常信号。脑膜未见明显异常强化。可见透明隔腔，脑沟、脑室、脑池未见明显异常，中线结构居中。垂体大小、形态、信号未见异常。乳突、鼻窦未见异常信号。

2. 印象诊断　脑内多发大小不一环形均匀强化的病灶伴周围水肿，病变中心弥散明显受限，考虑多发脑脓肿，结合病史，考虑为肺炎克雷伯菌感染引起的脑脓肿。

3. 鉴别诊断

（1）脑转移瘤：脑转移瘤多为多发，且大小不一，典型表现是"小瘤大水肿"，即很小的肿瘤周围却有广泛水肿，增强扫描肿瘤呈明显强化，强化方式多样，常为不规则环形强化，或结节状强化。不同来源的肿瘤强化方式常不同，来自肺癌的转移瘤多为环形强化（43%），来自乳腺癌的转移瘤多为结节状强化（66%）等，但环壁多不规则，厚薄不均匀，肿瘤中心坏死液化区与脑脊液信号相似，DWI 呈低信号，ADC 值高。脑转移瘤 MRS 不具有特征性，表现为 NAA 峰缺乏或降低，Cho 峰升高，Cr 峰降低等。临床上一般可找到原发病灶，原发病的发现可以有效帮助诊断及鉴别诊断。

（2）炎性脱髓鞘病变：如多发性硬化、急性播散性脑脊髓炎、脱髓鞘假瘤等，可出现多发环形强化的病灶，但是病变常多在脑白质区，且可出现不完整的环形强化，即"开环征"。DWI 病变中心为低信号，ADC 值升高。病变周边环形强化的区域 DWI 可表现为稍高信号，ADC 值略低，提示炎性细胞浸润。一般病变的水肿及占位效应相对较轻。MRS 上脱髓鞘病变的谱线表现为 NAA 峰下降，Cho 峰升高，常可见升高的 Lip 峰，活动期病变可见 Lac 峰。

（3）其他血行播散的病灶：如脑囊虫病，一般脑实质型可见多发病灶，呈大致均匀的环形强化，病灶周围可见水肿，如果看到头节，或在 CT 显示钙化点，有助于鉴别诊断。

（4）脑内血肿：脑内亚急性期的血肿也可呈与脑脓肿相似的环状强化，且也可呈 DWI 高信号，ADC 值较低。但血肿的信号遵循出血成分在 MRI 上的演化特点，亚急性期血肿，脱氧血红蛋白变为顺磁性的正铁血红蛋白，血肿主要表现为 T_1WI 高信号，T_2WI 由低到高的信号逐渐演变，中晚期血肿周边形成 T_2WI 低信号环。根据脑内血肿特征性的演化特点，可与脑脓肿进行鉴别。

病例 2　患者进行了 MR 检查,见图 2-4-3。

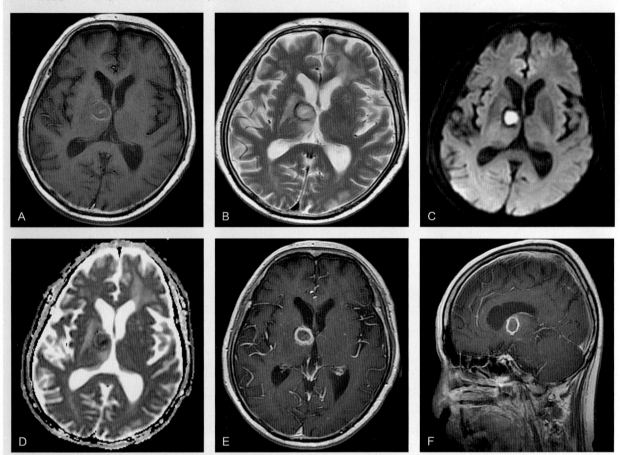

图 2-4-3　病例 2,MRI 图像

A. 轴位 T_1WI;B. 轴位 T_2WI;C. DWI;D. ADC 图;E. 轴位增强 T_1WI;F. 矢状位增强 T_1WI。

1. 影像征象分析

(1)征象 1,病变位置及信号:右侧基底节区可见混杂信号,病变主要呈 T_1WI 较低信号、T_2WI 较高信号,中心可见细条状 T_1WI 高信号、T_2WI 高信号,边缘见线样 T_1WI 高信号、T_2WI 低信号环绕,病灶周围可见片状 T_1WI 较低信号、T_2WI 较高信号。

(2)征象 2,弥散受限征象:病变中心弥散明显受限,DWI 呈明显高信号,ADC 值显著减低。

(3)征象 3,强化方式:MRI 增强后病变呈明显环形强化,壁薄,边缘较光滑,周围水肿带未见明显强化。

(4)其他,阴性征象:双侧大脑半球对称,大脑灰白质形态、位置未见异常。脑干、小脑实质未见明确异常信号。脑膜未见明显异常强化。脑沟、脑室、脑池未见明显异常,中线结构居中。垂体大小、形态、信号未见异常。乳突、鼻窦区未见异常信号。

2. 印象诊断　脑内右侧基底节区环形强化病灶伴周围水肿,病变中心弥散明显受限,考虑脑脓肿,本例信号较混杂,结合其临床感染史,考虑真菌感染性脑脓肿。

3. 鉴别诊断　单发的脑内环形强化病灶,主要的鉴别诊断是脑内环形强化的肿瘤性病变,如应与星形细胞瘤相鉴别。高级别的星形细胞瘤容易发生坏死囊变及出血,增强后表现为环形或类环形强化,但环壁很不规则或不完整,壁厚薄不均。DWI 对于两者的鉴别很有价值,星形细胞瘤中心坏死区水分子弥散不受限制,DWI 呈低信号,ADC 值升高。MRS 表现为 NAA 峰明显降低,Cho 峰明显升高,肌醇(myo-inositol,mI)峰未见升高,有可能降低,Lip 峰升高,有时可见 Lac 峰。

其他鉴别诊断同"病例 1"。

（二）脑膜炎

病例 3　患者进行了 MR 检查，见图 2-4-4。

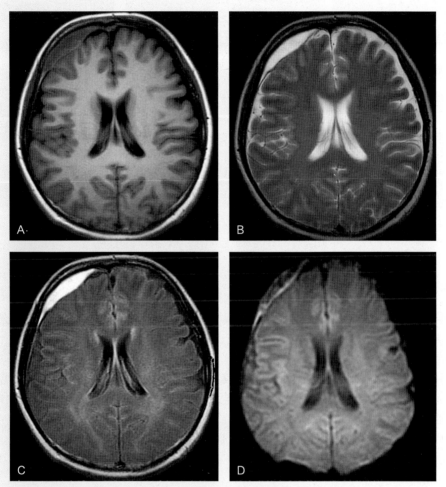

图 2-4-4　病例 3，MRI 图像
A. 轴位 T_1WI；B. 轴位 T_2WI；C. FLAIR；D. DWI。

1. 影像征象分析

（1）征象 1，病变位置：右额部硬膜外异常信号，呈双凸透镜形，较局限，其内侧 T_2WI 呈线样低信号，为增厚硬膜，病变位于硬膜外。

（2）征象 2，信号特点：病变呈 T_1WI 等信号、T_2WI 高信号，DWI 呈不均匀高信号。

（3）征象 3，其他，阴性征象：脑实质未见明确异常信号，脑沟未见明显增宽，脑沟内未见异常信号。

2. 印象诊断　硬膜外弥散受限的液体积聚，结合病史，考虑布鲁氏菌硬膜外脓肿。

3. 鉴别诊断

（1）硬膜下积脓：硬膜下积脓通常较广泛，常跨越中线；而硬膜外脓肿常不可跨越中线；硬膜外脓肿与其他硬膜外病变相似，如血肿，不跨越骨缝。

（2）硬膜外血肿：慢性出血有时可以类似脓肿表现。CT 上慢性血肿可以表现为低至等密度，脑膜增厚强化。MRI 上，慢性出血 T_1WI 呈等信号，T_2WI/FLAIR 呈高信号。MRI 强化特点与 CT 近似。硬膜外脓肿可引起邻近颅骨甚至帽状腱膜下炎性反应，而慢性血肿则无此表现。病史和症状对于鉴别也很有帮助。

病例4　患者进行了 MR 检查,见图 2-4-5。

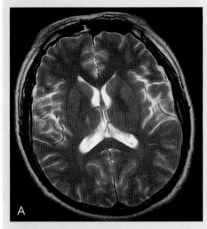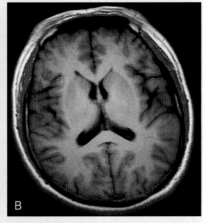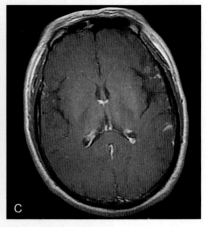

图 2-4-5　病例 4,MRI 图像

A. 轴位 T_2WI；B. 轴位 T_1WI；C. 轴位增强 T_2WI。

1. 影像征象分析

(1)征象 1,病变位置及信号特点:左侧外侧裂、颞叶区域脑沟略增宽。

(2)征象 2,强化方式:增强后见该区域脑膜异常线样、结节样强化,异常强化在脑表面沿脑沟分布。

2. 印象诊断　柔脑膜异常强化,结合其临床病史,考虑细菌性脑膜炎。

3. 鉴别诊断

(1)硬脑膜炎:柔脑膜炎强化沿脑回、脑沟走行或累及围绕基底池的脑膜(因为基底池硬脑膜 - 蛛网膜和软脑膜 - 蛛网膜远远分开)。硬膜强化为连续的粗线样强化或局部增厚的结节样强化,沿着颅骨内侧面、大脑镰、小脑幕,不延伸进脑沟,不累及基底池。

(2)癌性脑膜炎:影像学上很难鉴别,与其他硬脑膜炎表现类似,根据病史及脑脊液检查,癌性脑膜炎时脑脊液细胞学检查常有阳性发现。

(三) 脑囊虫病

病例5　患者进行了 MR 检查,见图 2-4-6。

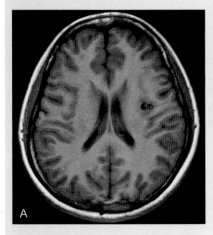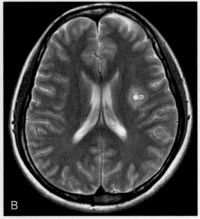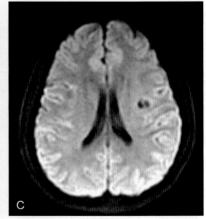

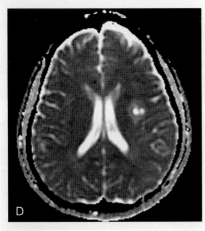
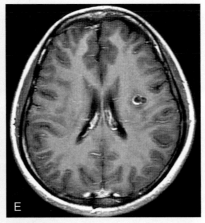
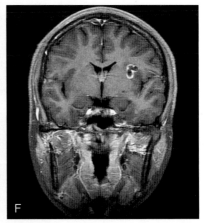

图 2-4-6　病例 5,MRI 图像
A. 轴位 T_1WI;B. 轴位 T_2WI;C. DWI;D. ADC 图;
E. 轴位增强 T_1WI;F. 冠状位增强 T_1WI。

1. 影像征象分析

(1)征象 1,病变位置及信号:左侧侧脑室体部旁可见囊性类圆形及葫芦形 T_1WI 低信号、T_2WI 高信号,病变形态略不规则,位于灰白质交界区,DWI 未见明显高信号,病变内可见实性小结节状 T_1WI 等信号、T_2WI 等信号,病变边缘可见环周 T_2WI 低信号;病变周围脑实质可见片状 T_1WI 低信号、T_2WI 高信号水肿。

(2)征象 2,强化方式:增强后病变呈环形强化,壁薄,边缘光滑。

(3)征象 3,DWI 表现:DWI 未见异常高信号,无弥散受限。

(4)其他,阴性征象:双侧大脑半球对称,大脑灰白质形态、位置未见异常。脑干、小脑实质未见明确异常信号。增强后余脑实质未见明显异常强化,脑膜未见明显异常强化。脑室系统未见明显增宽,脑沟、脑裂、脑池未见明显异常,中线结构居中。

2. 印象诊断　左侧侧脑室旁囊性异常信号及环状强化,内见实性小结节,结合病史考虑为脑囊虫病。

3. 鉴别诊断

(1)脱髓鞘疾病:典型的脱髓鞘病变表现为脑白质内多发散在斑点或斑片状 T_2WI 高信号,常分布于侧脑室周围,与侧脑室壁垂直,增强后新鲜病灶可出现片状、环形或结节状强化,陈旧病灶不强化。

(2)神经上皮囊肿:可位于脉络丛、脉络膜裂和脑室,偶尔也可位于脑实质。其各序列信号与脑脊液信号相似,边缘锐利,界限清晰,增强扫描囊壁及囊内容物均不强化,周围无水肿。

(3)表皮样囊肿:常发生于桥小脑角区,形态可不规则,DWI 呈高信号,增强扫描显示囊内容物及囊壁不强化。

(4)脑脓肿:一般有相应的发热等临床病史,可以找到感染源,如化脓性中耳乳突炎,脑外伤或其他部位的感染。脓肿也呈 T_1WI 低信号、T_2WI 高信号改变,常呈环状强化,但脓肿以单发多见,多发者常大小不一。DWI 对于两者的鉴别很有价值,脓肿 DWI 呈高信号,ADC 值降低。

(5)囊性星形细胞瘤:含囊性成分的星形细胞瘤增强扫描表现为环形或类环形强化合并壁结节,但其强化部分通常环壁很不规则或不完整,壁厚薄不均。

(6)脑转移瘤:转移瘤可多发,但病灶常大小不一,增强扫描呈环形强化,但环壁常不完整、不规则,厚薄不均匀,病灶常位于灰白质交界区,病灶周围常可见到大面积不规则形水肿。临床一般可找到原发病灶。

病例 6　患者进行了 MR 检查,图 2-4-7。

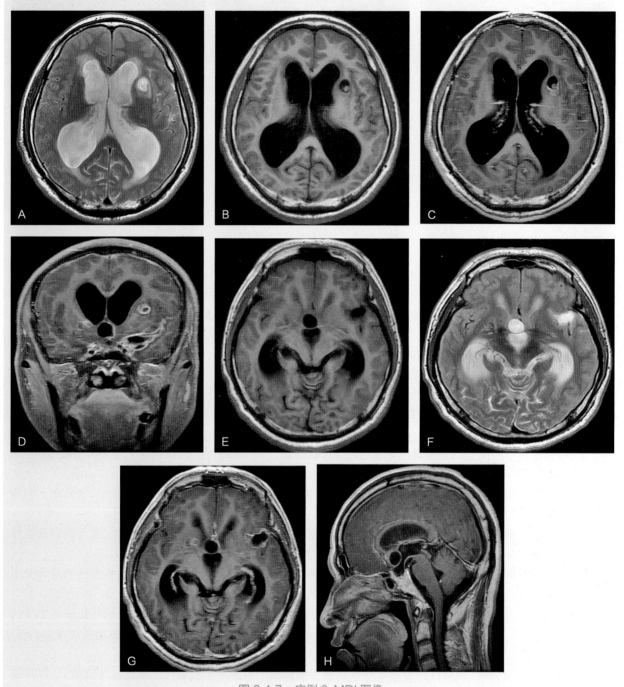

图 2-4-7　病例 6,MRI 图像
A. 轴位 T_2WI;B. 轴位 T_1WI;C. 轴位增强 T_1WI;D. 冠状位增强 T_1WI;E. 轴位 T_1WI;
F. 轴位 T_2WI;G. 轴位增强 T_1WI;H. 矢状位增强 T_1WI。

1. 影像征象分析

(1)征象 1,病变位置及信号:右侧基底节区、左侧侧脑室前角旁、左侧枕叶、左侧额颞交界区可见多发大小不等囊状 T_1WI 低信号、T_2WI 高信号,病变形态不规则,位于灰白质交界处。左侧侧脑室前角旁病变囊壁可见结节状 T_1WI 等信号、T_2WI 等信号,病变周围可见小片状 T_1WI 低信号、T_2WI 高信号水肿。

(2)征象 2,强化方式:增强后病灶边缘可见环形强化,壁薄。

(3)征象 3,继发征象:双侧侧脑室对称性扩张,双侧侧脑室前后角旁见对称分布片状 T_1WI 低信号、T_2WI

高信号。第三脑室扩张,室间孔区可见类圆形 T_1WI 低信号、T_2WI 高信号,可见 T_1WI 等信号、T_2WI 等信号环壁。脚间池及四叠体池扩张,T_2WI 四叠体池内可见不均匀信号。垂体受压、菲薄,紧贴鞍底。

(4)其他,阴性征象:双侧大脑半球大致对称,大脑灰白质形态、位置未见异常。脑干、小脑实质未见明确异常信号。脑沟、裂未见明显异常,中线结构居中。

2. 印象诊断

(1)双侧额叶皮层下、右侧脑室旁、双侧基底节、双侧枕叶、左侧颞叶、下丘脑多发异常囊性信号,部分病灶伴壁结节,考虑脑实质型脑囊虫病。

(2)脑室及部分脑池扩张,室间孔区囊性信号,四叠体池内混杂信号,考虑脑室型脑囊虫病,伴梗阻性脑积水及间质性脑水肿。

3. 鉴别诊断 同"病例 5"。

对于颅内感染性病变的影像学诊断,必须密切结合临床病史,仔细分析影像学特点,才能最终作出诊断和鉴别诊断。

(冯 逢)

第五节 椎管内肿瘤

一、常见椎管内肿瘤的影像学诊断

(一) 临床相关基础概述

椎管是脊柱后部由椎体及椎间盘后缘、椎弓根、椎板等组成的骨性管道,其内包含脊髓、蛛网膜下腔、血管、神经及硬膜外脂肪等。椎管的解剖结构及生理功能都很复杂,影像学检查对椎管内肿瘤的诊断和治疗提供了巨大的帮助。根据发生部位,椎管内常见肿瘤分为脊髓内肿瘤(intramedullary spinal tumor),包括室管膜瘤(ependymoma)、星形细胞瘤(astrocytoma)、血管网状细胞瘤(angioreticuloma);髓外硬膜下肿瘤(subdural extramedullary tumors),包括神经鞘瘤(neurilemmoma)、脊膜瘤(spinal meningioma);硬膜外肿瘤(epidural tumors),包括转移瘤(metastatic tumor)、淋巴瘤(lymphoma)等。临床常见的椎管内肿瘤主要有室管膜瘤、星形细胞瘤、神经鞘瘤、脊膜瘤、转移瘤等,少见的椎管内肿瘤有血管网状细胞瘤、淋巴瘤。本节重点介绍这些常见椎管内肿瘤的临床、影像诊断相关内容。常见椎管内肿瘤的临床特点见表2-5-1。

表 2-5-1 常见椎管内肿瘤的临床特点

常见肿瘤	临床特点
室管膜瘤	成年人多见,可发生于脊髓各段,好发于腰骶段、脊髓圆锥及终丝。终丝的室管膜瘤易发生黏液样变,肿瘤呈腊肠形,边界清楚,常发生囊变,囊变、出血多位于肿瘤边缘。肿瘤生长缓慢,病史长,症状轻,表现为局限性腰背痛,可逐渐出现肿瘤节段以下运动障碍和感觉异常
星形细胞瘤	儿童好发,以胸段、颈段多见。病变多局限,可浸润性生长。脊髓明显增粗,表面可有纤曲血管,肿瘤与正常脊髓分界不清,可发生囊变,可合并脊髓空洞。症状出现早,症状重,表现为局限性疼痛,逐渐出现运动功能障碍和感觉异常,晚期出现神经脊髓功能不全症状
神经鞘瘤	常发生于中青年,可发生于脊髓各节段。病灶呈孤立结节状,有完整包膜,常与脊神经根相连。病灶可发生囊变,可有出血。肿瘤从硬膜囊向椎间孔方向生长,相应椎间孔扩大。延及硬膜内外者常呈哑铃状。主要症状为神经根性疼痛,感觉异常和运动障碍,随病情进展而出现脊髓压迫症状
脊膜瘤	常发生于中年,女性略多,多发生在胸段。肿瘤生长于髓外硬膜下,呈类圆形,以单发为多,呈实质性,质地较硬,常见钙化。肿瘤基底较宽,与硬脊膜粘连较紧,压迫脊髓使之移位、变形。肿瘤生长缓慢,症状多为运动障碍、感觉障碍、括约肌功能不全和局限性根性神经痛等
转移瘤	常发生于中老年人;成人转移灶多来自乳腺、肺、前列腺。发生于椎管内的转移瘤以硬膜外多见。以血行转移至硬膜外腔的侧后方多见,可累及椎体及附件,并出现椎管内及椎旁软组织肿块。临床症状主要为背部疼痛和进行性神经脊髓功能减退,最后致麻痹、感觉功能丧失和括约肌功能失调

临床病例

病例 1　男性,57 岁,以"颈部疼痛伴双上肢麻木半个月"为主诉入院。患者半个月前无明显诱因出现颈部疼痛,呈钝痛压迫感;伴活动受限,双侧上肢麻木,以手掌为甚。偶尔伴小便费力,病情逐渐加重。查体:颈部及背部活动稍受限。四肢肌张力正常,肌力 5 级。双上肢感觉过敏,双侧膝腱反射等生理反射灵敏,双侧巴宾斯基征阴性。

病例 2　女性,21 岁,以"右下肢麻木无力 4 个月,加重伴左上肢无力 1 个月"为主诉入院。查体:神清,双侧瞳孔等大等圆,直径 3mm,对光反射灵敏,眼球运动无障碍,无眼震颤,双侧鼻唇沟对称,伸舌居中,肌张力低,左上肢肌力 2 级,病理征阴性,颈软,双克氏征(−)。

病例 3　女性,65 岁,以"腰痛伴右下肢麻木、无力 8 月余"为主诉入院。患者 8 个月前无明显诱因出现腰部酸痛,并向右侧臀部、大腿放射,伴右小腿外侧麻木。1 个月前腰痛加重,可放射至双侧臀部、右侧大腿后部,伴双下肢麻木、无力、行走困难。查体:腰椎生理弯曲变直,相当于 L_4、L_5 水平棘突压痛、叩击痛,腰椎活动稍受限。双下肢股四头肌、踇背伸肌肌力(3+),右小腿外侧感觉稍减退,双侧膝腱、跟腱反射稍减退。

病例 4　女性,59 岁,以"腰背部疼痛伴双下肢麻木 1 年,加重 1 月余"为主诉入院。患者 1 年前无明显诱因出现腰背部疼痛,程度尚可忍受,伴双下肢放射痛,久行、久坐、久站或咳嗽、排便时疼痛加重,休息后症状缓解。查体:跛行步态;相当于 T_{10} 平面以下感觉减退,腰椎活动度受限,挺腹试验阳性,跟臀试验(+),双下肢小腿外侧、足背感觉稍差,双侧踇背伸肌肌力 4 级;双侧巴氏征可疑阳性。

病例 5　男性,42 岁,以"右肝癌术后 4 个月,介入治疗后 2 个月,腰痛 10 余天"为主诉入院。患者 4 个月前行"右肝癌切除术＋下腔静脉切开取癌栓术",2 个月前行"肝动脉插管化疗栓塞术"。10 天前感腰背部疼痛,伴右下肢酸痛不适。查体:脊柱生理曲度存在,活动稍受限,L_1 椎体、棘突压痛,叩击痛明显,未向双下肢放射。

初步了解病史以后,要考虑以下问题。

【问题 1】应首选何种影像学检查方法? 各种方法的优缺点如何?

椎管内肿瘤应首选 MR 检查,可观察肿瘤在椎管内的位置,明确肿瘤是位于髓内、髓外硬膜下或硬膜外。必要时亦可行 CT 检查,观察椎管内肿瘤是否有钙化、有无伴发相邻椎骨的骨质破坏或吸收。选择适当的检查方法尤为重要,也是进行临床诊断的最重要环节之一。

知识点

了解椎管肿瘤影像学检查的各种方法,掌握 CT、MR 检查技术的适应证。重点掌握椎管肿瘤的定位、MRI 对椎管肿瘤的定性价值。

(二) 椎管内肿瘤影像学检查方法的选择

1. 常用影像学方法特点

(1)椎管造影:碘油或碘水注入蛛网膜下腔,可显示脊髓及神经鞘袖的形态、椎管内病灶的轮廓,并通过观察脊髓及神经根的移位情况,对椎管内病灶作出定位诊断。

(2)CT:可发现椎管内肿瘤瘤体内的钙化、瘤内出血,瘤体引起的椎间孔扩大,椎体后缘的压迫性骨质吸收。CT 薄层扫描和三维重建可初步明确瘤体与周围组织结构的关系,准确地定位诊断可为神经外科手术计划的制订提供重要依据,直接决定了手术方式与手术入路。

(3)MRI:MR 平扫及增强扫描是椎管内肿瘤的首要检查方法,能直接显示肿瘤部位、范围及与蛛网膜下腔等邻近结构的关系,增强扫描可判别肿瘤有无复发及发现沿蛛网膜下腔的种植转移灶。MR 脊髓水成像技术采用重 T_2WI 序列,可使水保持较高信号,而其他组织信号衰减得很低,从而清晰显示椎管内脊髓和神经根的情况。

2. 椎管内肿瘤影像学检查流程　见图 2-5-1。

【问题 2】上述患者可能的诊断是什么? 可能存的异常影像表现有哪些?

通过病史、肿瘤平面以下肢体有无运动、感觉及括约肌功能障碍,预先判断可能的诊断,选择出最佳的辅助检查技术,分析检查结果。

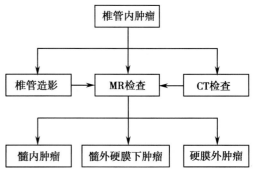

图 2-5-1　椎管内肿瘤影像学检查流程

知识点

首先要评估影像学检查的信息量是否足够,方法是否恰当。如 CT 平扫发现椎管内外肿瘤,是否要选择进行 MR 平扫及增强检查;同时,要梳理椎管内常见肿瘤的影像学征象及其鉴别诊断。通过对影像学表现的综合分析作出印象诊断。

(三)常见椎管肿瘤的影像学征象及诊断思路

1. 常见椎管肿瘤影像学征象　见表 2-5-2。

表 2-5-2　椎管常见肿瘤影像学征象

征象	室管膜瘤	星形细胞瘤	神经鞘瘤	脊膜瘤	转移瘤
好发部位	腰髓段、脊髓圆锥和终丝、颈髓区	颈髓、胸髓	颈段、上胸段	中上胸段、颈段脊髓背侧	下胸段、腰段
累及节段	多小于 5 个节段	多节段,范围广泛	多为 1~2 个节段	不超过 2 个节段	2~3 个脊髓节段
形状	腊肠形	纵向梭形	卵圆形或分叶状	圆形或卵圆形	不规则形
边缘	清晰	模糊	清晰	清晰	清晰
包膜	无	无	有	有	无
CT 密度	低或等密度	低或等密度	较脊髓略高	高于脊髓,可有不规则钙化	等密度
MRI 信号	T_1WI 低信号、T_2WI 高信号,内可见囊变、坏死、出血信号	T_1WI 低信号、T_2WI 高信号,合并囊变或出血时信号不均匀	T_1WI 低信号、T_2WI 高信号	T_1WI 等信号、T_2WI 稍高信号	溶骨性病灶 T_1WI 低信号、T_2WI 高信号,成骨性病灶呈 T_1WI 低信号、T_2WI 低信号
强化方式	均匀强化,囊变坏死区无强化	明显强化;低度恶性者可延迟强化	实性部分明显强化,合并囊变呈不均匀强化	显著均匀强化	可见不均匀强化
脊髓形态	局限性增粗	增粗	受压向健侧移位	受压向健侧移位	受压向健侧移位
蛛网膜下腔	变窄	变窄	同侧扩大	同侧扩大	同侧变窄
伴随征象	肿瘤头尾端见囊变,肿瘤上下方见脊髓空洞	肿瘤两端见囊变,增粗脊髓表面可见粗大血管	可致椎间孔扩大,形成哑铃形肿块	可见"硬膜尾征"	伴相邻椎骨骨质破坏

2. 影像学诊断思路

(1)定位诊断:椎管内肿瘤的定位诊断对肿瘤的定性起重要作用。应认真观察病灶与周围组织的关系,注意脊髓形态的改变、脊髓与蛛网膜下腔受压移位情况,是否有患侧或健侧蛛网膜下腔增宽或变窄,从而对椎管内肿瘤准确地定位,明确其在椎管内的位置是硬膜外、硬膜下或髓内。椎管内肿瘤的定位诊断见表 2-5-3。

表 2-5-3 椎管内肿瘤的定位诊断

特征	髓内肿瘤	髓外硬膜下肿瘤	硬膜外肿瘤
脊髓形态	增粗	受压变窄	受压变窄
脊髓移位	无移位	向对侧移位	向对侧移位
蛛网膜下腔	双侧对称性变窄,外移并张开	患侧增宽,对侧变窄	双侧均变窄,并向对侧移位
椎管造影阻塞面形态	对称性分流或呈大杯口状压迹	呈小杯口状压迹	呈斜坡或梳齿状

(2)观察病灶细节:发现病灶后,认真观察病灶的数目、大小、形态、边缘、平扫密度或信号的改变;增强后病灶的强化特点,如无强化、轻度强化、明显强化、不均匀强化。

(3)观察伴随情况:观察病灶是否伴发存在椎间孔扩大,是否有硬膜尾征,是否伴有相邻的脊髓空洞形成。

(4)定性诊断:结合临床病史和上述影像学表现作出定性诊断,并进行鉴别诊断。

【问题 3】给出印象诊断后,还要注意哪些问题?

一般来讲,作出印象诊断后,影像学检查的流程结束。但要对诊断的结果进行分析。

> 知识点
>
> 在实际工作中,应先分析评估影像学诊断的信息量是否足够,是否回答了临床医生的疑问。如椎管内肿瘤的影像学诊断,在印象诊断中是否提供了以下信息:①肿瘤的定位;②肿瘤的定性。

二、基于病例的实战演练

(一)室管膜瘤

病例 1 患者先后行 MR 平扫及增强扫描,见图 2-5-2。

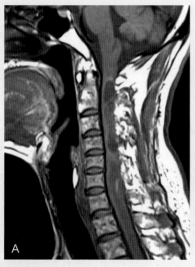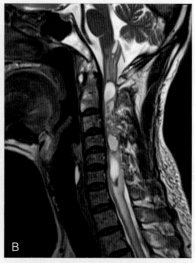

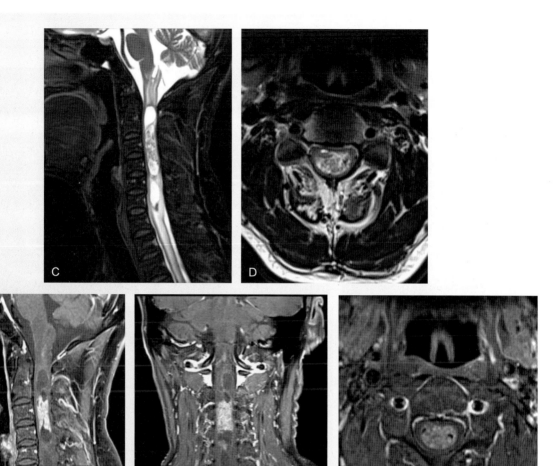

图 2-5-2　病例 1,MRI 图像

A. T_1WI;B. T_2WI;C. 脂肪抑制 T_2WI;D. T_2WI;E. 增强后脂肪抑制 T_1WI;
F. 增强后脂肪抑制 T_1WI;G. 增强后脂肪抑制 T_1WI。

1. 影像征象分析

(1)征象 1,髓内占位征象:$C_{2\sim4}$ 脊髓形态局限性增粗,相邻的蛛网膜下腔受压变窄。

(2)征象 2,常见囊变及出血:平扫肿瘤信号不均,囊变位于瘤内及两端,T_1WI 呈明显低信号、T_2WI 呈明显高信号;出血多见于肿瘤头端及尾端,T_2WI 呈低信号,呈"帽征";增强肿瘤呈明显不均匀强化,囊变区无强化。

(3)征象 3,肿瘤性脊髓空洞:肿瘤上下方可见脊髓空洞形成,并见含铁血黄素沉积,远端另见片状水肿带,边界不清。

(4)其他,阴性征象:相邻椎骨未见骨质破坏。

2. 印象诊断　$C_{2\sim4}$ 水平髓内占位性病变,考虑室管膜瘤。

3. 鉴别诊断　室管膜瘤需与髓内肿瘤星形细胞瘤相鉴别。星形细胞瘤多见于儿童和青少年,以颈段、胸段为常见,较少累及马尾和终丝,多位于脊髓的偏侧和后部。累及范围广泛,肿瘤内常见不规则囊变,可见出血,很少钙化;而室管膜瘤多发在 30 岁以上者,较局限,累及范围多小于 5 个脊髓节段,占据整个脊髓的横径,呈边界清楚的结节状,两端囊变较常见,并伴广泛的脊髓中央管扩张。

室管膜瘤无明显实性成分而以囊变为主时,需与脊髓空洞症相鉴别,后者增强后未见异常强化(图 2-5-3)。

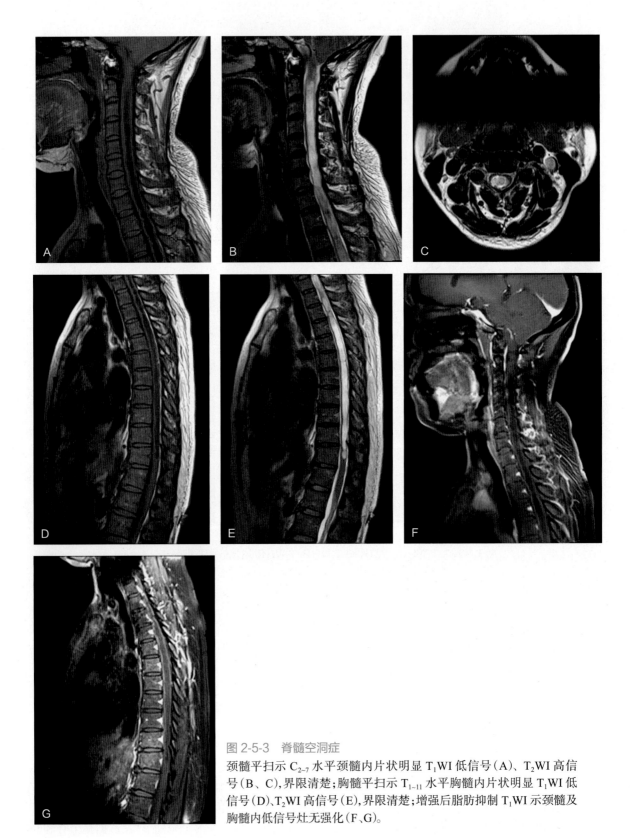

图 2-5-3　脊髓空洞症

颈髓平扫示 $C_{2～7}$ 水平颈髓内片状明显 T_1WI 低信号（A）、T_2WI 高信号（B、C），界限清楚；胸髓平扫示 $T_{1～11}$ 水平胸髓内片状明显 T_1WI 低信号（D）、T_2WI 高信号（E），界限清楚；增强后脂肪抑制 T_1WI 示颈髓及胸髓内低信号灶无强化（F、G）。

（二）星形细胞瘤

病例2　患者先后行MR平扫和增强扫描,见图2-5-4。

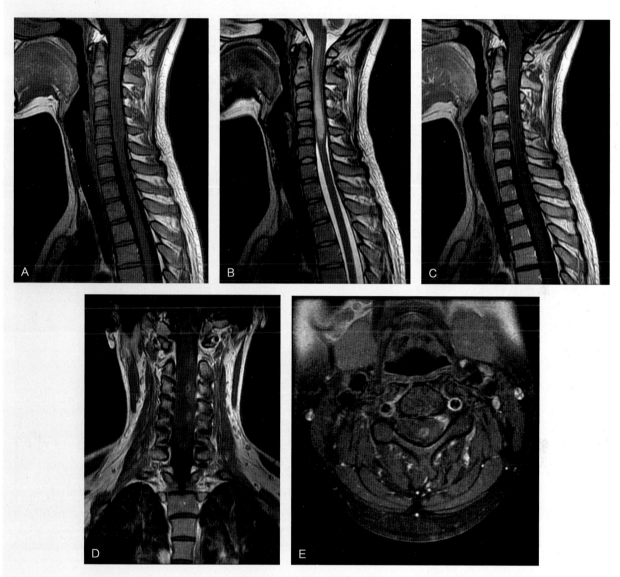

图2-5-4　病例2,MRI图像

分别为T_1WI(A)、T_2WI(B)及矢状位(C)、冠状位(D)、轴位(E)增强T_1WI。

1. 影像征象分析

(1)征象1,髓内占位征象:C_{2-5}水平脊髓形态膨大,相邻的蛛网膜下腔受压变窄。

(2)征象2,低度恶性肿瘤早期强化不明显:平扫T_1WI肿瘤信号低于脊髓,T_2WI肿瘤信号明显增高,合并囊变。增强扫描肿瘤实质部位轻度强化。若行延迟扫描可见较大范围的强化区。

(3)征象3,脊髓表面纤曲血管:病灶区及其上下方脊髓表面见条状强化影。

(4)其他,阴性征象:肿瘤上下方未见脊髓空洞,椎骨未见骨质破坏。

2. 印象诊断　C_{2-5}水平髓内占位,考虑星形细胞瘤。

3. 鉴别诊断　星形细胞瘤需与室管膜瘤、多发性硬化(multiple sclerosis,MS)和视神经脊髓炎(neuromyelitis optica,NMO)相鉴别。星形细胞瘤多见于儿童和青少年,以颈段、胸段最为常见,较少累及马尾和终丝,多位于脊髓的偏侧和后部。累及范围广泛,可见髓内囊变,出血、囊变的机会较少。室管膜瘤多发在30岁以上者,较局限,累及范围多小于5个脊髓节段,占据整个脊髓的横径,呈边界清楚的结节状,两端囊变较常见,并伴广泛的脊髓中央管扩张。MS在急性期可表现为脊髓增粗,信号减低,但其信号均匀一致,周围常有正常脊髓组织环绕,占位效应不明显,晚期常出现脊髓萎缩(图 2-5-5)。NMO 急性期表现为长段脊髓肿胀增粗,其内见片状异常信号,T₁WI 呈低信号,T₂WI 呈高信号,边界不清,增强扫描可有强化(图 2-5-6)。

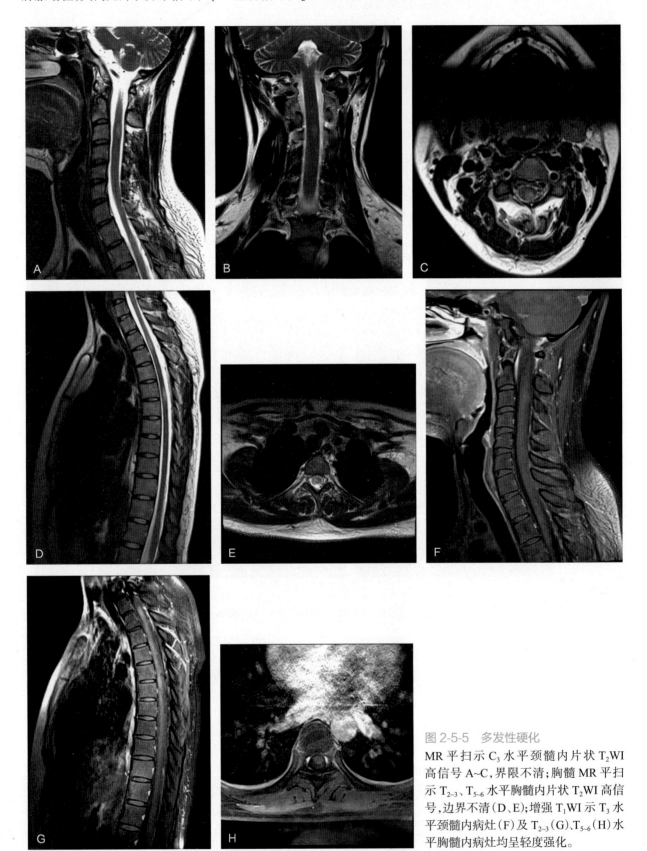

图 2-5-5　多发性硬化
MR 平扫示 C₃ 水平颈髓内片状 T₂WI 高信号 A~C,界限不清;胸髓 MR 平扫示 T₂₋₃、T₅₋₆ 水平胸髓内片状 T₂WI 高信号,边界不清(D、E);增强 T₁WI 示 T₃ 水平颈髓内病灶(F)及 T₂₋₃(G)、T₅₋₆(H)水平胸髓内病灶均呈轻度强化。

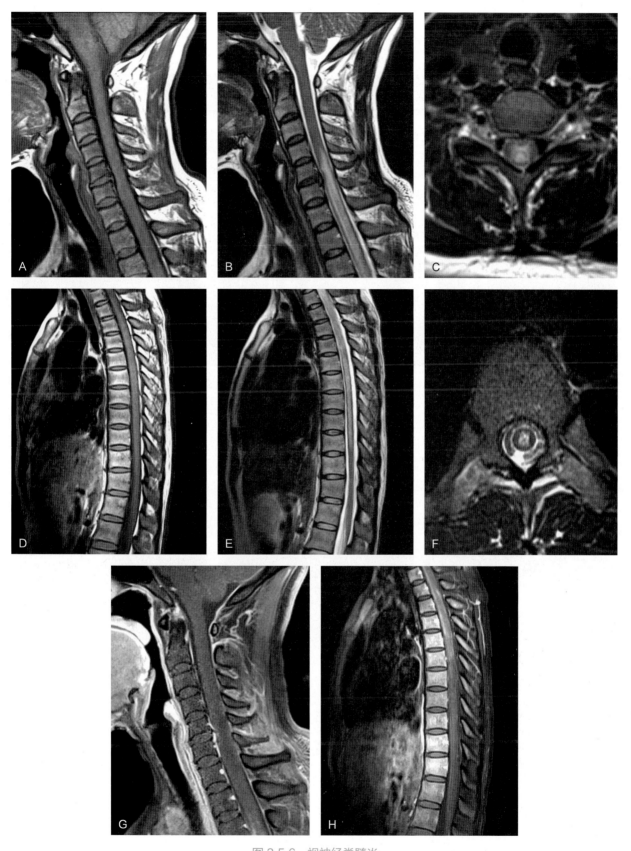

图 2-5-6　视神经脊髓炎

MR 平扫示 C_4~T_9 水平脊髓内片状 T_1WI 稍低信号、T_2WI 高信号，边界不清（A~F）；增强后脂肪抑制 T_1WI 示颈段脊髓病灶无明显强化（G），胸段脊髓病灶呈片状中度强化（H），边界不清。

（三）神经鞘瘤

病例 3　患者先后行 MR 平扫和增强扫描,见图 2-5-7。

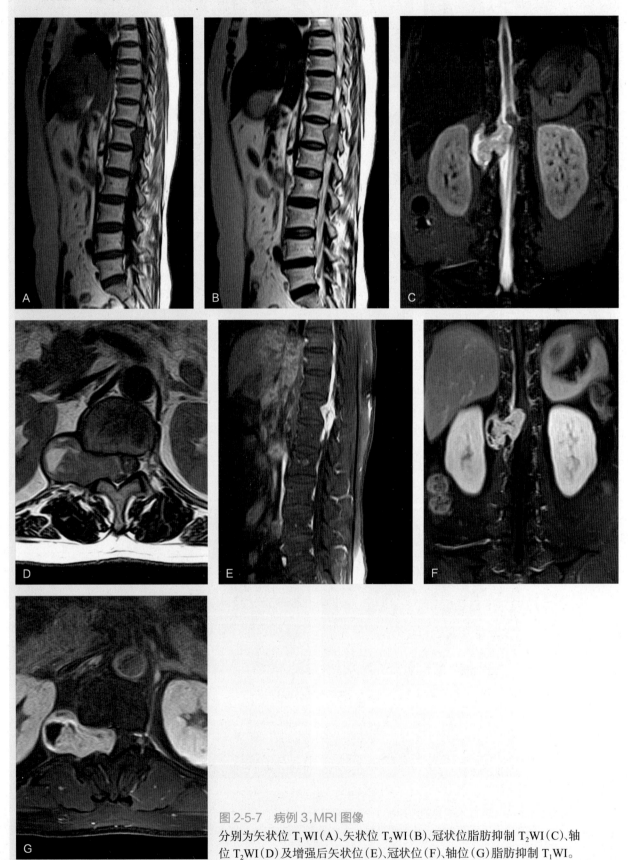

图 2-5-7　病例 3,MRI 图像
分别为矢状位 T_1WI（A）、矢状位 T_2WI（B）、冠状位脂肪抑制 T_2WI（C）、轴位 T_2WI（D）及增强后矢状位（E）、冠状位（F）、轴位（G）脂肪抑制 T_1WI。

1. 影像征象分析

(1)征象1,髓外硬膜下占位征象:T_{12}水平椎管内肿瘤,位于髓外硬膜囊下方,脊髓受压后移;右侧蛛网膜下腔增宽,左侧蛛网膜下腔变窄。

(2)征象2,肿瘤内常见囊变:平扫肿瘤T_1WI信号略高于或等于脊髓,T_2WI肿瘤呈高信号。增强扫描肿瘤呈明显不均匀强化,其内可见囊变,肿瘤的边界更加清楚锐利,与脊髓分界清楚。

(3)征象3,哑铃征:延及硬膜内外的肿瘤常呈典型"哑铃状"改变。

(4)征象4,椎间孔扩大征象:肿瘤可压迫周围骨质,T_{12}~L_1水平右侧椎间孔扩大,引起压迫性骨质吸收,边界清楚。

(5)其他,阴性征象:一般无钙化。

2. 印象诊断　T_{12}水平髓外硬膜下肿瘤,考虑神经鞘瘤。

3. 鉴别诊断　神经鞘瘤需与其他髓外硬膜下肿瘤(如脊膜瘤)和神经纤维瘤病(neurofibroma,NF)相鉴别。脊膜瘤易出现钙化,T_2WI可见低信号,向椎间孔延伸较少,很少出现"哑铃状"改变。NF常为多发性,有相应脊神经的增粗(图2-5-8)。

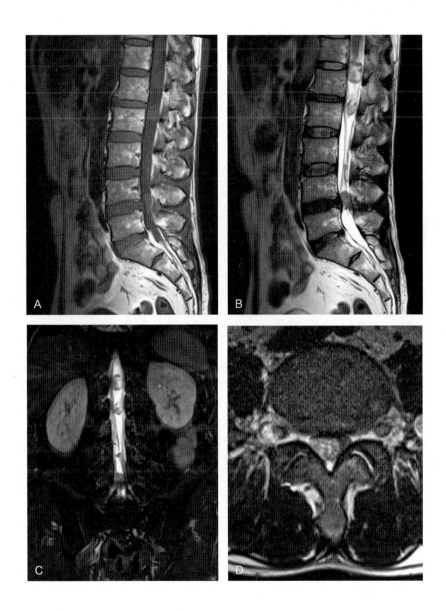

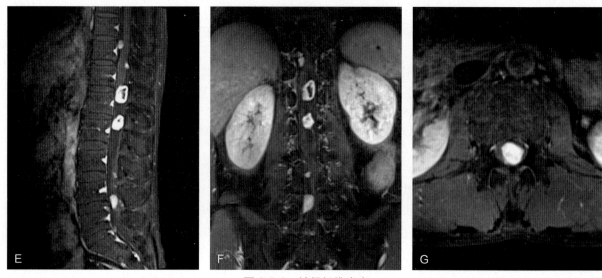

图 2-5-8　神经纤维瘤病

平扫矢状位 T_1WI（A）、矢状位 T_2WI（B）、脂肪抑制 T_2WI（C）、轴位 T_2WI（D）平扫示胸腰椎椎管内硬膜下多发结节状 T_1WI 低信号、T_2WI 高信号，其内信号不均；增强后矢状位（E）、冠状位（F）、轴位（G）脂肪抑制 T_1WI 示胸腰段椎管内结节呈明显但不均匀强化。

（四）脊膜瘤

病例 4　患者行 MR 平扫和增强扫描，见图 2-5-9。

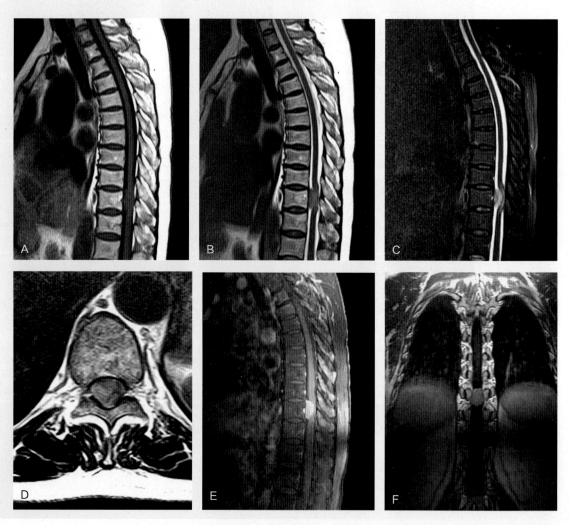

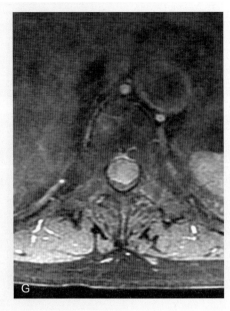

图 2-5-9　病例 4,MRI 图像

分别为矢状位 T_1WI(A)、矢状位 T_2WI(B)、矢状位脂肪抑制 T_2WI(C)、轴位 T_2WI(D),以及增强后矢状位(E)、冠状位(F)、轴位(G)脂肪抑制 T_1WI。

1. 影像征象分析

(1)征象 1,髓外硬膜下占位征象:T_{10} 水平椎管内结节,脊髓受压移位,病灶同侧蛛网膜下腔扩大。

(2)征象 2,硬膜尾征:肿瘤呈宽基底附于硬脊膜,增强肿块明显强化,相邻硬脊膜呈尾状线样强化。

(3)其他,阴性征象:椎间孔无明显扩大,未见"哑铃征"。

2. 印象诊断　T_{10} 水平髓外硬膜下占位性病变,考虑脊膜瘤。

3. 鉴别诊断　脊膜瘤需与神经鞘瘤相鉴别。脊膜瘤以女性多见,常发生于胸段,很少超过 2 个节段,本病钙化出现率高。很少引起同侧椎间孔扩大,一般无哑铃形肿块。神经鞘瘤肿块可呈哑铃形,常有椎间孔扩大,椎弓根骨质吸收。

（五）转移瘤

病例 5　患者先后行 CT 平扫和增强扫描(图 2-5-10)、MR 平扫和增强扫描(图 2-5-11)。

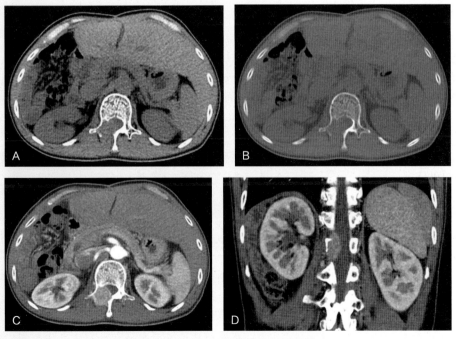

图 2-5-10　病例 5,CT 图像

A. 平扫;B. 平扫骨窗;C. 增强扫描;D. 增强冠状位重建。

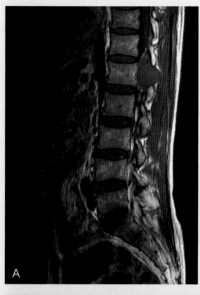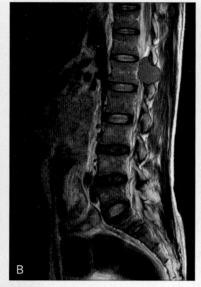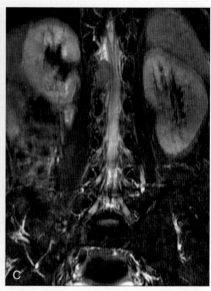

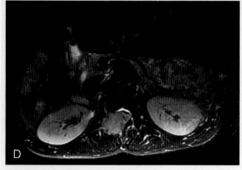

图 2-5-11　病例 5,MRI 图像
A. 矢状位 T_1WI;B. 矢状位 T_2WI;C. 冠状位 T_2WI;
D. 轴位脂肪抑制 T_2WI。

1. 影像征象分析

(1) 征象 1,硬膜外占位征象:L_1 水平椎管内软组织肿块,脊髓及蛛网膜下腔受压向健侧移位,蛛网膜下腔变窄。

(2) 征象 2,骨质破坏征象:伴有邻近 L_1 椎体及附件骨质破坏。

(3) 其他,阴性征象:椎间隙无狭窄,椎间盘无破坏。

2. 印象诊断　L_1 椎体及附件骨质破坏,伴周围软组织肿块,考虑转移瘤。

3. 鉴别诊断　转移瘤需与椎体压缩性骨折(vertebral compression fracture)和脊柱结核(spinal tuberculosis)相鉴别。椎体压缩性骨折有外伤史,椎间隙正常,以椎体前柱压缩为主,可伴硬膜外血肿(图 2-5-12)。脊柱结核多为相邻椎体骨质破坏,信号异常,伴椎间隙变窄,椎间盘破坏,常伴有椎旁软组织脓肿形成,亦可伴硬膜外脓肿(图 2-5-13)。

4. 术后随诊　椎管内肿瘤在诊治过程中,术后影像学随访是必不可少的内容,可为评估手术等治疗效果及判断预后提供依据。

病例 6　女性,27 岁,行 L_{2-3} 室管膜瘤术后 6 年,反复右下肢疼痛 2 个月。

【问题 4】椎管内肿瘤术后应如何选择影像学检查方法? 需要重点观察的内容有哪些,它们各自有何种表现?

> 知识点
>
> 了解椎管内肿瘤术后影像学检查选择原则;熟悉和掌握不同影像学检查方法的表现;鉴别术后有无肿瘤残留或复发。

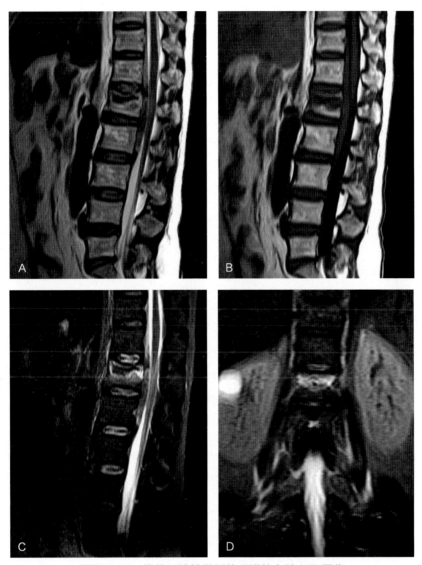

图 2-5-12 椎体压缩性骨折伴硬膜外血肿 MR 图像

A. 矢状位 T_2WI；B. 矢状位 T_1WI；C. 矢状位脂肪抑制 T_2WI；D. 冠状位脂肪抑制 T_2WI。平扫示 L_1 椎体压缩性呈楔形，呈 T_1WI 低信号、T_2WI 高信号改变，T_{11}~L_2 水平椎管腹侧硬膜外见纵行条状 T_1WI 等信号、T_2WI 低信号，相应水平硬膜囊前缘受压。

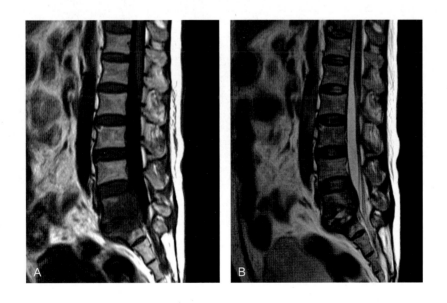

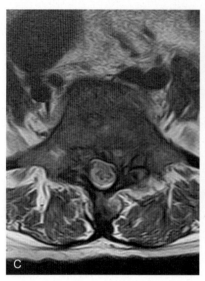
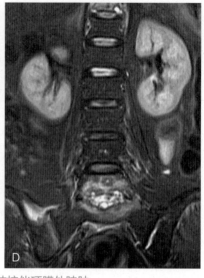

图 2-5-13 脊椎结核伴硬膜外脓肿

A. 矢状位 T_1WI;B. 矢状位 T_2WI;C. 轴位 T_2WI;D. 冠状位脂肪抑制 T_2WI。L_5、S_1 椎体骨质破坏,呈 T_1WI 低信号、T_2WI 高信号改变,$L_5 \sim S_1$ 椎间隙变窄,椎间盘破坏,双侧腰大肌区及髂窝见片状 T_2WI 高信号,$L_5 \sim L_1$ 水平椎管内硬膜外见脓肿形成。

1. 椎管内肿瘤术后的影像学检查方法选择 ①椎管内肿瘤术后,需定期进行影像学复查。一般首选 MR 平扫及增强扫描。②肿瘤切除术后,由于解剖结构的改变及术后软化灶的存在,MR 平扫难以确定是否有残留或复发时,应行增强扫描。对比增强扫描对发现残留和复发肿瘤很敏感。根据肿瘤有无异常强化,可确定是否存在残留或复发的肿瘤组织,亦可发现未引起脊髓形态变化的小肿瘤。③室管膜瘤治疗后长期效果及复发的危险性主要取决于肿瘤组织学类型,其次与初次手术切除的程度有关。全切除髓内的良性室管膜瘤一般能达到长期肿瘤控制并治愈,次全切除后的患者容易复发,因此术后应进行长期随访复查。

2. 影像征象分析

病例 6 患者于术后 6 年行 MR 平扫和增强扫描,见图 2-5-14。

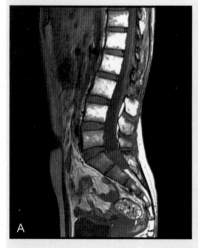
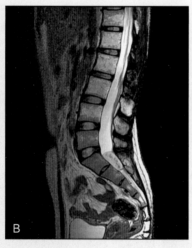
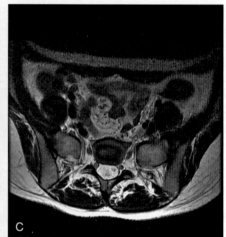

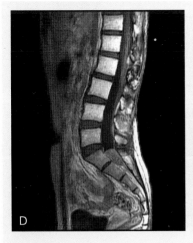
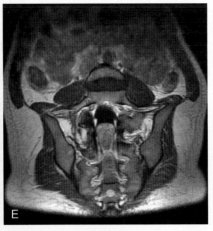
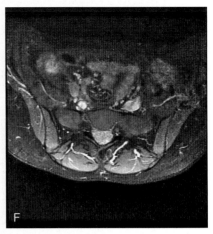

图 2-5-14　病例 6,术后 6 年 MRI 图像

A. 矢状位 T_1WI;B. 矢状位 T_2WI;C. 轴位 T_2WI;D. 增强矢状位 T_1WI;E. 增强轴位 T_1WI;F. 增强后轴位脂肪抑制 T_1WI。平扫示 $S_{1~2}$ 水平椎管内 T_1WI 低信号、T_2WI 高信号,其内信号不均;增强 T_1WI 示 $S_{1~2}$ 水平椎管内病灶明显但不均匀强化。

3. 鉴别诊断　室管膜瘤需与转移瘤相鉴别。转移瘤好发于中老年患者,有原发肿瘤病史,多伴椎体及附件骨质破坏。

三、拓展——椎管内少见肿瘤

1. 血管网状细胞瘤　血管网状细胞瘤发病率低;多发病于 40 岁以前。肿瘤生长缓慢。主要症状为本体感觉减退,1/3 患者伴 Von Hipple-Lindau 综合征。肿瘤起源于血管内皮细胞的良性脊髓内肿瘤,主要病理征象由富含血管的肿瘤结节和囊肿构成瘤体。局部脊髓膨大,软脊膜上可见粗大血管匍匐。肿瘤常发生于胸髓和颈髓,多为单发病灶。MR 表现为 T_1WI 呈多发不均匀低信号区,T_2WI 呈大片高信号灶。常见到多发囊肿,肿瘤部位脊髓内及其背侧可见异常小血管影,增强 T_1WI 肿瘤结节呈明显均匀强化,边缘更清楚,可依附于囊壁或位于脊髓实质内。肿瘤较小时,脊髓背侧异常扩张的引流静脉可为诊断提供线索。瘤体上下脊髓内多伴有脊髓空洞,信号强度与脑脊液相似(图 2-5-15)。

2. 淋巴瘤　淋巴瘤(lymphoma)多见于男性,多发生于 40~60 岁。主要表现为脊髓和神经根症状,以局部疼痛最多见,患者逐渐出现下肢运动、感觉障碍和括约肌功能紊乱。肿瘤易经椎间孔直接侵犯至椎旁和硬脊膜外腔,常围绕硬脊膜及神经根生长,硬脊膜呈多节段环形狭窄。MRI 表现为受累椎体 T_1WI 和 T_2WI 均呈低信号,硬脊膜外软组织信号灶替代硬脊膜囊外脂肪组织,肿瘤呈包鞘状环绕硬脊膜囊生长,神经根亦常受累,增强后肿瘤及受侵硬脊膜呈明显强化(图 2-5-16)。

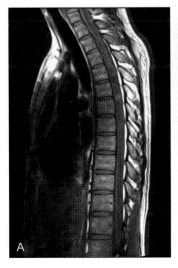
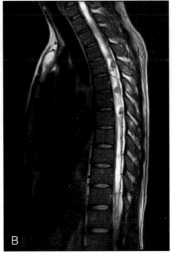
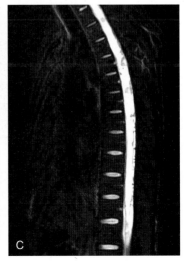

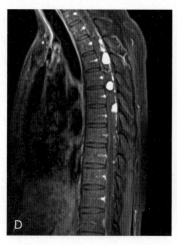
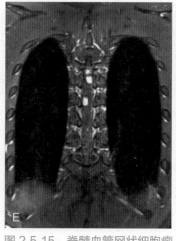
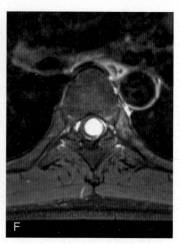

图 2-5-15　脊髓血管网状细胞瘤

矢状位 T_1WI（A）、T_2WI（B）、脂肪抑制 T_2WI（C）示胸髓内多发结节状 T_1WI 低信号、T_2WI 高信号，其内信号不均，周围见 T_1WI 低信号、T_2WI 高信号的脊髓空洞及水肿带；矢状位（D）、冠状位（E）、轴位（F）增强后脂肪抑制 T_1WI 示胸髓内多发结节呈显著强化，病灶上下方异常信号未见强化。

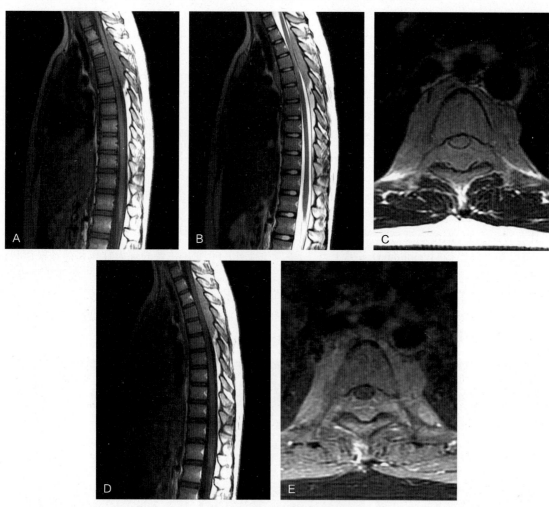

图 2-5-16　硬膜外淋巴瘤

矢状位 T_1WI（A）、T_2WI（B）、轴位 T_2WI（C）示 T_4 水平胸段椎管内硬膜外不规则形 T_1WI 低信号、T_2WI 高信号，其内信号均匀，相应水平脊髓被包绕受压；$T_{3~5}$ 椎体及附件、双侧第 5 肋骨头见 T_1WI 低信号、T_2WI 高信号；增强后矢状位（D）、轴位（E）脂肪抑制 T_1WI 示 $T_{3~5}$ 水平胸段椎管内硬膜外病灶呈明显强化，包绕相应水平脊髓。

（曹代荣）

第六节　脱髓鞘疾病

(一) 临床相关基础概述

脱髓鞘疾病(demyelinating disease)是指由各种原因引起的已经发育成熟的正常髓鞘结构被破坏的一类疾病。尽管其病因与发病机制尚未完全阐明,但目前多认为该类疾病属于自身免疫性疾病范畴,也有人认为可能与病毒感染有关。常见的脱髓鞘疾病包括多发性硬化(multiple sclerosis,MS)、视神经炎、横贯性脊髓炎、视神经脊髓炎(neuromyelitis optica,NMO)、急性播散性脑脊髓炎、亚急性硬化性全脑炎、脑桥中央髓鞘溶解症等。与 CT 相比,MRI 对脱髓鞘病灶的检出敏感性较高,有助于临床诊断和鉴别诊断,为监测病情进展、指导临床治疗提供依据。本节重点介绍常见脱髓鞘疾病,即 MS 和 NMO 的临床和影像诊断相关内容。MS 和 NMO 的临床特征见表 2-6-1。

表 2-6-1　多发性硬化和视神经脊髓炎的临床特征

常见疾病	临床特征
多发性硬化	是中枢神经系统最常见的脱髓鞘疾病,脑、脊髓和视神经均可受累。本病可呈急性、亚急性或慢性起病,临床表现复杂。根据病程可分为复发缓解型、继发进展型、原发进展型和进展复发型多发性硬化,其中复发缓解型多发性硬化约占总数的 85% 以上
视神经脊髓炎	又称为 Devic 综合征,是好发于亚洲人群的一种脱髓鞘疾病,女性多见,少数呈单期病程,多数表现为反复发作。该病主要累及视神经和脊髓,少数患者也可累及脑组织

临床病例

病例 1　女性,56 岁,以"感冒发热数天,伴言语含糊,双下肢无力,步态不稳"就诊。患者既往体健。神经系统查体:颈软;双上肢肌力 V 级,双下肢肌力 Ⅳ~ V 级,双下肢肌张力高,四肢腱反射(+++)。腰椎穿刺:压力、细胞数正常,蛋白稍高,糖、氯化物正常。脊髓 MR 检查未见异常。视觉诱发电位、脑干听觉诱发电位、视野检查均正常。血清水通道蛋白 4 抗体(-)。

病例 2　女性,28 岁,以"间断头痛、发热 15 天,双眼视物模糊 3 天"入院。患者 15 天前无明显诱因出现持续性头痛,无恶心、呕吐。随后出现发热,体温最高达 38.7℃,头痛仍未缓解。入院前 3 天出现右眼视物模糊,视力进行性下降,不伴有眼球疼痛。既往体健。眼底检查:双眼视盘边界不清,静脉轻度扩张,左侧充血,右侧视盘色淡,边缘可见羽状出血。双侧鼻唇沟对称,伸舌居中。颈软,四肢肌力 Ⅲ 级,肌张力减弱,腱反射(++),病理征(-)。双手臂感觉麻木,共济正常,脑膜刺激征(-)。

初步了解病史以后,要考虑以下问题。

【问题 1】该病病灶的分布、形态、信号有什么特点? 强化病灶有何特点? 如何选择合适的影像学检查手段?

脱髓鞘疾病临床表现呈多样化,临床病程表现为反复发作和缓解交替。MRI 在脱髓鞘疾病中具有协助诊断和鉴别诊断价值。通过对病灶基本征象(包括分布、形态、信号)的判断并综合临床表现,分析得出印象诊断。

病例 1　影像学上病变分布垂直于侧脑室(图 2-6-1),具特征性,结合临床表现初步诊断为 MS。

病例 2　病变累及视神经和脊髓(图 2-6-2),脑内病变位于中线附近,结合临床表现初步诊断为 NMO。

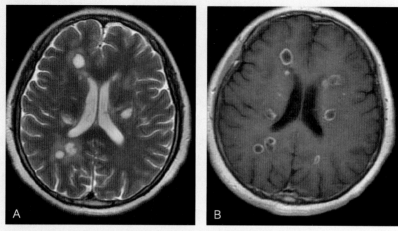

图 2-6-1 病例 1,入院后的 MRI 图像

A. 轴位 T₂WI 示脑内多发大小不等斑片状高信号,多数垂直于侧脑室分布;
B. 增强 T₁WI 示病变呈结节样和环状强化,部分病灶呈开环状强化。

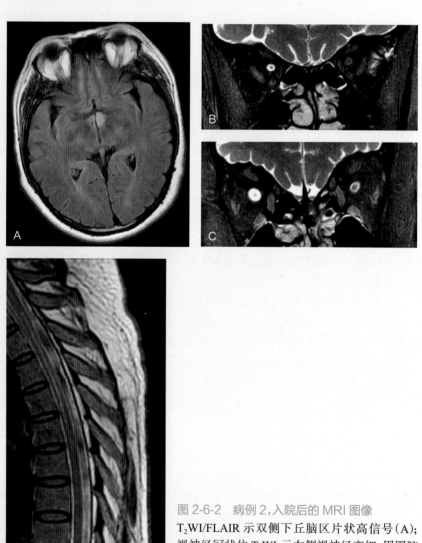

图 2-6-2 病例 2,入院后的 MRI 图像

T₂WI/FLAIR 示双侧下丘脑区片状高信号(A);
视神经冠状位 T₂WI 示右侧视神经变细,周围脑
脊液样高信号(B、C);矢状位 T₂WI 示脊髓内长
节段稍高信号(D)。

知识点

1. MS 脑病灶多与侧脑室壁呈垂直排列,称"垂直征";脊髓病灶多小于 3 个椎体节段。
2. NMO 脑病灶好发于下丘脑和第三、四脑室周围;脊髓病灶多大于 3 个椎体节段。
3. 脱髓鞘病灶出现强化,提示病变处于活动期。

(二) 常见脱髓鞘疾病的影像学特征及鉴别诊断

1. 常见脱髓鞘疾病的影像学特征　见表 2-6-2。

表 2-6-2　常见脱髓鞘疾病的影像学特征

特征	多发性硬化	视神经脊髓炎
共有特征	病灶多呈斑片状。CT 不具特征性,可有片状密度减低区。MRI 上,多数病灶呈 T_1WI 稍低信号、T_2WI 稍高信号。增强扫描,急性期或进展期的病变有强化,而慢性期和陈旧性病变无强化。强化病灶多表现为斑点状和斑片状强化,少数病灶也可呈环形或结节样强化	
特有表现		
脑内病变	多见,多位于侧脑室旁白质、皮质下白质、小脑及脑干,其中较特征性表现为病灶垂直于侧脑室壁排列	可有脑内病变,通常位于丘脑、下丘脑、胼胝体、大脑脚和第三、四脑室周围等处
脊髓病变	长度多小于 3 个椎体节段	长度常大于 3 个椎体节段
视神经受累	可受累	单侧或双侧,同时或相继受累
其他	视神经脊髓炎 IgG 多为阴性	视神经脊髓炎 IgG 多为阳性

2. 选择适合的影像学检查方法　与 CT 相比,MRI 可更敏感地显示大脑、脑干、视神经和脊髓的病灶。高场强 MRI 设备可提高脱髓鞘病灶的检出敏感性。在脑 MR 检查中,成像序列需包括 T_1WI、T_2WI 和 T_2WI/FLAIR 序列。T_2WI/FLAIR 能显著抑制脑脊液信号,可更为清晰地显示病灶。当患者处于急性期或进展期时,应进行增强检查,以明确新病灶或活动期病灶的位置。由于诊断 MS 需要提供病灶具有时间和空间上播散的特征,MR 随访检查有助于明确诊断。

3. 脱髓鞘疾病的鉴别诊断

(1) 急性播散性脑脊髓炎:急性播散性脑脊髓炎是一种发生在感染(如麻疹、风疹、天花、流行性感冒等疾病)或疫苗接种后的中枢神经系统脱髓鞘疾病,故又称为感染后脑脊髓炎。影像学上,病灶常累及脑灰质、白质交界区,基底节区及丘脑受累较常见,活动期的病灶多有强化,强化形式多样,可以为环形强化,或不规则强化。本病缺乏特异的影像学征象,诊断需结合临床及实验室检查。

(2) 皮层下动脉硬化性脑病:皮层下动脉硬化性脑病病灶多位于半卵圆中心和围绕脑室的深部白质,病变大小不等,形状不规则,增强扫描无强化。多数患者可伴有脑萎缩及多发性腔隙性脑梗死灶。MS 的异常信号分布更为广泛,多为斑片状,活动期病灶可有环状或结节状明显强化。

(3) 多发性脑梗死:脑梗死有多次发生的趋势,因此多表现为新、旧病灶同时存在,常位于基底节 - 丘脑区,梗死区的形态与血管分布一致,多呈三角形或楔形。慢性期脑梗死病灶在 T_2WI/FLAIR 多呈低信号。MS 病灶很少累及基底节 - 丘脑区,即使慢性期病灶在 T_2WI/FLAIR 也多呈高信号。

(4) 肿瘤样脱髓鞘:对于一些孤立的、病灶直径大于 2cm,影像学表现与肿瘤十分相似的病变,需要考虑到肿瘤样脱髓鞘的可能,其与脑肿瘤的鉴别对临床是否采用手术治疗具有重要意义。MRI 支持肿瘤样脱髓鞘的征象包括:病灶的体积与占位效应不成比例;开环样强化;病灶中央扩张的静脉影;激素治疗有效。

【问题 2】掌握疾病的基本影像学表现后,还需要了解哪些最新的国际诊断和分类进展?

多数脱髓鞘疾病的诊断需要临床和影像相结合,随着影像学和临床免疫学的不断发展,有必要了解脱髓鞘疾病的最新国际诊断和分类标准。

> **知识点**
>
> NMO 患者血清中存在一种特异性抗体 NMO-IgG,是诊断 NMO 的生物免疫学标志,其特异性靶抗原是位于中枢神经系统血脑屏障的星形胶质细胞足突上的水通道蛋白4。

(三)常见脱髓鞘疾病的诊断要点

1. 多发性硬化　MS 是一种临床诊断,要求患者满足时间和空间上的播散。目前采用 McDonald 2010 标准:①空间播散,脑室周围、皮层下、幕下和脊髓,以上 4 个部位中的任意 2 个出现病灶;②时间播散,单次 MR 检查中同时出现强化病灶和不强化病灶;或两次检查中,后一次比前一次多一个 T_2WI 高信号病灶。

临床分为 4 型:①复发缓解型 MS 是最常见的临床类型,约见于 85% 的 MS 患者。该型特点是具有明确的复发,可完全恢复或残留部分功能缺陷,两次发作之间,疾病无进展;②继发进展型 MS 是在复发缓解型基础上发展而来,疾病不断进展,伴或不伴复发,有小的缓解和平台期,50% 以上的复发缓解型 MS 会进展为继发进展型,残疾严重;③原发进展型 MS 发病后疾病不断进展,偶尔有平台期或短暂、轻微的改善,男女比例类似,发病年龄偏高,好发于脊髓,脑 MRI 异常少见,无明显复发,常规 MS 治疗无效,约见于 15% 的 MS 患者;④进展复发型 MS 起病后不断进展,具有明确的急性复发,伴或不伴恢复,两次发作之间,疾病有进展,仅约见于 1% 的 MS 患者。

2. 视神经脊髓炎　NMO 主要累及视神经和脊髓,视神经炎可与脊髓炎同时发生或先后发生,视神经炎可双侧同时发病或单侧发病。诊断采用 2006 年 Wingerchuk 的修订标准:必备条件包括视神经炎和急性脊髓炎;支持条件包括脊髓 MRI 异常病灶范围超过 3 个椎体节段,头颅 MRI 不符合 MS 的影像诊断标准,血清 NMO-IgG 阳性。具备全部必备条件和支持条件中的 2 条,即可诊断为 NMO。

(张　权)

第七节　精神放射影像学

一、癫痫、痴呆与精神疾病的影像学诊断

(一)临床相关基础概述

癫痫、痴呆与精神疾病是加重个人、家庭与社会负担的几类疾病,其临床表现多样,且多数具体病因及发病机制不明,客观诊断和治疗一直为医学界的难题。近年来,随着影像技术的发展,MRI 等影像技术越来越多地被用于此类疾病相关发病机制、治疗效果评价和预后评估等领域,为癫痫、痴呆与精神疾病的研究开辟了新途径。

癫痫(epilepsy)是常见的神经系统疾病,其病因复杂多样,发病机制尚不明了。累及大脑皮层的病变均可增加患者罹患癫痫的风险,癫痫发作也是许多脑内病变的症状。从胎儿脑损伤到许多老年性病变,在不同的年龄阶段,引起癫痫的因素也不尽相同。癫痫常见的病理类型包括海马硬化、大脑皮层发育畸形、局灶性皮层发育不良、灰质异位等。癫痫发作的临床表现复杂多样,包括全面强直-阵挛性发作、失神发作、强直发作、肌阵挛发作、痉挛、单纯部分性发作和复杂部分性发作等。功能 MRI 技术对癫痫病灶的检出较常规成像方式有明显地提高,为诊断和评估癫痫患者提供了一种无创、敏感的检查方法。但仍有部分难治性癫痫患者 MRI 表现正常。

阿尔茨海默病(Alzheimer's disease,AD)是一种中枢神经系统变性疾病,也是一种常见的痴呆类型。约 10% 的 AD 患者具有明确家族史,发病早,与淀粉样前体蛋白或早老素基因突变有关。约 90% 的 AD 患者为迟发型或散发型,病因不明,部分与载脂蛋白 E 基因多态性关系密切。AD 的整个过程大致可分为 3 个阶段:①临床前期,表现为病理异常而认知功能正常;②轻度认知损害期,表现为认知功能尤其是情景记忆功能损害;③痴呆期,表现为认知功能全面严重损害,也可出现人格和行为改变。本病确诊依赖于神经病理检查,

组织学特征为神经元缺失、神经元纤维缠结形成和淀粉样物质沉积。

精神分裂症(schizophrenia)是一种严重的精神疾病。越来越多的证据表明,遗传、幼年环境、神经及心理与社会历程是导致精神分裂症的重要因素,同时某些处方药物的使用也会引起或加重精神分裂症的症状。精神分裂症常见临床症状包括阳性症状(幻觉、妄想、思维混乱等)、阴性症状(如情感缺乏、动作缺乏)及认知障碍,严重者有自毁及伤人的倾向,并出现社会或职业功能问题。患者通常于青少年晚期和成年早期显现疾病初期症状。诊断方式为患者自述经历及精神科医生观察患者的行为、临床表现等。

抑郁症(depressive disorder)是一种常见情感障碍疾病,迄今对抑郁症的病因及发病因素并不十分清楚,但可以肯定的是生物心理与社会环境等诸多因素均参与了抑郁症的发病过程。病因主要包括性格因素、环境因素、遗传及生理学因素、病程调制。另有学者发现 5-羟色胺缺乏在抑郁症形成和加重过程中起了重要作用。抑郁症的临床表现主要为情绪低落、快感缺失、兴趣缺乏、思维迟缓和认知功能损害,也可伴有食欲减退、体重下降、睡眠障碍、乏力和便秘等躯体症状。抑郁症的诊断方式主要依据临床症状。MRI 新技术有望为抑郁症及生物学分型的诊断提供客观影像学指标。

临床病例

病例 1　男性,12 岁,以"反复抽搐 6 年,发作 5 天"为主诉入院。患者 6 年来反复无明显诱因出现头晕,四肢无力,随即突然倒地,意识不清,肌肉阵挛,抽搐,无口吐白沫,无大小便失禁,经他人抢救(掐"人中"穴)能缓解,醒后疲乏无力。近 1 年来发作较频繁,5 天前无明显诱因又突然出现头晕、耳鸣,双眼黑矇后发生意识不清一次,肌肉阵挛抽搐,持续时间约 5 分钟(他人述说),发作时面色青紫,牙关紧闭。一般查体无异常。

病例 2　女性,74 岁,以"进行性记忆力下降 4 年"为主诉入院。患者 4 年来进行性记忆力下降,从忘记常用生活物品的位置发展至找不到回家的路。精神检查:神清欠合作,衣貌欠整洁,多问少答,回答简单或错。记忆力检查提示近记忆很差,如不能回忆家庭住址及子女名字等。未发现幻觉、妄想及抑郁、焦虑情绪等,但情感反应冷漠。

病例 3　男性,25 岁,以"渐起孤僻,生活懒散 5 年伴行为怪异半年"为主诉入院。患者 5 年前因搬家,自觉不能适应新环境,开始话语少,性格逐渐孤僻,不合群,注意力不集中,学习成绩差,大学期间主动退学。半年前,患者病情加重,并出现行为怪异,将垃圾收集于家中,并时常自言自语。入院一般查体及神经系统检测未见明显异常。精神检测:神清,精神可,接触被动,思维迟缓。

病例 4　女性,30 岁,以"疲乏,兴趣丧失,并时常认为自己的人生无价值而出现自杀念头 2 年"为主诉入院。患者 2 年前不明原因出现精力缺乏,整天无精打采,对身边事物没有热情,反复出现想死的念头。入院一般查体及神经系统检测未见明显异常。精神检查:神清,精神较差,思维迟缓。

初步了解病史以后,要考虑以下问题。

【问题】应首选何种影像学检查方法? 各种检查方法的优缺点如何?

影像学技术的发展为癫痫、痴呆和精神疾病的诊断提供了帮助,除可用于排除器质性脑疾病引起的精神障碍外,也在发病机制、早期诊断、预后评估和疗效评价探索中发挥着重要作用。由于 CT 和常规 MR 检查可提供的信息有限。随着近年来 fMRI、MRS、DTI 及正电子发射断层摄影术(positron emission tomography,PET)等多种影像学技术的成熟和运用,可以从结构、功能、代谢甚至分子水平对精神疾病的脑改变进行研究和探索。其中,凭借无创性、高空间分辨率及能够从结构和功能各方面进行多层次检查等优势,功能性 MR 检查被认为能够更加详细揭示其解剖和功能改变,并初步发现了多种精神疾病潜在的结构和功能异常,相关指标被认为是该疾病重要生物学标志,为今后揭示精神类疾病的病理基础提供了理论依据。

(二)精神疾病影像学检查方法的选择

1. 常用影像学检查方法

(1)常规 MR 检查:常规 MR 脉冲序列中的 FLAIR 对部分癫痫病变的信号改变敏感,如海马硬化、局灶性皮层发育不良(focal cortical dysplasia,FCD)等。常规 MRI 也能敏感地显示 AD 痴呆期脑萎缩改变,以双侧颞叶及海马萎缩为主,双侧侧脑室颞角不对称扩大。部分精神分裂症患者常规 MRI 表现为脑室体积的增大(以双侧额角、颞角为主)、脑实质体积的缩小,但部分研究无阳性结果报告。常规 MRI 在抑郁症检出中多无阳性发现。

(2)三维高分辨结构 MRI:基于高分辨率 MRI 海马结构体积测量是诊断海马萎缩引起癫痫较准确的方法。有研究表明该技术检测海马萎缩的敏感性为 80%~90%。高分辨率 MRI 可发现 AD 患者局部灰质损失,特别是较海马萎缩先出现的内嗅区皮质萎缩,从而大大提高了对 AD 诊断的准确率。部分高分辨率 MRI 的研究发现,精神分裂症患者大脑体积较正常对照平均减少 2%,以双侧内侧颞叶明显。抑郁症患者存在内侧前额叶、背外侧前额叶和/或眶额皮质的体积减小或密度减低。

(3)DTI:DTI 可显示 AD 患者上纵束和胼胝体压部的纤维完整性减低。有研究发现伴自杀倾向的抑郁症患者左侧内囊前肢出现局灶性纤维完整性损害。在精神分裂症的 DTI 研究中,发现多个脑区白质异常,据此可区分精神分裂症的生物学亚型。

(4)fMRI:fMRI 可以发现 AD 患者长程功能连接和突显网络功能连接进行性损害。对首发未用药的精神分裂症患者 fMRI 研究发现,患者静息态脑低频振幅的改变主要在额叶、顶叶和默认模式网络,抑郁症在静息态与任务态研究中前额叶的信号均发生异常改变,提示该部位与抑郁症认知和情绪相关障碍有密切的联系。有学者将与情绪相关的 13 个脑区作为种子点,发现难治型抑郁症主要与丘脑-皮层环路的功能连接减低有关,而非难治型抑郁症主要与更低的边缘系统-纹状体-苍白球-丘脑环路连接强度有关,表明脑网络功能连接的异常可能是难治型和非难治型抑郁症对治疗反应不同的基础。

(5)^{1}H-MRS:^{1}H-MRS 可早期显示 AD 患者双侧海马代谢异常,表现为 NAA/Cr 降低,mI/Cr 升高。

(6)单光子发射计算机断层成像术:AD 患者的单光子发射计算机断层成像(single-photon emission computed tomography,SPECT)显示以双侧皮层对称性低灌注或缺损为主,以颞叶、额叶及顶叶多见。抑郁症患者大脑有不同程度的局部脑血流灌注下降倾向,表现为额叶、颞叶和边缘系统的血流灌注减少。

(7)PET:AD 患者表现为以颞顶叶皮质、后扣带回皮质、额叶皮质及楔前叶为主的特异性葡萄糖代谢减慢。未治疗的精神分裂症患者额叶皮质局部血流量下降,其中以阴性症状为主的患者更加明显。有研究发现抑郁症患者 PET 表现为大脑某些区域如前额叶、扣带回皮质的脑代谢率降低,且与抑郁严重程度成正相关。

尽管目前已有许多影像学检查方法应用于临床研究和诊断,但对于某一个具体的原发性癫痫、痴呆或精神疾病患者,其表现尚无特异性,亦不能单独依据影像学表现进行诊断。目前影像学检查的主要目的是排除器质性病变所引起的继发癫痫、认知障碍与精神疾病。对于原发癫痫、痴呆等精神类疾病患者,常规 MRI 多正常,其差异主要体现在较大样本的组间差异上。所以下文中关于这类疾病的病例分析,也是以一组病例为单位,与正常对照组进行比较,而不是针对个别病例的分析。

2. 精神疾病的影像学检查流程　见图 2-7-1。

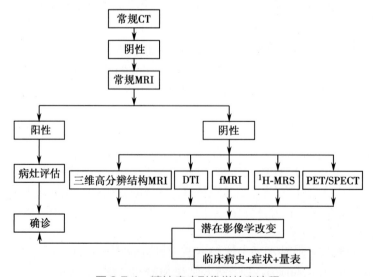

图 2-7-1　精神疾病影像学检查流程

二、基于病例的实战演练

病例 1　患者入院后接受 MR 检查,见图 2-7-2。

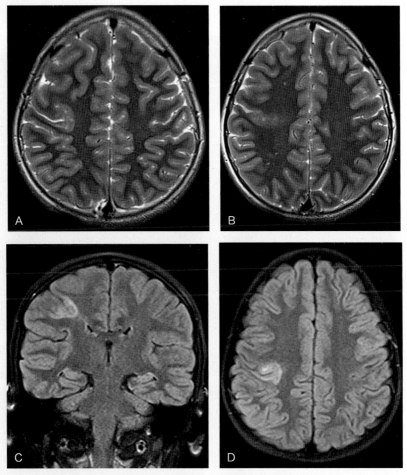

图 2-7-2　病例 1,入院后 MRI 图像

分别为轴位 T_2WI(A、B)、冠状位 FLAIR(C)、轴位 FLAIR(D)。

1. 影像征象分析

(1)征象 1,病变位置及信号:中央旁小叶局部皮质呈结节状增厚,灰白质模糊。

(2)征象 2,T2WI/FLAIR 异常信号:病变区域皮层及皮层下白质出现 T_2WI 异常高信号(图 2-7-2A、图 2-7-2B),FLAIR 显示皮层及皮层下高信号(图 2-7-2C、图 2-7-2D)。

(3)征象 3,放射带形成:白质内异常信号从皮质向侧脑室延伸,并逐渐变细,呈漏斗状表现(图 2-7-2B、图 2-7-2C)。

2. 印象诊断　右侧中央旁小叶局部脑皮层结构紊乱,MRI 显示为局限性脑皮质增厚、灰白质分界模糊、皮层下白质 T_2WI 和 FLAIR 高信号及放射带形成,考虑为 FCD。

3. 鉴别诊断　结节性硬化、低级别肿瘤及其他脑皮质发育畸形也可局限性累及皮层及皮层下区,出现 T_2WI 和 FLAIR 高信号,需要与 FCD 相鉴别。

(1)结节性硬化:结节性硬化多表现为多发皮层结节,多发室管膜下结节,通常可见钙化。患者常出现皮脂腺瘤、癫痫和智力障碍,为结节性硬化三联症。

(2)肿瘤:肿瘤一般可见占位征象,如脑回肿胀,而 FCD 脑回的肿胀不明显。大部分 FCD 和低级别肿瘤都无明显强化,但相对来说肿瘤出现强化概率更多一些。

(3)其他脑皮质发育畸形:与其他脑皮质发育畸形相比,FCD 病灶局限、轻微,无弥漫性脑回异常,并且一般不累及脑室结构。

因精神类疾病常规 MRI 多正常,因此对 50 例 AD 患者和年龄、性别与之匹配的 50 例正常对照者采集了三维高分辨结构 MRI 数据。通过软件后处理的图像见图 2-7-3。

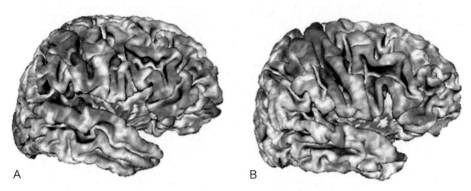

图 2-7-3　阿尔茨海默病患者与正常人大脑皮质厚度差异

A. 正常对照者;B. 阿尔茨海默病患者。

1. **影像征象分析**　三维高分辨 MRI 后处理显示,相对于正常对照者(图 2-7-3A),患者大脑(图 2-7-3B)普遍萎缩,分为脑灰质及脑白质萎缩,前者表现为脑回变窄,脑沟加深、增宽,后者表现为侧脑室扩大,脑室角变钝。

2. **鉴别诊断**　本病早期诊断困难,中晚期依据影像所见,结合临床表现诊断并不难。AD 需与正常老年性变化、血管性痴呆、额颞叶痴呆等相鉴别。

因精神类疾病常规 MRI 多正常,因此对 128 例首发未用药精神分裂症患者和 128 例年龄、性别匹配的正常对照者采集了三维高分辨结构 MRI 数据。运用相关软件提取大脑皮层厚度和表面积,见图 2-7-4。

左侧　　　　　　　　　　　　　　　　　　右侧

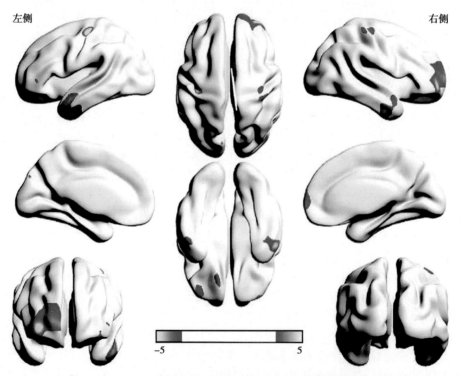

-5　　　　5

图 2-7-4　首发未用药精神分裂症患者皮层厚度改变

1. 影像征象分析　图片为同一结果的不同角度呈现,从左向右依次为左外侧观、俯视观、右外侧观、左内侧观、仰视观、右内侧观、前面观、后面观。基于顶点的两样本 *t* 检验错误检出率(false discovery rate,FDR)多重比较校正结果(*P*<0.05)显示,与正常对照相比,首发未用药精神分裂症患者右侧背外侧前额叶、右侧中央前回、右侧中央后回、左侧眶额叶、左侧中央前回和左侧额下回三角部皮层厚度减少(蓝色),双侧颞叶前部、左内侧眶额叶、左侧楔叶皮层厚度增加(红色)。

2. 鉴别诊断　目前精神分裂症主要依靠临床症状诊断,需要与躯体疾病或脑器质性疾病所致精神障碍、药物或精神活性物质所致精神障碍、某些神经症性障碍和心境障碍等相鉴别。

病例 4　结合患者病史,完善各种检查后,临床诊断为抑郁症。

因精神类疾病常规 MRI 多正常,因此对 16 例有自杀倾向的抑郁症患者,36 例无自杀倾向的抑郁症患者,52 例正常人的脑白质纤维投射的分数各向异性(fractional anisotropy,FA)值进行比较,见图 2-7-5。

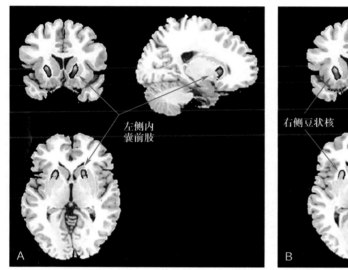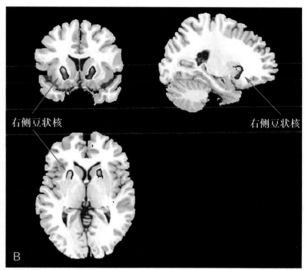

图 2-7-5　有自杀倾向的抑郁症患者白质异常

DTI 分析显示,有自杀倾向的抑郁症患者的左侧内囊前肢(A)和右侧豆状核的分数各向异性值较没有自杀倾向的抑郁症患者低(B)。

1. 影像征象分析　抑郁症患者左侧内囊前肢、上纵束的顶下部分白质结果完整性存在异常,且有自杀倾向的抑郁症患者的左侧内囊前肢和右侧豆状核的 FA 值较无自杀倾向的抑郁症患者低。

2. 鉴别诊断　目前诊断抑郁症主要依靠病史、临床症状、病程,影像学为重要的辅助手段之一。该疾病需要与继发性心境障碍、精神分裂症相鉴别。

(张伟国)

第三章 头 颈 部

03章01节

第一节 眶 部 疾 病

一、常见眶部病变的影像学诊断

(一)眶部外伤的影像学诊断

1. 临床相关基础概述 眼外伤发病率很高,且已成为目前致盲的主要原因之一。眼外伤种类繁多,累及眼球、视神经、眼外肌、眶壁、眼睑及眼眶周围软组织等。眶部外伤常见,多因撞伤、摔伤、扎伤等所致。可引起眶壁骨折、眼球破裂、晶状体脱位、眼眶异物等。根据明确的外伤史,诊断较容易,影像学检查的价值在于评估损伤的严重程度和范围,为法医学鉴定提供客观依据。常见眶部外伤的临床特征见表3-1-1。

表 3-1-1 眶部外伤的临床特点

眶部外伤	临床特点
眶壁骨折	眼眶外伤中常见。临床表现不一,严重者可导致复视、眼球运动障碍甚至失明。因此,早期诊断对决定治疗方法和预后很重要,对法医学鉴定也有重要意义。分为爆裂骨折、直接打击骨折和混合型骨折
眼眶异物	分为金属异物和非金属异物。根据存留部位可分为眼内异物、球壁异物及眶内异物。眼内异物可引起视力障碍、疼痛等,眶内异物若损伤视神经则可导致视力障碍,若损伤眼外肌则可出现复视、斜视
骨膜下血肿	为骨膜或骨的营养血管裂伤、血液聚积于骨下间隙所致。多见于眶上壁,主要见于儿童,可表现为眼球突出、斜视等

临床病例

病例1 男性,18岁,左眼拳击伤后3天,自觉复视。

病例2 男性,25岁,使用砂轮时有飞沫至眼内。查体发现右眼结膜红肿、角膜有穿通伤,眼底视不清。

病例3 女性,22岁,车祸伤后出现右侧眼球突出、视物重影。查体发现右眼略下斜,眼球上转及下转受限,球结膜充血。

【问题1】应首选何种影像学检查方法? 与其他影像学检查方法相比其优越性如何?

眶部常用的检查方法有 CT 和 MR,如何选择适当的检查方法尤为重要,也是进行临床诊断的最重要环节之一。

知识点

1. 眶部外伤一定要高分辨率 CT(high resolution CT,HRCT)骨窗和软组织窗图像相结合进行观察。

2. 外伤中骨折的诊断固然重要,但是软组织的损伤不容忽视,很多情况下需要手术干预,因此临床需要给予更多关注。

2. 眶部外伤影像学检查方法选择

(1)HRCT:是眶部外伤的首选检查方法,眼眶骨折和异物等外伤一般采用薄层 CT 显示较好,骨折采用骨算法重建、骨窗显示,而异物采用软组织算法、无间隔重建、软组织窗显示。

(2)MRI:存在软组织损伤(如视神经损伤)或伴随颅内并发症时行 MR 检查。

(3)X 线平片:仅用于寻找眶内金属异物,但对判断球壁异物的位置方面存在缺陷,目前已由 CT 替代。

(4)眶部外伤的影像学检查流程:见图 3-1-1。

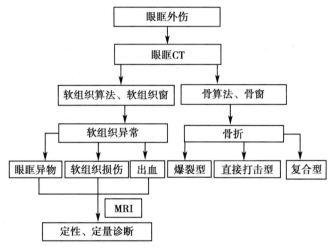

图 3-1-1　眶部外伤的影像学检查流程

【问题 2】上述病例存在的异常影像学表现有哪些? 异常征象形成的原因是什么?

通过病史预先判断可能的诊断,选择最佳的辅助检查技术,分析检查结果。

首先要评估影像学检查的信息量是否足够。总结影像学表现,分析病变起源,寻找特征性表现。

3. 眶部外伤的影像学特征及诊断思路

(1)眶部外伤的影像学征象:见表 3-1-2。

表 3-1-2　眶部外伤的影像学征象

征象	眶壁骨折	眼眶异物	骨膜下血肿
部位	爆裂骨折见于内壁和下壁	球内、球壁、眶内	上壁下方
形态	骨质连续性中断	点状、线状、条状	梭形
密度	—	阳性为高密度	高密度
信号	—	铁磁性异物不能进行 MR 检查,阴性异物为等信号	T_1WI 呈等或高信号,T_2WI 呈低或高信号
强化	—	周围炎性病变强化	无强化
邻近结构	眶内脂肪或眼外肌疝出	—	受压改变

(2) 诊断思路:判断有无骨折,骨折累及几个壁。

1)骨折类型:眶缘无骨折且骨折片向眼眶外移位属爆裂骨折,眶缘有骨折属直接骨折。

2)眶内容物有无损伤:眶内容物是否肿胀、嵌顿、疝出;眼球是否损伤;是否血肿形成。

3)眼眶邻近结构的损伤:如鼻窦、颅底骨折或伴发颈动脉海绵窦瘘。

4)同时应简要描述图像中已显示但未发现病变的其他组织和器官。

5)结合病史及上述影像学表现作出诊断与鉴别诊断。

6)若诊断不确定,可以给出进一步建议,如进一步检查或随诊复查。

【问题3】给出印象诊断后,还要注意哪些问题?

作出印象诊断后,影像学检查的流程结束。由于诊断的确定程度不同,需对诊断的结果进行分析。在实际工作中,还要评估诊断的信息量是否足够,是否回答了临床医生的疑问。

(二)眼眶肿瘤及肿瘤样病变的影像学诊断

1. 临床相关基础概述 眶部结构复杂,肿瘤及肿瘤样病变来源多样,包括视神经起源的视神经胶质瘤（optic glioma）、视神经鞘脑膜瘤（meningioma of optic sheath），眼眶内神经起源的神经鞘瘤（schwannoma）、神经纤维瘤（neurofibroma）等,泪腺来源的良、恶性混合瘤（pleomorphic tumor）等,眶壁骨质来源的骨瘤（osteoma）、骨纤维异常增殖症等。眼眶肿瘤及肿瘤样病变的临床特点和病理特点见表3-1-3。

表 3-1-3 眼眶肿瘤及肿瘤样病变的临床基础

眼眶肿瘤	临床特点	病理特点
视网膜母细胞瘤	3岁以下婴幼儿最常见的眼球内恶性肿瘤,主要临床体征为白瞳征,眼底见灰白色或黄白色半球形肿物。双侧眼球伴松果体区和/或鞍区原发性肿瘤称为三/四侧性视网膜母细胞瘤	肿瘤起源于视网膜干细胞,呈灰白色团块,常有钙化和坏死。内生型向玻璃体内生长,外生型侵入视网膜下方导致视网膜脱离,晚期可进入眼眶内,或侵入脉络膜血管引起血行播散
脉络膜黑色素瘤	30岁以上成年人眼球内最常见的恶性肿瘤。单眼、单灶发病,无明显遗传性。多因视物遮挡感就诊	肿瘤起源于脉络膜,较大时可突入玻璃体内,多呈梭形、结节状或半球形,表面多呈淡褐色或灰色,可有坏死、出血或囊变
海绵状血管瘤	成人眶内最常见的良性肿瘤,好发于中年女性。临床表现为缓慢进行性、无痛性眼球突出	为血管畸形,呈椭圆形暗紫红色实性肿块,有完整纤维包膜,瘤内为形状各异的血管窦,内部充满血液,间质为纤维组织并含黏液样成分
视神经鞘脑膜瘤	中年女性多见,高峰年龄为30~40岁,呈缓慢进行性,表现为无痛性视力下降和眼球突出,晚期可出现视盘萎缩	起源于视神经鞘蛛网膜的脑膜上皮细胞、眶内异位的蛛网膜、颅内脑膜瘤向眶内延伸,淡红色,有包膜,晚期可广泛侵及眶内外组织
泪腺多形性腺瘤	泪腺上皮性肿瘤中最常见的一种,好发于20~50岁青壮年。表现为泪腺区无痛性包块,缓慢增大,局部可扪及质硬包块	单个多叶性包块,常有包膜,切面可见黏液样区与纤维样组织。镜下示间质分化区可见大量梭形细胞及软骨、钙化和骨组织样结构

临床病例

病例4 女性,1岁2个月,家长发现左眼白瞳。

病例5 女性,60岁,发现左眼视物遮挡感20余天。

病例6 男性,26岁,右眼渐进性突出3余年。

病例7 女性,52岁,右眼渐进性突出1余年,视力下降半余年。

病例8 女性,43岁,左眼包块6余年,缓慢增大。

【问题4】应首选何种影像学检查方法?与其他影像学检查方法相比其优越性如何?

眶部常用的检查方法有CT和MR,如何恰当地利用每种检查方法的优势,并做到优势互补为临床诊疗提供最佳方案至关重要。

2. 眼眶肿瘤和肿瘤样病变的影像学检查方法选择 绝大部分眼眶肿瘤和肿瘤样病变需要同时观察骨

组织和软组织改变。因此,单纯说某种检查方法为首选是片面的、不科学的。

(1) HRCT:采用骨算法重建、骨窗显示骨质结构,采用软组织算法、软组织窗显示软组织结构,尤其在病变内有钙化或出血的病灶,CT 是必不可少的检查方法。如静脉曲张病灶内有多发类圆形、边缘光整的钙化结节;脑膜瘤可发生骨质的增生、肥厚;视网膜母细胞瘤内可见片状钙化灶。

(2) MRI:因其软组织分辨率高,可对组织成分进行分类、对血供及含水量进行可靠分析,在肿瘤和类肿瘤病变中起到了关键性的作用。如黑色素瘤显示为特征性的 T_1WI 高信号、T_2WI 低信号;神经鞘瘤内囊性病变表现为 T_1WI 低信号、T_2WI 高信号且不强化;炎性假瘤广泛累及周围结构。

(3) 眼眶肿瘤及肿瘤样病变的影像学检查流程:见图 3-1-2。

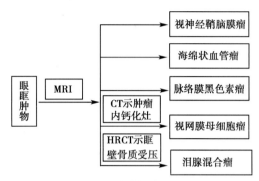

图 3-1-2　眼眶肿瘤及肿瘤样病变的影像学检查流程

【问题 5】上述病例存在的异常影像学表现有哪些? 异常征象形成的原因是什么?

通过病史预先判断可能的诊断,选择最佳的辅助检查技术,分析检查结果。

知识点

1. 首先要评估影像学检查的信息量是否足够,包括对软组织和骨质的评估。

2. HRCT 骨窗对骨质改变和钙化较 MRI 敏感,而 MRI 对分析病变成分有明显的优势,两者结合应用相得益彰。

---

3. 眼眶肿瘤和肿瘤样病变的影像学特征及诊断思路

(1) 眼眶肿瘤和肿瘤样病变的影像学特征:见表 3-1-4。

表 3-1-4　眼眶肿瘤和肿瘤样病变的影像学征象

征象	视网膜母细胞瘤	脉络膜黑色素瘤	海绵状血管瘤	视神经鞘脑膜瘤	泪腺混合瘤
部位	眼球内玻璃体后部	眼球后极部	眼眶肌锥内间隙	视神经周围	眼眶外上象限泪腺窝
形态	圆形、椭圆形或不规则形	半球形或蘑菇状	圆形或椭圆形	管状	椭圆形或圆形肿块
密度	高密度,特征性表现为团块状、片状或斑点状钙化	高密度	等密度	等密度,内可见线状、斑片状或点状钙化	等密度,可不均匀
信号	T_1WI 呈等或略低信号,T_2WI 呈明显低信号、略低或等信号	T_1WI 呈高信号,T_2WI 呈低信号	T_1WI 呈低信号或等信号,T_2WI 呈高信号	T_1WI 和 T_2WI 信号均与脑组织呈等信号	T_1WI 呈等信号,T_2WI 呈等高混杂信号
强化	轻度至中度强化	中度至明显强化	"扩散性"强化	明显强化,特征性的"轨道"征	轻至中度强化
邻近结构	视网膜下积液、球后侵犯	75% 继发视网膜下积液,可侵及球外结构	推压移位	颅内脑膜瘤	眶骨为受压性改变,无骨质破坏

(2)诊断思路:眼眶肿瘤和肿瘤样病变的诊断很大程度依赖于定位,如肌锥内间隙以脉管源性病变、视神经及其鞘膜病变多见,肌锥外间隙以神经源性病变、脑膜/骨膜源性病变多见,淋巴瘤以眶隔区多见;眼球内病变多起源于葡萄膜,如黑色素瘤、血管瘤、转移瘤等;眶壁多为脑膜瘤、转移瘤。

根据信号/密度特点并结合定位信息进行定性诊断。如眼球内占位性病变,T_1WI 高信号、T_2WI 低信号病变首先考虑黑色素瘤或血肿,伴钙化者在婴幼儿多为视网膜母细胞瘤,在成人可有骨瘤或眼球痨等,而明显 T_2WI 高信号附壁结节首先考虑血管瘤,病变内如伴囊变则考虑神经鞘瘤。

根据解剖信息进行定量诊断。单个或多个病灶比较容易诊断,如双侧或三侧性视网膜母细胞瘤。但定量诊断更重要的是判断病变的范围,明确病变侵及周围结构情况不仅有助于诊断和鉴别诊断,也利于临床治疗方案的精确制订,如眼眶炎性假瘤累及眶周结构、视网膜母细胞瘤侵及球后结构、脉络膜黑色素瘤侵及球壁至球后等。

结合临床病史在诊断中非常重要,良性占位多生长缓慢,恶性病变或炎性病变多进展迅速,而炎性病变多为急性发病,如泪腺区病变,短期内迅速发病者,最快者为泪腺炎,其次为泪腺恶性肿瘤,而良性多形性腺瘤多缓慢生长很多年。

【问题6】给出印象诊断后,还要注意哪些问题?

作出印象诊断后,影像学检查的流程结束。由于诊断的确定程度不同,应对诊断的结果进行分析。

知识点

1. 总结影像学表现,分析病变起源,寻找特征性表现,做到正确诊断,如视网膜母细胞瘤内有钙化,脉络膜黑色素瘤 T_2WI 为低信号等。

2. 明确病变累及范围是影像学诊断的重要内容,对临床治疗起关键性的作用。

二、基于病例的实战演练

(一)眶部外伤的影像学诊断

病例1 患者进行 CT 检查,见图 3-1-3。

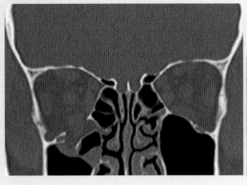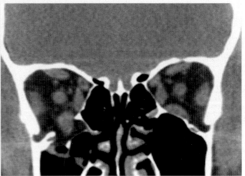

图 3-1-3 病例 1,CT 图像

(1)影像征象分析

1)征象 1:右眶下壁骨质连续性中断,眶缘骨质未见异常。

2)征象 2:右侧眶内脂肪和下直肌疝出。

3)其他征象:右侧上颌窦内少量软组织密度影。

(2)印象诊断:右眶下壁爆裂骨折。

(3)鉴别诊断:直接打击骨折,多发生于眶缘,直接受力部位的骨折。

病例2　患者进行CT检查,见图3-1-4。

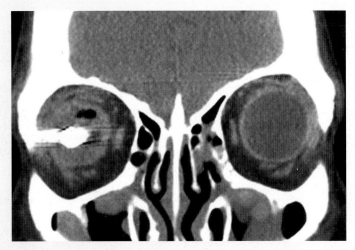

图3-1-4　病例2,CT图像

(1)影像征象分析

1)征象1:右侧眼球内类圆形致密影。

2)征象2:周围可见放射状伪影。

3)征象3:球内少量气体影,玻璃体密度增高。

4)其他征象:双侧上颌窦内少量软组织密度影。

(2)印象诊断:①右侧眼球内阳性异物1枚;②右侧眼球破裂;③双侧慢性上颌窦炎。

(3)鉴别诊断:晶状体脱位,晶状体移位至玻璃体内,周围无金属伪影,球内无气体。

病例3　患者进行CT和MR检查,见图3-1-5。

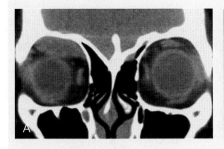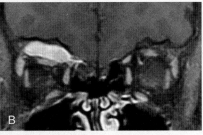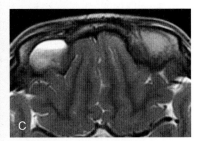

图3-1-5　病例3,CT及MRI图像
A. CT;B. MR T$_1$WI;C. MR T$_2$WI。

(1)影像征象分析

1)征象1:右侧眶上壁下方扁平状等密度影。

2)征象2:T$_2$WI、T$_1$WI均呈高信号。

3)征象3:以宽基底附着于眶上壁。

4)其他征象:眼球和上直肌群受压下移。

(2)印象诊断:右侧眶上壁骨膜下血肿。

(3)鉴别诊断:①眶壁皮样囊肿,呈脂肪样密度/信号,邻近骨质受压变形;②眶壁骨膜下间隙脓肿,呈T$_1$WI低信号、T$_2$WI高信号,增强后边缘呈环形强化,邻近眶壁骨质硬化或破坏。

（二）眼眶肿瘤及肿瘤样病变影像诊断

病例4 患者进行CT和MR检查，见图3-1-6。

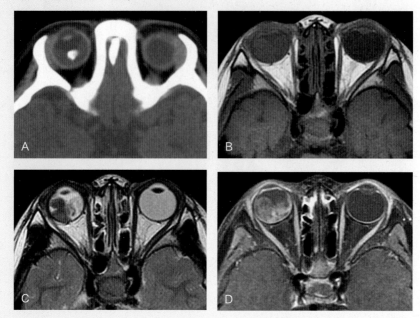

图3-1-6 病例4，CT和MRI图像

A. CT；B. MR T_1WI；C. MR T_2WI；D. 增强 MR T_1WI。

（1）影像征象分析

1）征象1：右侧眼球玻璃体内片状钙化灶。

2）征象2：T_1WI呈等信号，T_2WI呈不规则片状等高混杂信号。

3）征象3：轻度不均匀强化。

4）其他征象：未见视网膜下积液。

（2）印象诊断：右侧视网膜母细胞瘤。

（3）鉴别诊断：①原始永存玻璃体增殖症，出生后不久即出现白瞳征，表现为小眼球，玻璃体内晶状体后方高密度影；②Coats病，5~8岁出现白瞳征，表现为眼球大小正常，玻璃体内高密度影，眼底荧光血管造影显示眼底多发血管异常。

病例5 患者进行MR平扫和增强扫描，见图3-1-7。

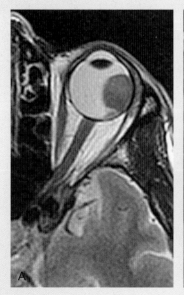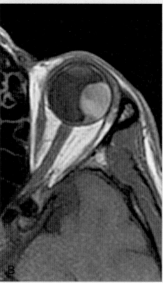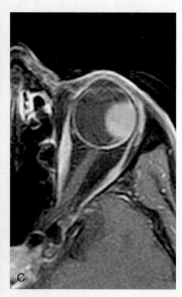

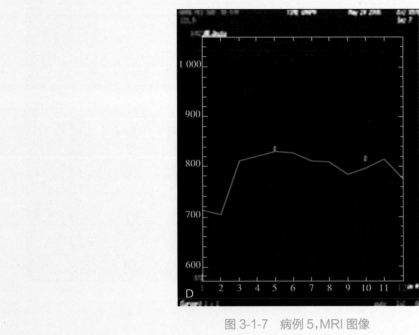

图 3-1-7　病例 5,MRI 图像
A.T_2WI;B.T_1WI;C.增强T_1WI;D.动态增强曲线。

（1）影像征象分析

1）征象 1：左侧眼球附壁类圆形肿块，与球壁呈宽基底相接。

2）征象 2：T_1WI 呈高信号,T_2WI 呈低信号。

3）征象 3：中度均匀强化。

4）其他征象：视网膜下积液。

（2）印象诊断：①左侧脉络膜黑色素瘤；②左侧视网膜下积液。

（3）鉴别诊断：①脉络膜转移瘤，原发恶性肿瘤病史，附壁隆起性病变，多呈 T_1WI 略低信号、T_2WI 略高信号，明显强化；②视网膜下出血或视网膜脱离，与脉络膜黑色素瘤相比病变无强化（图 3-1-8）；③脉络膜血管瘤：呈 T_1WI 低信号、T_2WI 高信号，典型表现为 T_2WI 信号与玻璃体相似,增强后强化非常明显（图 3-1-9）。

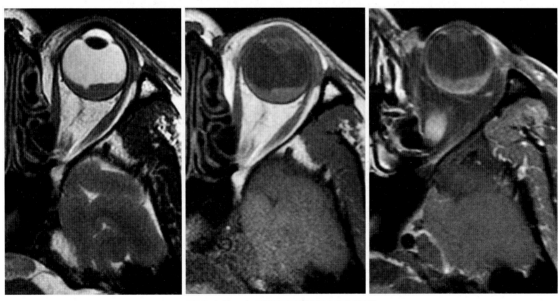

图 3-1-8　左侧视网膜脱离 MRI 图像

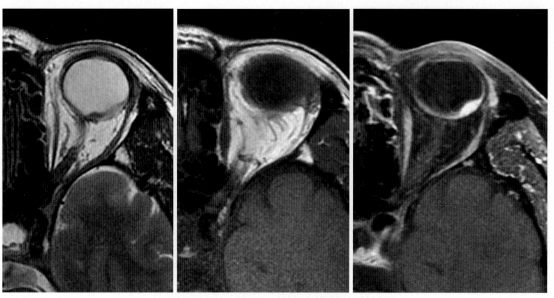

图 3-1-9　左侧脉络膜血管瘤 MRI 图像

病例 6　患者进行 MR 检查,见图 3-1-10。

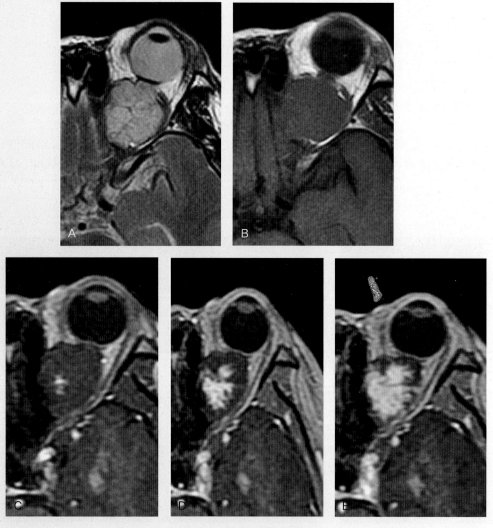

图 3-1-10　病例 6,MRI 图像

分别为 $T_2WI(A)$、$T_1WI(B)$、动态增强 $T_1WI(C \sim E)$。

（1）影像征象分析

1）征象 1：左侧眼眶肌锥内间隙类圆形肿块，眶尖无受累。

2）征象 2：T_1WI 呈低信号，T_2WI 呈高信号。

3）征象 3："扩散性"强化。

4）其他征象：诸眼外肌、视神经和眼球受压移位。

（2）印象诊断：左侧眼眶肌锥内间隙海绵状血管瘤。

（3）鉴别诊断：①神经鞘瘤，多发生于肌锥外间隙，多伴有囊变或坏死，呈不均匀强化，不表现为"扩散性"强化；②淋巴管瘤，肿瘤常伴有出血，可见液 - 液平面，部分肿瘤立即强化，出血区不强化。

病例 7　患者进行 MR 检查，见图 3-1-11。

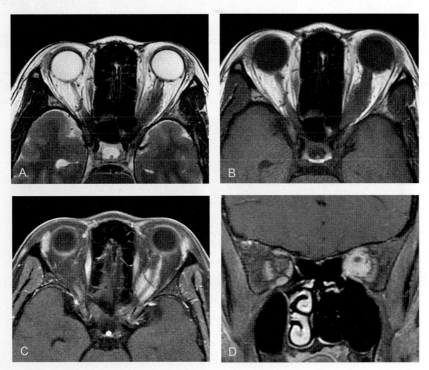

图 3-1-11　病例 7，MRI 图像

分别为 T_2WI（A）、T_1WI（B）、增强后脂肪抑制 T_1WI（C、D）。

（1）影像征象分析

1）征象 1：左侧眼眶肌锥内间隙视神经周围条形肿块。

2）征象 2：T_1WI、T_2WI 均呈等信号。

3）征象 3：明显强化，可见"轨道"征。

4）其他征象：眼球突出。

（2）印象诊断：左侧眼眶视神经鞘脑膜瘤。

（3）鉴别诊断：①"轨道"征也可见于炎性假瘤和视神经炎，两者 T_1WI 和 T_2WI 均呈等信号，须结合临床病史进行鉴别，如炎性假瘤有疼痛史、视神经炎多为突发视力下降；②视神经胶质瘤，视神经受累，T_1WI 呈等低信号，T_2WI 呈等高信号，强化无"轨道"征。

病例 8　患者进行 CT 和 MR 检查，见图 3-1-12。

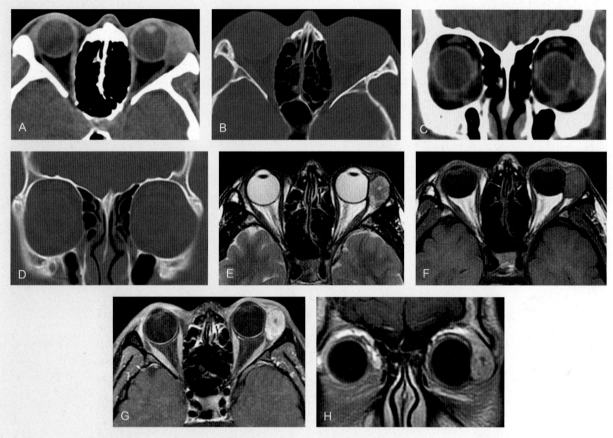

图 3-1-12 病例 8,CT 和 MRI 图像

分别为 CT 轴位软组织窗（A）、轴位骨窗（B）、冠状位软组织窗（C）和冠状位骨窗（D），以及 MR T_2WI（E）、T_1WI（F）、轴位（G）增强后脂肪抑制 T_1WI 和冠状位（H）增强 T_1WI。

（1）影像征象分析

1）征象 1：左侧眼眶泪腺窝区类圆形肿块，骨质受压，与正常泪腺分界不清。

2）征象 2：CT 呈不均匀等密度，T_2WI 呈不均匀等高信号。

3）征象 3：明显不均匀强化。

4）其他征象：眼球受压变形、略内移。

（2）印象诊断：左侧泪腺多形性腺瘤。

（3）鉴别诊断：泪腺恶性上皮性肿瘤，病程较多形性腺瘤短，疼痛较明显；肿瘤为边界不清、形态不规则肿块，累及眼眶外侧肌锥外间隙，邻近眶壁呈"虫蚀状"或"锯齿状"骨质破坏。

三、术后随诊

（一）眶部外伤术后

眶部爆裂性骨折后会伴发一系列的并发症，包括眼球内陷、复视、眶下神经感觉丧失、眶上裂综合征、眼球移位等，其中眼球内陷和复视最为常见，不仅影响美观，而且严重影响患者的视功能，需手术治疗。而由于眶内壁合并下壁骨折的患者其眶腔容积改变更大，故并发症更明显。手术包括眶壁骨折复位、内固定、人工骨板植入及异物取出术等。手术需取出碎骨片，较大缺损常需要修补，恢复受伤前眼眶的容积。人工材料羟基磷灰石复合体是目前最理想的修复充填材料。

术后眼球无内陷或突出、复视消失、眼球运动良好及视力好转提示手术效果佳。

病例 9 男性,34 岁,眼眶外伤手术治疗后半年。眼科查体：右侧眼球略突出。

【问题 7】眼眶骨折术后随访应选择何种影像学检查方法？应重点观察哪些项目？

1. 术后常规影像学检查方法　术后常规选择 CT 检查进行术后随访,观察眼球是否内陷或突出,骨折断端复位情况,修复物形状、位置及其与周围结构,如与眼外肌的关系;MR 检查侧重于观察软组织(眼球、眼外肌、视神经、眶内脂肪间隙)的情况。

知识点

1. 手术一般倾向于伤后 2 周左右进行。因为在伤后早期有较严重的组织水肿,而时间过长,则由于粘连及瘢痕收缩,会使手术难度增加且对眼球内陷和复视的矫正产生不利影响。

2. 眼眶骨折修复物植入术后常规 CT 检查进行随访,并结合临床检查评估双侧眼球位置是否对称、眼球运动及复视情况;MRI 主要用于观察眼球内容物、眼外肌水肿、视神经挫伤等软组织情况。

2. 征象分析与影像学诊断

病例 9　眼眶骨折术后 CT 检查,见图 3-1-13。

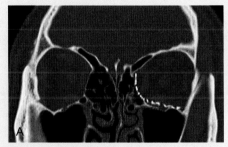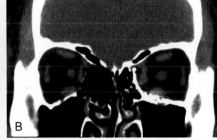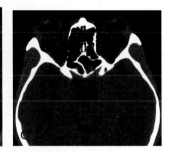

图 3-1-13　病例 9,眼眶骨折术后 CT 图像

A.冠状位骨窗示左侧眼眶内壁、下壁骨折处可见单层人工骨板影,放置位置良好、眶腔容积恢复;B.冠状位软组织窗示人工骨板与眼外肌分界尚可,内直肌较对侧粗;C.轴位软组织窗显示左侧眼球较对侧稍内陷。

(二)眼肿瘤术后

术后随访的主要目的,一方面是为了观察术后的恢复情况,观察积气、积液的吸收,是否存在感染等合并症;另一方面是了解肿瘤是否有残余或复发。

病例 10　男性,6 岁,左侧视网膜母细胞瘤行左侧眼眶内容物摘除术后 1 年。

【问题 8】眼肿瘤术后随访应选择何种检查方法? 应重点观察哪些项目?

1. 术后常规影像学检查方法　眼肿瘤术后随访选择 MR 增强检查,能更好地显示各种软组织。术后影像学观察术区有无肿瘤复发、是否发生远处转移(颅脑、骨骼及淋巴结转移)。

知识点

眼肿瘤手术包括肿瘤局部切除、眶内容物摘除及减压术等,术后首选 MR 检查,其显示病变复发较敏感,增强扫描有助于显示肿瘤转移情况。

2. 征象分析与影像诊断

病例 10　左侧眼眶内容物摘除术后 MR 检查,见图 3-1-14。

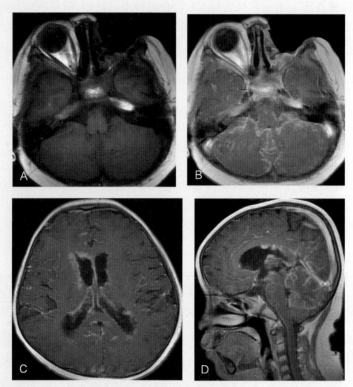

图 3-1-14 病例 10,眼眶内容物摘除术后 MRI 图像

轴位 T_1WI 示左侧眼眶内容物摘除术后状态(A);轴位增强 T_1WI 示左侧眼眶术区未见复发肿瘤,全脑柔脑膜、室管膜、脊膜多发转移(B、C);矢状位增强 T_1WI 未发现鞍区及松果体区异常强化病变(D)。

四、拓展——神经眼科疾病

神经眼科疾病是指有关眼的感觉、运动和自主神经系统的一切疾病,涉及的解剖部位包括眼球及其附属器、视路和视皮质、眼球运动系统、自主神经系统、三叉神经及面神经。发生在以上任何部位的病变均可引起神经眼科症状。

1. 视神经胶质瘤 视神经胶质瘤起源于视神经内的神经胶质,属于良性或低度恶性肿瘤,分为儿童型和成人型,儿童视神经胶质瘤为毛细胞型星形细胞瘤,多发生于 10 岁以下;成人视神经胶质瘤常为间变型星形细胞瘤,发病高峰 40~50 岁,常合并神经纤维瘤病 I 型。视力下降发生于眼球突出之前,是视神经胶质瘤区别于其他眶内肿瘤的一个特点。MR 是其首选检查方法,表现为视神经呈梭形、管状或球状增粗,边缘清楚,增强后轻度至明显强化;肿瘤前部可见扩大的蛛网膜下腔,周围可见蛛网膜增生。视神经胶质瘤的 MRI 图像见图 3-1-15。

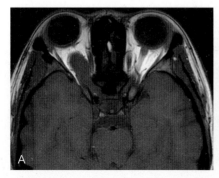
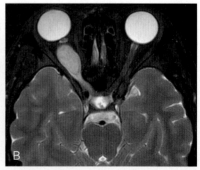

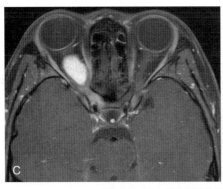
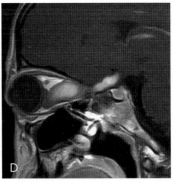

图 3-1-15 视神经胶质瘤的 MRI 图像

右侧视神经眶内段、管内段及颅内段呈梭形、管状弥漫增粗,病变前部可见纤曲、增宽的蛛网膜下腔,周围可见环形 T_1WI 低信号、T_2WI 高信号,为蛛网膜增生(A、B);轴位和矢状位增强 T_1WI 示肿瘤呈明显强化,前部增宽的蛛网膜下腔未见强化(C、D)。

2. 缺血性动眼神经麻痹 动眼神经麻痹病因多样,糖尿病所致微血管梗死性动眼神经麻痹是最常见的病因,其次是毗邻动脉的动脉瘤,还有血管性病变(脑干梗死)、肿瘤、创伤及炎性病变。如缺血性动眼神经麻痹常见于糖尿病患者,激素治疗效果不佳,降糖、降脂治疗有所好转。缺血性动眼神经麻痹的 MRI 图像见图 3-1-16。

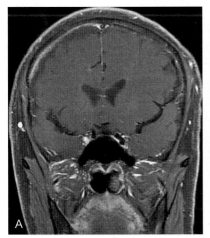
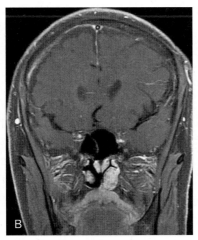
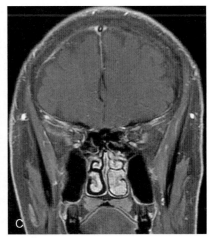

图 3-1-16 缺血性动眼神经麻痹增强 MRI 图像

冠状位 T_1WI 示右侧动眼神经海绵窦段、眶内段及下干可见增粗、强化(A~C)。

3. 颅咽管瘤 颅咽管瘤起源于颅咽管残存的鳞状细胞,属于良性肿瘤,有两个发病年龄高峰,第一个为 5~12 岁,第二个为 50~70 岁。造釉细胞型主要见于儿童和青少年;鳞状乳头型只见于成人;混合型各年龄段均可发生,可压迫视交叉。常表现为鞍上池的肿块,正常垂体可见。肿瘤呈囊性,可见壁结节或囊壁钙化。颅咽管瘤的 MRI 图像见图 3-1-17。

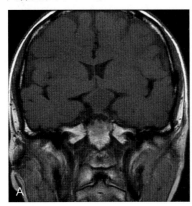
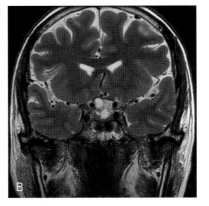

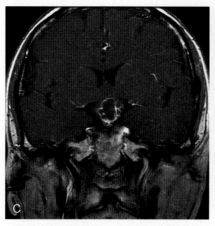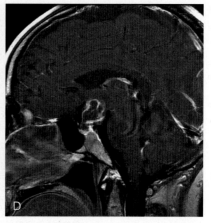

图 3-1-17 颅咽管瘤的 MRI 图像

冠状位示鞍上池不规则 T₁WI 低信号、T₂WI 高信号，内部可见分隔，视交叉及垂体受压、移位（A、B）；冠状位和矢状位增强 T₁WI 示病变呈不均匀环形强化，内部囊性部分未见强化（C、D）。

（鲜军舫）

第二节 鼻和鼻窦疾病

一、影像学检查方法与解剖概述

（一）与影像学相关的鼻和鼻窦正常解剖

1. **鼻腔** 鼻腔为一顶窄底宽、前后径大于左右径的不规则狭长间隙，前起自前鼻孔，后止于后鼻孔并通鼻咽部。鼻腔被鼻中隔分成左右两部分。每侧鼻腔分为前部的鼻前庭和后部的固有鼻腔。上壁自前向后依次为鼻骨和额骨鼻突、筛骨的筛板、蝶骨、梨骨翼和腭骨蝶突，是鼻腔与颅前窝的分界。下壁为上颌骨腭突和腭骨水平部，是鼻腔与口腔的分界。内壁为鼻中隔。外壁主要为筛窦和上颌窦内壁及 3 个鼻甲。

2. **窦口 - 鼻道复合体（ostiomeatal complex，OMC）** OMC 是功能性鼻内镜手术之后提出的一个新的解剖立体构成和病理转化概念，是指以筛漏斗为中心的附近区域，包括筛漏斗、钩突、中鼻甲及其基板、中鼻道、半月裂、前中组筛窦开口、额窦开口及额隐窝、上颌窦自然开口和鼻囟门等一系列结构。OMC 易受鼻 - 鼻窦炎性疾病的侵犯而阻塞，可引起单个或全鼻窦炎。

3. **鼻窦** 鼻窦共 4 对，包括上颌窦、额窦、筛窦、蝶窦。前组鼻窦包括上颌窦、前组筛窦、额窦，开口于中鼻道，后组鼻窦包括后组筛窦、蝶窦，前者开口于上鼻道，后者开口蝶筛隐窝。

上颌窦位于上颌骨体内，有 5 个壁，前壁有尖牙窝和眶下孔；后外壁一般呈“S”形，中后 1/3 骨质有时很薄，后部有上颌窦后脂肪间隙，其后外方和后方为颞下窝及翼腭窝；上壁即眼眶下壁，壁薄，有从后向前的眶下管，内有眶下神经、血管由此出眶下孔至尖牙窝；下壁或底壁与上牙槽的尖牙、磨牙关系密切，牙根可突入到窦腔内，与上颌窦窦腔仅隔薄的骨板或黏膜；内壁即鼻腔外侧壁，此壁上部有上颌窦开口。

筛窦又称筛迷路，位于鼻腔外上方，呈蜂房样，筛房外侧壁主要由筛骨纸板构成，内侧壁为鼻腔外侧壁的一部分，附有上、中鼻甲，上壁为额骨眶板内侧部，下壁为筛泡，前壁与上颌骨额突和额窦相连，后壁为后组筛窦的壁。

蝶窦位于蝶骨体内，由蝶窦间隔分为左右两个，两侧多不对称，上壁为蝶鞍底部，外侧壁为颅中窝的一部分，海绵窦位于此壁之外，后壁为蝶骨体的骨质，较厚，与脑桥和基底动脉相邻，前壁形成鼻腔顶的后段及筛窦后壁，在前壁上方近鼻中隔处有蝶窦开口，开口于蝶筛隐窝，下壁为鼻后孔及鼻咽部的顶，在下壁外侧部分有翼管；内壁即骨性蝶窦间隔，常偏向一侧，有时骨性蝶窦间隔缺损。

额窦位于额骨眉弓后方的内外两层骨板之间及筛窦的前上方,左右各一,多不对称,常有骨性间隔,多偏向一侧;前壁为额骨鳞部外板,相当前额部,最坚厚,含有骨髓;后壁为额骨鳞部内板,较薄,与颅前窝相邻,有导静脉通硬脑膜下腔,也常有骨裂隙与颅前窝相通,为鼻源性颅内感染途径之一;下壁(底壁)即眶上壁,此壁最薄,尤以眼眶内上隅角明显;内壁是分隔两侧额窦的骨性间隔,上部常偏曲,下部垂直常位于中线,骨性间隔可缺损。

(二)鼻部影像学检查方法

1. 鼻窦 CT 扫描方法和参数 鼻窦区组织结构以骨质为主,周围有软组织及其间隙,CT 检查对鼻窦的优势在于能够很好地显示骨骼的解剖和病变,因此鼻窦 CT 以平扫为主。

采用螺旋方式扫描,电压 ≥ 140kV,电流 ≥ 300mA,扫描层厚 ≤ 1.25mm,螺距小于 1。轴位重建基线平行于外耳孔与硬腭平面平行的基线,重建层厚等于或小于扫描层厚,层间距小于扫描层厚的 50%,FOV 为 14~18cm,矩阵 ≥ 512×512,常规骨算法重建,必要时软组织算法重建。用多平面重建技术获得所需要断面的图像,轴位重建基线为听眶下线,冠状位的重建基线为听眶下线的垂线,矢状位的重建基线平行于正中矢状位,层厚 ≤ 2mm,层间距 2~5mm,FOV 为 14~18cm,矩阵 ≥ 512×512,骨窗的窗宽 3 000~4 000HU,窗位 500~700HU,软组织窗的窗宽 300~400HU,窗位 40~50HU。三维图像重建和后处理主要利用表面遮盖显示(surface shaded displace,SSD)和容积再现技术(volume rendering technique,VRT)观察所要显示结构的整体情况;采用仿真内镜技术重建并观察鼻腔、鼻窦腔和引流通道等。增强扫描使用自动注射器和非离子型碘对比剂,总量 80~100ml,流率 2.0~3.0ml/s,延迟扫描时间依病变情况而定,采用软组织算法重建。

2. 鼻窦 MR 扫描方法和参数 MRI 软组织对比较好,可较好地显示软组织及软组织病变,包括病变对骨髓的早期侵犯;主要用于显示病变的组织结构和累及范围。缺点是对骨皮质破坏和钙化显示差,且装有心脏起搏器的患者是行 MR 检查的绝对禁忌证,眼球内金属异物和颅内动脉瘤夹闭术后银夹等是行 MR 检查的相对禁忌证。

采用头颅线圈。患者仰卧位,轴位基线为听眶下线,冠状位基线为听眶下线的垂线,矢状位基线平行于正中矢状位。扫描序列主要为 T_1WI 和 T_2WI,在显示病变的最佳断面行 T_2WI,如 T_1WI 显示病变呈高信号时,在显示病变的最佳断面行脂肪抑制 T_1WI;对于病变行动态增强及轴位、冠状位和 / 或矢状位 T_1WI。

3. X 线检查 对显示鼻部病变准确性差,现已完全被 CT 取代。

4. 超声检查 对鼻部病变价值有限,一般不建议使用。

(三)鼻窦影像解剖

轴位、矢状位、冠状位鼻窦影像解剖见图 3-2-1。

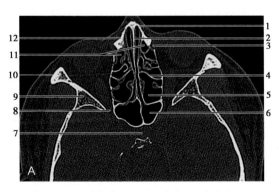

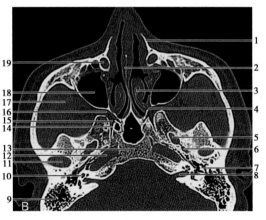

1. 鼻骨;2. 骨性鼻中隔;3. 泪囊窝;4. 中鼻甲基板;5. 后组筛窦;6. 蝶窦;7. 垂体窝;8. 眶上裂;9. 蝶骨大翼;10. 颧骨眶突;11. 鼻丘气房;12. 上颌骨额突。

1. 上颌骨额突;2. 骨性鼻中隔;3. 中鼻甲;4. 蝶腭孔;5. 卵圆孔;6. 棘孔;7. 听小骨;8. 内耳道;9. 乳突蜂房;10. 耳蜗;11. 颞颌关节窝;12. 颈内动脉管水平段;13. 斜坡;14. 翼管;15. 翼腭窝向后通翼管;16. 翼腭窝;17. 颞下窝;18. 上颌窦;19. 鼻泪管。

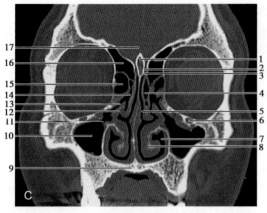

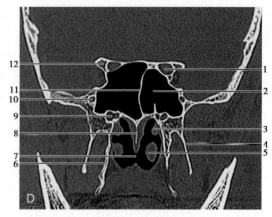

1. 鸡冠;2. 嗅窝;3. 筛板;4. 中鼻甲气化;5. 总鼻道;
6. 眶下管;7. 下鼻道;8. 下鼻甲;9. 硬腭;10. 上颌窦;
11. 上颌窦开口;12. 钩突;13. 筛漏斗;14. 中鼻道;
15. 筛泡;16. 额窦;17. 颅前窝。

1. 视神经管;2. 蝶窦;3. 中鼻甲;4. 翼突外侧板;
5. 下鼻甲;6. 翼突内侧板;7. 后鼻孔;8. 骨性鼻中
隔;9. 翼腭窝和翼管;10. 圆孔;11. 蝶窦骨性间隔;
12. 前床突。

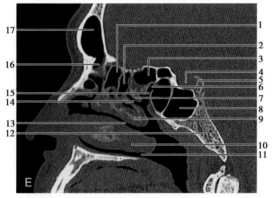

1. 前组筛窦;2. 中组筛窦;3. 后组筛窦;4. 垂体窝;
5. 鞍背;6. 蝶窦开口;7. 上鼻甲;8. 蝶窦;9. 中鼻甲;
10. 下鼻甲;11. 下鼻道;12. 斜坡;13. 中鼻道;14. 上
鼻道;15. 蝶筛隐窝;16. 额隐窝;17. 额窦。

图 3-2-1 鼻窦影像解剖
分别为轴位(A、B)、冠状位(C、D)、矢状位(E)。

二、常见鼻腔和鼻窦疾病的影像学诊断

(一) 鼻窦炎性病变的影像学诊断

1. 临床与病理特点 鼻窦炎(sinusitis)是鼻部最常见的病变,可继发于感染、过敏、免疫状态改变等,也可以是上述几种因素共同作用的结果。常见病原菌包括肺炎双球菌、流感嗜血杆菌、葡萄球菌、类杆菌属和一些真菌如曲霉菌、毛霉菌、双歧杆菌、白念珠菌等。按病程分为急性和慢性炎症。鼻窦炎性病变的临床和病理特点见表 3-2-1。

表 3-2-1 鼻窦炎性病变的临床和病理特点

鼻窦炎性病变	临床特点	病理特点
急性鼻窦炎	多因急性鼻炎发展而来。患者常有持续性鼻塞,流大量黏脓涕,嗅觉障碍及定位定时性头痛	鼻窦黏膜的急性炎症。黏膜上皮肿胀,固有层水肿,多形核白细胞和淋巴细胞浸润,浆液性或黏液性分泌亢进,可转为脓性
慢性鼻窦炎	鼻窦的最常见病变,过敏因素是主要原因。常见症状为鼻塞、脓涕等	黏膜肿胀,窦腔内可见脓性分泌物,镜下可见多种炎性细胞浸润;窦壁硬化、肥厚
变应性真菌性鼻窦炎	病因不明。多见于年轻人,40%的患者有哮喘病史。常见的症状为鼻塞、流涕、面部变形等	可能是一种对真菌发生的Ⅰ型变态反应。窦腔内可见棕色或绿黑色黏液及白色奶酪样物质

鼻窦炎性病变	临床特点	病理特点
侵袭性真菌性鼻窦炎	由真菌感染引起,常发生于免疫缺陷人群。常见症状为急性发热、头痛、黏膜溃疡等,病变外侵后可出现相应部位的临床表现	一种快速进展性侵袭性病变。坏死组织颜色苍白,镜下可见真菌菌丝侵入黏膜、黏膜下及血管内,组织坏死显著,病变可从鼻窦通过血管向周围蔓延
真菌球	真菌性鼻窦炎最常见的类型;发生于免疫功能正常的人群,症状轻微,与慢性鼻窦炎症状相似,上颌窦受累最多见,其次为蝶窦	鼻窦内可见浓厚、奶酪状半固体物质;镜下可见密集的真菌菌丝伴有非过敏性黏蛋白,坏死真菌球内可见磷酸钙和硫酸钙沉积,邻近组织无受侵表现
鼻息肉	好发于筛窦和中鼻道,分为单发和多发性。主要临床症状为鼻塞、嗅觉减退、头痛、闭塞性鼻音等	由炎性肿胀的鼻窦黏膜非肿瘤性增生而形成。主要由高度水肿的疏松结缔组织组成,组织间隙较大,息肉内可发生坏死
潴留囊肿	一般无症状,常在体检中偶然发现,偶有头痛。潴留囊肿包括黏液腺囊肿(黏膜潴留囊肿)及浆液囊肿(黏膜下囊肿)	黏膜下囊肿无囊壁上皮,囊内为浆液;黏液腺囊肿单发或多发,一般较小,囊壁即腺腔壁,囊内为浆液或黏液
黏液囊肿	好发生于成人。发病部位不同,产生的临床表现不同。额窦黏液囊肿表现为前额部隆起、眼球突出、复视和眼眶内上方肿块;筛窦黏液囊肿表现为眼球突出、视野模糊、视力丧失及眼眶内侧肿块;上颌窦囊肿出现鼻塞、鼻腔溢液;蝶窦囊肿出现视力丧失、动眼神经麻痹、头痛等	鼻窦黏液囊肿为鼻窦开口阻塞,窦腔内黏液聚积而形成的膨胀性病变,囊壁为黏膜,囊内为棕黄色的黏稠液体,窦腔膨胀性扩大,窦壁骨质压迫吸收或缺损

临床病例

病例 1　女性,51 岁,反复鼻塞、头痛 4 年,伴有流涕和回吸性分泌物。查体可见鼻中隔偏曲、鼻甲肥大、脓涕。全身查体未见异常。

病例 2　男性,32 岁,鼻塞和流涕多年,反复发作。查体发现奶酪样黏涕,有哮喘史。

病例 3　男性,44 岁,左侧鼻塞 10 余年,渐进性加重。近 1 年发现左侧内眦部渐隆起,并出现复视。查体左侧窦口 - 鼻道复合体(OMC)区阻塞,未见肿物。全身查体未见异常。

病例 4　男性,65 岁,右眼头痛、眼痛伴上睑下垂、眼球活动障碍半个月。糖尿病史多年。

病例 5　女性,71 岁,右侧鼻干、有脓痂 1 年,无涕中带血。既往高血压、糖尿病病史。

病例 6　女性,33 岁,喷嚏、流涕,鼻塞 4~5 年,嗅觉减退。鼻内镜显示双侧鼻息肉。

初步了解病史以后,要考虑以下问题。

【问题 1】应首选何种影像学检查方法?与其他影像学检查方法相比其优越性如何?

鼻窦常用的检查方法有 CT 和 MR,如何选择适当的检查方法尤为重要,也是进行临床诊断的最重要环节之一。

2. 鼻窦炎性病变影像学检查方法的选择

(1)HRCT:鼻部炎性病变首选 HRCT,以冠状面和轴面为主要成像层面,可以直观显示 OMC、鼻腔和鼻窦的解剖,为鼻内镜手术提供解剖依据。HRCT 的优势在于运用骨窗能够清晰显示鼻腔和鼻窦的骨壁、骨质的破坏和增生硬化,软组织窗用于观察鼻区及其邻近结构,如病变沿颅底间隙蔓延。

(2)MRI:在鼻窦炎性病变中的作用主要在于显示鼻区的软组织结构受累情况、与肿瘤的鉴别诊断。

(3)鼻窦炎性病变的影像学检查流程:见图 3-2-2。

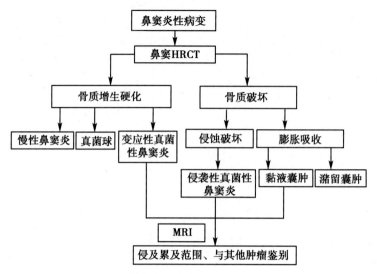

图 3-2-2 鼻窦炎性病变影像学检查方法流程

【问题2】上述病例存在的异常影像学表现有哪些? 异常征象形成的原因是什么?

通过病史预先判断可能的诊断,选择最佳的辅助检查技术,分析检查结果。

知识点

1. 鼻窦病变的检查方法包括 CT 和 MRI,而其中 CT 的作用更为突出,通过判断骨质的改变进行疾病诊断,因此高分辨率骨窗尤为重要。

2. MRI 的作用主要在于发现病变后对疾病进行鉴别诊断。

3. 鼻窦炎性病变的影像学特征及诊断思路

(1)鼻窦炎性病变影像学特征:见表 3-2-2。

(2)鼻窦炎性病变诊断思路:首先是定位诊断,即确定鼻部炎性病变的起源部位。判断是位于鼻窦还是鼻腔,组织学起源是黏膜、窦壁骨质还是其他组织,如血管或淋巴组织。

表 3-2-2 鼻部炎性病变影像学特征

鼻窦炎性病变	CT	MRI
慢性鼻窦炎	窦腔内密度增高,窦壁可硬化、肥厚,窦腔大小正常或减小	增厚黏膜呈 T_1WI 等信号、T_2WI 高信号;明显强化,腔内分泌物不强化
急性鼻窦炎	窦腔内密度增高,可见气 - 液平面,可伴有骨质破坏	同上
变应性真菌性鼻窦炎	窦腔充满软组织影,内有弥漫分布的高密度影,周围为环形的低密度黏膜;窦壁骨质破坏或骨质增生	T_1WI 表现多样,可呈片状高信号、低到等信号,T_2WI 呈低信号;增强后周围黏膜强化
侵袭性真菌性鼻窦炎	病变区见等密度软组织影,窦壁骨质破坏和增生同时存在,可形成大的骨质缺损	T_1WI 表现同上,T_2WI 可呈片状极低信号;增强后软组织影不均匀强化
真菌球	病变呈软组织影,内有片状或团块状高密度影;窦壁骨质增生肥厚和吸收破坏	T_1WI 呈低或等信号,T_2WI 呈极低信号或无信号;增强后周围炎性黏膜强化

续表

鼻窦炎性病变	CT	MRI
鼻息肉	鼻腔及鼻窦内息肉样软组织密度肿块,可单发或多发,窦壁受压变形,呈膨胀性改变	T_1WI 呈层状混杂信号,T_2WI 呈高信号或低信号,增强后息肉边缘黏膜强化而中央不强化
潴留囊肿	半球形或类圆形低密度囊性肿块,密度均匀,边缘光滑呈弧形,基底位于窦壁	MRI 表现多样,多呈 T_1WI 低信号、T_2WI 高信号;增强扫描病变无强化,表面黏膜可强化
黏液囊肿	多为椭圆形或类圆形等或低密度,也可为高密度影;窦腔呈膨胀性改变,窦壁骨质受压移位、变薄或骨质缺损	MRI 表现样,多呈 T_1WI 低信号、T_2WI 高信号;增强后中央不强化,周边黏膜呈环形强化

根据影像学征象进行定性诊断。包括病变的形态、大小、密度/信号、边缘、骨质及邻近结构改变。密度/信号在病变定性诊断中非常重要,炎症和息肉 T_2WI 通常为高信号,而真菌性炎症 T_2WI 呈低信号,且变应性真菌性炎症和真菌球 CT 呈高密度。增强扫描主要判断病变血供情况,鼻窦炎性病变主要表现为边缘黏膜强化。骨质改变包括吸收变薄、受压移位、侵蚀破坏、增生硬化等表现,如慢性侵袭性炎症特征性的骨质改变为骨质破坏伴有残留骨质硬化、肥厚,黏液囊肿窦壁骨质吸收变薄、受压移位。邻近结构主要观察翼腭窝、颞下窝、海绵窦及眼眶,鼻窦炎性病变侵犯这些结构并且分界不清者通常为侵袭性炎性病变。

定量诊断对临床选择治疗方案至关重要。鼻腔和鼻窦形态不规则,位于颅底,毗邻结构复杂多样,准确判断病变与视神经、海绵窦等重要结构的关系,不仅有助于明确诊断,而且对临床治疗方案的制订和疗效的随访至关重要。

鼻窦炎性病变患者的临床表现对影像学诊断非常有价值。如奶酪样脓涕是变应性真菌性鼻窦炎的特异表现,面部局部隆起是黏液囊肿的表现,而短期内快速进展的症状需要考虑侵袭性真菌性鼻窦炎。

【问题3】给出印象诊断,分析需要给出肯定诊断、可能性诊断还是描述性诊断。

知识点

实际工作中,在对一组图像进行分析时,必须要考虑的就是鉴别诊断。分析病变征象的过程,也就是对各种征象进行归纳总结,根据阳性征象进行疾病诊断,结合阴性征象进行排除诊断。

(二) 鼻腔和鼻窦肿瘤的影像学诊断

鼻腔和鼻窦肿瘤少见,但种类繁多,分为良性和恶性肿瘤。良性肿瘤以内翻性乳头状瘤(inverted papilloma)、血管瘤(hemangioma)、骨瘤(osteoma)、骨化性纤维瘤(ossifying fibroma)等多见,而恶性肿瘤以上颌窦鳞状细胞癌(squamous cell carcinoma)最多见,其次还可见腺样囊性癌(adenoid cystic carcinoma)、淋巴瘤(lymphoma)。鼻腔和鼻窦常见肿瘤的临床和病理特点见表 3-2-3。

表 3-2-3 鼻腔和鼻窦常见肿瘤的临床和病理特点

鼻腔、鼻窦肿瘤	临床特点	病理特点
内翻性乳头状瘤	鼻腔、鼻窦最常见的软组织起源良性肿瘤,易发生于老年人(50~70 岁),男性多于女性(4:1),临床常表现为鼻塞等症状,少数有流涕、鼻出血等症状	大体检查呈红色-灰色的不透明息肉状肿块;镜下肿瘤上皮内翻向下方基质内生长,病变周围黏膜上皮鳞状上皮化生。20% 术后复发。5%~15% 可恶变或并发鳞状细胞癌
血管瘤	毛细血管瘤多发生于幼年;海绵状血管瘤多发生于儿童和青少年;骨内血管瘤多发生于30 岁左右;女性多见;病因尚不明确,可能与外伤或妊娠有关。临床表现为鼻塞和反复性鼻出血。检查鼻腔内可见暗红色或褐色肿块	血管组织先天性异常,大体检查呈分叶状的暗红色-紫色、息肉样光滑的肿块,质脆易出血;镜下可见病变内丛状或小叶状的毛细血管,周围有肉芽组织及慢性炎性细胞围绕

续表

鼻腔、鼻窦肿瘤	临床特点	病理特点
骨瘤	骨瘤较小时,一般无症状,多通过影像学检查偶然发现。较大骨瘤可造成面部畸形,引起鼻塞、鼻溢、头痛。如果为多发性骨瘤,要考虑是否合并 Gardner 综合征	大体检查为窦腔内的岩石样坚硬肿块,镜下分3型:象牙型,由成熟骨构成;海绵状型,边缘为紧密骨质,中心为放射状骨髓腔;混合型,由骨质和纤维组织构成
骨化性纤维瘤	良性、生长缓慢的纤维性骨病变,筛窦多见,上颌窦次之,好发生于青少年,男性较女性更常见。临床多以面部畸形或眼球突出就诊,可伴有鼻窦炎症状,亦可有头痛、视力下降等	分叶状,有完整包膜,边界清楚,由成纤维细胞和致密骨样组织构成,骨小梁周围可见成骨细胞,瘤体内可见囊变;极少数骨化性纤维瘤可发生恶变
鳞状细胞癌	来源于鼻腔或鼻窦黏膜上皮的恶性肿瘤,好发于50~70岁男性;早期临床症状缺乏特异性,晚期可有面部畸形、牙痛、突眼、复视、张口困难等	肿物呈外生性、霉菌样或乳头状生长,质脆、易出血,呈褐色、红色或苍白色;镜下分为角化型(80%)和非角化型(20%)
腺样囊性癌	起源于鼻腔或鼻窦的小涎腺,占鼻腔和鼻窦恶性肿瘤的5%~15%,约50%发生血行转移;主要症状包括鼻塞、鼻出血、疼痛、面部麻木	低度恶性侵袭性生长的肿瘤,侵袭性破坏周围的结构,易沿神经周围转移。神经周围转移为腺样囊性癌的特性,是颅底和中枢神经系统受侵的常见途径
淋巴瘤	好发于中年男性,男女比例为4:1。常见临床症状包括鼻塞、流涕、鼻出血、面颊或鼻区肿痛。鼻内镜检查见鼻黏膜坏死、溃疡出血,表面常有干痂或脓痂	多为非霍奇金淋巴瘤,NK/T 细胞型最常见,多见于鼻腔,易引起坏死和骨质侵蚀,预后最差;T 细胞型多见于鼻腔,预后次之;B 细胞型最少见,多见于鼻窦,预后较好

临床病例

病例 7 男性,56岁,双侧鼻塞3余年,伴鼻涕、偶有涕中带血,加重2个月,自述嗅觉减低。查体见鼻腔内不透明红灰色息肉样物,质软,触之易出血。全身检查未见异常。

病例 8 女性,22岁,左侧鼻塞20年,头疼18天。右眼视力下降16天,无光感13天。查体见左侧鼻腔肿物部分突入前庭,表面黏膜充血,质硬,不活动。

病例 9 女性,50岁,左侧鼻塞1余年,双侧交替性鼻塞伴流清涕6个月。查体见双侧鼻腔黏膜充血,右侧下鼻甲肥大,鼻中隔右偏,鼻腔内见膨隆性生长肿物至嗅裂区,质韧,灰白色,与周围组织分界尚清。

初步了解病史以后,要考虑以下问题。

【问题1】应首选何种影像学检查方法? 与其他影像学检查方法相比其优越性如何?

鼻部常用的检查方法有 CT 和 MR,如何选择适当的检查方法尤为重要,也是进行临床诊断的最重要环节之一。

> 知识点
>
> 根据临床病史选择恰当的影像学检查方法,必须先了解可用于鼻部影像学检查的各种方法,掌握 CT、MR 检查的适应证。重点掌握鼻部 CT 和 MR 对显示鼻部病变特征的价值。

（三）鼻腔和鼻窦肿瘤影像学检查方法的选择

（1）HRCT，以骨窗为主、软组织窗为辅，主要价值在于显示鼻腔和鼻窦区骨质的改变，软组织窗用以观察肿瘤内是否存在钙化或肿瘤骨。以冠状面和轴面为主要成像层面，矢状面为辅，可以直观显示 OMC、鼻腔和鼻窦的解剖，用以判断肿瘤对邻近结构的侵犯。

（2）MR 可多序列、多参数成像，用于分析肿瘤内的组织成分、血供情况、判断肿瘤对邻近结构的侵犯范围，对肿瘤的定性、定量诊断，另外，MRI 在判断骨髓浸润方面优于 CT。

（3）对于鼻腔和鼻窦骨源性肿瘤，其首选方法为 HRCT，而软组织来源肿瘤的首选检查方法为 MRI，恶性肿瘤需要联合应用 CT 和 MRI。

（4）PET 或 PET/CT 在鼻腔和鼻窦恶性肿瘤治疗疗效评价及治疗后复发诊断中有独特的作用，可以弥补CT 和 MRI 不足。

（5）鼻腔和鼻窦肿瘤的影像学检查流程见图 3-2-3。

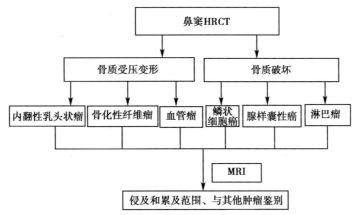

图 3-2-3　鼻腔和鼻窦肿瘤影像学检查流程

【问题 2】上述病例存在的异常影像学表现有哪些？异常征象形成的原因是什么？

通过病史预先判断可能的诊断，选择出最佳的辅助检查技术，分析影像学特征并判断其可能的成因，归纳阳性征象。

知识点

要评估影像学检查的信息量是否足够。如鼻窦软组织肿物，单纯只依靠 CT 检查难以满足诊断的需要，需要通过增强 MRI 判断病变的成分和血供情况。

（四）鼻腔和鼻窦肿瘤的影像学特征及诊断思路

1. 鼻腔和鼻窦肿瘤的影像学特征　见表 3-2-4。

表 3-2-4　鼻腔和鼻窦肿瘤的影像学特征

鼻腔和鼻窦肿瘤	好发部位	CT 特征	MRI 特征
内翻性乳头状瘤	鼻腔，常蔓延至鼻窦，以上颌窦最常见	叶状均匀等密度，边界较清楚，中度强化；邻近骨质受压变形、吸收或破坏	T_1WI 呈等或低信号，T_2WI 呈混杂等或高信号；卷曲的"脑回状"强化
血管瘤	鼻中隔前部、鼻腔外侧壁和下鼻甲	边界清楚，可见静脉石，呈明显不均匀强化，邻近骨质受压变形或侵蚀；骨内血管瘤表现为受累骨膨大，呈蜂窝状或放射状	T_1WI 呈等信号，T_2WI 呈明显高信号；增强后明显强化，海绵状血管瘤显示渐进性强化

鼻腔和鼻窦肿瘤	好发部位	CT 特征	MRI 特征
骨瘤	额窦、筛窦	呈圆形、椭圆形、不规则形或分叶状、骨性密度肿块	T_1WI、T_2WI 均呈极低信号,增强后无强化
骨化性纤维瘤	筛窦、额窦、上颌窦	类圆形混杂高密度肿块,边缘有骨性包壳,其下方常见薄的环形低密度	T_1WI 呈等或低信号,T_2WI 呈低信号,内可见片状高信号;呈不均匀强化
鳞状细胞癌	上颌窦、筛窦、鼻腔	不规则软组织肿块,密度不均匀,可伴出血、囊变,边界不清,周围的骨质弥漫性破坏,广泛累及邻近结构	T_1WI 和 T_2WI 均呈等信号,多数不均匀;中到高度强化。MRI 能清楚显示病变的范围,为临床分期提供客观依据
腺样囊性癌	筛窦、蝶窦	肿块形态不规则、边界不清楚、密度不均匀,邻近骨质浸润性破坏,骨性神经孔道扩大提示神经侵犯	T_1WI 呈等信号,T_2WI 呈混杂高信号;明显不均匀强化;神经浸润表现为神经增粗强化
淋巴瘤	鼻腔前部或下鼻甲,易浸润	等密度、较均匀,呈低或中度强化,可呈轻微骨质破坏和塑形	T_1WI 呈低或等信号,T_2WI 呈等或高信号;轻到中度强化。可显示骨髓浸润、沿神经周围蔓延的途径

2. 鼻腔和鼻窦肿瘤的影像学诊断思路　首先是定位诊断,即确定肿瘤的起源部位。包括解剖部位起源,判断是位于鼻窦还是鼻腔,位于鼻腔者是嗅区还是呼吸区,位于鼻窦者是额窦、筛窦、蝶窦还是上颌窦;组织学起源是黏膜、窦壁骨质还是其他组织,如血管或淋巴组织。

其次是定量诊断,即确定肿瘤侵及的范围。这对临床治疗方案的选择和手术计划的制订、疗效的随访至关重要。如内翻性乳头状瘤易同时侵犯鼻腔和鼻窦,骨化性纤维瘤易压迫邻近结构如眼眶内容物,腺样囊性癌具有沿神经周围浸润的特性,而鳞状细胞癌易侵犯邻近各种结构。

其次是定性诊断,综合分析影像学特征,主要为判断肿瘤的良恶性。包括病变的形态、大小、密度/信号、边缘、骨质及邻近结构改变。骨质破坏与否对判断肿瘤的性质非常具有参考价值,良性肿瘤一般压迫周围骨质,使相邻骨质变薄、变形,如骨化性纤维瘤;恶性肿瘤常侵蚀、破坏周围骨质,如鳞状细胞癌等。密度/信号的作用在于判断病变的成分,如高密度、极低信号多为钙化或肿瘤骨,如致密型骨瘤显示为骨皮质的密度,而恶性肿瘤通常在 MR T_1WI 和 T_2WI 均呈等信号,增强后多呈不均匀轻中度强化,见图 3-2-4、图 3-2-5。形态和边缘、邻近结构改变有助于判断肿瘤的良恶性,良性肿瘤多为圆形或类圆形、边界清楚、压迫邻近结构移位,而恶性肿瘤形态不规则、边缘模糊、侵犯邻近结构。

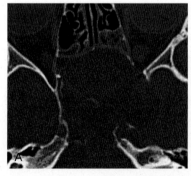 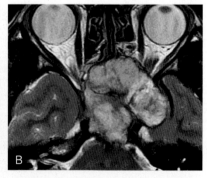

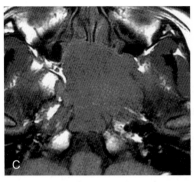
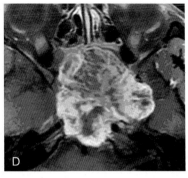

图 3-2-4 双侧蝶窦腺样囊性癌 CT 和 MRI 图像

A. CT;B. MR T_2WI;C. MR T_1WI;D. MR 增强 T_1WI。肿块呈 T_1WI 等信号,T_2WI 明显不均匀高信号,呈明显不均匀强化。

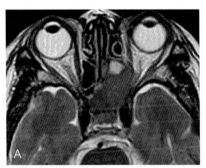
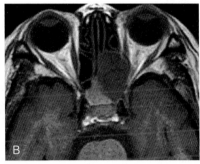
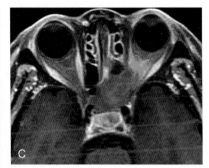

图 3-2-5 左侧筛窦淋巴瘤 MRI 图像

A. T_2WI;B. T_1WI;C. 增强 T_1WI。肿块 T_1WI 和 T_2WI 均呈等信号,轻度强化,边界清楚。

结合临床表现进行影像学诊断。鼻腔和鼻窦肿瘤非常容易互相累及,临床查体能清晰观察到病变的大体表现,因此,鼻腔和鼻窦肿瘤的诊断需要密切结合内镜检查表现。如鼻腔血管瘤表现为紫红色质脆肿物,鳞状细胞癌为灰白色质韧肿物。

【问题 3】给出印象诊断,分析需要给出肯定诊断、可能性诊断还是描述性诊断。

(五)鼻部外伤

1. 临床概述 鼻骨和鼻窦位于颌面部正中区域,遭受外力时容易造成骨折(fracture),可以是单骨骨折、多骨骨折,也可以是骨缝分离。骨折多伴有相邻软组织和 / 或黏膜肿胀、黏膜下血肿或窦腔内积血。骨折累及筛凹、蝶窦上壁等颅底骨结构时,可发生脑脊液鼻漏。鼻部外伤的临床特点见表 3-2-5。

表 3-2-5 鼻部外伤的临床特点

鼻部外伤	临床特点
鼻骨骨折	外伤史明确,多表现为鼻背肿胀、鼻出血、歪鼻、鼻腔黏膜肿胀等。鼻骨骨折常见于鼻骨中下段,通常伴上颌骨额突骨折
鼻窦骨折	外伤史明确,多为直接暴力所致,多骨骨折多见。骨折部位软组织可出现气肿、肿胀,窦腔积液,粉碎性骨折时可伴有面部塌陷

临床病例

病例 10 男性,22 岁,面部拳击伤 1 天,鼻区肿胀、鼻塞。

病例 11 男性,14 岁,车祸伤 11 余天,鼻塞症状显著伴头痛。全身检查未见异常。

病例 12 男性,16 岁,车祸伤后 1 小时,面部肿胀、鼻出血。

初步了解病史以后,要考虑以下问题。

【问题1】应首选何种影像学检查方法? 与其他影像学检查方法相比其优越性如何?

鼻部常用的检查方法有 CT 和 MR,如何选择适当的检查方法尤为重要,也是进行临床诊断的最重要环节之一。

鼻部外伤影像学检查方法的选择:鼻部外伤以 HRCT 为首选检查方法,对于细微骨折需要层厚 1mm 的图像进行观察。多方位成像有助于准确判断骨折,必要时可行三维重建。软组织算法和软组织窗有利于观察受伤区域软组织的改变,辅助判断骨折存在与否,同时对陈旧性或新鲜骨折进行鉴别。

【问题2】上述病例存在的异常影像学表现有哪些? 异常征象形成的原因是什么?

通过病史预先判断可能的诊断,选择最佳的辅助检查技术,分析影像学特征并判断其可能的成因,归纳阳性征象。

首先要评估影像学检查的信息量是否足够。总结影像学表现,分析病变起源,寻找特征性表现。

2. 鼻部外伤的影像学特征及诊断思路

(1)鼻部外伤的影像学特征:见表 3-2-6。

表 3-2-6 鼻部外伤的影像学特征

鼻部外伤	特征部位	特征 CT 表现
鼻骨骨折	鼻骨、上颌骨额突、鼻骨缝、鼻颌缝	骨质连续性中断,断端可有错位或成角,骨缝开大,邻近软组织肿胀
鼻窦骨折	鼻窦各壁,以筛骨纸板、上颌窦上壁、后外侧壁及前壁多见	窦壁骨质不连续,断端可错位、成角,可见多发碎骨片,骨折区可塌陷,窦腔积液

(2)鼻部外伤的影像学诊断思路:充分掌握鼻区的细微解剖,尤其是骨骼的断面解剖,对于判断是否存在骨折非常重要。结合受伤部位,判断其受力途径,寻找可能存在的骨折。仔细观察软组织,如果存在肿胀或窦腔内有血肿或积液,则认真观察邻近骨质是否存在骨折。

三、基于病例的实战演练

病例1 患者进行 CT 和 MR 检查,见图 3-2-6。

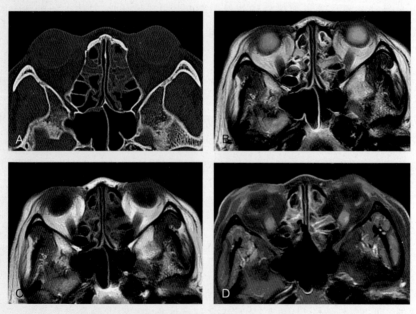

图 3-2-6 病例 1,CT 和 MRI 图像

A. CT 轴位;B. MR T$_2$WI;C. MR T$_1$WI;D. MR 增强 T$_1$WI。

（1）影像征象分析

1）征象1，病变部位：双侧筛窦。

2）征象2，窦壁骨质：略增生硬化。

3）征象3，密度：窦腔内均匀一致软组织密度影。

4）征象4，信号：T_1WI呈等信号，T_2WI呈高信号。

5）征象5，强化：环状、线状黏膜强化。

6）阴性征象：骨质无破坏、无邻近结构侵犯、窦腔内无高密度影。

（2）印象诊断：双侧筛窦慢性鼻窦炎。

（3）鉴别诊断：真菌性鼻窦炎，窦腔内有高密度影，可有骨质破坏表现。

病例2 患者进行CT和MR检查，见图3-2-7。

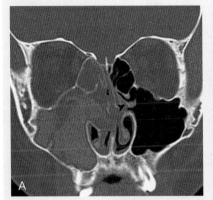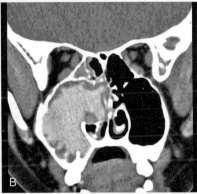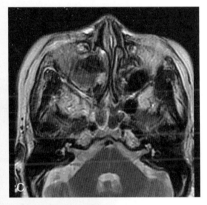
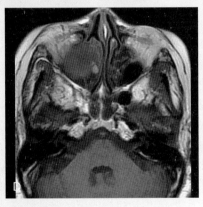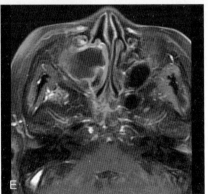

图3-2-7 病例2，CT和MRI图像

分别为CT（A、B）及MR T_2WI（C）、T_1WI（D）、增强T_1WI（E）。

（1）影像征象分析

1）征象1，部位：右侧上颌窦膨胀性改变。

2）征象2，密度：软组织影密度，内有弥漫分布的高密度影。

3）征象3，信号：T_1WI呈等低信号，T_2WI呈低信号。

4）征象4，增强：周围黏膜强化。

5）征象5，窦壁骨质：轻度增厚。

6）阴性征象：窦壁骨质未见破坏、无邻近结构侵犯。

（2）印象诊断：右侧上颌窦变应性真菌性鼻窦炎。

（3）鉴别诊断：多发性鼻息肉，鼻腔和鼻窦内无高密度影。黏液囊肿，一般发生于单个鼻窦；CT表现常为低密度、等密度，少数为高密度。

病例 3 患者进行 CT 和 MR 检查,见图 3-2-8。

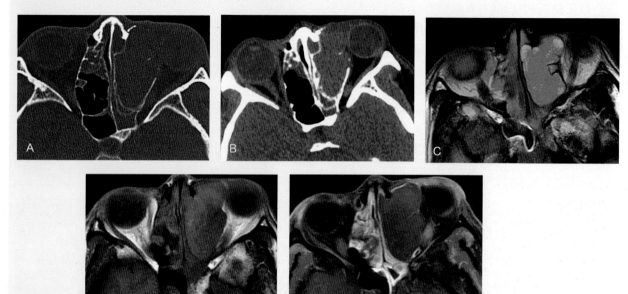

图 3-2-8 病例 3,CT 和 MRI 图像

分别为 CT(A、B)及 MR T_2WI(C)、T_1WI(D)、增强 T_1WI(E)。

(1)影像征象分析

1)征象 1,部位:左侧筛窦区类圆形肿块,突入左侧泪囊区。

2)征象 2,密度:软组织密度影,密度均匀。

3)征象 3,信号:T_1WI 呈均匀低信号,T_2WI 呈高信号。

4)征象 4,增强:中央不强化,周边黏膜呈环形强化。

5)征象 5,骨质:窦壁膨胀变薄、受压变薄、骨质缺损。

6)其他征象:右侧筛窦、左侧鼻丘气房、双侧蝶窦软组织密度影,呈 T_1WI 低信号、T_2WI 高信号,黏膜强化。

(2)印象诊断:左侧筛窦黏液囊肿;右侧筛窦、左侧鼻丘气房、双侧蝶窦慢性鼻窦炎。

(3)鉴别诊断:①真菌性鼻窦炎,CT 可见条状、片状高密度影,窦腔膨胀性改变不明显(图 3-2-7);②鼻窦潴留囊肿,边缘光滑的类圆形影、基底位于窦壁、无窦腔膨大或骨质改变(图 3-2-9);③良性肿瘤,MRI 表现为 T_1WI 等信号、T_2WI 等高信号,增强后表现为中等程度强化;④生长缓慢的鼻窦恶性肿瘤,壁骨质破坏区边缘毛糙,增强后表现为不均匀强化。

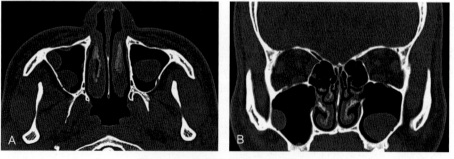

图 3-2-9 双侧上颌窦黏膜下囊肿

A. CT 轴位;B. CT 冠状位。

病例 4 患者进行 CT 和 MR 检查,见图 3-2-10。

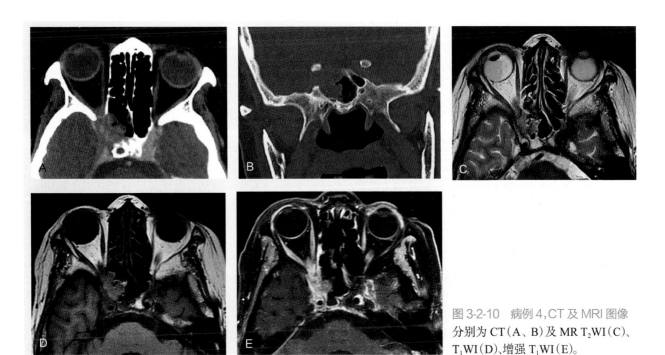

图 3-2-10 病例 4,CT 及 MRI 图像
分别为 CT（A、B）及 MR T_2WI（C）、
T_1WI（D）、增强 T_1WI（E）。

（1）影像征象分析

1）征象 1,部位:右侧蝶窦不规则形软组织肿块,累及右侧眶尖区和右侧海绵窦区。

2）征象 2,信号:T_1WI 呈略高信号,T_2WI 呈等信号,信号欠均匀。

3）征象 3,强化:不均匀强化。

4）征象 4,骨质:窦壁增生、破坏。

5）征象 5,邻近结构:右侧颈内动脉海绵窦段受压移位、变细。

（2）印象诊断:右侧蝶窦侵袭性真菌性鼻窦炎。

（3）鉴别诊断:①韦氏肉芽肿病（Wegener's granulomatosis）,鼻甲及鼻中隔骨质破坏;鼻腔中线处结节状软组织肿块;②非霍奇金淋巴瘤,鼻腔软组织影,常累及鼻前庭和 / 或鼻面部,无明显骨质破坏;③上皮性恶性肿瘤,鼻窦壁呈明显溶骨性破坏,软组织肿块影占位效应明显。

病例 5 患者进行 CT 和 MR 检查,见图 3-2-11。

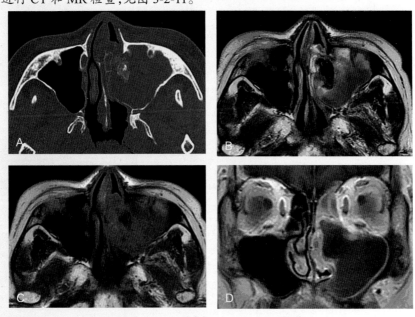

图 3-2-11 病例 5,CT 及 MRI 图像
A. CT;B. MR T_2WI;C. MR T_1WI;D. MR 增强 T_1WI。

(1)影像征象分析

1)征象1,部位:左侧上颌窦和鼻腔区膨胀性改变。

2)征象2,密度:软组织密度影,近窦口区可见点片状高密度影。

3)征象3,信号:T_1WI呈等信号,T_2WI呈混杂等低信号,窦口区可见极低信号。

4)征象4,增强:环状黏膜强化征象。

5)征象5,骨质:上颌窦内壁膨隆变薄、后外侧壁骨质增生。

6)其他征象:左侧额窦及筛窦内呈T_1WI低信号、T_2WI高信号,左侧鼻腔各鼻道变窄。

(2)印象诊断:左侧上颌窦真菌球并慢性鼻窦炎;左侧额窦及筛窦慢性鼻窦炎。

(3)鉴别诊断:①慢性鼻窦炎,常累及多个鼻窦,无高密度影,窦壁骨质增生,无明显骨质破坏(图3-2-6);②变应性真菌性鼻窦炎,多个鼻窦受累,窦腔扩大,内为高密度影(图3-2-7);③侵袭性真菌性鼻窦炎,发生于免疫功能低下或缺陷患者,可出现骨质破坏,病变广泛侵及邻近结构及软组织(图3-2-10)。

病例6 患者进行CT和MR检查,见图3-2-12。

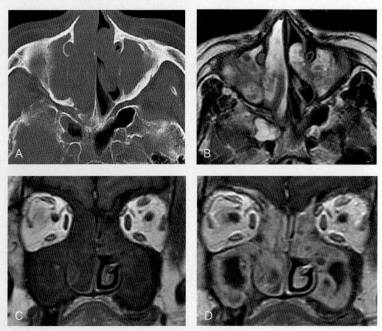

图3-2-12 病例6,CT及MRI图像
A. CT;B. MR T_2WI;C. MR T_1WI;D. MR增强T_1WI。

(1)影像征象分析

1)征象1,部位:双侧中上鼻道、右侧总鼻道及下鼻道、双侧各组鼻窦。

2)征象2,密度:均匀软组织密度。

3)征象3,信号:T_1WI呈低信号,T_2WI呈高信号,其内呈T_1WI混杂等信号、T_2WI等信号。

4)征象4,增强:黏膜强化。

5)征象5,骨质:双侧上颌窦壁增生硬化,双侧鼻甲吸收变薄。

6)其他征象:鼻腔及鼻窦邻近结构未见异常改变。

(2)印象诊断:双侧鼻息肉;双侧全组慢性鼻窦炎。

(3)鉴别诊断:①变应性真菌性鼻窦炎,多个鼻窦受累,CT表现为窦腔内弥漫高密度影;②韦氏肉芽肿病,鼻腔中线处结节状软组织肿块,鼻甲、鼻中隔等破坏,窦壁骨质呈"双线"征(图3-2-13)。

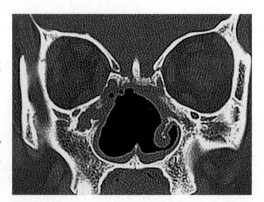

图3-2-13 韦氏肉芽肿病

病例7 患者进行CT和MR检查,见图3-2-14。

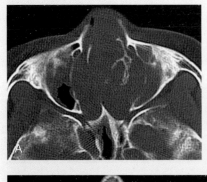
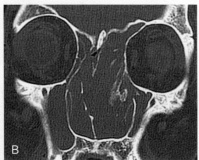
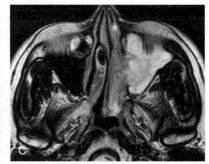
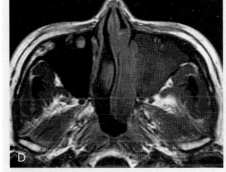
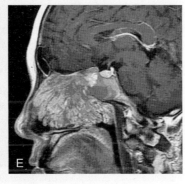

图3-2-14 病例7,CT及MRI图像
分别为CT轴位(A)和冠状位(B),以及
MR T_2WI(C)、T_1WI(D)、增强 T_1WI(E)。

(1)影像征象分析

1)征象1,部位和形态:左侧鼻腔和左侧上颌窦条形肿物。

2)征象2,骨质:受压移位、吸收变薄并增生硬化改变。

3)征象3,密度:均匀软组织密度影。

4)征象4,信号:T_1WI呈混杂等或低信号,T_2WI呈混杂等或高信号。

5)征象5,增强:呈卷曲的"脑回状"明显不均匀强化。

6)其他征象:双侧上颌窦内软组织密度影,右侧鼻腔内软组织影,无邻近结构侵犯。

(2)印象诊断:左侧鼻腔及上颌窦内翻性乳头状瘤;双侧上颌窦慢性鼻窦炎;右侧下鼻甲肥大。

(3)鉴别诊断:①鼻息肉,增强后呈线状黏膜强化;②鼻腔血管瘤,T_2WI呈明显高信号,增强后呈明显强化(图3-2-15),可见"渐进性"强化;③鼻腔鼻窦上皮性恶性肿瘤,呈浸润性生长,并溶骨性骨质破坏。

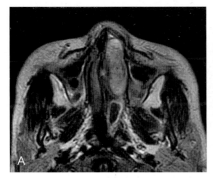
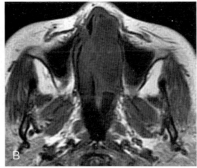
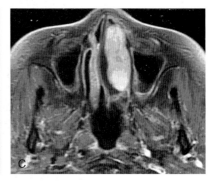

图3-2-15 左侧鼻腔血管瘤
A. MR T_2WI呈明显高信号;B. MR T_1WI呈低信号;C. MR增强后呈明显强化。

病例 8　患者进行 CT 和 MR 检查,见图 3-2-16。

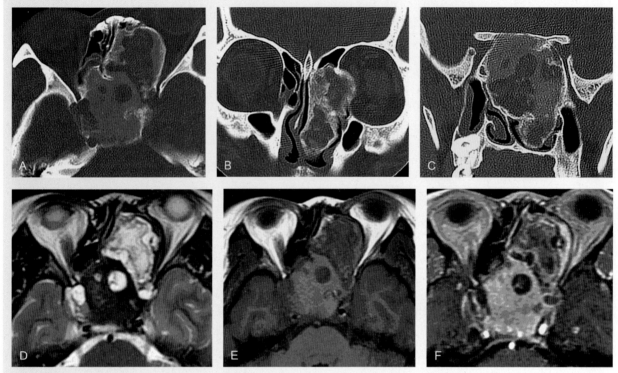

图 3-2-16　病例 8,CT 及 MRI 图像

分别为 CT 轴位(A)、冠状位(B、C),以及 MR T_2WI(D)、T_1WI(E)、增强 T_1WI(F)。

(1)影像征象分析

1)征象 1,部位和形态:左侧鼻腔和左侧筛窦膨胀性生长肿物。

2)征象 2,骨质:受压移位、吸收变薄改变。

3)征象 3,密度:磨玻璃样高密度影和等密度软组织密度影,周围可见骨包壳。

4)征象 4,信号:T_2WI 呈混杂极低或高信号,T_1WI 呈混杂等或低信号。

5)征象 5,增强:呈明显不均匀强化。

6)其他征象:左侧鼻腔变窄,左侧 OMC 阻塞,无邻近结构侵犯。

(2)印象诊断:左侧鼻腔及筛窦骨化性纤维瘤。

(3)鉴别诊断:①骨纤维异常增殖症,常累及多骨,骨质肥厚呈"磨玻璃样"改变(图 3-2-17);②骨瘤,骨性肿块,可有与骨质相同的骨皮质和骨髓腔(图 3-2-18)。

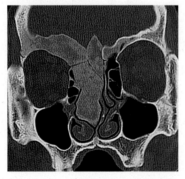

图 3-2-17　双侧额窦及右侧筛窦
骨纤维异常增殖症

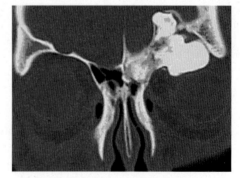

图 3-2-18　左侧额窦骨瘤

病例9 患者进行 CT 和 MR 检查,见图 3-2-19。

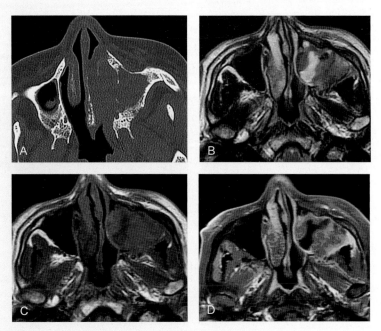

图 3-2-19 病例9,CT 及 MRI 图像

A. CT;B. MR T_2WI;C. MR T_1WI;D. MR 增强 T_1WI。

(1)影像征象分析

1)征象 1,部位:左侧上颌窦内肿块,窦腔扩大。

2)征象 2,骨质:上颌窦后外壁和内壁破坏。

3)征象 3,信号:T_1WI 和 T_2WI 均呈等信号,其内可见片状 T_1WI 低信号、T_2WI 高信号。

4)征象 4,增强:轻度不均匀强化。

5)征象 5,邻近侵犯:向后侵犯翼腭窝及上颌窦后脂肪间隙,向内突至鼻腔。

(2)印象诊断:左侧上颌窦鳞状细胞癌。

(3)鉴别诊断:①侵袭性真菌性鼻窦炎,等密度软组织影内片状高密度影;②其他恶性肿瘤,有时不易鉴别,依靠临床活检病理组织学检查鉴别(图 3-2-4、图 3-2-5)。

病例10 患者 CT 图像和三维容积成像见图 3-2-20。

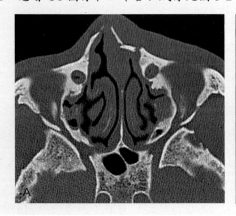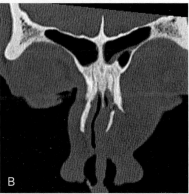

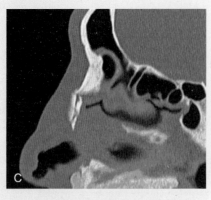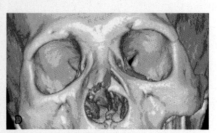

图 3-2-20　病例 10,CT 及三维容积成像

A. 轴位;B. 冠状位;C. 矢状位;D. 三维容积成像。

（1）影像征象分析

1）征象 1：左侧鼻骨及上颌骨额突骨质连续性中断。

2）征象 2：断端成角、移位,鼻颌缝变形。

3）征象 3：鼻部塌陷。

4）征象 4：鼻前庭软组织肿胀。

（2）印象诊断：左侧鼻骨及上颌骨额突骨折；左侧鼻颌缝变形。

病例 11　患者进行 CT 和 MR 检查,见图 3-2-21。

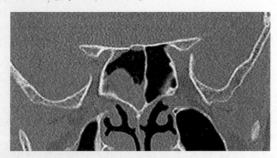

图 3-2-21　病例 11,CT 图像

（1）影像征象分析

1）征象 1,部位：右侧蝶窦上壁骨质连续性中断,断端对线差。

2）征象 2,密度：右侧蝶窦上壁下方软组织密度影,窦腔内软组织影。

（2）印象诊断：右侧蝶窦上壁骨折。

病例 12　患者进行 CT 检查,见图 3-2-22。

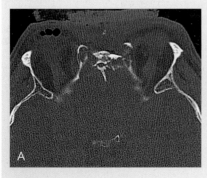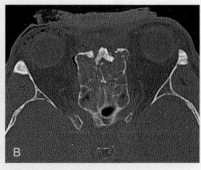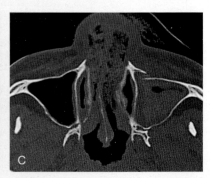

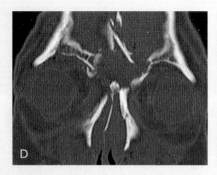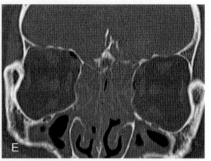

图 3-2-22 病例 12,CT 图像

（1）影像征象分析

1）征象 1,部位:双侧额窦、筛窦前壁骨质连续性中断,多发碎骨片,额部塌陷;左侧上颌窦前壁骨质连续性中断,断端错位;双侧鼻骨根部下陷。

2）征象 2,密度:双侧额窦、筛窦及上颌窦内软组织密度影。

3）征象 3,面部:面部软组织肿胀。

4）征象 4,眶部:右侧眼睑、双侧眶腔内少量积气。

（2）印象诊断:双侧额窦及筛窦各壁粉碎性骨折;左侧上颌窦前壁骨折;双侧鼻骨根部骨折;双侧额窦、筛窦及上颌窦积液;右侧眼睑及双侧眶腔积气。

四、术后随诊

鼻内镜术后需定期随访观察,临床上疗效的判断除依靠鼻内镜检查外,还要进行鼻腔和鼻窦 CT 检查及 MR 检查,观察术后有无并发症及肿瘤复发。

病例 13 女性,63 岁,右侧上颌窦炎鼻内镜术后 6 年复查。

病例 14 男性,40 岁,4 个月前无明显诱因出现右侧鼻腔堵塞,鼻塞为持续性加重,偶有缓解,伴流鼻涕,为黏性鼻涕,偶有打喷嚏,无头痛。患者曾于 2011 年、2013 年、2015 年外院行鼻内镜内翻性乳头状瘤摘除术 3 次。

【问题 4】术后复查什么时间合适? 术后影像主要观察哪些内容?

手术后黏膜的愈合一般在 3 个月之内,但黏膜肿胀的消除和功能恢复则需更长的时间,所以通常主张术后半年之后行鼻窦 CT 或 MR 扫描。术后 CT 及 MRI 观察手术开放窦腔引流状况,观察是否有术后并发症(前颅底、视神经管及颈内动脉等重要结构的损伤程度)、观察术后是否有残余病灶及肿瘤复发。

1. 鼻术后随诊检查 注意影像学检查方法的选择。

知识点

CT 主要用于观察前颅底、眶内壁、视神经管骨质的情况,大体观察术腔黏膜及软组织的情况;MRI 观察术后并发症,如眼外肌、视神经、颈内动脉及脑膜损伤及并发感染,除外并发或伴发肿瘤。

2. 影像征象分析

病例 13 患者术后 CT 检查见图 3-2-23。

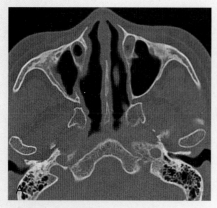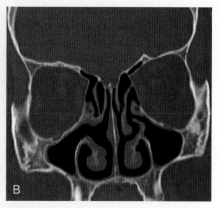

图 3-2-23 病例 13,慢性鼻窦炎鼻内镜术后 CT 图像

右侧鼻内镜术后状态,右侧上颌窦口扩大、钩突及部分中鼻甲缺如;右侧上颌窦窦壁骨质可见增生、硬化,上颌窦黏膜增厚(A);前颅底、眶内壁骨质连续,鼻腔内未见异常密度影(B)。

病例 14 患者术后 CT 及 MR 检查见图 3-2-24。

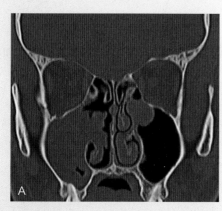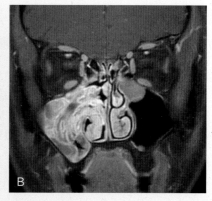

图 3-2-24 病例 14,内翻性乳头状瘤鼻内镜术后复发 CT 和 MRI 图像

A. 右侧鼻内镜术后状态,右侧上颌窦及鼻腔内可见软组织影,与鼻甲分界不清,左侧上颌窦口可见结节状软组织影;B. 增强 MRI 示右侧鼻腔病变呈典型"脑回样"强化,左侧上颌窦口为黏膜下囊肿,证实右侧鼻腔鼻窦内翻性乳头状瘤复发。

五、拓展——脑脊液鼻漏

脑脊液鼻漏的病因分为外伤性、医源性、肿瘤性、先天性和自发性。外伤性最常见(图 3-2-25),自发性脑脊液鼻漏(图 3-2-26)的病因一直未明,现在多数学者认为,自发性脑脊液鼻漏是特发性高颅压的一种表现。CT 的直接诊断征象为窦壁或颅底骨质缺损,MR 冠状位水成像显示脑脊液鼻漏效果最佳,直接诊断征象是线状高信号从颅底蛛网膜下腔延伸至窦腔。影像学的价值在于观察漏口的部位、大小及数量,窦口邻近结构的改变,伴随的高颅压影像征象。治疗方法为鼻内镜下漏口修补术,术后可复发。

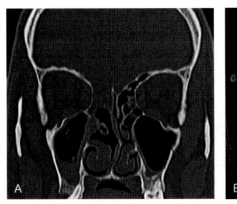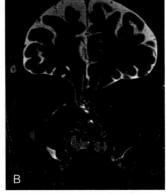

图 3-2-25　患者车祸伤后右侧鼻腔流清水。诊断为外伤性脑脊液鼻漏，
CT 及 MRI 图像

前颅底骨质不连续、局部缺损，代之以软组织影（A）；冠状位水成像显示漏口脑膜脑膨出及线状高信号从颅底蛛网膜下腔延伸至窦腔（B）。

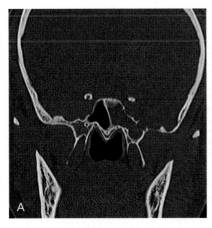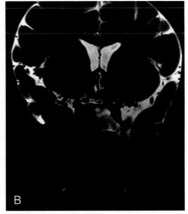

图 3-2-26　自发性脑脊液鼻漏 CT 及 MRI 图像
A. CT 示左侧蝶窦侧隐窝过度气化，外上壁可见局部骨质缺损；B. MRI 示脑脊液及脑膜自漏口处膨出。

（鲜军舫）

第三节　耳部病变

一、常见耳部疾病的影像学诊断

（一）临床相关基础概述

耳部结构微细复杂，发生的疾病也多种多样，主要有先天性畸形、炎症性病变和肿瘤。其中较常见的疾病是急性、慢性中耳炎（chronic otitis media）及胆脂瘤（cholesteatoma），临床特点见表 3-3-1。少见的有先天畸形（congenital malformation）、面神经瘤（facial neuroma）、颈静脉球瘤（glomus jugulare tumor）、中耳癌（cancer of middle ear）等。

表 3-3-1　耳部常见疾病的临床特点

常见疾病	临床特点
急性中耳炎	好发于儿童。表现为耳痛、听力减退及耳鸣,鼓膜穿孔,耳溢液,初为血水样,后为黏液脓性。若并发乳突炎则乳突部皮肤肿胀、潮红,乳突尖有明显压痛,可伴有发热、头痛等
慢性单纯性中耳炎	多源于急性中耳炎迁延,少数由低毒感染所致。有间歇外耳道流脓,脓量多少不一,一般无臭味,鼓膜穿孔为中央性,耳聋为传导性,一般不严重
胆脂瘤	长期持续性耳流脓,量多少不等,但有特殊恶臭。多为混合性耳聋,听力损失较重。鼓膜松弛部或紧张部后上方边缘性穿孔,从穿孔处可见鼓室内灰白色鳞屑状或豆渣状无定型物质

临床病例

病例 1　男性,9 岁,以"双耳痛伴听力下降 1 个月"为主诉入院。患者 1 个月前无明显诱因出现双耳疼痛,伴听力下降,鼻塞,无鼻出血,无高音调持续性耳鸣,无视物旋转及恶性、呕吐。耳部专科检查无异常。

病例 2　男性,64 岁,以"双耳听力下降 10 余年"为主诉入院。患者 10 年前无诱因出现双耳听力下降,有耳闷塞感,偶有耳鸣,无明显流脓、流血,无头痛、发热,无恶性、呕吐。耳部检查鼓膜完整,未见充血,乳突无压痛。

病例 3　男性,38 岁,以"左耳反复流水、流脓近 20 年,加重 5 年"为主诉入院。约 20 年前患者无诱因出现双耳流水、流脓,未予重视,右耳自行好转,但左耳病情反复,间歇性流水、流脓,无发热、耳鸣。右侧外耳道上壁稍红,无异常分泌物,鼓膜完整,左耳鼓膜浑浊,稍内陷,大量脓性分泌物,鼓膜紧张部大穿孔,双侧乳突无压痛。

初步了解病史以后,要考虑以下问题。

【问题 1】应首选何种影像学检查方法? 各种方法的优缺点如何?

中耳的常用检查方法有 CT、MR,如何选择适当的检查方法尤为重要,也是进行临床诊断的最重要环节之一。

知识点

1. 中耳常见疾病包括急性、慢性中耳炎及胆脂瘤,其中最主要的临床资料包括急性中耳炎时耳痛、耳溢液、发热等;慢性中耳炎有急性中耳炎发作病史,常有外耳道流脓,胆脂瘤通常有长期持续性耳流脓,有特殊恶臭。鼓膜松弛部或紧张部后上方边缘性穿孔,从穿孔处可见鼓室内灰白色鳞屑状或豆渣状无定型物质。

2. 中耳疾病影像学检查方法首选 HRCT。

(二) 中耳影像学检查方法的选择

1. **常用影像学方法特点**

(1) CT:常规应用 HRCT,可清晰显示耳部各结构正常解剖及变异,并可显示有无骨质破坏及其破坏范围,有无软组织密度肿物,乳突气房及鼓室密度改变。

(2) MR:一般不需要,对怀疑有颅内侵犯或血管受侵时应选择 MRI,对怀疑听神经瘤者应首选 MRI。

2. **中耳疾病的影像学检查流程**　见图 3-3-1。

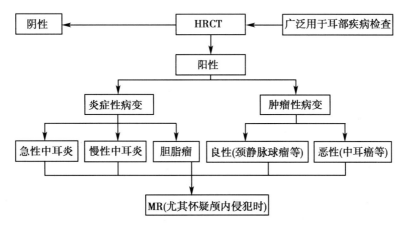

图 3-3-1 中耳疾病影像学检查流程

【问题2】上述患者可能的诊断是什么? 可能存在的异常影像学表现有哪些?

通过病史预先判断可能的诊断,选择最佳的辅助检查技术,分析检查结果。

知识点

1. 中耳 HRCT 扫描一定注意薄层、骨算法重建,如果扫描时体位不正,在后处理重建时注意修正,使图像双侧结构对称显示。

2. 急性中耳乳突炎基本无骨质异常改变,仅可见乳突小房和/或鼓室内液体密度影,如果有气-液平面可确定诊断。慢性中耳炎表现为明显骨质增生硬化,同时可见软组织密度影,但一般无骨质破坏。胆脂瘤多表现为骨质增生硬化,并伴上鼓室软组织密度影及明显骨质破坏。

(三)常见中耳疾病的影像学特征及诊断思路

1. 常见中耳疾病影像学特征 见表 3-3-2。

表 3-3-2 常见中耳疾病影像学特征

疾病	乳突气房 CT 特征	鼓室、乳突窦、听小骨 CT 特征	MRI 特征
急性中耳炎	密度增高,气房间隔可骨质吸收,密度减低	密度增高,有时见液平,听小骨正常	中耳腔 T_1WI 信号减低、T_2WI 信号增高,可清晰显示颅内并发症
慢性单纯性中耳炎	密度增高,气房间隔明显增生	密度增高,骨质增生硬化,听小骨可有部分吸收破坏	T_1WI 呈等或稍高信号,T_2WI 呈高信号;明显延迟强化
胆脂瘤	密度增高,气房间隔常增生硬化	上鼓室、乳突窦入口及乳突窦内软组织密度肿块,并骨质破坏;乳突窦入口、鼓室腔扩大,边缘光滑并有骨质增生硬化;听骨链可破坏	T_1WI 信号与肌肉相似而低于脑组织,强化多不均匀,T_2WI 信号高;胆脂瘤本身无强化

2. 影像学诊断思路

(1)观察中耳乳突气化情况,乳突气房骨质及鼓室壁、听小骨结构是否异常,是否有骨质密度改变、骨质破坏。

(2)中耳鼓室及乳突气房内气体是否存在,是否存在异常密度影,注意观察上鼓室、乳突窦入口及乳突窦是否存在软组织密度影。

(3)如果存在鼓室及乳突气房内液体密度影,骨质破坏,需要进一步观察颅内是否受累。

(4)同时应简要描述图像已显示但未发现病变的其他组织和器官。

(5)结合病史及上述影像学表现作出诊断与鉴别诊断。

(6) 若诊断不确定,可以给出进一步建议,如进一步检查或随诊复查。

【问题 3】给出印象诊断后还要注意哪些?

给出印象诊断后还应注意信息是否足够,是否给临床医生提供更多的信息。如各类中耳乳突炎是否出现骨质破坏,是否出现颅内侵犯的影像表现:脑膜炎、脑脓肿等。

知识点

1. 中耳 HRCT 扫描,发现中耳乳突病变时需要注意是否存在骨质破坏,骨质破坏范围,鼓室盖、乙状窦骨壁是否受侵。

2. 疑中耳乳突病变累及颅内时建议进一步 MR 检查。

(四) 拓展——中耳癌

中耳癌较少见,除可原发于中耳,或继发于外耳道或鼻咽部等外,大多数有慢性中耳炎的病史,外耳道乳头状瘤恶变也常侵入中耳。以鳞状细胞为多见,肉瘤较少,好发年龄为 40~60 岁。影像学表现为以中、下鼓室为中心的软组织密度灶,密度多均匀,外耳道及咽鼓管早期受累,周围骨质呈溶骨性破坏,形态不规则,边缘多无骨硬化表现,外耳道后壁破坏较前壁严重,病灶可侵犯颅内,侵入颞叶,形成肿块,增强扫描可见病灶有中度强化(图 3-3-2)。

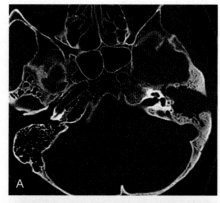
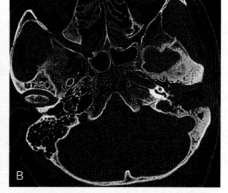
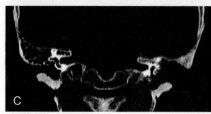

图 3-3-2 左侧中耳癌 HRCT 图像
分别为轴位(A、B)和冠状位重建(C)。左侧中耳鼓室内可见不规则软组织密度影,鼓室壁呈溶骨性骨质破坏,部分乳突小房结构破坏,听小骨完全破坏、消失。左侧外耳道受累,外耳道壁骨质破坏。

二、颞骨外伤及畸形

(一) 颞骨外伤

1. **颞骨外伤的临床概述** 颞骨骨折多合并于头部外伤,以车祸伤为主,占颅骨骨折的 15%~48%。根据 Mchagh 分类法,根据骨折线与岩骨长轴的关系,分为 3 种类型:纵行骨折(约占颞骨骨折的 80%)、横行骨折和混合型骨折(表 3-3-3)。

表 3-3-3 颞骨外伤常见临床特点

颞骨外伤	临床特点
纵行骨折	外伤史明确,多表现为耳道出血、传导性听力下降、面神经麻痹、脑脊液耳漏等
横行骨折	外伤史明确,多表现为耳道出血、感音神经性耳聋、面神经麻痹等

临床病例

病例 4　男性,22 岁,头部车祸伤 1 天,颞部肿胀、耳堵。

病例 5　男性,14 岁,头部车祸伤 11 天余,听力下降。听力检查发现感音神经性耳聋。全身检查未见异常。

初步了解病史以后,要考虑以下问题。

【问题 1】应首选何种影像学检查方法? 与其他影像学检查方法相比其优越性如何?

颞骨常用的检查方法有 CT 和 MR,如何选择适当的检查方法尤为重要,也是进行临床诊断的最重要环节之一。

> 知识点
>
> 诊断颞骨骨折的直接征象是见到骨折线,轴位图像结合冠状位、矢状位、斜位 MPR 有助于显示骨折线位置、长度和数量。

2. 颞骨外伤影像学检查方法的选择　颞骨外伤以 HRCT 为首选检查方法,对于细微骨折需要层厚 1mm 的图像进行观察。多方位成像有助于准确判断骨折,必要时可行三维重建。骨折的直接征象不明显时,要注意间接征象,如乳突气房积液或积血,颞下颌关节窝积气等。

【问题 2】上述病例存在的异常影像表现是什么? 异常征象形成的原因有哪些?

通过病史预先判断可能的诊断,选择出最佳的辅助检查技术,分析影像学特征并判断其可能的成因,归纳阳性征象。

> 知识点
>
> 首先要评估影像学检查的信息量是否足够。诊断骨折时,要明确直接征象即骨折线,当骨折线不明显时,需要根据间接征象进行判断。

3. 颞骨外伤的影像学特征及诊断思路

(1)颞骨外伤的影像学特征:见表 3-3-4。

表 3-3-4　颞骨外伤的影像学特征

颞骨外伤	部位	CT 特征
纵行骨折	骨折线起自颞鳞部后方向前内,并通过外耳道后方穿过鼓室顶壁,止于中颅窝或半月神经节	该类骨折的骨折线大致平行于颞骨长轴,常伴鼓室出血或听骨链中断,有时面神经管膝部受累
横行骨折	骨折线从颞骨岩部后方通过内耳道底至面神经管膝部或直接穿经迷路,严重者耳蜗、前庭或半规管受累	横行骨折线垂直于颞骨长轴,常伴面神经管和耳囊受累

(2)颞骨外伤的影像学诊断思路:充分掌握颞骨及其周围组织结构的细微解剖,尤其是骨骼的断面解剖,对于判断是否存在骨折非常重要。结合受伤部位,判断其受力途径,寻找可能存在的骨折。此外,还应仔细观察周围软组织的情况,如果存在肿胀或乳突蜂房和鼓室腔内积液,则应该认真观察邻近骨质结构是否存在骨折。

【问题3】给出印象诊断,分析需要给出肯定诊断、可能性诊断还是描述性诊断。

> 知识点
>
> 诊断颞骨骨折时,应特别注意骨折累及的部位,如听骨链、面神经管、迷路等,对于指导临床治疗、判定预后有很大帮助。

(二)颞骨畸形

1. 颞骨畸形的临床概述 耳由外耳、中耳与内耳组成,在时间发生顺序上,最早为内耳,然后是中耳和外耳。任何一阶段的发育停滞或异常,均可导致颞骨畸形,通常认为外耳、中耳畸形和内耳畸形多单独发生,少数患者也可外耳、中耳、内耳均有畸形。颞骨畸形的临床特点表 3-3-5。

表 3-3-5 颞骨畸形的临床特点

颞骨畸形	临床特点
外中耳畸形	患者出生时即被发现有耳郭及外耳道畸形,听力障碍多属于传导性耳聋
内耳畸形	临床电测听检查提示患耳不同程度的感音性神经性耳聋

临床病例

病例6 男性,2岁,生后即发现右侧小耳畸形、外耳道闭锁。
病例7 男性,1岁,外观良好,双耳临床听力筛查未通过。

初步了解病史以后,要考虑以下问题。
【问题1】应首选何种影像学检查方法? 与其他影像学检查方法相比其优越性如何?
颞骨常用的检查方法有 CT 和 MR,如何选择适当的检查方法尤为重要,也是进行临床诊断的最重要环节之一。

> 知识点
>
> 诊断颞骨畸形的直接征象是颞骨部分骨骼形态异常,轴位图像结合冠状位、矢状位、斜位 MPR 有助于显示畸形的位置、与面神经骨管各段的关系。

2. 颞骨畸形影像学检查方法的选择 HRCT 是显示颞骨细微结构的首选检查方法,能够清晰显示精细的骨质结构,因此可以很好地显示颞骨畸形的形态学改变。对畸形的类型、程度和部位也可作出准确地判断。MRI 软组织分辨率高,可清晰显示听神经等结构,如听神经缺如和变异。
【问题2】上述病例存在的异常影像学表现有哪些? 异常征象形成的原因是什么?
通过病史预先判断可能的诊断,选择最佳的辅助检查技术,分析影像学特征并判断其可能的成因,归纳阳性征象。

> 知识点
>
> 首先要评估影像学检查的信息量是否足够。尤其在诊断内耳畸形时,需要加扫内耳 MRI,以观察有无合并前庭蜗神经的发育异常。

3. 颞骨畸形的影像学特征及诊断思路

(1)颞骨畸形的影像学特征:见表 3-3-6。

表 3-3-6 颞骨畸形的影像学特征

颞骨畸形	影像学特征
外中耳畸形	外耳道骨性或膜性闭锁,鼓室腔狭小,听小骨畸形,可伴有面神经乳突段前移或鼓室段下移
内耳畸形	种类繁多,可有耳蜗周数不足、半规管发育异常、前庭水管扩大等

(2)颞骨畸形的影像学诊断思路:充分掌握颞骨的细微解剖,尤其是骨骼的断面解剖,并判断是否存在畸形。当发现内耳畸形,尤其内耳道底孔道异常时,需要进行内耳 MR 水成像观察前庭蜗神经的发育情况。

> 知识点
>
> 诊断颞骨畸形时,应重点观察外耳道、鼓室腔、听小骨、面神经骨管及内耳耳囊各结构的形态,尤其是内耳发育异常,通常较细微,需要认真观察。

【问题 3】给出印象诊断,分析需要给出肯定诊断、可能性诊断还是描述性诊断。

三、基于病例的实战演练

病例 1　患者进行 HRCT 检查,见图 3-3-3。

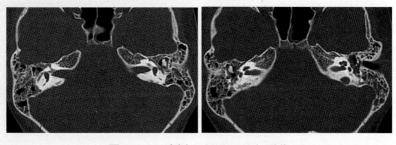

图 3-3-3　病例 1,HRCT 平扫图像

(1)影像征象分析

1)征象 1:双侧鼓室、乳突窦、乳突小房内密度增高,为液体密度影。

2)征象 2:鼓室壁及乳突小房间隔等骨质结构未见骨质增生硬化或骨质破坏等异常改变。

3)征象 3:左侧蝶窦内可见软组织密度影。

(2)印象诊断:①双侧急性单纯性中耳乳突炎;②鼻窦炎。

(3)鉴别诊断:急性单纯性中耳乳突炎主要需要与慢性中耳乳突炎及胆脂瘤相鉴别,急性中耳乳突炎的骨质结构一般无明显异常改变,仅鼓室腔及乳突小房内出现液体,并且有些可见气 - 液平面。而慢性中耳乳突炎和胆脂瘤均出现鼓室壁及乳突小房间隔骨质密度增高,胆脂瘤还可观察到上鼓室、乳突窦入口及乳突窦存在软组织密度影,并骨质破坏,边缘光滑且有骨质增生硬化。听骨链可破坏。MR 显示中耳腔 T_1WI 信号减低、T_2WI 信号增高,而慢性中耳乳突炎的中耳腔可为 T_1WI 信号增高、T_2WI 信号增高,胆脂瘤的 T_1WI 信号可混杂。

病例 2 患者进行 HRCT 检查,见图 3-3-4。

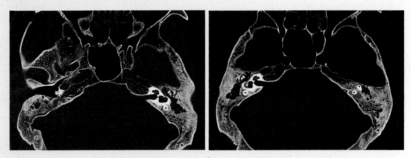

图 3-3-4 病例 2,HRCT 平扫图像

(1)影像征象分析

1)征象 1:双侧鼓室、乳突窦、乳突小房内密度增高,其内气体被液体密度、软组织密度影替代。

2)征象 2:双侧乳突板障型或硬化型,鼓室壁及乳突小房间隔等骨质结构明显增生硬化,未见骨质破坏,听小骨未见明显改变。

(2)印象诊断:双侧慢性中耳乳突炎。

(3)鉴别诊断:慢性单纯性中耳乳突炎主要需与慢性中耳乳突炎合并胆脂瘤相鉴别,胆脂瘤除出现鼓室壁及乳突小房间隔骨质密度增高外,还可观察到上鼓室、乳突窦入口及乳突窦存在软组织密度影,并骨质破坏,乳突窦入口、鼓室腔扩大,边缘光滑并有骨质增生硬化。听骨链可完全破坏。

病例 3 患者进行 HRCT 检查,见图 3-3-5。

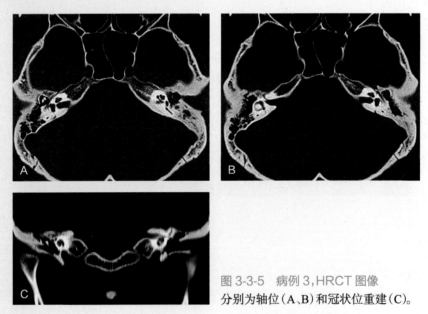

图 3-3-5 病例 3,HRCT 图像
分别为轴位(A、B)和冠状位重建(C)。

(1)影像征象分析

1)征象 1:左侧鼓室、乳突窦、乳突小房内密度增高。

2)征象 2:患侧乳突板障型,鼓室壁及乳突小房间隔等骨质结构明显增生硬化,并见骨质破坏,听小骨消失。上鼓室、乳突窦入口及乳突窦存在软组织密度影,乳突窦入口、鼓室腔扩大,边缘光滑并有骨质增生硬化。

(2)印象诊断:①左侧慢性中耳乳突炎;②左侧胆脂瘤形成。

(3)鉴别诊断:胆脂瘤主要需要与慢性中耳乳突炎相鉴别,胆脂瘤一般存在于慢性中耳乳突炎病例,除慢性中耳乳突炎的鼓室、乳突小房内密度增高,骨质增生硬化外,还可观察到上鼓室、乳突窦入口及乳突窦存在软组织密度影,并骨质破坏,乳突窦入口、鼓室腔扩大,边缘光滑且有骨质增生硬化。听骨链可完全破坏。

病例4 患者进行 HRCT 检查,见图3-3-6。

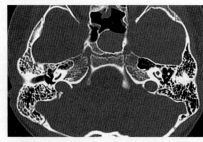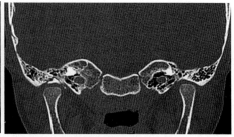

图 3-3-6 病例4,HRCT 图像

(1)影像征象分析
1)征象1:右侧颞骨区可见骨折线影,平行于岩部长轴。
2)征象2:骨折线起自颞鳞部后方向前,并穿经鼓室。
3)征象3:右侧鳞部气房内可见软组织影。
(2)印象诊断:右侧颞骨纵行骨折;右侧鳞部气房积液。

病例5 患者进行 HRCT 检查,见图3-3-7。

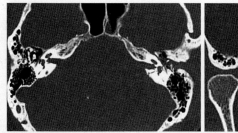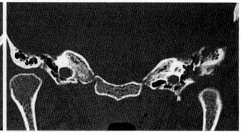

图 3-3-7 病例5,HRCT 图像

(1)影像征象
1)征象1:左侧颞骨区骨折线影,垂直于岩骨长轴。
2)征象2:骨折线起自内耳道后方,穿经前庭和面神经管第二膝。
3)征象3:鼓室积液,听骨链断裂,颞骨鳞部骨折。
(2)印象诊断:左侧颞骨横行骨折;左侧鼓室积液;左侧听骨链断裂。

病例6 患者进行 HRCT 检查,见图3-3-8。

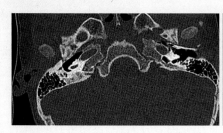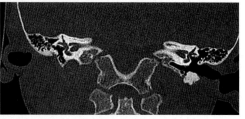

图 3-3-8 病例6,HRCT 图像

（1）影像征象

1）征象1：右侧外耳道骨性闭锁。

2）征象2：鼓室狭小，听小骨未发育。

3）征象3：右侧小耳畸形。

（2）印象诊断：右侧外中耳畸形。

病例7 患者进行HRCT和MR检查，见图3-3-9。

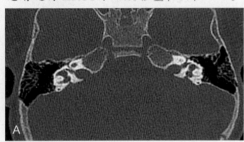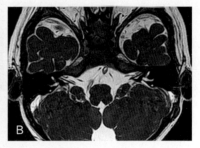

图3-3-9 病例7，HRCT及MR图像

A. HRCT；B. MR T$_2$WI。

（1）影像征象

1）征象1：双侧前庭水管扩大。

2）征象2：双侧前庭蜗神经发育良好。

（2）印象诊断：双侧前庭水管扩大。

四、拓展——耳聋、耳鸣及眩晕

耳聋：耳聋病因复杂，有先天性及后天性因素，按部位及性质耳聋分为4类，即传导性耳聋、感音神经性耳聋、混合性耳聋及中枢性耳聋。传导性聋的病因常见有先天发育畸形，后天包括炎症、肿瘤、外伤及耳硬化症等。感音神经性耳聋病因常见有先天内耳发育畸形、内耳神经发育异常，后天包括病毒、细菌感染、梅尼埃病、迷路出血及听神经瘤（图3-3-10）等。

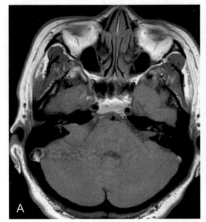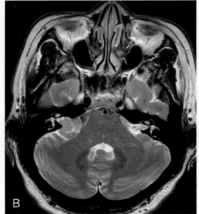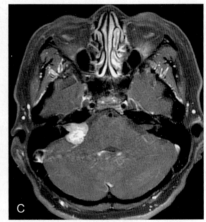

图3-3-10 患者，女性，53岁。突发右侧感音性神经聋伴耳鸣。诊断为听神经瘤，MRI图像

右侧内听道及桥小脑角区可见"冰淇淋"形T$_1$WI低信号（A）、T$_2$WI不均匀高信号（B），增强后病变明显强化（C）。

耳鸣：分搏动性及非搏动性耳鸣，病因多样，可合并听力下降、眩晕等。影像学检查主要除外器质性病变，如颈静脉窝发育情况、乙状窦壁是否完整、副神经节瘤、耳硬化症及半规管裂等。

眩晕：耳源性眩晕可伴或不伴有耳鸣、耳聋等症状，常见的病因有耳石症、迷路炎（图3-3-11）、前半规管裂、迷路出血（图3-3-12）及梅尼埃病等。

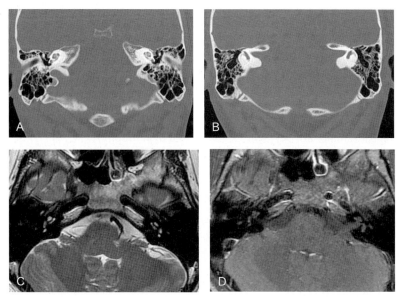

图 3-3-11　患者,男性,27 岁。既往 12 年前脑膜炎病史。双侧听力渐进性下降伴有
耳鸣、眩晕。诊断为迷路炎,CT 及 MRI 图像

CT 轴位骨窗示双侧耳蜗顶、中周密度增高,管径变窄,外、后半规管密度增高,管腔变窄
且部分消失(A、B);MR 检查示双侧耳蜗 T$_2$WI 信号变窄(C),增强后未见异常强化(D)。

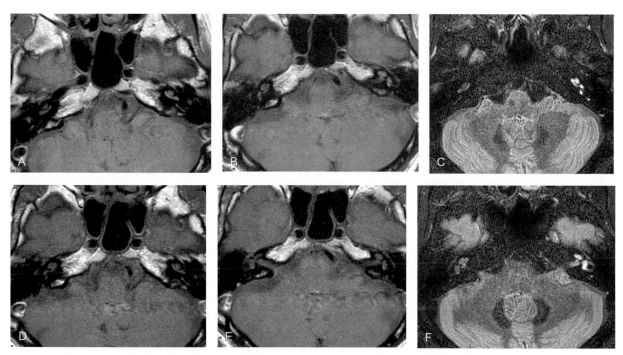

图 3-3-12　患者,女性,55 岁,左耳突聋 2 周伴眩晕、耳鸣,保守治疗。诊断为迷路出血,MRI 图像

治疗前 MR 轴位示左侧耳蜗、前庭 T$_1$WI 呈高信号(A、B),3D-FLAIR 示相应病变部位呈高信号(C),提示迷路内出血;
治疗后相对应的 T$_1$WI(D、E)及 3D-FLAIR(F)示病变高信号范围减小。

(鲜军舫)

第四节　咽喉部疾病

一、常见咽喉部疾病的影像学诊断

(一)临床相关基础概述

咽喉部包括鼻咽、口咽及喉咽。鼻咽系咽腔最高、最宽大部分,位于颅底与软腭之间,其中较常见的疾病是鼻咽癌(nasopharyngeal carcinoma)、腺样体肥大(adenoidal hypertrophy)、淋巴瘤(lymphoma),少见的有鼻咽纤维血管瘤(nasopharygeal angiofibroma)等;口咽部包括腭扁桃体、舌根、软腭及其相应的咽侧壁及后壁;下咽即喉咽,上界为会厌游离缘,下界为环状软骨下缘。临床常以声带为界,将喉腔分为声门上区(会厌、室带、喉室)、声门区(两侧真声带之间)及声门下区。喉癌(laryngocarcinoma)是最常见的喉部肿瘤,以声门区最多,声门上区次之,声门下区较少见。下咽癌(hypopharyngeal carcinoma)是指原发于喉以外的喉咽或下咽部的恶性肿瘤,以梨状窝癌最常见,易向周围侵犯。内镜能观察咽喉结构的表面改变及活动情况,能诊断大部分肿瘤,镜下活检能明确病变的性质。影像学检查主要是观察肿瘤黏膜下蔓延、软骨侵犯及病变与周围结构的关系,有无颈部淋巴结的转移等。本节重点介绍鼻咽癌及喉咽癌的临床、影像学诊断及鉴别诊断相关内容。咽喉部常见疾病的临床特点见表 3-4-1。

表 3-4-1　常见咽喉部疾病的临床特点

常见疾病	临床特点
鼻咽癌	中老年男性多见,早期症状较隐匿,以无痛性颈部淋巴结肿大为首发症状者多见,临床可有血涕、鼻塞等,晚期可有耳鸣、单侧听力下降或丧失。侵犯神经可引起声音嘶哑、吞咽困难等,以及头痛、面部麻木、舌偏斜、眼睑下垂、复视等神经症状。鼻咽镜检查肿瘤呈紫红色,触之易出血
咽淋巴瘤	多见于中老年人,常以无痛性扁桃体肿大或颈部淋巴结肿大而就诊,部分有异物感,可伴呼吸及吞咽困难,多数为单侧肿大,少数为双侧肿大
腺样体肥大	儿童多见,主要表现为打鼾、反复鼻塞流涕、反复咳嗽、张口呼吸、听力下降、咽部疼痛等。常与慢性扁桃体炎并存
喉癌	好发于老男性,常见于嗜烟酒者,声带过度疲劳、慢性喉炎、粉尘、石棉等也与喉癌的发病有关;表现为声音嘶哑、呼吸困难、咽喉痛、喉部不适等,肿瘤较大时可有喘鸣、呼吸困难
下咽癌	60~70 岁多见,表现为咽喉异物感,吞咽困难、疼痛及颈部肿块

临床病例

病例 1　男性,42 岁,半年前无明显诱因出现耳闷、右鼻翼疼痛,无头痛,无明显听力减退、无鼻塞及涕中带血,无面部麻木和复视。鼻咽镜显示右侧圆枕肥厚增生,咽隐窝饱满。

病例 2　男性,53 岁,3 个月前患者"感冒"后发现双侧扁桃体肿大及左颈部肿物,抗炎后无缓解,来院就诊。专科检查:咽部略充血,双侧扁桃体 2 度肿大,表面不光滑,左侧扁桃体可见不光滑肿物,与扁桃体界限不清。双侧颈部可见触及多发肿大淋巴结,大者约 4cm×5cm,活动度良好,无压痛。

病例 3　男性,50 岁,3 个月前无明显诱因出现声音嘶哑,伴咽异物感,偶有咽痛。专科检查:会厌无红肿,左侧室带饱满肿胀,遮盖左侧声带,会厌根部视不清,左侧声带固定,双侧梨状窝光滑。颈部可触及肿大淋巴结 2 枚,大者直径约 2cm。

病例 4　男性,62 岁,吞咽困难伴疼痛 1 月余,疼痛可耐受,无触痛。吸烟史 20 余年,无饮酒史。半个月前曾因左侧腮腺肿物手术,术后病理为腺淋巴瘤。

初步了解病史以后,要考虑以下问题。

【问题 1】应首选何种影像学检查方法? 各种方法的优缺点如何?

咽喉部的常用检查方法有 CT、MR,如何选择适当的检查方法尤为重要,也是进行临床诊断治疗的重要环节之一。

知识点

1. 咽喉部常见恶性肿瘤包括鼻咽癌、淋巴瘤、喉癌、下咽癌等,多见于中老年人,不同发病部位肿瘤有不同临床表现:鼻咽癌早期症状相对隐匿,可有血涕、鼻塞等,而后出现侵犯神经的症状;淋巴瘤常以无痛性扁桃体肿大或颈部淋巴结肿大而就诊,有的出现咽异物感;喉癌多以声音嘶哑为首发症状;下咽癌以咽异物感,吞咽困难等为主要表现。良性病变以腺样体肥大为多见,多见于儿童。

2. 咽喉疾病影像学检查方法首选 CT,可根据需要进行多种后处理重建。当出现颅内侵犯、淋巴结转移或怀疑其他部位侵犯时需要进行 MR 检查。

(二)咽喉部影像学检查方法的选择

1. 常用影像学方法特点

(1)CT:是目前临床诊断咽喉部肿瘤常用的影像学检查方法。常规应用薄层快速 CT 平扫和增强扫描,并使用多种图像后处理方法,包括多平面重组、表面遮盖显示和 CT 仿真内镜,可清晰、直观显示咽喉部的正常解剖、病变及相邻组织和间隙,判断病变的性质和范围;增强扫描能显示病变的血供,为诊断提供更多信息;CT 仿真内镜技术弥补了喉镜的不足,使下咽癌及声门下型喉癌的诊断及分期更加准确;可清晰显示有无骨质破坏及其破坏范围,有无软组织密度肿物及颈部淋巴结的肿大。

(2)MRI:具有较好的软组织分辨率及多序列、多参数成像特点,对早期及微小病变的检出敏感,能更早地发现肿瘤骨髓浸润等病变;MR 多方位成像能清楚显示肿瘤范围、来源及向周围的蔓延情况,尤其对颅内侵犯范围的显示优于 CT;对淋巴结的转移检出敏感,对肿瘤诊断及分期的价值更高。MRI 对鼻咽癌超出鼻咽腔的浸润,如咽旁间隙、淋巴结、颅底骨质、海绵窦、鼻窦和颞下窝等侵犯的检出率均明显高于 CT,鼻咽癌 AJCC/UICC 第 8 版分期将 MRI 确认为鼻咽癌 T、N 分期的首选影像技术。MRI 可清楚显示病变与血管、神经关系;对术后随访和评估有无复发有重要价值。但 MRI 对钙化、骨化显示差,且扫描时间长,受吞咽动作影响大。

2. 咽喉部疾病的影像学检查流程 见图 3-4-1。

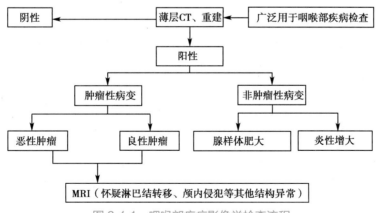

图 3-4-1 咽喉部疾病影像学检查流程

【问题 2】上述患者可能的诊断是什么? 并描述可能存在的异常影像学表现有哪些?
通过病史预先判断可能的诊断,选择出最佳的辅助检查技术,分析检查结果。

知识点

1. 咽喉 CT 扫描一定注意薄层,平扫加增强扫描,必要时进行后处理重建,需要进一步检查者可能需要 MRI。

---

2. 鼻咽癌首先表现为咽隐窝变浅、鼻咽顶后壁软组织增厚。注意观察有无颈部淋巴结增大、颅底、颅内侵犯等,MRI 可早期观察到骨髓浸润。

3. 早期喉癌局限于单一喉部解剖结构,病变进展会累及多个结构。下咽癌早期可见淋巴结肿大,注意对照观察双侧咽部结构。

(三) 常见咽喉部疾病的影像学特征及诊断思路

常见鼻咽疾病和喉咽癌的影像学特征见表 3-4-2、表 3-4-3。

表 3-4-2 常见鼻咽疾病影像学特征

特征	鼻咽癌	淋巴瘤	腺样体肥大
部位	好发于鼻咽顶后壁及咽隐窝,其次为鼻咽侧壁,早期表现为咽隐窝不对称、变浅、消失;咽鼓管隆凸增大从而引起咽鼓管口变窄;中晚期可见鼻咽腔内软组织肿块,鼻咽腔不对称、狭窄或闭塞	病变范围广,鼻咽部边缘凹凸不平的大肿块或咽壁弥漫浸润性、对称性环状增厚是其较具特征性的表现	鼻咽顶后壁软组织呈山丘样突出或呈不规则增厚。左右对称,咽隐窝及咽鼓管开口清楚或隐约可见,有不同程度的鼻咽气腔变形、狭窄、后鼻孔阻塞
CT 平扫	软组织密度,边界不清	密度均匀、边界清	密度均匀
CT 增强	轻、中度不均匀强化	轻度均匀强化	中度均匀强化
咽旁间隙	侵犯咽旁间隙时,其内结构紊乱,脂肪密度增高	邻近咽喉部间隙推挤、变形,但无浸润	无浸润,邻近结构清晰
颅底骨质	多出现同侧颅底骨质破坏,常见部位是斜坡、岩尖、破裂孔	一般无骨质破坏	无异常改变
颅内侵犯	累及海绵窦、颞叶、桥小脑角	—	—
颈部淋巴结	可伴有颈部淋巴结转移,多为等密度,增强扫描轻中度强化,密度多均匀,可有小低密度区	多伴有颈部淋巴结肿大,受累淋巴结密度均匀,边界清,很少融合	可伴颈淋巴结肿大
继发(合并)病变	中耳积液、鼻窦炎症、积液	—	鼻窦炎、中耳乳突炎、扁桃体肿大、鼻甲肥厚
MRI 表现	T_1WI 呈等信号,T_2WI 呈稍高信号,增强扫描较明显强化;颅底骨质早期骨髓浸润时,T_1WI 上骨髓脂肪的高信号消失,代之为软组织信号;冠状位扫描鼻咽癌向上经相关孔道的扩散表现为通颅孔道内充满异常信号的软组织,增强扫描与鼻咽肿物同步强化	T_1WI 呈等或略低均匀信号、T_2WI 呈等或稍高信号,边界清楚。增强后轻至中度均匀强化;咽旁间隙 T_1WI 呈高信号的脂肪间隙仍然存在	T_1WI 呈稍低信号,T_2WI 呈均匀稍高信号

表 3-4-3 喉咽癌影像学特征

常见疾病	病变范围及 CT 特征	MRI 特征
喉癌 　声门上型	喉前庭较大的肿块或结节,形态不规则、密度不均;侵及会厌致会厌增厚或呈结节状;侵犯喉室、喉前庭、梨状隐窝、会厌前间隙及会厌谷,使其变形、移位、狭窄;喉软骨破坏,喉支架破坏变形;肿瘤可向喉腔外生长;增强扫描肿块不均匀强化;常发生颈部淋巴结转移,淋巴结均匀或环形强化	T_1WI 等或略低信号,坏死区信号更低,T_2WI 呈稍高信号,坏死组织信号更高;增强后不同程度强化;应用增强扫描脂肪抑制技术对早期软骨受侵的发现有帮助;对颈部淋巴结增大的发现较敏感

常见疾病	病变范围及 CT 特征	MRI 特征
声门型	最常见,好发于声带的前中 1/3,表现为声带不规则增厚,可见结节状或菜花状肿块,声带固定在内收位,冠状重建可显示病变范围。前联合易受侵犯,然后向对侧声带浸润,前联合厚度超过 2mm,并可由此向前破坏甲状软骨:软骨增生、硬化,骨髓腔变窄、消失或局部中断	
声门下型	极少见,表现为声带下气管与环状软骨间,其内侧面软组织厚度大于 1mm,或出现软组织块影	
贯声门型	喉癌晚期侵犯喉旁间隙,并跨越两个喉解剖区,易向深层侵犯,破坏软骨,多伴随颈部淋巴结转移	
下咽癌	梨状窝或咽后壁、环后区等或略低密度不规则软组织肿块,边界不清;增强扫描呈不均匀明显环形强化,边界更清晰;易向周围蔓延浸润,侵及喉软骨或颈部软组织等;淋巴结转移率高,增强边缘多呈环状强化	肿块 T_1WI 呈等低信号,T_2WI 呈较高信号;增强扫描呈明显强化;咽喉外侵犯及淋巴结转移

1. 鼻咽病变影像学诊断思路

(1)观察鼻咽壁软组织是否增厚,两侧咽隐窝是否对称,咽腔是否对称,是否存在软组织肿块,增强扫描是否存在异常强化,与周围邻近正常组织分界是否清楚。

(2)观察邻近颅底是否有骨质破坏,卵圆孔、破裂孔、棘孔、颈动脉管、蝶骨大翼及颈静脉孔、斜坡、蝶骨等。

(3)颅内是否有侵犯,尤其注意观察海绵窦、颞叶、桥小脑角等处。

(4)咽旁间隙是否有侵犯;蝶腭孔是否扩大,翼腭窝是否有侵犯;口咽是否受累;椎前肌肉和筋膜是否受侵。

(5)颈部淋巴结改变:咽后淋巴结是否增大,密度发生改变,颈深及颈后三角区淋巴结是否增大,密度是否发生改变,边缘是否光整。

(6)中耳及鼻窦是否异常,是否存在中耳积液、黏膜肥厚及鼻窦炎症或积液。

(7)同时应简要描述图像已显示但未发现病变的其他组织和器官。

(8)结合病史及上述影像学表现作出诊断与鉴别诊断,建议活检取得病理学诊断。

(9)若诊断不确定,可以给出进一步建议,如进一步检查或随诊复查。

2. 喉咽部病变影像学诊断思路

(1)两侧声带是否对称,是否出现局部结节突起或弥漫增厚,前联合是否增厚、受累。

(2)会厌游离缘或杓会厌皱襞软组织是否增厚,形态是否不规则,会厌前间隙和喉旁间隙密度、形态是否改变。

(3)声带下气管与环状软骨间软组织是否增厚。

(4)甲状软骨、杓状软骨、环状软骨是否存在异常,即增生硬化或破坏。

(5)颈部淋巴结是否存在异常,即增大、密度改变或包膜变化。

(6)简要描述图像已显示但未发现病变的其他组织和器官。

(7)结合病史及上述影像学表现作出诊断与鉴别诊断。

(8)若诊断不确定,可以给出进一步建议,如进一步检查或随诊复查。

二、基于病例的实战演练

(一) 鼻咽癌

病例 1　患者进行 CT、MR 检查,见图 3-4-2。

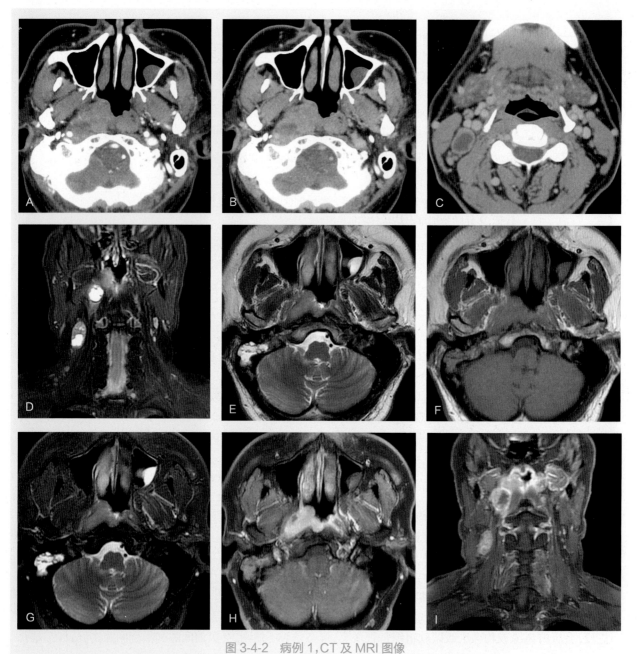

图 3-4-2　病例 1,CT 及 MRI 图像

分别为 CT 动脉期(A)、静脉期(B、C),以及 MR 冠状位和轴位脂肪抑制 T_2WI(D)、T_2WI(E)、T_1WI(F)、
轴位脂肪抑制 T_2WI(G)、轴位增强(H)和冠状位增强(I)扫描。

1. 影像征象分析

(1)征象 1,鼻咽软组织:CT、MR 检查均可见右侧鼻咽顶后壁软组织增厚,咽隐窝消失,鼻咽腔不对称。

(2)征象 2,淋巴结:右侧颈部可见淋巴结明显增大,且密度/信号不均匀,呈环形强化,可见中央无强化低密度影(T_1WI 呈明显低信号,T_2WI 呈明显高信号)。

(3)征象 3,其他:右侧中耳乳突小房内可见异常密度/信号;左侧上颌窦内囊状影。

2. 印象诊断

(1)鼻咽癌。

(2)右侧中耳乳突炎。

（3）左侧上颌窦囊肿。

3. 鉴别诊断 需要与鼻咽纤维血管瘤、鼻咽淋巴瘤相鉴别。

（二）咽淋巴瘤

病例2 患者进行CT检查，见图3-4-3。

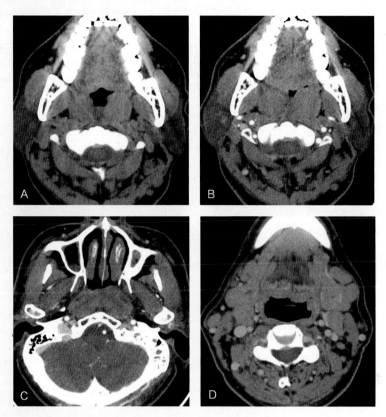

图3-4-3 病例2，CT图像
分别为平扫（A）和增强扫描（B~D）。

1. 影像征象分析

（1）征象1，咽部：双侧咽侧壁扁桃体、鼻咽顶后壁软组织弥漫明显增厚，密度均匀，增强扫描轻度强化，强化均匀，病变界限不清。

（2）征象2，颈部淋巴结：双侧多发颈部淋巴结明显增大，且增强扫描密度均匀，轻度强化。

（3）其他，阴性征象：颅底骨质未见破坏，咽旁间隙界限清晰。

2. 印象诊断

（1）咽淋巴环淋巴瘤。

（2）双侧颈部多发淋巴结淋巴瘤。

3. 鉴别诊断 主要与鼻咽癌相鉴别，详见本节鼻咽癌。发生在扁桃体区域者需要与扁桃体鳞状细胞癌相鉴别。扁桃体鳞状细胞癌是除扁桃体非霍奇金淋巴瘤外最常见的原发性肿瘤，常呈单侧发病，轮廓多不规整；密度/信号不均，呈不均匀强化，多见坏死、囊变；常侵犯咽旁间隙和舌根部肌肉；合并淋巴结转移时亦多密度不均，边界不清。

（三）咽喉癌

病例3 患者进行CT检查，见图3-4-4。

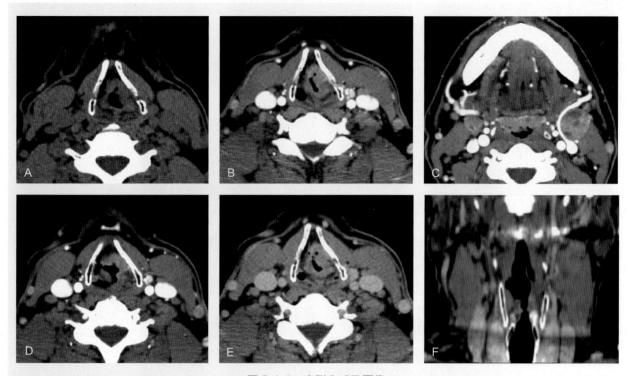

图 3-4-4 病例 3,CT 图像

分别为平扫（A）、增强动脉期（B~D）、增强静脉期（E）、冠状位重建（F）。

1. 影像征象分析

（1）征象 1,咽部:左侧室带局部不规则结节状增厚,跨越中线,侵及右侧室带。左侧杓会厌皱襞增厚,异常强化。

（2）征象 2,颈部淋巴结:双侧多发颈部淋巴结明显增大,且增强扫描密度不均匀,其内可见无强化坏死区。

（3）其他,阴性征象:声带下气管与环状软骨间软组织未见增厚,甲状软骨、环状软骨、杓状软骨等未见破坏。

2. 印象诊断

（1）喉癌(声门上型)。

（2）双侧颈部多发淋巴结转移。

3. 鉴别诊断 肿瘤较小时需要与良性肿瘤(如乳头状瘤)或息肉相鉴别,但喉镜和活检对喉癌定性诊断并不困难。

（四）下咽癌

病例 4 患者进行 CT 检查,见图 3-4-5。

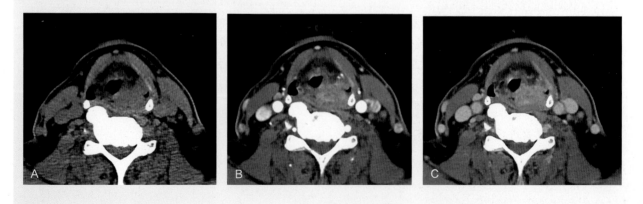

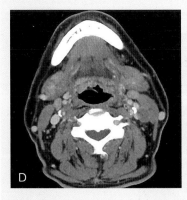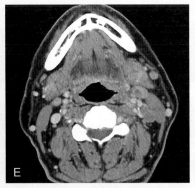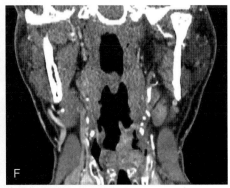

图 3-4-5 病例 4,CT 图像

分别为平扫(A)、增强动脉期(B)、增强静脉期(C~E)、冠状位重建(F)。

1. 影像征象分析

(1)征象 1,咽部:左侧梨状窝变浅、变小,梨状窝前、后壁增厚,左侧杓会厌皱襞外侧面及梨状窝内侧壁不规则增厚,呈软组织密度,轻中度较均匀强化。

(2)征象 2,颈部淋巴结:左侧颈部可见多发淋巴结明显增大,且增强扫描密度不均匀,其内可见无强化坏死区。

(3)其他,阴性征象:右侧梨状窝及杓会厌皱襞未见异常,甲状软骨未见破坏。

2. 印象诊断

(1)左侧下咽癌(梨状窝癌)。

(2)左侧颈部多发淋巴结转移。

3. 鉴别诊断 肿瘤较小时需与良性肿瘤(如乳头状瘤)或息肉相鉴别,但喉镜和活检很容易进行诊断。当病灶较大时,需与原发喉癌相鉴别,另外需要与化脓性炎症进行鉴别,一般化脓性炎症临床表现典型,CT显示软组织肿胀,周围模糊渗出。

三、拓展——咽喉部肿瘤

1. 鼻咽纤维血管瘤 是鼻咽部最常见的良性肿瘤,好发于 10~25 岁男性青少年。临床有反复严重鼻衄、浸润性生长的特点。CT 平扫为鼻咽部软组织肿块,向前后广泛浸润,边界清楚。多数肿块密度均匀,增强后肿块显著强化。翼腭窝可扩大增宽,上颌窦后壁受压前移,周围骨质压迫吸收或破坏;MR 肿块 T_1WI 呈等信号、T_2WI 呈较高信号,瘤体内见低信号流空的血管影,增强扫描肿瘤明显强化。鼻咽纤维血管瘤 CT 图像见图 3-4-6。

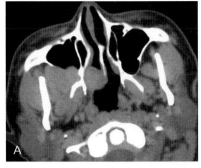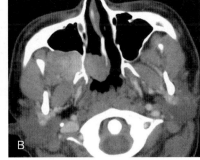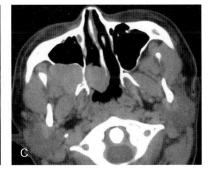

图 3-4-6 鼻咽纤维血管瘤 CT 图像

分别为平扫(A)、动脉期(B)、静脉期(C)。右侧鼻咽腔与右侧翼腭窝可见软组织密度结节,翼腭窝区病灶界限欠清,增强扫描明显强化,周围骨质未见明显破坏征象,右侧上颌窦后壁骨质变薄、吸收。

2. 脊索瘤 当鼻咽癌颅底骨质破坏时需要与脊索瘤(chordoma)鉴别。脊索瘤主要位于中线,肿瘤常向斜坡后下方生长,伴寰椎等颈椎侵蚀,增强后肿块呈缓慢、持续强化。脊索瘤CT图像见图3-4-7。

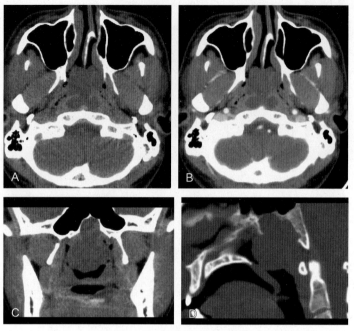

图3-4-7　脊索瘤CT图像

分别为平扫(A)、增强扫描(B)、冠状位重建(C)和矢状位重建(D)。鼻咽腔内可见低密度肿块影,密度均匀,边界清晰,增强扫描未见明显强化,并可见其与颅底骨质关系密切,枕骨斜坡骨质吸收破坏。

（刘爱连）

第五节　牙源性疾病

一、牙源性囊肿的影像学诊断

(一)临床相关基础概述

由牙齿发育障碍或病变所形成的囊肿统称为牙源性囊肿(dontogenic cyst),主要包括根尖周囊肿(periapical cyst)、含牙囊肿(dentigerous cyst)、角化囊肿(keratocyst)等(表3-5-1)。根尖周囊肿是由于根尖慢性炎症形成含有上皮的根尖周围肉芽肿、液化而形成囊肿;含牙囊肿属于颌骨发育性牙源性囊肿,发生于牙冠或牙根形成之后,在残余釉上皮与牙冠面之间出现液体渗出而形成含牙囊肿;角化囊肿为来源于牙板、牙板线残余或口腔黏膜基底细胞的错构,囊内含有黄白色发亮的片状角化物或奶油样物质。

表3-5-1　常见牙源性囊肿的临床表现

常见疾病	临床特点
根尖周囊肿	多见于成年人。好发于前牙,与根尖慢性炎症有关,囊肿生长缓慢,早期常无自觉症状,当囊肿体积较大时,使颌骨膨大、面部变形,扣之有乒乓球感或波动感,邻近牙齿松动移位
含牙囊肿	可以出现在任何年龄,但最多见于20~40岁,最好发于下颌第三磨牙区。临床检查常可见缺牙伴该区颌骨膨胀
牙源性角化囊肿	男性多于女性,约10%的患者呈多发性,其中部分患者与遗传因素有明显的关系

临床病例

病例1 男性,54岁,约半年前出现前上牙区疼痛不适,呈持续性胀痛,无夜间痛及冷热刺激痛,无全身发热等不适。未予治疗。专科检查:右上颌中切牙颊侧黏膜稍肿胀,膨隆,轻度触压痛,局部稍红肿,患区牙无松动。颈部淋巴结未触及肿大。

病例2 男性,45岁,约2个月前自觉右侧颌下区肿胀疼痛,呈持续性胀痛,无咬合痛,无全身发热等不适,近自觉肿痛加重。专科检查:于右侧颌下区下颌骨下缘内侧可触及一肿物,大小约2.5cm×2.0cm,表面光滑,质地偏硬、固定,无明显活动度,与下颌骨关系密切,触痛及压痛较明显,表面皮温、皮色正常。于口底双触诊可发现肿物略有移动,牙齿无明显异常及松动,颈部淋巴结未及肿大。

病例3 女性,27岁,自觉左侧面部肿胀,伴开口受限10余天,有时伴疼痛,影响进食。曾抗感染及抗病毒治疗1周,未及好转。专科检查:面部外形不对称,左侧面部肿胀,肿胀范围自左耳前至下颌骨下缘,皮肤颜色及温度正常。重度张口受限。肿胀区域质地较硬,压痛明显,无波动感、搏动感。

初步了解病史以后,要考虑以下问题。

【问题1】应首选何种影像学检查方法? 各种方法的优缺点如何?

牙源性囊肿常用的检查方法有X线、CT,较少使用MR,如何选择适当的检查方法尤为重要,也是进行临床诊断的重要环节之一。

知识点

1. 常见的牙源性囊肿有根尖周囊肿、含牙囊肿、角化囊肿。根尖周囊肿多有慢性炎症病史;含牙囊肿多位于第三磨牙区。

2. 常规应用薄层CT扫描,并使用多种图像后处理方法,MR价值有限。

(二) 牙源性囊肿影像学检查方法的选择

1. 常用影像方法特点

(1)X线:平片多用于筛查,发现病变时建议CT进一步检查。

(2)CT:常规应用薄层扫描,并使用多种图像后处理方法,尤其多平面重建,可清晰、直观地显示囊肿的密度、部位及与牙齿的关系、有无骨质破坏等。

(3)MRI:可清楚显示病变大小、范围及与周围结构关系,但MRI对钙化、骨化显示差,且扫描时间长、受吞咽动作影响大,对于牙源性囊肿诊断价值有限。

2. 牙源性疾病的影像学检查流程 见图3-5-1。

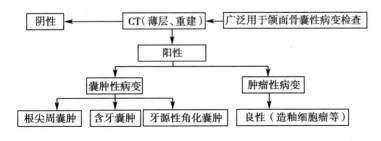

图 3-5-1 牙源性疾病影像学检查流程

【问题2】上述患者可能的诊断是什么? 可能存在的异常影像学表现有哪些?

通过病史预先判断可能的诊断,选择最佳的辅助检查技术,分析检查结果。

> 知识点
>
> 　根尖周囊肿常见囊肿包绕患病牙，含牙囊肿的囊肿有牙冠朝向囊腔的牙齿，牙源性角化囊肿沿颌骨长轴生长，呈多房。

（三）牙源性囊肿的影像学特征及诊断思路

1. 牙源性囊肿影像学特征　见表 3-5-2。

表 3-5-2　牙源性囊肿影像学特征

特征	根尖周囊肿	含牙囊肿	牙源性角化囊肿
好发部位	多累及上颌牙，尤其是上颌侧切牙	常与阻生的下颌第三磨牙、上颌尖牙、下颌前磨牙和上颌第三磨牙有关	好发于下颌骨磨牙区及上颌骨前牙区，沿颌骨长轴生长
囊肿区牙齿特点	有残根或死髓牙	囊肿可含 1 个或多个不同发育阶段的牙齿	牙缺失或有阻生牙
囊肿与牙齿关系	囊肿常包绕 1 个或多个烂牙，并以病变牙为中心	牙冠位于囊内，囊肿内含牙冠朝向囊腔的牙齿，囊肿附着于该牙冠根交界处	囊内可含牙或不含牙，囊肿邻近的牙根压迫性吸收或受压移位
囊肿特点	单房，呈边缘整齐的圆形或卵圆形囊性低密度影，周围有致密线条	单房，呈边缘整齐的圆形或卵圆形囊性低密度影，周围有致密线条	多房，囊内含蛋白角化物，表现为不均匀混杂密度
CT 增强扫描	无强化，合并感染可见壁强化		
MRI 表现	根尖周囊肿及含牙囊肿 T_1WI 呈低信号、T_2WI 呈不均匀高信号，多角度成像有助于观察与牙齿的关系		T_1WI 及 T_2WI 均呈较为特异的不均匀高信号

2. 影像学诊断思路

（1）是否表现为颌骨内囊肿征象：边缘整齐的圆形或卵圆形密度减低影像，周围有致密白色线条包绕。

（2）囊肿的位置，与牙齿及周围结构的关系：牙齿在囊肿内还是被部分受包绕，牙根位于囊腔内还是牙冠位于囊内。

（3）囊肿区牙齿特点：局部是否存在残根、阻生齿、缺失牙。

（4）简要描述图像已显示但未发现病变的其他组织和器官。

（5）结合病史及上述影像学表现作出诊断与鉴别诊断。

（6）若诊断不确定，可以给出进一步建议，如进一步检查或随诊复查。

二、基于病例的实战演练

（一）根尖周囊肿

病例 1　患者进行 CT 检查，见图 3-5-2。

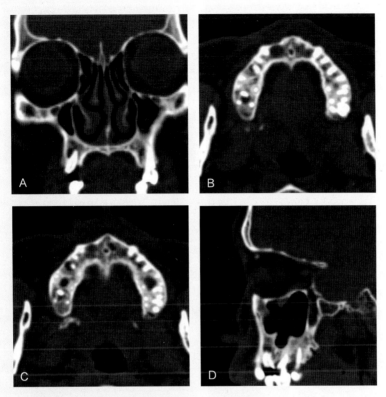

图 3-5-2　病例 1,CT 图像
分别为冠状位（A）、轴位（B、C）、矢状位（D）。

1. **影像征象分析**

(1)征象 1:边缘整齐的卵圆形低密度影,边界清楚。

(2)征象 2:牙齿累及右上颌第一前磨牙及第一磨牙,牙的根端突入囊腔。

2. **印象诊断**　根尖周囊肿。

3. **鉴别诊断**　主要与含牙囊肿和牙源性角化囊肿相鉴别。

(二) 含牙囊肿

病例 2　患者进行 CT 检查,见图 3-5-3。

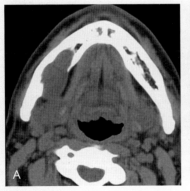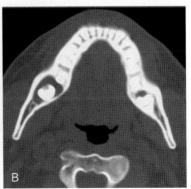

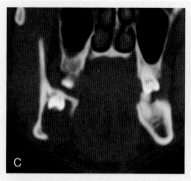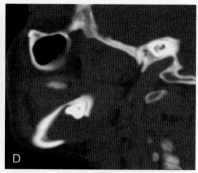

图 3-5-3　病例 2,CT 图像

分别为轴位 CT(A、B)、冠状位重建(C)、斜矢状位重建(D)。

1. 影像征象分析

(1)征象 1：边缘整齐的卵圆形低密度影，周围有致密白色线条包绕，边界清楚。

(2)征象 2：牙齿累及右侧阻生的下颌第三磨牙，牙冠突入囊腔，单房。

2. 印象诊断　含牙囊肿。

3. 鉴别诊断　主要与根尖周囊肿及牙源性角化囊肿相鉴别。

(三) 牙源性角化囊肿

病例 3　患者进行 CT 检查,见图 3-5-4。

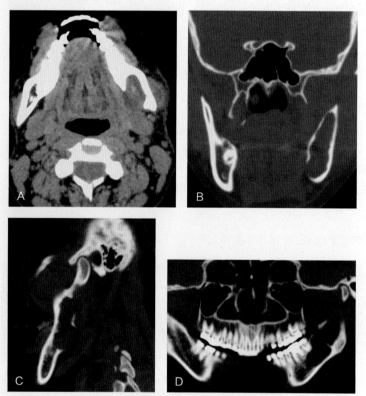

图 3-5-4　病例 3,CT 图像

A. 平扫；B. 冠状位重建；C. 斜矢状位重建；D. 曲面重建。

1. 影像征象分析

(1)征象 1：边缘整齐的卵圆形低密度影，周围有致密白色线条包绕，边界清楚。

(2)征象 2：位于左侧下颌磨牙 - 升支区，沿颌骨长轴发展，范围较广，牙齿无明显受累，多房。

2. 印象诊断　牙源性角化囊肿。

3. 鉴别诊断　主要与根尖周囊肿、含牙囊肿相鉴别。

三、拓展——颌骨造釉细胞瘤

颌骨造釉细胞瘤（ameloblastoma）好发于30~50岁，男性多于女性。肿瘤生长缓慢，虽属良性肿瘤，但呈局部浸润性生长，手术不彻底常易复发，且有可能恶变。早期常无症状，逐渐出现无痛性肿胀、颌面部畸形、牙齿松动。好发于下颌骨磨牙区，根据病灶内容物成分分为囊性型、实性型及囊实性混合型。CT表现为多房或单房膨胀性骨质破坏，其间可见骨性间隔呈蜂窝状或皂泡状，边缘呈分叶状。邻近骨皮质明显膨胀、骨壳变薄、完整或不完整；肿瘤向颌骨颊侧（更明显）或舌侧膨胀突出，可穿破皮质形成软组织肿块。增强扫描肿瘤的实性成分不均匀明显强化。病灶内可含牙或不含牙，所含的牙通常多为未萌出的下颌第三磨牙，牙根呈锯齿状骨质吸收变短，造成邻近牙齿脱落。颌骨造釉细胞瘤CT图像见图3-5-5。

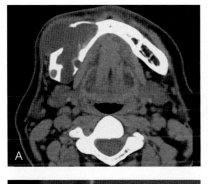 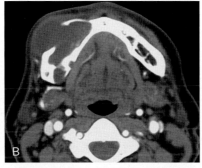 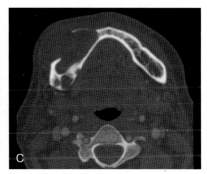

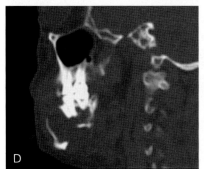 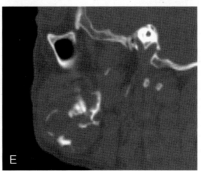

图 3-5-5 颌骨造釉细胞瘤 CT 图像

分别为平扫（A）、增强扫描（B）、轴位骨窗（C）、斜矢状位骨窗（D、E）。可见右侧下颌骨多房膨胀性骨质破坏，其间可见骨性间隔，边缘呈分叶状。邻近骨皮质明显膨胀、骨壳变薄、不完整，穿破皮质；增强扫描未见明确强化。

（月 强）

第六节 腮腺肿瘤

一、常见腮腺肿瘤的影像学诊断

（一）临床相关基础概述

80%的涎腺肿瘤位于腮腺，且80%的腮腺肿瘤为良性，其中多形性腺瘤（pleomorphic adenoma）亦称混合瘤，最常见，沃辛瘤（亦称腺淋巴瘤、Warthin瘤）次之，而其他如血管瘤、淋巴瘤、脂肪瘤少见。腮腺常见肿瘤的临床特点见表3-6-1。

表 3-6-1 腮腺常见肿瘤的临床特点

常见肿瘤	临床特点
多形性腺瘤	常见于30~40岁女性，生长缓慢，常无意或体检发现腮腺内无痛性肿块，表面光滑或呈结节状，活动、界限清楚。若突然生长加速伴有疼痛、面神经麻痹等症状，应考虑恶变
沃辛瘤	好发于50岁以上男性，有长期吸烟史。病灶多位于腮腺的后下极，有多灶性和双侧腮腺同时发病的特点。沃辛瘤发展缓慢、表面光滑、质地较软的无痛性肿块，临床无明显症状

临床病例

病例 1　男性,50 岁,半个月前发现右耳后区约核桃大小肿物,无疼痛不适,无消长史,无进食后增大,口服消炎药治疗后无效。专科检查:右耳后、下颌升支后缘可及一2.5cm×3.5cm大小肿物,表面光滑,质地较硬,活动度欠佳,无触压痛。

病例 2　男性,91 岁,以"右侧耳下无痛性肿物 10 余年"为主诉入院。专科检查:右侧耳下大小约4cm×3cm肿物,活动度良好,质地柔软,无触痛,未触及肿大淋巴结。

初步了解病史以后,要考虑以下问题。

【问题 1】应首选何种影像学检查方法? 各种方法的优缺点如何?

腮腺常用的检查方法有 X 线导管造影、CT、MR,常用的是 CT、MR,如何选择适当的检查方法尤为重要,也是进行临床诊断的最重要环节之一。

知识点

1. 腮腺常见疾病包括混合瘤及沃辛瘤。腮腺混合瘤多无意发现,界限清楚;沃辛瘤多见于老年男性,具有多发及双侧性特点。

2. 腮腺检查首选 CT 平扫及增强扫描,需要观察与面神经关系时首选 MRI。

(二)腮腺影像学检查方法的选择

1. 常用影像学检查方法特点

(1)CT:对涎腺病变的诊断及其范围确定均有重要价值,是首选的方法。

(2)MRI:因良好的软组织对比,MRI 能显示面神经主干在腮腺内走行的情况,判定肿瘤与面神经的关系,可作为 CT 的补充手段。

2. 腮腺疾病的影像学检查流程　见图 3-6-1。

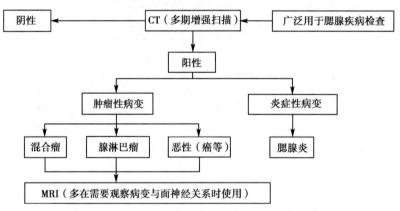

图 3-6-1　腮腺疾病影像学检查流程

【问题 2】上述患者可能的诊断是什么? 并描述可能存在的异常影像学表现有哪些?

通过病史预先判断可能的诊断,选择最佳的辅助检查技术,分析检查结果。

知识点

1. 增强扫描多选择双期扫描。

2. 腮腺多形性腺瘤多为单发,增强扫描具有"慢进慢出"特点;沃辛瘤具有多发、双侧同时发病特点,增强扫描具有"快进快出"特点。

（三）常见腮腺肿瘤的影像学特征及诊断思路

1. 常见腮腺肿瘤影像学特征　见表 3-6-2。

表 3-6-2　常见腮腺肿瘤影像学特征

特征	多形性腺瘤	沃辛瘤
位置、数量	腮腺浅叶、单发	腮腺的后下极，有多灶性和双侧腮腺同时发病的特点
CT 平扫	圆形或椭圆形软组织密度，边缘光滑；较大的腺瘤囊变多见，且位于中央，偶有钙化	圆形或类圆形均匀软组织密度，表面光滑、边界清晰，可见局灶性裂隙状囊变区，无出血或钙化
CT 增强	动脉期肿瘤实质区呈轻中度强化，延迟扫描持续强化，多期增强具有"慢进慢出"进行性强化的特点，囊变区无强化	肿块早期明显强化，迅速廓清，囊变区无强化，呈"快进快出"强化形式；瘤周可见环形包膜强化；小血管进入或包绕病灶
MRI 表现	肿瘤 T_1WI 多呈等低信号，T_2WI 呈等 / 高信号、病灶内明显高信号的囊变区；瘤周可见完整的低信号包膜；冠状位扫描可以显示面神经主干在腮腺内走行、推挤的情况；多期增强呈"慢进慢出"的强化形式	T_1WI 肿瘤信号明显低于正常腮腺组织，囊变区呈更低信号；T_2WI 多为等高信号，囊变区为裂隙状更高信号；T_1WI 和 T_2WI 可见瘤周完整的薄环状稍低信号包膜；多期增强呈"快进快出"的强化形式

2. 影像学诊断思路

（1）观察腮腺肿块位置（深叶、浅叶）。

（2）腮腺肿块数目（包括单侧、双侧）、形态、大小，与周围结构关系。

（3）肿块密度 / 信号特点，囊变、钙化、T_2WI 信号改变。

（4）增强扫描肿块强化特点，"慢进慢出"、"快进快出"、包膜、瘤周小血管。

（5）简要描述图像已显示的其他组织和器官。

（6）结合病史及上述影像学表现作出诊断与鉴别诊断。

（7）若诊断不确定，可以给出进一步建议，如进一步检查或随诊复查。

二、基于病例的实战演练

（一）腮腺多形性腺瘤

病例 1　患者进行 CT 检查，见图 3-6-2。

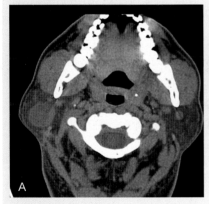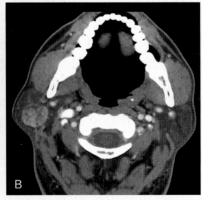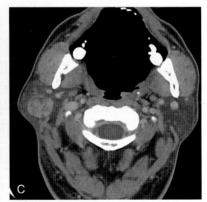

图 3-6-2　病例 1，CT 图像

A. 平扫；B. 增强动脉期；C. 增强静脉期。

1. 影像征象分析

(1)征象 1：右侧腮腺浅叶类圆形肿块，边界清楚。

(2)征象 2：内部大部分呈软组织密度，平扫密度略不均，可见点片状低密度影，增强扫描动脉期不均匀强化，存在无强化低密度区，静脉期仍显著强化，仍可见无强化低密度影。

(3)征象 3：肿块周围未见异常密度改变，邻近结构受推挤，未见侵袭。颈部未见肿大淋巴结。

2. 印象诊断 右侧腮腺良性肿瘤，考虑多形性腺瘤。

3. 鉴别诊断 主要与沃辛瘤相鉴别。

（二）沃辛瘤

病例 2 患者进行 CT 检查，见图 3-6-3。

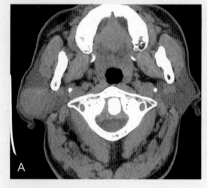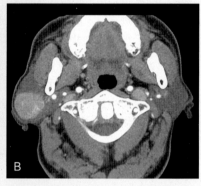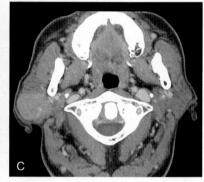

图 3-6-3 病例 2，CT 图像
A. 平扫；B. 增强动脉期；C. 增强静脉期。

1. 影像征象分析

(1)征象 1：右侧腮腺浅叶肿块，类椭圆形，边界清楚，表面光滑。

(2)征象 2：平扫密度较均匀，动脉期明显强化，静脉期有所退出，增强扫描可见包膜线状强化。

(3)征象 3：肿块周围未见异常密度改变，邻近结构受推挤，未见侵袭。颈部未见肿大淋巴结。

2. 印象诊断 右侧腮腺良性肿瘤，首先考虑沃辛瘤。

3. 鉴别诊断 主要与腮腺多形性腺瘤相鉴别。

三、拓展——腮腺的恶性肿瘤

腮腺的恶性肿瘤较少见，较常见的有黏液表皮样癌、腺癌、腺泡细胞癌和多行性腺癌等，淋巴上皮癌、癌在多形性腺瘤中等较少见。患者年龄偏大。临床表现为粘连固定的肿块，触之较硬，边缘不清，因侵犯面神经、咬肌、翼肌和颞颌关节等，出现疼痛、面神经麻痹、张口困难等。

黏液表皮样癌常表现为一侧腮腺缓慢生长的无痛性肿块，少数生长较快，各年龄段均可发病，是儿童、青少年最常见的涎腺恶性肿瘤。病灶好发于腮腺浅叶，单侧多见。肿瘤较小时形态可与腮腺良性肿瘤相似；较大肿瘤无包膜或突破假包膜呈浸润性生长，影像上多表现为蟹足状、边缘不光整、边界不清的软组织肿块，可侵犯邻近的组织结构(图 3-6-4)。淋巴上皮样癌发病学存在明显的种族差异，以北极地区的因纽特人、中国南方人和日本人等多见，常与 EB 病毒感染有关，临床上易误诊为其他类型的肿瘤。临床表现常无明显特征性。

腮腺淋巴上皮癌常位于腮腺浅叶，可累及深叶，常表现为局部无痛性渐大肿块，少数患者可伴局部压痛，预后常好于涎腺的其他未分化癌。CT 及 MRI 显示腮腺内单发肿块，边界清楚或不清楚，密度 / 信号常较均匀，偶见小坏死区，无钙化，增强扫描中度至明显强化，常伴颌下及 / 或颈部非坏死性淋巴结肿大(图 3-6-5)。

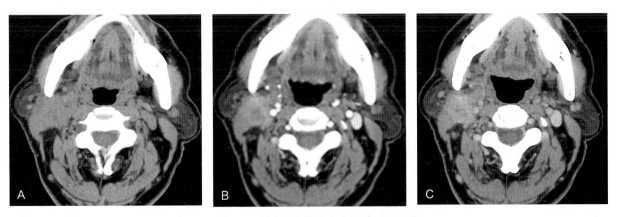

图 3-6-4　右侧腮腺黏液表皮样癌 CT 图像

分别为平扫(A)、增强动脉期(B)、增强静脉期(C)。可见右侧腮腺深叶不规则软组织密度肿块,内可见低密度影,边界模糊,与右侧胸锁乳突肌界限不清,增强扫描肿块中等强化,内部低密度影未见强化,肿块与右侧颈动脉鞘界限不清。

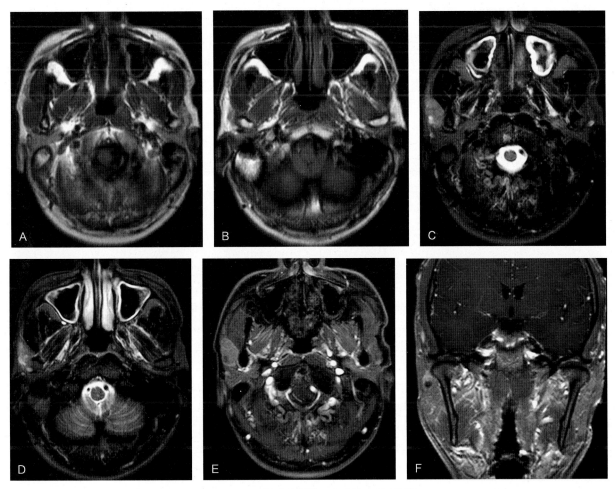

图 3-6-5　右侧腮腺淋巴上皮癌 MRI 图像

分别为 T_1WI(A、B)、T_2WI(C、D)、增强扫描(E、F)。可见右侧腮腺浅叶结节,呈 T_1WI 等信号、T_2WI 稍高信号,外后方见小片状 T_1WI 更低信号、T_2WI 更高信号,增强扫描明显强化,外后方小片状信号未见明显强化。

(月 强)

第七节 颈部软组织疾病

一、常见颈部软组织疾病的影像学诊断

(一)临床相关基础概述

颈部常见的原发肿瘤包括血管源性、神经源性及淋巴起源的良恶性肿瘤;颈部淋巴结是头颈部恶性肿瘤的主要转移途径,也是肺结核的播散途径;颈部亦是先天发育畸形所致各种囊肿的好发部位。上述病变多以颈部包块为主要临床表现,缺乏特异性。本节主要介绍上述常见颈部软组织疾病,包括淋巴结转移瘤(lymph node metastasis)、淋巴结结核(lymph node tuberculosis)、颈部淋巴瘤(lymphoma)、神经鞘瘤(neurilemmoma)、鳃裂囊肿(branchial cyst)的临床(表 3-7-1)、影像学诊断和鉴别诊断相关内容。

表 3-7-1 颈部常见软组织病变的临床特点

常见疾病	临床特点
淋巴结转移瘤	多见于中老年人,单侧或双侧进行性增大的无痛性包块,多有原发灶
淋巴结结核	好发于儿童及青壮年,女性多见,可有低热、盗汗等症状
颈部淋巴瘤	多发生于成年人,男性多见。可有发热,体重下降,夜间盗汗,疲劳等全身症状。多发性淋巴结肿大,早期孤立存在,大小不一,可以移动,质地坚实而有弹性,饱满,无压痛,晚期互相融合成团,活动受限。
神经鞘瘤	多见于 30~40 岁。颈部无痛缓慢生长的包块。
鳃裂囊肿	见于任何年龄,单侧也可为双侧无痛性缓慢生长肿块。发生于腮腺区者常为第一鳃裂来源;发生于舌骨肌水平以上胸锁乳突肌前 1/3,颈动脉鞘外侧、下颌下腺的后缘者为第二鳃裂来源;颈根及颈后者为第三、第四鳃裂来源

临床病例

病例 1 男性,61 岁,以"左侧颊黏膜破溃不愈 2 年,左侧颌下肿痛 2 个月"为主诉入院。患者约 2 年前发现左侧颊部溃疡面,未予任何处置,后该处反复溃疡不愈,2 个月前出现下颌肿痛,抗炎治疗略消退,20 天前左侧颌下又发肿痛,并伴有局部发热症状,再抗炎治疗未见好转。专科检查:左侧颌下肿胀,表面皮温高,色暗红,无破溃,前方达颌下近中线,后方至下颌角后缘,大小约 10cm×7cm,触之质硬,压痛,无明显边界,与下颌骨粘连,呈多结节状。左侧颊黏膜可见一溃疡面,表面黏膜粗糙,色白,触之可及下方质硬肿物,边界不清。双侧颊黏膜可见多处黏膜白斑。

病例 2 女性,51 岁,7 年前无意中发现右侧颈部肿物,花生米大小,缓慢无痛性生长,未经任何处置。专科检查:右侧颈部可触及大小约 3cm 的肿物,活动度佳,与周围组织无明显粘连,基底部软,膨胀性生长,皮温、皮色正常,右侧口咽无明显膨隆。

病例 3 男性,35 岁,1 个月前无意中发现右侧颈部肿大,无发热及感冒,无声音嘶哑等。专科检查:右侧颈部触及包块 1 枚,随吞咽上下活动,大小约 2.0cm×1.5cm,质韧,表面光滑,边界尚清,无压痛。

病例 4 男性,25 岁,2 个月前发现左侧颈部一鸡蛋大小肿物,无伴随疼痛及麻木感,后自行口服消炎药 1 月余,自觉肿物体积减小,现约核桃大小。专科检查:左侧颈部下颌角区可触及一大小约 3cm×2.5cm 肿物,呈椭圆形,质韧,活动度尚佳,与周围组织无粘连,无触痛及压痛,肿物表面光滑,颈部淋巴结未触及肿大。

初步了解病史以后,要考虑以下问题。

【问题 1】应首选何种影像学检查方法?各种方法的优缺点如何?

颈部软组织疾病常用的检查方法有 CT、MR,如何选择适当的检查方法尤为重要,也是进行临床诊断的最重要环节之一。

知识点

1. 颈部常见疾病包括淋巴结来源的转移瘤、结核、淋巴瘤,神经源性肿瘤及鳃裂囊肿等;转移瘤多有原发肿瘤病史。

2. 颈部常用检查方法有超声、CT、MR,CT 平扫及增强是常规检查方法。

(二) 颈部软组织疾病影像学检查方法的选择

1. 常用影像学方法特点

(1)超声:方便、快速、无创伤,对肿瘤检出敏感,但缺乏特异性,临床常作为筛选方法。彩色多普勒超声可显示瘤体内的血流,对血管性病变诊断特异。

(2)CT:是颈部疾病诊断和鉴别诊断的重要影像学检查方法。CT 能清晰地显示病变的大小、范围、密度及周边情况;CT 增强扫描能明确病灶血供、强化方式及与血管的关系,进而判定病变的性质。重建技术能直观、准确地显示肿瘤与颈部大血管的关系及血管形态,有助于肿瘤起源的判定。

(3)MRI:较 CT 对颈部肿瘤的诊断和鉴别更加准确。其多序列、多参数成像的特点有助于肿瘤的定性;多方位成像的优势有助于对肿瘤起源的判定,使肿瘤的定位更加准确。MRI 能更全面地显示肿瘤周边的情况及颈部淋巴结的改变;血管流空特性对血管性及动脉体瘤的诊断特异;MRA 有助于显示肿瘤与血管的关系。

(4)DSA:能够显示颈部血管病变、颈部肿瘤与血管的关系及肿瘤滋养血管和肿瘤染色,对颈部肿瘤的鉴别诊断有很大的帮助。多用于拟行介入治疗时,评估病变与血管的关系及血供。

2. 颈部疾病的影像学检查流程 见图 3-7-1。

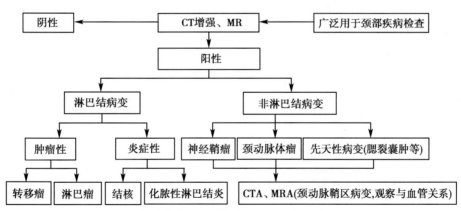

图 3-7-1 颈部疾病影像学检查流程

【问题 2】上述患者可能的诊断是什么? 可能存在的异常影像学表现有哪些?
通过病史预先判断可能的诊断,选择最佳的辅助检查技术,分析检查结果。

知识点

1. 颈部 CT 增强检查采用双期扫描。

2. 转移瘤呈多发淋巴结肿大、环形强化,多可找到原发肿瘤。结核为单侧多发淋巴结增大,环形强化,钙化多见。淋巴瘤也表现为多发淋巴结肿大,但多为均匀轻度强化。

3. 神经鞘瘤单发,多为颈动脉鞘内囊实性肿物;鳃裂囊肿为囊性肿物,合并感染时壁可增厚、强化。

(三) 常见颈部软组织疾病的影像学特征及诊断思路

1. 常见颈部淋巴结疾病影像学特征 见表 3-7-2。

表 3-7-2　常见颈部淋巴结病变影像学特征

特征	淋巴结转移瘤	淋巴结结核	淋巴瘤
位置、数量	单侧或双侧多发淋巴结肿大	单侧或双侧多发淋巴结肿大	多为双侧淋巴结受累
形状、密度	圆形或椭圆形软组织影,边缘光滑;早期无融合,晚期可融合成大肿块;密度均匀或不均匀,可见低密度坏死区	圆形或椭圆形软组织影,密度可均匀或不均匀,钙化多见,边缘多清晰,也可模糊	肿块较大,密度均匀,边界清晰,无融合趋势
CT 增强	不规则环形强化,中心见低密度无强化区	多为环状强化,可有分隔,也可均匀强化	均匀轻度强化
MR 表现	单侧或双侧多发淋巴结肿大,信号均匀或不均匀,T_1WI 以等信号为主,T_2WI 呈等高信号伴中心更高信号;增强扫描均匀或不均匀强化;冠状位示淋巴结的全貌	单侧多发淋巴结肿大,信号均匀或不均匀,T_1WI 以等信号为主,T_2WI 呈等高信号伴中心更高信号;增强扫描呈环形强化	多发淋巴结肿大,信号均匀,T_1WI 以等信号为主,T_2WI 呈等高信号;增强扫描呈中度均匀强化
其他	多可找到原发肿瘤	—	—

2. 颈部淋巴结病变影像学诊断思路

(1)观察颈部淋巴结的数目、位置、大小。

(2)颈部淋巴结的密度/信号是否均匀,有无坏死、钙化,边界是否清晰,淋巴结是否融合。

(3)增强扫描淋巴结强化特点,环形强化还是均匀强化。

(4)简要描述图像已显示的其他组织和器官,注意寻找咽喉部、甲状腺等有无原发灶。

(5)结合病史及上述影像学表现作出诊断与鉴别诊断。

(6)若诊断不确定,可以给出进一步建议,如进一步检查或随诊复查。

3. 常见颈部软组织非淋巴结病变影像学特征　见表 3-7-3。

表 3-7-3　颈部常见非淋巴结病变的影像学特征

特征	颈部神经鞘瘤	鳃裂囊肿
位置	在颈动脉间隙内	位于腮腺区、胸锁乳突肌前缘、颈血管鞘外侧及颈后部
形态	椭圆形软组织密度肿块,边界清楚,沿长轴生长	圆形或椭圆形低密度影,边缘清楚
CT 平扫	小病灶密度均匀,较大病灶中心常出现坏死、囊变及钙化	均匀水样密度,继发感染时囊内密度增高、不均匀,囊壁可明显增厚
CT 增强	肿瘤实质部分明显强化,坏死、囊变区无强化	囊壁轻度强化,囊内无强化。继发感染后囊壁明显强化
CTA	CTA 示肿块向前推挤颈内外动脉,颈内外动脉分叉角轻度扩大	肿块与颈内外动脉无明显关系,或病灶较大向内推挤血管
MRI	T_1WI 呈等信号、T_2WI 呈高信号,中心囊变区 T_1WI 呈更低信号、T_2WI 呈更高信号;增强后实质部分明显强化,囊变区无强化。肿瘤位于颈动脉分叉的后方,将血管向前外侧推挤。可见肿瘤与神经根相连	典型部位的囊性病灶,T_1WI 呈均匀低信号、T_2WI 呈均匀高信号;增强扫描无强化

4. 常见颈部软组织非淋巴结病变影像学诊断思路

(1)观察颈部肿块位置,包括颈动脉鞘、颈动脉分叉、胸锁乳头肌前方等。

(2)颈部肿块多少、形态、大小、密度/信号(囊性、囊实混合性、实性),肿块与周围结构关系(清晰、浸润)。

(3)增强扫描肿块强化程度及特点,包括无强化、环形强化、均匀强化、早期强化、延迟强化。CTA 显示肿块与血管的关系及局部血管的改变。

（4）简要描述图像已显示的其他组织和器官。

（5）结合病史及上述影像学表现作出诊断与鉴别诊断。

（6）若诊断不确定，可以给出进一步建议，如进一步检查或随诊复查。

二、基于病例的实战演练

（一）颈部淋巴结转移瘤

病例1　患者进行CT检查，见图3-7-2。

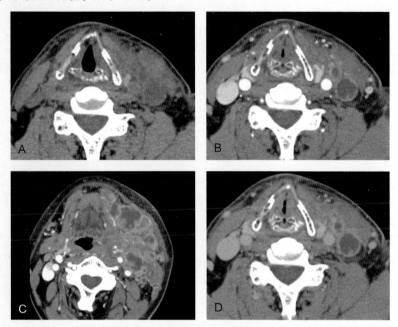

图3-7-2　病例1,CT图像

分别为CT平扫（A）和增强动脉期（B、C）、静脉期（D）。

1. 影像征象分析

（1）征象1：左侧颈部可见多发淋巴结增大，密度不均匀，中心密度较低，且部分结节边缘模糊，有的融合成大块状，增强扫描可见结节呈环状强化，且有的环形边缘欠规整，中心低密度影未见强化。

（2）征象2：左侧口咽侧壁增厚，咽旁间隙脂肪消失。

2. 印象诊断

（1）左侧颈部多发淋巴结转移瘤。

（2）左侧口咽恶性肿瘤。

3. 鉴别诊断　颈部多发淋巴结病变主要与结核相鉴别，单发淋巴结增大还要与颈部神经源性肿瘤相鉴别，详见相关章节。

（二）颈部淋巴结结核

病例2　患者进行CT检查，见图3-7-3。

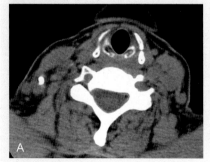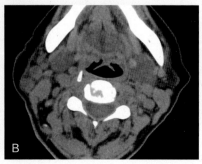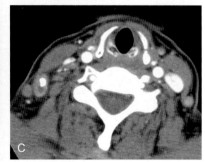

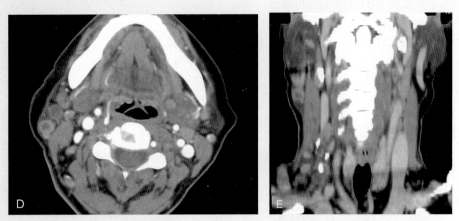

图 3-7-3　病例 2,CT 图像

分别为 CT 平扫(A、B)、增强(C、D)和冠状位重建(E)。

1. 影像征象分析

(1)征象 1:颈部多发淋巴结增大,边界清楚,内部可见低密度影,部分可见钙化点。

(2)征象 2:增强扫描呈环状强化,壁厚薄均匀,内壁较光整。

(3)征象 3:邻近颈部器官未见肿瘤征象。

2. 印象诊断　颈部多发淋巴结结核。

3. 鉴别诊断　颈部多发淋巴结结核主要与转移瘤相鉴别,单发者需要与神经鞘瘤相鉴别,详见相关章节。

(三) 颈部神经鞘瘤

病例 3　患者先后进行 CT、MR 检查,见图 3-7-4。

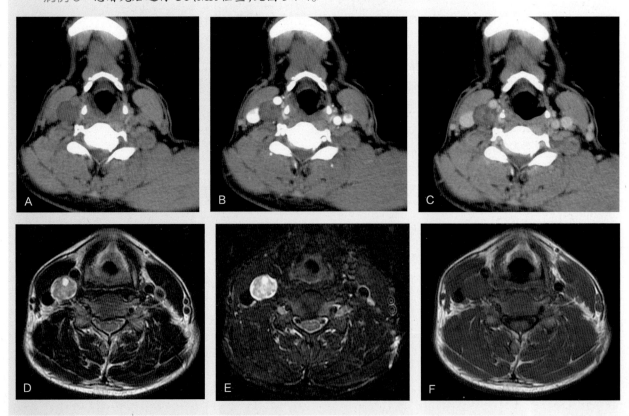

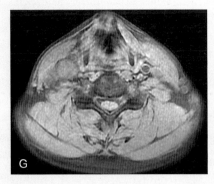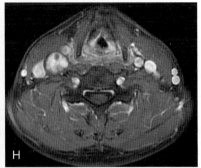

图 3-7-4 病例 3,CT 及 MRI 图像

A. CT 平扫;B. CT 动脉期;C. CT 静脉期;D. MR T$_2$WI;E. MR 脂肪抑制 T$_2$WI;
F. MR T$_1$WI;G. MR T$_1$WI;H. MR 增强 T$_1$WI。

1. 影像征象分析

(1)征象 1:右侧颈动脉鞘区类圆形结节,位于颈总动脉后外方,颈内静脉前内侧,表面光滑,边界清楚,以略低密度为主,呈 T$_1$WI 等低信号、T$_2$WI 高信号,中央可见结节 T$_2$WI 更高信号,增强扫描大部分肿瘤较明显强化,中央明显低密度影未见强化。

(2)征象 2:颈部其他器官未见肿瘤征象。

2. 印象诊断　右侧颈动脉鞘区神经鞘瘤。

3. 鉴别诊断　主要与单发转移瘤及单发结核相鉴别,详见相关章节。

(四) 鳃裂囊肿

病例 4　患者先后进行 CT 检查,见图 3-7-5。

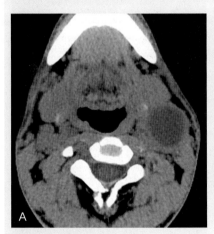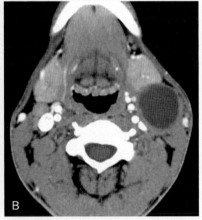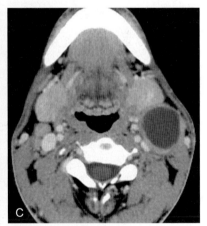

图 3-7-5 病例 4,CT 图像

A. 平扫;B. 动脉期;C. 静脉期。

1. 影像征象分析

(1)征象 1:左侧上颈部胸锁乳突肌前缘、颈动脉鞘外侧可见类圆形均匀低密度影,表面光滑,边界清楚。增强扫描未见强化,外缘包膜轻度强化。

(2)征象 2:颈部其他器官未见肿瘤征象。

2. 印象诊断　左侧鳃裂囊肿。

3. 鉴别诊断　与颈部淋巴管瘤相鉴别,颈部淋巴管瘤又称为囊性水瘤,为颈部第二常见先天性囊性肿块,是先天性脉管畸形,表现为淋巴管扩张、增生和结构紊乱。90% 发生于 2 岁以内,成人发病率低。以浸润性生长多见,与邻近筋膜边界不清。颈后区为最常见的部位。CT 显示为界限清楚、形态欠规则的单囊或多囊病变,可呈浸润性生长累及颈深部至皮下,平扫囊内为均匀水样密度,增强扫描无强化。另外鳃裂囊肿合并感染者还需要与单发转移瘤及单发结核相鉴别,一般结合感染病史鉴别并不困难。

三、拓展——颈部其他肿瘤

1. 颈动脉体瘤 颈动脉体瘤(carotid body tumor)好发于年轻女性,多为单侧,3%~5% 为多发,表现为颈部无痛性缓慢生长的包块,长轴与血管走行一致,有搏动感及血管杂音,早期无症状,后期压迫神经、颈动脉窦引起相应症状。可分泌儿茶酚胺产物,引起阵发性高血压、心悸、面部潮红等。

CT 表现为颈动脉分叉处均匀软组织密度肿块,类圆形或椭圆形,沿颈内动脉生长,使颈内外动脉分离移位。少数肿块内可见钙化斑块,病灶边缘清楚;T_1WI 呈等或稍高信号、T_2WI 呈略高信号,可见点状及条状纤曲的流空的血管影,即"椒盐征""胡椒征"。动脉期肿块均匀或不均匀显著强化,程度稍低于颈动脉。CTA 及 MRA 显示肿瘤位于颈动脉分叉处,颈内外动脉夹角变大,呈典型的"杯口状"改变,颈内外动脉镶嵌于肿瘤边缘。左侧颈动脉体瘤 CT 和 MRI 表现见图 3-7-6。

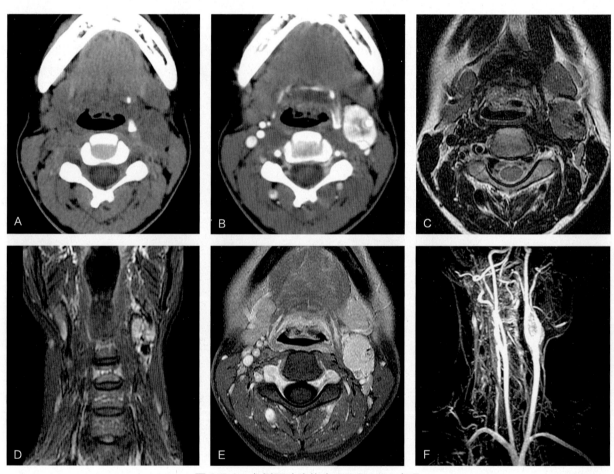

图 3-7-6 左侧颈动脉体瘤 CT 和 MRI 表现

分别为 CT 平扫(A)、增强扫描(B),以及 MR T_2WI(C)、T_2WI 冠状位(D)、增强 T_1WI(E)、动态增强 MRA(F)。可见左侧颈动脉鞘区可见椭圆形软组织密度影,密度略低,界限清楚,密度均匀,增强扫描可见明显强化,颈内外动脉分离移位;病灶呈 T_2WI 不均匀高信号,其内可见纤细血管流空影,增强扫描呈明显强化,动态增强 MRA 示左侧颈内外动脉分叉角开大,富血供肿物位于颈动脉分叉处。

2. 卡斯尔曼病 卡斯尔曼病(Castleman disease)又称巨大淋巴结增生症(giant lymph node hyperplasia),为病因不明的良性淋巴组织病变,分为局限型和弥漫型,病理上分为透明血管型、浆细胞型和中间型。颈部为肾形均匀软组织密度或信号肿块,少有钙化和囊变,边缘多光滑规整。透明血管型增强后肿块明显均匀持续强化。右侧颈部卡斯尔曼病 CT 表现见图 3-7-7。

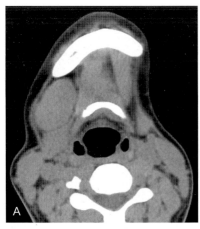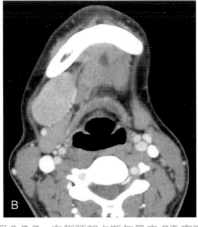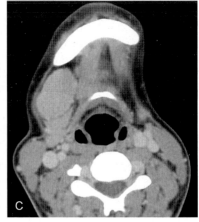

图 3-7-7 右侧颈部卡斯尔曼病 CT 表现

分别为 CT 平扫（A）、增强动脉期（B）和 CT 静脉期（C）。可见右侧颌下椭圆形软组织密度肿块,密度均匀,界限清晰,形态规则,增强扫描明显较均匀强化,静脉期仍然呈较高密度。右侧颌下腺受推挤后移。

3. 甲状腺来源病变 临床发现颈部软组织包块,除需要与上述常见的淋巴结病变、原发肿瘤及先天性病变鉴别外,还需要与源于甲状腺的病变进行鉴别。常见的形成颈部包块的甲状腺病变包括甲状腺腺瘤（thyroid adenoma）及结节性甲状腺肿（nodular goiter）。

无论腺瘤或甲状腺肿病变特点都是起源于甲状腺,常伴有甲状腺的不对称增大,可为单发或多发结节,结节形态规则、边界较清晰、边缘光整;结节密度或信号不均,常见囊变、出血及钙化,可伴条块状及环形粗大钙化;增强扫描结节边界更清晰,不均匀强化;占位效应明显。值得注意的是乳头状甲状腺微小癌或隐匿癌伴淋巴结转移,往往甲状腺的原发病灶很小或显示不清,但可导致颈部单发或多发巨大囊实性淋巴结转移。淋巴结内出现颗粒状钙化及囊腔,伴内壁乳头状结节强化为甲状腺乳头状癌转移的特性。

结节性甲状腺肿 CT 表现见图 3-7-8,右侧颈部淋巴结甲状腺癌转移 CT 表现见图 3-7-9。

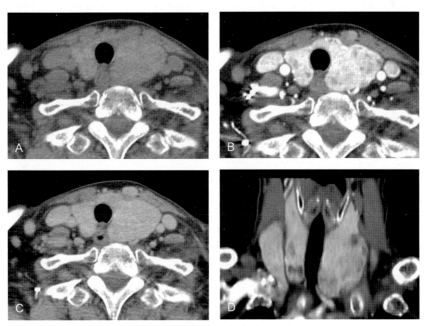

图 3-7-8 结节性甲状腺肿 CT 表现

分别为平扫（A）、动脉期（B）、静脉期（C）、冠状位重建（D）。可见双侧甲状腺不均匀增大,密度不均,可见多发结节低密度影,增强扫描可见多发结节轻中度不均匀强化,界限清晰,冠状位可见双侧甲状腺位置低,为胸骨后甲状腺肿。

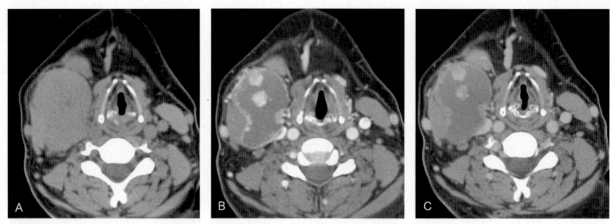

图 3-7-9　右侧颈部淋巴结甲状腺癌转移 CT 表现

分别为平扫（A）、动脉期（B）、静脉期（C）。可见右侧颈部类椭圆形等低密度影,其内隐约可见更低密度结节,边界较清楚,增强扫描可见病灶内结节明显强化,囊壁呈线状强化,并可见附壁多发强化小结节。

（刘爱连）

第四章 呼吸系统

第一节 气管和支气管病变

一、常见气管和支气管病变的影像学诊断

(一)临床相关基础概述

气管起自环状软骨下缘,上平 C_6 下缘,下平 T_4 下缘。自气管隆突以下分为左右主支气管,左主支气管细而长,与气管中线的延长线成角 40°~55°;右主支气管粗而短,与气管中线的延长线成角 20°~30°。右主支气管行走陡直,且气管隆嵴常偏于左侧,故气管异物右侧多见。气管壁自内向外由以下数层结构组成:黏膜、黏膜下层、软骨或肌肉(后壁缺乏软骨,由平滑肌和纤维结缔组织构成)和外膜。

气管和支气管病变主要包括先天性病变、气管支气管肿瘤、支气管扩张、气管支气管异物、支气管哮喘、小气道疾病及全身性疾病累及气管支气管,后者主要包括复发性多软骨炎、淀粉样变性等。先天性病变主要包括支气管囊肿、气管性支气管、气管憩室等,临床均少见。临床常见的疾病有肺癌、支气管扩张及支气管异物,少见疾病有支气管囊肿、支气管憩室、支气管良性肿瘤、支气管类癌、支气管平滑肌肉瘤、软骨肉瘤等。影像学上,X线能显示大气道病变的原发性改变及小气道疾病的继发性弥漫性病变。CT能准确显示病变位置、大小、形态、边缘特征、内部结构和周围变化,故对于气管及支气管病变的定位、定性能力均较强,是临床工作中主要的检查手段。本节重点介绍临床常见的肺癌、支气管扩张症、支气管异物的影像诊断及相关临床特点,见表 4-1-1。

表 4-1-1 气管、支气管常见疾病的临床特点

常见疾病	临床特点
肺癌	肺癌是世界上及我国发病率及死亡率最高的肿瘤。临床主要表现为刺激性咳嗽、痰中带血、咯血、胸痛等。主要致病因素为吸烟、大气污染、工业致癌物等。根据肿瘤部位,发生于段支气管以上的为中央型肺癌,发生于段及段以下支气管的为周围型肺癌。中央型肺癌较周围型肺癌症状明显,病理上多为鳞状细胞癌;周围型肺癌以腺癌居多
支气管扩张症	由支气管及其周围肺组织的慢性炎症所致的支气管管壁肌肉和弹性组织破坏,管腔不可逆性扩张、变形。可发生于任何年龄,以 50~60 岁常见,女性多于男性。临床三大症状包括"慢性咳嗽、咳脓痰、咯血"。咯血多见于老年患者,儿童少见。好发部位为右肺中叶、左肺上叶舌段及两肺下叶。先天性支气管扩张较少见,是由于支气管壁弹力纤维不足或发育不全所致;后天性是由于慢性感染如肺炎、肺结核或肿瘤、异物引起支气管阻塞导致支气管管壁破坏、扩张
支气管异物	支气管异物吸入,临床常见于儿童。常见异物包括食物、脱落牙齿、小塑料用品等。异物停留的位置常见于左、右主支气管,其次为气管,叶或段支气管少见。大多数患者有明确的异物吸入史,吸入时出现呛咳。当异物停留在支气管内时,随着末梢神经及呼吸中枢的疲劳,会出现一段时间的无症状期,之后临床可出现咳嗽、咳痰、痰中带血、呼吸困难等症状,并反复发作

临床病例

病例1　女性,65岁,主诉"发现左侧肺肿物3月余,咳嗽、胸闷1月余"就诊。患者无发热、咳嗽、咳痰、咯血、胸闷、胸痛等不适,无畏寒、乏力、盗汗、午后潮热等。实验室检查:白细胞计数为8.29×10^9/L;肿瘤标记物中,神经元特异性烯醇化酶为45.52ng/ml,癌胚抗原为1.52ng/ml,糖类抗原125为10.89U/ml,糖类抗原153为16.25U/ml,非小细胞肺癌相关抗原为7.19ng/ml。

病例2　女性,60岁,主诉"体检发现肺部结节半月余"来院门诊部就诊。患者于半个月前体检时发现右上肺结节,无明显咳嗽、咳痰,无气促、发热、咯血、胸闷、胸痛,无乏力、盗汗、四肢关节肿痛、皮疹。为进一步诊治疗遂拟"肺部结节查因"收入我科,发病以来,精神、食欲尚可,睡眠一般,大小便正常。近3个月体重减轻2kg。实验室检查:神经元特异性烯醇化酶为14.49ng/ml,癌胚抗原为1.48ng/ml,糖类抗原125为17.89U/ml,糖类抗原153为11.29U/ml,非小细胞肺癌相关抗原为2.60ng/ml。

病例3　女性,55岁,主诉"反复咳嗽、咳痰4年,加重2个月"。患者于4年前开始反复出现咳嗽、咳黄白痰,痰量多,黏稠,中间伴流涕,无胸痛、咯血,在当地医院反复就诊,经治疗症状可缓解,但症状反复,伴活动后气促,咳嗽频发时出现恶心、呕吐,2个月前患者再次出现咳嗽、咳痰加重,伴发热。实验室检查:白细胞计数为10.70×10^9/L。

病例4　女性,55岁,主诉"反复咳嗽3年余,加重1个月"。患者3年前无明显诱因出现咳嗽、咳黄浓痰,至外院就诊,予抗感染等对症治疗后可缓解,症状反复。1个月前咳嗽、咳痰加重,咳大量黄浓痰。起病来患者精神、食欲好,大小便正常,睡眠可,体重无明显变化。实验室检查:白细胞细胞计数为7.05×10^9/L。

【问题1】应首选何种影像学检查方法?

肺部常用的检查方法有X线、CT、MRI,如何选择适当的检查方法尤为重要,也是进行临床诊断的最重要环节之一。X线一般用于筛查和随访复查,CT是胸部疾病诊断和鉴别诊断使用最多、最有效的检查方法,个别患者鉴别或分期有困难时可考虑MRI或PET/CT。

(二)肺部影像学检查方法的选择

1. 常用的影像学检查方法

(1)X线:应用普遍。其价值在于发现病变,并作出初步诊断,也可用于术后随访复查。金属异物、部分支气管扩张及中晚期肺癌可直接诊断,但对于早期病变或心影后、后肋膈角等隐蔽处病变可能会漏诊。

(2)CT:多排螺旋CT具有良好的空间、密度分辨率及强大的后处理功能,能直接显示支气管疾病的形状、密度及位置,是目前最好的无创检查手段。为支气管疾病诊断的首选方法。对于可疑肿瘤的患者应行胸部CT增强检查并进行三维重建以达到定位、定性诊断的目的,并对肿瘤进行分期。

(3)MRI:在明确肺癌对胸壁及纵隔的侵犯及纵隔淋巴结显示方面较CT有优势,是CT的补充。

(4)PET/CT:价值在于发现肺癌远处转移病灶,有助于治疗前更准确地分期从而制订合理的治疗方案。另外对各种治疗后的疗效评价也很有优势,可在形态学发生变化前判断效果。

支气管造影(bronchography)曾被认为是诊断支气管疾病的"金标准",因其有创性现已被淘汰。

2. 影像学检查流程　见图4-1-1。

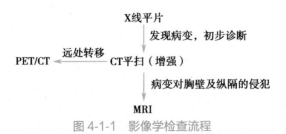

图4-1-1　影像学检查流程

【问题2】上述患者如何确定检查流程? 如何判断检查结果?

通过病史预先判断可能的诊断,选择出最佳的辅助检查技术,一般遵循先简单后复杂,先便宜后昂贵的原则,但适合检查目的是最高原则。对检查结果首先要评估图像信息量是否足够,是否需要进一步进行后处理或其他检查。薄层重建及 CT 后处理技术,如多平面重建(multiplannar reconstruction,MPR),最小密度投影(minimum intensity projection,MinIP)等可以为气管、支气管疾病的诊断提供丰富信息。通过全面观察,对影像进行综合分析,结合临床作出诊断。

知识点

不同 CT 后处理技术的优、缺点

CT 后处理技术	优、缺点
多平面重建	显示病变与气道及周围结构的关系
最小密度投影	可显示气道、支气管局部充盈缺损改变,但较小的病变易漏诊
容积重建	显示病变与周围结构的立体关系
仿真内镜技术	显示局部气道的狭窄及阻塞的位置

(三) 气管及支气管疾病常见的影像学特征及诊断思路

1. 气管及支气管常见疾病的影像学特征

(1)中央型肺癌(central bronchogenic carcinoma)

1)早期:X 线常难以发现病变。CT 可显示支气管壁增厚及腔内结节。支气管壁局限性、不规则增厚,腔内结节常表面不光整,增强扫描中度强化,局部管腔偏心性狭窄。

2)中晚期:可有直接征象、间接征象和转移征象。

直接征象:表现为支气管管壁增厚,管腔狭窄、阻塞及肺门肿块。管壁增厚多为局限性,部分可沿支气管蔓延,可侵及整个肺段;管腔狭窄或截断,断端表现为平直、倒杯口状或锥形;增强扫描后增厚的管壁及肿块明显强化。

间接征象:阻塞性肺气肿,最早出现;阻塞性肺炎,可表现为斑片状模糊影;阻塞性肺不张,肺体积缩小,平扫时常难以分辨肿瘤及肺不张的界限,增强扫描有助于鉴别,可见"黏液支气管征"及"血管造影征"。

转移征象:胸内常可见肺门及纵隔淋巴结肿大,常为多发,可融合,增强扫描轻中度强化。部分可见肺内转移结节、胸膜结节或胸腔积液。

MRI 有助于区分阻塞性肺不张内的肺门肿块,T_2WI 肺不张信号高于肿瘤,增强后强化较肿瘤明显;有助于区分肿瘤及放疗后的纤维化,肿瘤组织表现为 T_1WI 低信号、T_2WI 高信号,纤维化 T_1WI 及 T_2WI 均为低信号;有助于显示肺癌对心脏大血管的侵犯。

(2)周围型肺癌(peripheral lung carcinoma)

1)X 线:直径小于 1cm 结节或磨玻璃密度结节往往容易漏诊,尤其是心脏后方、脊柱旁等部位。常表现为类圆形的肿块或结节,边缘可见分叶。

2)CT:是周围型肺癌最常用及最有效的影像学检查方法。CT 征象有一定的特征性,常表现为边界清楚、类圆形结节或肿块;边缘可见分叶征、毛刺征及棘状突起;早期肿瘤内部可见空泡征、结节征;肿瘤内部支气管可表现为到达肿块边缘时突然截断,也可表现为管壁增厚、管腔狭窄;内部钙化少见,较大的肿瘤可出现坏死,坏死内壁不光整、呈结节状;邻近胸膜见胸膜凹陷征;增强扫描呈均匀或不均匀强化,CT 值多为 20~60HU,时间 - 密度曲线呈逐渐上升、缓慢下降型。

3)MRI:对病灶内部的坏死、纤维化、细支气管充气征的显示优于 CT,肿块在 T_1WI 呈中低信号,T_2WI 呈中高信号,增强扫描明显强化。

(3)支气管扩张(bronchiectasia):CT 轴位图像上发现扩大的支气管管腔是诊断的关键。

1)直接征象:支气管内径大于伴行肺动脉管径;正常支气管管径走形由粗变细,远端支气管管径大于或等于其近端 2cm 以上范围的支气管管径可视为支气管扩张;支气管管腔直径大于对侧肺同级支气管管径 2 倍以上;距肋胸膜 1cm 内见支气管管腔;可见支气管贴近纵隔胸膜。

2)间接征象:支气管周围肺间质炎症;小叶性肺炎;慢性炎症及纤维条索性病灶。

3)征象的鉴别:CT 诊断支气管扩张时应注意区分运动伪影。呼吸运动可形成"双重血管影",可误认为"轨道征",仔细观察支气管壁是否连续,若发现双重膈肌或双重斜裂胸膜影可予以鉴别。心脏运动伪影表现为心缘旁条片状密度增高影,仔细观察可发现无完整的壁。

4)分型:支气管扩张可分为柱状支气管扩张、囊状支气管扩张、曲张型支气管扩张及混合型支气管扩张。其 HRCT 表现的本质均为管壁增厚,管腔扩张,但不同类型各有其特点。

(4)支气管异物

1)直接征象:气道内异物的显示。

知识点

不同异物的 CT 表现

异物种类	CT 表现
金属异物	高密度伴伪影
塑料制品或骨头	高密度,CT 值常高于 200HU
豆类、瓜子等食物	软组织密度

2)间接征象:不完全阻塞早期表现为阻塞性肺气肿;慢性不完全阻塞表现为阻塞性肺炎,局部管壁增厚;完全阻塞(24 小时后)表现为阻塞性肺不张。

2. 影像学诊断思路

(1)观察支气管腔是否狭窄,是否有异物或结节,病变的大小、形态、边缘、密度和强化特征。

(2)观察支气管壁是否增厚,增厚的范围,内壁是否光整,是否有肿块形成,肿块的大小、形态及边缘。

(3)观察支气管远端肺组织改变,是否有肺气肿、肺炎、肺不张等。

(4)观察病变与邻近组织的关系,心脏、大血管是否有侵犯等。

(5)观察纵隔淋巴结的肿大情况、胸膜结节或胸腔积液,胸部其他部位的转移等。

(6)应简要描述图像已显示但未发现病变的其他组织和器官。

(7)结合病史及上述影像学表现作出诊断与鉴别诊断。

(8)若诊断不确定,可以给出进一步建议,如进一步检查或随诊复查。

【问题3】给出印象诊断后,还要注意哪些问题?

一般来讲,作出印象诊断后,影像学检查的流程结束。但要对诊断的结果进行分析。是否回答了临床医生的疑问;是否需要进一步的检查和随访。例如,对一个肺癌的影像学诊断,在印象诊断中是否提供了以下信息:肿瘤的大小、对周围组织的侵犯,是否有胸部淋巴结肿大,是否有胸内的转移,TNM 分期,伴随征象等。

知识点

支气管扩张分型及其主要影像学表现

支气管扩张分型	主要影像学表现
柱状支气管扩张	当扩张的支气管走行方向平行于扫描层面时,支气管两侧壁形成的平行线状影,称为"轨道征";当垂直于扫描层面时,扩张的支气管环状透亮影与伴行的肺动脉形成"印戒征"
囊状支气管扩张	支气管末端呈囊状扩大,多为多发囊状结构,内可见气 - 液平
曲张型支气管扩张	管壁不规则,呈串珠状或糖葫芦剖面状,管腔扩张与狭窄交替出现
混合型支气管扩张	以上 3 种表现出现在同一个患者

二、基于病例的实战演练

（一）中央型肺癌

病例1 患者进行CT检查,见图4-1-2。

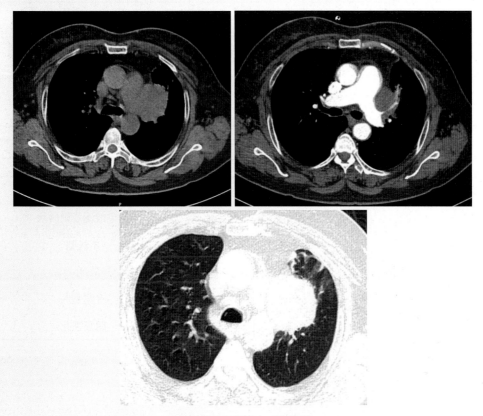

图4-1-2 病例1,CT图像

1. 影像征象分析

（1）征象1,肿块表现:左上肺可见一团片状密影,密度欠均匀,其内可见更低密度液性坏死灶,左上肺支气管管腔大部分狭窄闭塞。

（2）征象2,邻近组织受侵:左上肺动脉及其分支受累。

（3）征象3,阻塞性肺炎:左上肺见多发斑片状模糊影及条索影。

（4）征象4,淋巴结肿大:左侧肺门及纵隔多发增大淋巴结,较大者短径约1.1cm,可见强化。

（5）征象5,阴性征象:未见肺不张、"黏液支气管征"。

2. 印象诊断 ①左上肺中央型肺癌并阻塞性炎症,左侧肺门及纵隔淋巴结转移,左上肺动静脉受累;②考虑左肺下叶外基底段少许慢性炎症/纤维灶。

3. 鉴别诊断

（1）支气管内膜结核:支气管狭窄段较长,可跨叶,管壁凹凸不平,常有钙化,通常无肺门区肿块;所辖肺叶常见播散灶,有空洞时可时大时小,引起的肺不张经抗感染治疗可复张。

（2）支气管良性肿瘤:支气管的良性肿瘤很少见,通常表现为支气管腔内的软组织结节影,边界清楚,邻近支气管管壁无增厚,纵隔及肺门淋巴结无肿大;肿瘤较大时也可引起阻塞性炎症或肺不张。

（3）支气管内转移瘤:影像学表现多样。诊断及鉴别诊断需结合原发肿瘤病史。

4. 手术结果 患者行支气管镜活检,病理可见送检穿刺组织中肿瘤细胞呈巢团状分布,瘤细胞核呈卵圆形及短梭形,核深染,核分裂多见,可见坏死。组织改变为恶性肿瘤,不除外小细胞肺癌,建议做免疫组织化学进一步诊断;免疫组织化学示组织改变为肺小细胞癌。

知识点

气管原发肿瘤的分类		
肿瘤来源	良性（间叶来源为主）	恶性（上皮来源为主）
上皮样肿瘤	乳头状瘤、涎腺瘤（多形性腺瘤）、黏液腺瘤、大嗜酸细胞瘤、	鳞状细胞癌、唾液腺癌（腺样囊腺癌、黏液上皮样癌）、类癌、腺癌、小细胞癌、转移瘤
间叶肿瘤	错构瘤、软骨瘤、平滑肌瘤、脂肪瘤、纤维瘤、神经鞘瘤、神经纤维瘤、血管瘤、血管内皮瘤、颗粒细胞瘤	平滑肌肉瘤、软骨肉瘤、副神经节细胞瘤、梭形细胞瘤、淋巴瘤、恶性纤维组织细胞瘤、横纹肌肉瘤

良性及恶性肿瘤在影像学上不同表现		
表现	良性	恶性
形态	多为结节状	结节或不规则肿块
气道内壁	光滑	不光整
气道壁	无明显增厚	局限性增厚
基底	窄，可带蒂	多宽基底
增强	强化不明显	明显强化

　　气管原发肿瘤占呼吸系统肿瘤 1%~2%。成年人多见，以恶性居多，约占 90%。但儿童 90% 以上气管肿瘤为良性。

（二）周围型肺癌

　　病例 2　患者进行 CT 检查，见图 4-1-3。

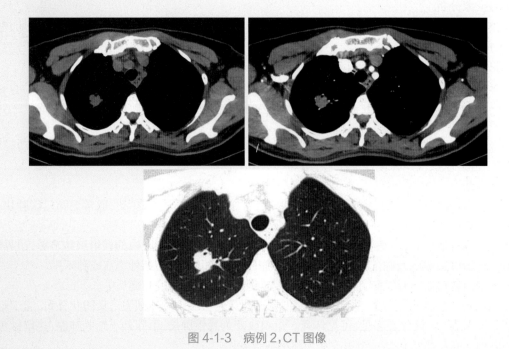

图 4-1-3　病例 2，CT 图像

1. 影像征象分析

(1)征象1,圆形肿块征:右上肺尖段见一大小约2.0cm×2.4cm类椭圆形软组织密度结节影,边缘欠光整。

(2)征象2,毛刺征:肿块边缘向周围肺实质内伸展的细短无分支的条状影,基底较粗,向外逐渐变细。肿瘤沿血管支气管向外侵犯,是肺癌的特征性征象。

(3)征象3,分叶征:较大的肿瘤多呈分叶状,一般密度较均匀。

(4)征象4,强化征:肿块明显不均匀强化,延迟期最明显。

(5)其他,阴性征象:未见支气管截断征及肿块内部坏死(壁较厚,内壁不光整,见结节状突起)及胸膜凹陷征。

2. 印象诊断 右上肺尖段结节,考虑周围型肺癌可能性大。

3. 鉴别诊断

(1)错构瘤(hamartoma):是肺内良性肿瘤,男性多于女性。多位于肺周边部,影像学表现为类圆形的边缘光滑锐利的结节,少数见浅分叶,无毛刺征,多为软组织密度,20%~30%可见钙化,典型者呈"爆米花"。

(2)硬化性肺泡细胞瘤(sclerosing pneumocytoma):是肺内少见良性肿瘤,中年女性多见。影像表现边缘光滑,少数见浅分叶,可见钙化灶,增强扫描强化明显,强化的程度与模式取决于瘤内构成情况。

(3)结核球(tuberculoma):临床常有低热、盗汗,病灶边缘光整,少数可见浅分叶,内部可见钙化,增强扫描无强化,周围常见卫星病灶。

4. 手术结果 (右上肺尖段)送检肺组织见癌细胞排列成巢团状、腺泡状及条索状,组织改变为肺腺癌。免疫组织化学:CK7(+)、TTF1/NapsinA(+)、ALK(−)、ALK阴性对照(−)、C-met(+)。

(三)支气管扩张症

病例3 患者进行CT检查,见图4-1-4。

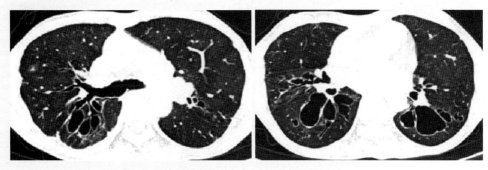

图4-1-4 病例3,CT图像

1. 影像征象分析

(1)征象1,"轨道征":两肺下叶支气管管壁增厚,管腔扩张直径大于对侧的同级支气管及邻近的肺动脉。可见在平行于扫描层面走形的支气管两侧壁增厚,形成平行线状,为"轨道征"。

(2)征象2,"印戒征":可见垂直于扫描层面走行的支气管扩张的支气管环状透亮影与伴行的肺动脉形成"印戒征"。

(3)征象3,合并肺炎:在扩张的支气管周围可见片状高密度影,提示支气管扩张合并肺炎。

2. 印象诊断 ①两肺中下叶支气管扩张;②两肺中下叶炎症。

3. 鉴别诊断

(1)肺囊肿(pulmonary cyst):为孤立性含液或含气的囊性病灶,壁薄且较光滑,但当继发感染时管壁也可增厚,此时应与囊状支气管扩张相鉴别。囊状支气管扩张多较局限,且囊状影与支气管相通。

(2)囊性纤维化(cystic fibrosis):是一种多器官受累的遗传性疾病。为欧美国家支气管扩张的常见原因,我国罕见。在肺部主要表现为广泛的支气管壁增厚及支气管扩张。支气管扩张以上肺为主或呈弥漫性。同时可伴有肺实变、节段性肺不张等。

(3)肺气囊:多见于金黄色葡萄球菌肺炎,呈多个类圆形的薄壁空腔,影像学上变化很快,抗感染治疗后可吸收、消失。肺内常伴有浸润病灶或脓肿。

（4）变应性支气管肺曲菌病（allergic bronchopulmonary aspergillosis，ABPA）：是一种支气管、肺泡和肺间质对曲菌抗原产生的变态反应性疾病。临床常表现为哮喘、发热、咳痰。实验室检查可见嗜酸性粒细胞增多。影像学上急性期表现为肺内实变影，实变影吸收后常残留支气管扩张。多可见支气管内的黏液嵌塞。以两上叶分布为主。慢性期表现为近端支气管扩张，曲张型和囊状支气管扩张为主，两侧对称，但远端支气管常不扩张。

卡塔格内综合征（Kartagener syndrome）是常染色体隐性遗传病。属于原发性纤毛运动不良的一种，由纤毛动力蛋白缺如导致纤维运动障碍所致。以"支气管扩张、内脏转位、慢性鼻窦炎或息肉"为三联征。其中内脏转位必包括右位心。支气管扩张多发生于右肺中叶，多为柱状支气管扩张。若行胸部 CT 检查时发现右肺中叶支气管扩张及内脏转位，应想到此病的可能性，应进一步行鼻窦检查。

（四）支气管异物

病例 4　患者进行 CT 检查，见图 4-1-5。

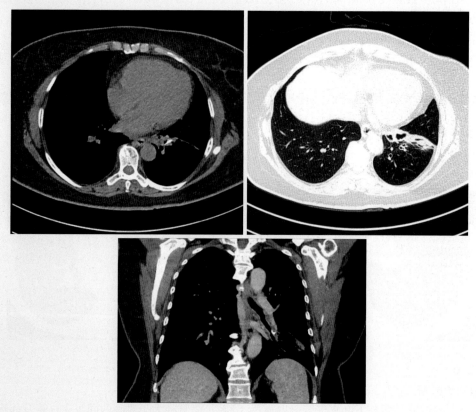

图 4-1-5　病例 4，CT 图像

1. 影像征象分析

（1）征象 1，腔内高密度影：左肺下叶前内、外基底段起始部支气管腔内可见条状高密度影，长约 1.3cm。

（2）征象 2，支气管壁增厚：相应管壁不规则增厚，管腔变窄，远端闭塞。

（3）征象 3，合并肺炎、肺不张：左下肺前、外基底段节段性不张、阻塞性炎症。

2. 印象诊断　①左肺下叶前内、外基底段起始部高密度影，考虑支气管异物可能性大（鱼骨？）；②局部支气管狭窄及局限性扩张，拟合并左下肺前、外基底段节段性不张、阻塞性炎症。

3. 鉴别诊断

（1）高密度异物：需与气道结石、气道软骨环钙化相鉴别。①气道结石常见于老年人，右侧多见；②气道软骨环的钙化多见于老年人，呈半环状，多发，位于黏膜下；而气道异物位于管腔内，部分与气管壁之间有一定的间隙。

（2）软组织异物：需与气管、支气管内黏液和大气道内占位病变相鉴别。①气管、支气管内黏液栓，见于老年患者，水样密度影，其内可见点状含气影或气泡；②气管、支气管内占位，患者无吸入史，增强可见强化。

4. 手术结果 行纤维支气管镜下异物取出术,取出异物为鱼刺。

(邱士军)

第二节 肺内结节性病变

一、肺结节性病变的影像学诊断

(一) 临床相关基础概述

一般将肺内直径小于 3cm 的局限性密度增高影称为肺结节,小于 10mm 者称为小结节,小于 5mm 者称为微结节,1~3mm 为粟粒状结节。线性结构的局限性增厚也可确定为结节。

孤立性肺结节(solitary pulmonary nodule,SPN)是指全肺野内单发的、影像不透明、直径 ≤ 3cm、至少 2/3 边缘由含气肺组织所包绕,无肺不张、肺门增大或胸腔积液的肺部结节。SPN 有很多种类型,按结节密度可分为实性结节与磨玻璃结节(ground-glass nodules,GGN),实性结节良性病变有肺错构瘤(pulmonary hamartoma)、结核瘤(pulmonary tuberculoma)、硬化性肺细胞瘤(pulmonary sclerosing pneumocytoma,PSP)等,恶性结节主要有原发肺癌、转移瘤等。根据 GGN 实性成分的多少又分为纯磨玻璃结节(pure ground-glass nodules,pGGN)、含有实性成分的部分实性结节(part-solid nodules)。当肺组织出现炎症、肺泡腔内积液或积血、肿瘤细胞浸润等情况时,肺泡内气体受挤压,含气量降低,肺组织密度增高形成 GGN,故 GGN 在病理上可以是炎性病变、出血、不同级别的肺腺癌等。根据最新版肺腺癌的国际多学科分类,将肺腺癌按照病理类型分为 4 种:不典型腺瘤样增生(atypical adenomatous hyperplasia,AAH)、原位腺癌(adenocarcinoma in situ,AIS)、微浸润腺癌(minimally invasive adenocarcinoma,MIA)、浸润性腺癌(invasive adenocarcinoma,IAC),又将 AAH、AIS 归类为癌前病变。GGN 的生长衍变过程遵循由 AAH、AIS、MIA 到 IAC 的自然进展规律,故掌握 GGN 常见病理类型的影像学特点具有重要意义。

SPN 通常不会引起临床症状,若结节靠近胸膜对胸膜有牵拉可引起轻微胸痛或胸部不适感。表现为 GGN 的肺腺癌以不吸烟女性多于男性,病变部位以右肺上叶最常见,均为早期肺癌,且经手术切除后生存率高。

除单发结节,肺多发结节也较常见,特别是小结节及微结节。引起小结节和微结节的病因有很多,病理学上以增生性病变为主。小结节与微结节在病理上根据来源及分布特点分为间质结节、气腔结节(airspace nodules)及小气道结节。气腔结节病理学上为小叶中心气道,即终末细支气管以远的含气腔被液体和 / 或细胞成分充填所致,常伴终末细支气管周围炎症,因此 HRCT 表现为小叶中心结节与小叶中心分支状线状影,两者同时出现时即为"树芽征"。而间质结节在病理学上为肺间质结构内细胞结节状增生及浸润所致,结节较大时可融合及形成肿块。

肺内常见结节性病变的临床特点见表 4-2-1。

表 4-2-1 肺内常见结节性病变的临床特点

常见疾病	临床特点
错构瘤	是肺内最常见的良性肿瘤,尸检报告其发生率为 0.025%~0.32%,男性多于女性,比例为 2:1 或 3:1,发病高峰年龄为 50~60 岁,发病机制不明,生长缓慢,多无临床症状
结核瘤	临床常有低热、盗汗等结核中毒症状,部分可无临床症状
硬化性肺细胞瘤	是一种少见的良性肿瘤,约占肺原发肿瘤的 1%,术前易误诊。好发于中年女性,以 30~50 岁多见,发现时大多数无明显临床症状及体征,病灶越大或部位越靠近肺门者越有可能引起胸部不适
磨玻璃结节	包括不典型腺瘤样增生、原位腺癌、微浸润腺癌和浸润性腺癌。常无明显临床症状,多于体检发现;中年女性常见
结节病	以中青年多见,女性多于男性。临床表现多样,绝大多数以肺部症状为主,表现为咳嗽、咳痰、胸闷、胸痛、气短等,肺外表现包括关节肿痛、皮肤结节或红斑、周围淋巴结肿大等
呼吸性细支气管炎	常表现为慢性咳嗽、咳痰,多见于吸烟者
转移瘤	具有原发恶性肿瘤病史,若合并胸膜转移或胸腔积液则有相应临床症状,如咳嗽、胸痛、呼吸困难等

临床病例

病例 1　男性,50 岁,主诉"间或胸部灼热感 1 月余"。患者 1 个月前自觉胸部灼热样不适,可耐受,间或发作,无咳嗽,无发热、气促等不适。行胸部 CT 检查,诊断为右上肺结节,未进行特殊处理,症状无明显变化。实验室检查:白细胞计数为 $6.60 \times 10^9/L$,中性粒细胞比率为 63.7%;肺肿瘤五项无异常。

病例 2　男性,17 岁,主诉"咳嗽、发热半个月"就诊。患者自诉于半个月前因受凉出现反复阵发性咳嗽、发热,干咳为主,呈单声咳,无明显时间规律性和节律性,发热下午好发,最高体温 38.8℃,发热前多伴畏寒,需要服用退热药才能消退,伴全身酸痛、乏力、食欲缺乏,无咳脓痰、盗汗、咯血、胸痛、气喘等症状。实验室检查:白细胞计数为 $11.50 \times 10^9/L$,神经元特异性烯醇化酶为 34.10ng/ml。

病例 3　男性,24 岁,因"间或左胸隐痛 2 年余"入院。患者 2 年前自觉左胸隐痛,可耐受,无咳嗽、发热、气促等不适。到当地医院诊断为左肺结节,未进行特殊处理,症状无明显变化。入院时自诉"间或左胸隐痛,无气促"。血常规:白细胞计数为 $5.14 \times 10^9/L$,中性粒细胞百分比为 52.2%,淋巴细胞百分比为 35.2%;降钙素原检测(荧光定量法)为 0.21ng/ml(正常参考值 0~0.05ng/ml)。肺肿瘤五项:神经元特异性烯醇化酶为 33.67ng/ml(正常参考值 0~16.3ng/ml),其余四项未见异常。

病例 4　男性,46 岁,主诉"发现右上肺阴影 20 余天"就诊。患者 1 个月前因"上腹痛 2 次"至医院住院治疗,考虑肝硬化引起腹痛,予保肝治疗好转出院,住院期间行胸片检查发现右上肺尖阴影合并炎症,考虑与周围型肺癌相鉴别。当时患者无咳嗽、咳痰,无发热、畏寒,无气促、胸闷、胸痛,予抗生素抗感染治疗 10 余天后出院,今为进一步治疗至我院就诊。神经元特异性烯醇化酶为 24.31ng/ml,癌胚抗原为 0.66ng/ml,糖类抗原 125 为 5.52U/ml,糖类抗原 153 为 5.43U/ml,非小细胞肺癌相关抗原为 6.01ng/ml。

病例 5　男性,27 岁,主诉"反复咳嗽 6 月余"。6 个月前患者晨起时偶有咳嗽,咳黄脓痰,痰难咳出,偶有夜间盗汗,无胸闷、气促,无心悸、胸痛,无畏寒、发热等不适,当地医院予抗结核药物治疗 6 个月。2 周前,患者再次出现咳嗽、咳黄脓痰,难咳出,偶有胸痛,无胸闷、心悸、气促,无畏寒、发热,无潮热、盗汗等不适。现为求进一步治疗,遂来我院就诊。实验室检查:白细胞计数为 $6.28 \times 10^9/L$,单核细胞百分比为 11.5%,嗜酸性粒细胞百分比为 7.4%,嗜酸性粒细胞数为 $0.47 \times 10^9/L$。

病例 6　男性,60 岁,咳嗽、咳痰 3 年余,近期咳嗽加重,痰中带血。体查:双肺呼吸音清,未闻及干湿啰音。

病例 7　男性,55 岁,因"确诊左肺腺癌 2 月余"入院。实验室检查:神经元特异性烯醇化酶为 16.40ng/ml(正常参考值 0~16.3ng/ml),癌胚抗原为 14.39ng/ml(正常参考值 0~5.0ng/ml),糖类抗原 125 为 19.82U/ml(正常参考值 0~35.0U/ml),糖类抗原 153 为 15.16U/ml(正常参考值 0~25.0U/ml),非小细胞肺癌相关抗原为 8.48ng/ml(正常参考值 0~3.3ng/ml)。结核杆菌试验阴性;结核菌涂片检查未发现抗酸杆菌;真菌 1-3-B-D 葡聚糖定量 G 试验 <10pg/ml。

【问题 1】应首选何种影像学检查方法?

肺部常用的检查方法有 X 线、CT,如何选择适当的检查方法尤为重要,也是进行临床诊断的最重要环节之一。以往 X 线一般用于筛查和随访复查,但近年来推荐低剂量胸部 CT 平扫进行肺部肿瘤的筛查,同时 CT 是胸部疾病诊断和鉴别诊断使用最多、最有效的检查方法,个别患者鉴别或分期有困难时可考虑 MRI 或 PET/CT。

(二)肺部影像学检查方法的选择

1. 常用的影像学检查方法

(1)X 线:应用普遍。其价值在于发现病变,并进行初步诊断,也可用于术后随访复查。金属异物、部分支气管扩张及中晚期肺癌可直接诊断,但对于早期病变或心影后、后肋膈角等隐蔽处病变可能会漏诊。

(2)CT:多排螺旋 CT 具有良好的空间、密度分辨率及强大的后处理功能,能直接显示肺部疾病的形状、密度及位置,CT 能够发现一些在 X 线表现阴性的病变,如肺部微小结节、磨玻璃结节等,是目前最好的无创检查手段,为肺部疾病诊断的首选方法。同时因 X 线对早期肺癌的漏诊率较高,现提倡利用低剂量胸部 CT 对高危人群进行肺癌筛查。

(3)MRI:在明确肺癌对胸壁及纵隔的侵犯及纵隔淋巴结显示方面较 CT 有优势,是 CT 的补充。

（4）PET/CT：价值在于发现肺癌远处转移病灶，有助于治疗前更准确地分期从而制订合理的治疗方案。另外对各种治疗后的疗效评价也很有优势，可在形态学发生改变前判断效果。

2. 影像学检查流程 见图 4-2-1。

【问题 2】上述患者如何确定检查流程？如何判断检查结果？

通过病史预先判断可能的诊断，选择出最佳的辅助检查技术，一般遵循先简单后复杂，先便宜后昂贵的原则，但适合检查目的是最高原则。对检查结果首先要评估图像信息量是否足够，是否需要进一步进行后处理或其他检查。通过全面观察，对影像学表现综合分析，结合临床作出诊断。

（三）肺结节病变的影像学特征及诊断思路

1. 肺结节病变的影像学特征

（1）孤立性肺结节：最主要是区分良恶性。良恶性 SPN 影像学特征见表 4-2-2。

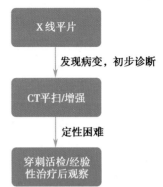

图 4-2-1 影像学检查流程

表 4-2-2 良恶性孤立性肺结节影像学特征

特征	良性结节	恶性结节
形态	形态规则；分叶、毛刺少见	分叶、毛刺常见
钙化	层状、中心性、"爆米花"或多发弥漫状	中心点状钙化，或偏心斑点状钙化
内部支气管	伸入病灶，管壁光滑，无明显狭窄或中断	管壁边缘不规则，管腔狭窄或局部截断
空洞	多为中央型，空洞内壁光整，无明显壁结节	多为偏心性，空洞内壁不光整，常有壁结节，外缘可见分叶征、毛刺征、胸膜凹陷征、血管集束征
强化	部分强化不明显，炎性结节明显强化，结核瘤环形强化	不均匀轻中度强化多见
胸膜	一般不累及，部分炎性结节可胸膜牵拉，或以胸膜增厚为主	以胸膜牵拉为主，胸膜凹陷征

根据以上影像学特点可以初步判断肺孤立性实性结节的良恶性。恶性者常见为肺癌，其影像学特点在上一节中详细介绍，而良性结节常见有肺错构瘤、结核瘤、PSP、机化性肺炎、炎性假瘤、炎性肉芽肿等等。

肺错构瘤：错构瘤根据其发生部位分为中央型和周围型，多为周围型，直径 <3cm。病灶多为圆形或类圆形，多为浅分叶，无毛刺及胸膜增厚，边界清楚。钙化及脂肪是错构瘤的特征性影像学表现，典型表现为"爆米花"样钙化，但仅有少数的错构瘤病例出现此征象。增强病灶轻度强化或无明显强化。

结核瘤：主要表现为肺内结节或肿块，罕见者可表现为囊性病灶，好发于两肺尖后段及下肺背段，病灶直径多为 2~3cm，多形态规则，呈圆形或类圆形，大部分病灶边缘清楚、光滑，少数病灶边缘有索条状粗长毛刺。大部分密度均匀，部分病灶可见空洞，多为偏心性。可出现钙化，可为斑点状、斑片状甚至全瘤钙化。多数病灶周围可见多发斑点状卫星灶，以增殖性病灶为主。增强扫描病灶强化程度取决于其内血供情况，当瘤体内肉芽组织成分较多时呈轻中度强化，以干酪样坏死为主时则无强化或呈环形强化，以后者较为特征。

PSP：既往称硬化性血管瘤，2015 年 WHO 肺肿瘤分类中正式将该肿瘤命名为"硬化性肺细胞瘤"，近年来超微结构及免疫组织化学认为其起源于肺泡上皮细胞，特别是 II 型肺泡上皮，具有良性肿瘤的特征，多数表现为单发实性球形结节或肿块，可跨叶间裂生长，边界清楚，光滑锐利，可有浅分叶。平扫密度一般较均匀，有时可见斑点状钙化，为瘤体内硬化钙盐沉着所致。少数可发生囊性变。PSP 为富血供肿瘤，其病理基础决定了其明显不均匀强化的特点，PSP 瘤体由血管瘤样区、乳头区、实性区及硬化区按不同比例构成，一般以 2~3 种成分混合为主，强化程度取决于 PSP 内微血管密度，一般呈中度至明显不均匀强化。靠近肺门的病灶，可出现"贴边血管征"，为 PSP 良性生长、推挤、压迫周围血管所致，表现为病灶边缘出现点状或条状血管影并明显强化，具有特征性。部分病灶可出现"晕征"，指病灶边缘模糊、出现磨玻璃样改变，可能为肺泡内出血或肺泡上皮反应性增生。

pGGN 是指肺窗上的局灶性磨玻璃样阴影，且结节内不含能够遮挡血管或支气管结构的实性成分。浸润前病变的肿瘤细胞多沿肺泡壁伏壁生长，很少向周围浸润引起肺泡壁塌陷，在 HRCT 上以 pGGN 多见，很少表现为混合GGN。AIS典型的影像学表现为直径大于5mm且小于30mm的pGGN。AIS需要与AAH和MIA进行鉴别,最大径<5mm的pGGN通常为AAH,若pGGN最大径为2~5mm,其为AAH的可能性约97%;CT值小于−520HU亦提示AAH的可能。若pGGN最大径≥6.5mm、边界完整,或CT上出现血管形态改变,或出现空泡征,则AAH的可能较小。

AIS还需与MIA相鉴别,有学者对表现为pGGN的AIS与MIA进行比较,两者最大径及平均CT值差异均有统计学意义,认为以最大径鉴别二者的阈值为9.25mm,敏感度为47.6%,特异度为72.8%;以CT值鉴别二者的阈值为−565.5HU,敏感度为51.80%,特异度为84.00%。另外,若GGN出现分叶征、毛刺、胸膜牵拉、支气管充气征,通常提示MIA。与IAC相比,AIS和MIA不易出现淋巴结或远处转移,患者术后5年生存率达100%。病灶内实性成分的大小对于鉴别MIA与IAC有价值,若病灶内实性成分的长径≥5mm,尤其≥6mm时则高度提示病变为IAC。若以实性成分长径5mm为诊断IAC的阈值,敏感度为67.7%,特异度为87.2%,若以长径6mm为诊断IAC的阈值,则敏感度为64.7%,特异度为100%;在形态学上,分叶征、毛刺征、形态不规则等在IAC更明显。

研究显示随着GGN侵袭程度的加深,分叶征、毛刺征及胸膜凹陷征三个征象出现的比例逐渐增加,反映了GGN由浸润前病变发展到MIA/IAC的形态学变化。

(2)多发/弥漫性肺结节:间质性肺结节大小不一,结节直径1~2mm就可以被HRCT检出,主要位于周围间质的胸膜下、小叶间隔及小叶内间隔,也可位于中央间质的支气管血管束周围。表现为边缘较清楚的密度增高影,因为周围有含气结构的衬托,一般边界清楚,无渗出病变,当结节与血管或其他结构相邻时,边缘会变模糊。间质性结节可见于结节病、朗格汉斯细胞组织细胞增生症、硅沉着病、煤工尘肺及淀粉样变性等。

气腔结节表现为直径约数毫米、边缘模糊、密度较均匀的软组织密度影,位于小叶中心,质地均匀,CT值常低于周围血管,表现为边缘模糊的结节性病灶,也可为束状或梅花瓣样,可使邻近的血管模糊不清。在病程早期常为小叶中心分布,随病变进展,小结节融合、扩大,并逐渐累积整个次级肺小叶,形成较大结节、实变、甚至肿块。气腔结节可见于小叶性肺炎、经支气管播散的肺结核、闭塞性细支气管炎、过敏性肺炎和肺水肿等。

小气道结节在HRCT上表现为直径3~5mm的结节状和短线状影像,并与支气管血管束相连,使病变的支气管树如"树芽征";边缘清楚,位于支气管各级分支周围,可达小叶中心支气管。

结节的分布情况是诊断的重要特征,影像学上根据结节与肺小叶中心、小叶间隔、胸膜及支气管血管束的关系把肺内结节分为随机分布、淋巴管周围分布及小叶中心分布三类。气腔结节及小气道结节为病变沿气道播散所致,因此常呈小叶中心分布,而间质结节则多沿淋巴管及血管分布。

1)随机分布结节:是结节随机分布于肺组织中,与肺小叶结构无明确关系,常累及胸膜及叶间裂,但无淋巴管周围间质分布结节。随机分布结节常见于血行转移瘤、血行播散性肺结核(粟粒型肺结核)等。

2)淋巴管周围分布结节:见于累及淋巴管的疾病,多位于胸膜下、小叶间隔和叶间裂胸膜,由于支气管血管束也有淋巴管,故淋巴管周围分布结节也可表现为中心分布。边缘多较清楚,直径多为1mm至数毫米,常见于结节病、癌性淋巴管炎、淋巴细胞性间质性肺炎、淋巴组织增生性疾病等。

3)小叶中心分布结节:位于小叶中心,不累及胸膜和叶间裂,与小叶动脉关系密切,受累区域分布均匀,距离胸膜面5~10mm区域内无结节分布,常见于过敏性肺炎、支气管肺炎、泛细支气管炎、气道播散性疾病如结核、煤工尘肺等。

2. 影像学诊断思路

(1)单发结节

1)观察结节的密度,判断结节是实性结节、纯磨玻璃结节还是部分实性结节。

2)观察结节的形态是否具有分叶征、毛刺征,结节的密度,是否伴有钙化或坏死等,增强情况。

3)病灶相邻结构的改变,观察胸膜有无增厚或牵拉,病灶周围的支气管及血管情况。其余两肺有无病灶。

4)两肺门及纵隔有无肿大淋巴结,其分布及强化特点等。

5)结合病史及影像学表现作出诊断及鉴别诊断。

6)若诊断不明确,可以给出进一步建议,如穿刺活检,或临床对症治疗后复查等。

(2)两肺多发小结节及微小结节

1)观察胸膜下结节分布情况,观察结节的形态,是片状还是弥漫均匀分布;判断小结节及微小结节的分布情况,是以随机分布、小叶中心分布还是小叶间隔分布为主;观察病灶是以两肺均匀分布还是以哪个肺野分布为主。

2)观察小结节的密度、边缘等情况,是否具有"树芽征"。

3)观察气管、两侧主支气管及其分支是否异常,是否管壁增厚等;两肺门、纵隔是否有肿大淋巴结及其强化情况,心脏是否增大等。

4)结合患者临床症状、既往病史及职业病史等综合判断,有无原发肿瘤病史、有无特殊职业史等,作出初步诊断及鉴别诊断。

5)若诊断不明确,可以给出进一步建议,如穿刺活检。

【问题3】给出印象诊断后,还要注意哪些问题?

给出印象诊断后,必要时需及时与临床医生沟通。例如,诊断结果首诊考虑两肺弥漫粟粒性肺结核或空洞型肺结核时,需要及时与临床医生沟通,以便及时转专科医院治疗。要对诊断结果进行分析,注意随访,进行疗效评价。

二、基于病例的实战演练

(一)肺错构瘤

病例1 患者进行CT检查,见图4-2-2。

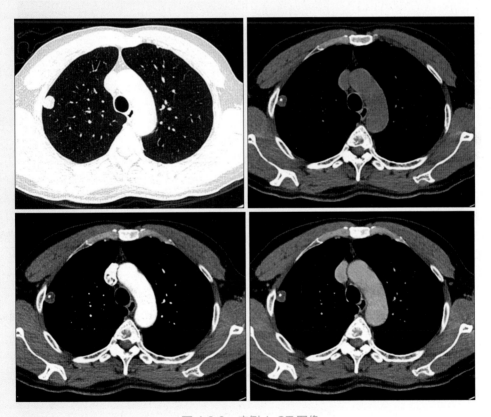

图4-2-2 病例1,CT图像

1. 影像征象分析

(1)征象1,病灶表现:右上肺尖段见一类圆形实性结节影,浅分叶,边缘光滑,大小约1.7cm×1.4cm×1.4cm,增强前后CT值约35HU、41HU、43HU。

(2)征象2,钙化灶:病灶内见小结节状钙化灶。

(3)征象3,类似脂肪密度影:病灶内密度不均匀,见小斑片状低密度,平扫CT值约−5HU。

2. 印象诊断
右上肺SPN,边界光滑,内见钙化灶及类脂肪密度影,考虑良性病变,错构瘤可能性大。

3. 鉴别诊断

(1)周围型肺癌:多有毛刺、分叶、胸膜凹陷征等,病灶较大者常出现坏死,密度不均匀,增强扫描强化程度多大于20HU。

(2)结核瘤:与错构瘤相似,边缘光整,但周围常见"卫星灶",部分可见环形强化。

(3)PSP:常为圆形或类圆形,边缘光滑,密度均匀,较少出现钙化,且强化明显,多大于90HU。

4. 手术结果 冰冻切片:(右上肺结节)肺错构瘤。石蜡切片:(右上肺结节)肺错构瘤。

(二)结核瘤

病例2 患者进行CT检查,见图4-2-3。

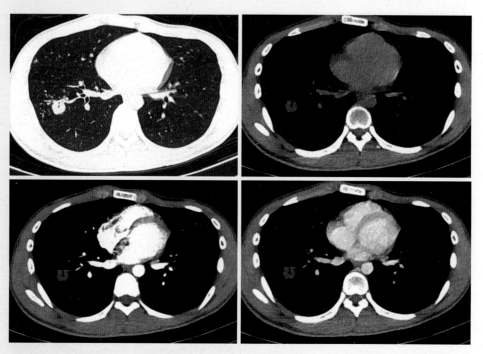

图4-2-3 病例2,CT图像

1. 影像征象分析

(1)征象1,病灶表现:右下肺背段圆形或椭圆形的结节或肿块,大小约1.8cm×1.7cm,轮廓清楚整齐,增强扫描病灶未见强化。

(2)征象2,空洞:部分结核球可伴有空洞,空洞形态不一,常为厚壁,部分空洞为偏心性,多偏向肺门侧。

(3)征象3,卫星病灶:结核球附近肺野内的增殖性或纤维化病灶即所谓的卫星灶,为结核球较为特征的表现。

(4)其他,阴性征象:未见钙化。

2. 印象诊断 右下肺背段结节,边界清晰,内见空洞,周围可见卫星灶,病灶增强未见强化,考虑结核瘤并小空洞形成。

3. 鉴别诊断

(1)肺癌:肺癌常表现为分叶、毛刺,合并空洞形成则空洞壁厚薄不均,空洞内壁不光滑,可见壁结节形成,增强可见轻中度强化。

(2)错构瘤:多位于肺周边部,影像学表现为类圆形的边缘光滑锐利的结节,少数见浅分叶,无毛刺征,多为软组织密度,20%~30%可见钙化,典型者呈"爆米花征"。

(3)外伤性肺内血肿:密度均匀,周围多伴有肺挫伤或气液囊腔、气囊腔,动态观察显示肿块逐渐吸收、缩小,明确的胸部外伤史有助于诊断。

4. 手术结果 (右下叶外基底段)送检肺组织,可见大片凝固性坏死,肉芽肿形成。特殊染色:抗酸(+)、

PAS（−）、GMS（−），组织改变为肺肉芽肿性炎，考虑为肺结核。

（三）硬化性肺细胞瘤

病例 3　患者进行 CT 检查，见图 4-2-4。

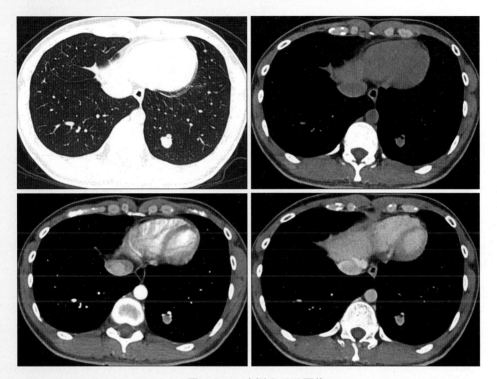

图 4-2-4　病例 3,CT 图像

1. 影像征象分析

（1）征象 1,病灶表现：左下肺后基底段见一类圆形实性结节影,大小约 1.2cm×1.1cm×1.2cm,边界清晰,边缘光滑。

（2）征象 2,强化程度：病灶内密度不均匀,增强不均匀明显强化,增强前后 CT 值约 35HU、95HU、94HU,结节明显强化,是 PSP 的特征性表现。

2. 印象诊断　左下肺后基底段实性结节,边界清,明显强化,考虑 PSP 可能。

3. 鉴别诊断

（1）周围型肺癌：多有毛刺、分叶、胸膜凹陷征等恶性征象,部分病灶内可见支气管截断,病灶较大者常出现坏死,密度不均匀,增强扫描不均匀强化,但强化程度无 PSP 明显。

（2）结核瘤：临床常有低热、盗汗等症状,边缘光整,少数可见浅分叶,内部可见钙化,增强扫描无强化或环形强化,周围常见卫星病灶。

（3）类癌：好发于肺段以上支气管,周围型少见,临床可有类癌综合征的表现。

（4）Castleman 病：好发于肺门,可出现钙化,钙化多位于病灶中央,呈粗大的向外放射状分布的分支状钙化,增强后显著强化。

4. 手术结果　石蜡切片:(左下肺肿物)送检肺组织,镜下见瘤细胞排列呈乳头状及巢片状,细胞大小较一致,少数细胞核较肥大,偶见核分裂,间质纤维组织增生及硬化。结合免疫组织化学结果,组织改变为 PSP。免疫组织化学:CK7/NapsinA(部分 +)、EMA(+)、TTF-1(+)、Syn(+)、CgA(−)、CD56(−)、Ki67(约 2%+)。

（四）浸润性腺癌

病例4　患者进行CT检查，见图4-2-5。

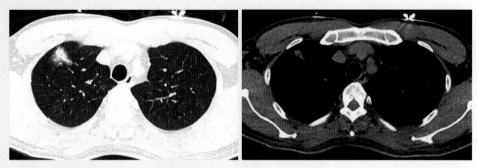

图4-2-5　病例4,CT图像

1. 影像征象分析

（1）征象1,病灶表现：右肺上叶前段可见一部分实性结节影,密度不均,大小约2.8cm×2.4cm。

（2）征象2,分叶征：病灶向各个方向生长速度不一,轮廓可呈多个弧形凸起,多见于周围型肺癌。

（3）征象3,毛刺征：肿块边缘不同程度棘状或毛刺样突起。

（4）征象4,胸膜牵拉征：表现为病灶与胸膜间的线性或幕状影。

2. 印象诊断　右肺上叶前段部分实性结节,考虑肺癌可能。

3. 鉴别诊断　如表现为孤立性结节,部分实性,并具有分叶、毛刺征,实性成分有强化,基本可考虑肺癌。最主要应与炎症性病变相鉴别,临床上可经过抗炎治疗后复查,观察病灶的变化情况从而排除炎症性病变。AAH、AIS、MIA、IAC的CT图像图4-2-6。

4. 手术结果　（右上肺肿物）肺浸润性腺癌,腺泡状生长为主,少数贴壁生长,未累及脏层胸膜。

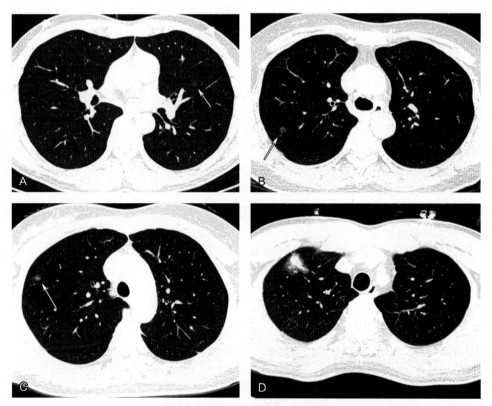

图4-2-6　4种肺腺癌的CT图像

A. 不典型瘤样增生；B. 原位腺癌；C. 微浸润腺癌；D. 浸润性腺癌

（五）结节病

病例 5　患者进行 CT 检查，图 4-2-7。

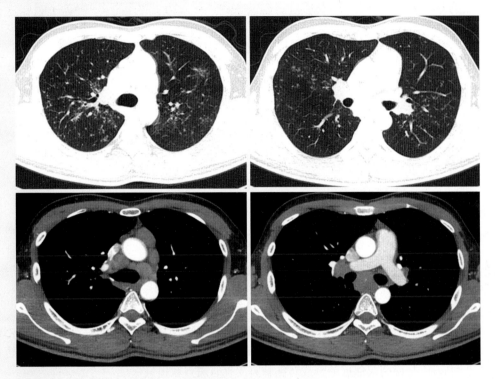

图 4-2-7　病例 5,CT 图像

1. 影像征象分析

（1）征象 1，淋巴结肿大：两侧肺门及纵隔多发肿大淋巴结，淋巴结多数不融合，较大者短径 2.4cm，未见明显坏死、囊变，增强扫描肿大淋巴结呈明显均匀强化。

（2）征象 2，两肺多发结节：两肺散在斑片及点状模糊影，呈结节状，沿淋巴管周围分布，胸膜累及，部分呈串珠状，可见"树芽征"。

（3）征象 3，斑片状阴影：为结节病在肺泡内浸润性病变，表现为边缘模糊的斑片状病灶，其内可见含气支气管征。

2. 印象诊断　两肺多发沿淋巴管周围分布结节，两肺门及纵隔淋巴结肿大，考虑结节病可能性大，待排渗出增殖性肺结核。

3. 鉴别诊断

（1）结核：结节病易误诊为粟粒型肺结核、淋巴结结核。粟粒型结节以随机分布为主，胸膜结节无结节病明显，"树芽征"常见；淋巴结结核多表现为纵隔非对称性增大或一侧肺门淋巴结增大，钙化常见，增强后呈环形强化。

（2）淋巴瘤：淋巴瘤是常见的纵隔肿瘤，常位于中纵隔，淋巴结增大、可融合成团，形成"冰冻纵隔"，坏死、钙化少见，而结节病淋巴结边界清晰、密度均匀，无浸润及融合现象，且淋巴瘤不具有结节病典型的肺部表现，即沿淋巴管周围分布的结节。

4. 病理结果　行纤维支气管镜活检术，（左上舌叶）送检破碎的支气管黏膜及肺组织，可见不典型类上皮细胞灶，无明显坏死，邻近肺组织肺泡上皮增生，间质广泛纤维化。特殊染色：抗酸（−）、PAS（−）、六胺银（−）、AB（−），组织改变为肉芽肿性炎症，考虑为结节病。

（六）弥漫细支气管炎

病例6 患者进行CT检查，见图4-2-8。

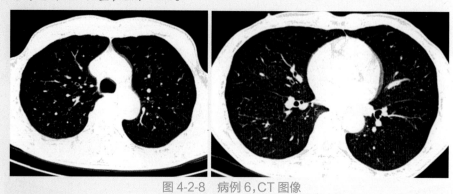

图4-2-8 病例6,CT图像

1. **影像征象分析**

（1）征象1,病灶表现：两肺见弥漫多发淡薄结节影,呈斑点状、树芽状,部分支气管壁稍增厚,管腔内见少许黏液栓。

（2）征象2,结节分布：两肺弥漫分布多发结节影,以小叶中心分布为主,两上下肺分布较均匀,边缘模糊。

2. **印象诊断** 考虑两肺弥漫细支气管炎。

3. **鉴别诊断**

（1）肺结核：主要应与急性粟粒型肺结核相鉴别,急性粟粒型肺结核肺结节的特点为三均匀：分布均匀、大小形状基本一致、病灶密度一致；粟粒结节呈随机分布,且患者会出现结核中毒症状；结核的气道播散一般有原发的结核空洞病灶,从而引起邻近肺野或对侧肺野支气管斑点状播散病灶。

（2）硅沉着病：在典型硅沉着病结节出现之前,HRCT可见小叶中心性微结节,可被认为是早期硅沉着病征象,弥漫性细支气管炎需要与早期硅沉着病相鉴别。硅沉着病小叶中心结节密度常较细支气管炎高,以中上肺野较多,且有明确的职业病史。

（七）转移瘤

病例7 患者进行CT检查,见图4-2-9。

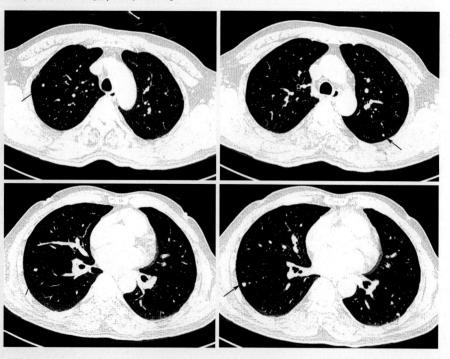

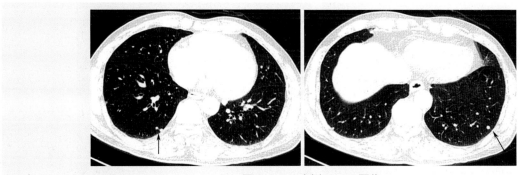

图 4-2-9　病例 7，CT 图像

1. 影像征象分析

（1）征象 1，病灶表现：两肺见多发实性结节，大部分呈类圆形，边界清。

（2）征象 2，结节分布：结节呈随机分布，胸膜亦累及，中下肺野相对上肺野稍多。

2. 印象诊断　结合病史，考虑两肺多发转移瘤。

3. 鉴别诊断　主要应与急性粟粒型肺结核相鉴别，尤其当转移瘤结节较小时，转移瘤者有原发恶性肿瘤病史，结节呈随机分布，部分中下肺野较上肺野多；而急性粟粒型肺结核呈"三均匀"：分布均匀、大小形状基本一致、病灶密度一致，粟粒结节呈随机分布，一般会出现结核中毒症状。

三、术后改变

肺部结节的手术方式主要是胸腔镜下肺叶或部分切除，根据患者情况判断是否需要进行肺门或纵隔淋巴结清扫。肺切除术后改变包括早期及晚期改变，早期因为术区渗出及相应支气管堵塞，可出现胸腔积液、肺组织实变不张等改变，充分引流及良好的围术期管理可改善，另外还可出现胸腔积气、皮下气肿等表现。肺切除术前和术后 X 线胸片见图 4-2-10。右中肺切除术后 5 个月 CT 表现见图 4-2-11。

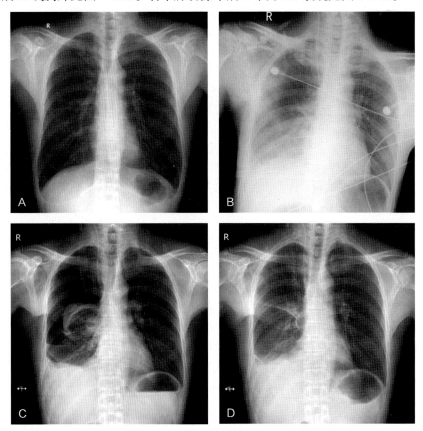

图 4-2-10　肺切除术前和术后 X 线胸片

A. 术前 X 线胸片；B. 右中肺切除术后当天，右剩余肺大部分膨胀，中下份多发渗出，右侧腋窝少量皮下气肿；C. 术后第三天，右侧液气胸，右剩余肺中下份渗出同前；D. 引流后，右侧胸腔积气基本吸收。

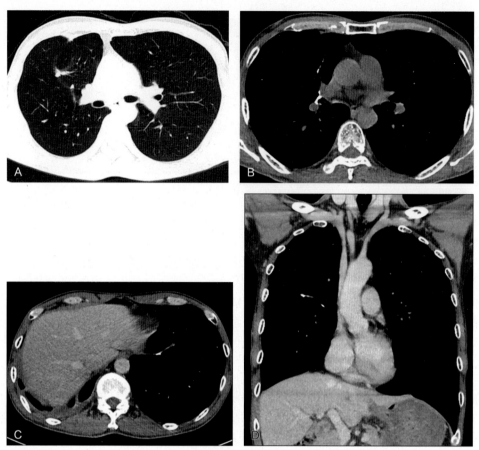

图 4-2-11　右中肺切除术后 5 个月 CT 表现

A. 肺窗示术区少许纤维灶；B. 纵隔窗示右中叶支气管开口金属夹影；
C. 右侧胸腔少许积液；D. 冠状位示右侧膈肌稍上抬。

急性反应期后，主要术后改变有：①膈肌上抬；②纵隔组织移位或对侧肺代偿性通气过度；③包裹性胸腔积液和 / 或胸膜增厚；④脂肪组织移位。术侧包裹性积液与术后引流情况有关，可持续数年不消失；另外还可出现纵隔脂肪组织移至术区。纵隔脂肪组织的移位是由于上肺叶切除术后，术侧胸腔压力下降，脂肪组织由胸骨后心前区移向术区所致。

（邱士军）

第三节　间质性肺疾病

一、常见间质性肺疾病的影像学诊断

（一）临床相关基础概述

间质性肺疾病（interstitial lung disease，ILD）是呼吸系统疾病的一组重要类型，包括各器官、脏器相关疾病导致的肺间质损害在内，可多达 200 多种，该疾病谱中各疾病均具有不同的病因、病理变化与临床症状，但病理生理变化与影像学表现具有某些共性。ILD 中的"间质"并非单纯指肺间质本身，还包含肺泡上皮细胞、血管内皮细胞等肺的实质，因而有学者指出 ILD 实际上称为"弥漫性实质性肺疾病（diffuse parenchymal lung disease，DPLD）"更为恰当。ILD 在胸部影像上表现为肺泡 - 间质性疾病类型，可以表现为两肺弥漫或大部分肺野的多发结节状、网格状、蜂窝状、斑片状、线条状影，但从影像学上定性诊断较为困难。

ILD 起病方式不一，可呈急性、亚急性或慢性，但均会导致肺组织不同程度的损伤或结构破坏。ILD 有两个主要病理过程，一是肺泡壁和肺泡腔的炎症过程，二是肺间质的瘢痕形成和纤维化过程，随特定病因和病程长短不同,其炎症和纤维化的比重有所不同。ILD 的病种多且复杂,很多疾病病因不清,肺纤维化是共同病理特点,严重者可使患者在短期内出现肺功能衰竭。

临床病例

病例1 男性,71 岁,主诉"气喘伴咳嗽、咳痰 1 月余"入院。患者 1 个月前无明显诱因下出现气喘,常在活动后气促加重伴咳嗽,偶伴咳黏液痰,无发热、无心悸、无夜间喘憋、无午后盗汗等不适,双肺呼吸音粗。既往无结核等传染病史,无长期药物服用史,无特殊嗜好,无手术史。查体:体温 37.2℃,血压 113/74mmHg,心率 76 次/min,呼吸 19 次/min。

病例2 女性,患者2014年4月左前臂皮肤活检病理示硬皮病。患者伴有反复咳嗽、气促,近1个月加重。

初步了解病史后,要考虑以下问题。

【问题 1】应首选何种影像学检查方法?

肺部常用的影像学检查方法有 X 线、CT 和 MRI。ILD 首选 CT,尤其高分辨率 CT(HRCT),增强对 ILD 价值不大。

(二)常见间质性肺疾病影像学检查技术

CT 尤其 HRCT 是 ILD 首选检查方法,通过薄层厚(0.625~1.25mm)、高空间分辨率算法及靶重建等技术,对肺组织的显示可达到次级肺小叶水平,可以清晰显示肺间质病变的分布及影像学特征,是目前观察肺部组织微细结构最敏感的无创性检查方法。

【问题 2】对 ILD 进行 HRCT 检查时要注意什么?

首先要评估影像检查的信息量是否足够,方法是否恰当,例如,HRCT 扫描参数是否恰当。同时,要梳理 ILD 的影像学特征及其鉴别诊断。通过对影像的综合分析,结合临床信息得出印象诊断。

知识点

HRCT 的适应证及检查技术要点

HRCT 有多种适应证,主要包括:①发现弥漫性肺部疾病;②显示弥漫性肺部疾病的特征;③鉴别诊断与指导下一步检查;④对肺内异常改变的随访与评估。HRCT 扫描常规采用:①仰卧位、深吸气扫描成像。弥漫性密度增高病变,通常要求深吸气末扫描,以求最大限度地展开肺容积,显示病变特征及其相互关系。②呼吸成像,主要目的是发现空气潴留。弥漫性密度减低病变,通常需要深呼、吸气末 HRCT 扫描,通过两者对比分析,可以了解气道情况、是否有空气捕捉征等大小气道病变;有时可利用最大密度投影(maximum intensity projection,MIP)重建增加对比分辨率,更准确地识别中心气道腔,确定异常低或高密度的肺 CT 值。③俯卧位成像,既可以是首次 HRCT 检查的一部分,也可以常规用于所有患者。可以用于鉴别早期间质性肺部病变和坠积效应。俯卧位时,重力所致的高密度影消失,而早期间质性肺疾病依然存在。同时,俯卧位还有助于识别存在于坠积效应中的某些异常表现,如蜂窝征。

(三)常见间质性肺疾病基本影像学征象

(1)磨玻璃密度影(ground-glass opacity,GGO):由于肺泡壁增厚、早期纤维化肺泡内少量渗出所致,通常意味着病变处于早期或活动期,通过积极治疗病变可以逆转,也是肺活检的最佳部位。HRCT 表现为两肺透亮度减低,两肺弥漫分布淡片状、云雾状和不规则形状密度增高模糊影,但仍可以看到与其重叠的血管影和支气管影。

(2)小叶间隔增厚:由于间质增生及淋巴管扩张、纤维化等所致。HRCT 表现为多处垂直于胸壁的细线状影,长约 1~2cm,厚约 1mm,走行僵直,多无分支。肺水肿时为小叶间隔均匀增厚,肺间质纤维化时为不规则增厚,而结节病则表现为结节状的小叶增厚。

(3)小叶内间质增生:是由于小叶内的小动脉和小支气管周围的间质增生。HRCT 表现为小叶内的细网状阴影。当肺间质纤维化或浸润性病变时可以增厚。

(4)网格状影:是由于邻近肺小叶间质广泛受侵犯所致。HRCT表现为两肺中、外带弥漫性分布的细网状影或粗大网格状影,病变分布以中、下肺野及两肺基底部较明显。

(5)蜂窝状影:是由于肺组织结构广泛纤维化、小叶结构破坏消失所引起,反映肺间质纤维化伴肺组织破坏和周围气腔扩张。HRCT表现为肺野内大小不等、囊壁清晰的蜂窝状充满气体的囊腔,以两下肺野最为常见。

(6)斑片状影:是肺泡腔内被细胞、液体或其他物质充填所致。HRCT表现为两肺中、外带和胸膜下多发的斑片状密度增高影,边缘模糊。

(7)胸膜下弧线影:因肺泡萎陷、细支气管纤维化及小叶间隔增厚所致。HRCT表现为胸膜下长2~10cm,并与胸膜平行的弧形、线条影。

(8)牵拉性支气管扩张:是由于肺纤维组织炎性浸润、淋巴管水肿等因素牵拉致细支气管管腔扩大。HRCT表现为小支气管管壁增厚,管腔扩大呈不规则柱状、囊状或静脉曲张状改变。

(9)胸膜增厚(pleural thickening):因脏层胸膜局限性增厚,HRCT显示与胸壁平行的弧线状密度增高影。

(10)肺气肿(pulmonary emphysem)和肺大疱(pulmonary bulla):由于肺泡间隔破裂、肺泡腔相互融合形成较大的囊腔。HRCT表现为两肺野透亮度增加,可见薄壁、无壁、无或少肺纹理的密度减低区。包括小叶中心型肺气肿、全小叶型肺气肿及小叶间隔旁型肺气肿。

【问题3】给出印象诊断后,还要注意哪些问题?

一般来讲,给出印象诊断后,影像学检查的流程结束,但要对诊断的结果进行分析,还要对诊断的信息量进行评估是否足够,是否回答了临床医生的疑问。例如,对一个IPF的影像诊断,在印象诊断中是否提供了疾病的活动性,是否合并肺动脉高压、肺心病,是否合并肿瘤等信息。

(四)常见间质性肺疾病影像学诊断

以临床最为常见的特发性肺纤维化和结缔组织病相关ILD为例进行介绍。

1. 特发性肺纤维化

(1)概述:为一类原因不明、慢性进行性加重的纤维化间质性肺炎。老年人多见,病变主要局限在肺部。男性比女性多见,且多有吸烟史;胃食管反流、慢性病毒感染、家族性间质性肺疾病等均为特发性肺纤维化的危险因素,5年生存率低于30%。临床表现为不明原因的、缓慢进展的劳力性呼吸困难,少数患者可表现为急性加重的形式起病,即数周内原因不明的、急剧加重的呼吸困难。肺功能呈限制性通气障碍及不同程度的低氧血症。

(2)诊断标准:特发性肺纤维化的形态学表型(包括影像学表型和组织病理学表型)分为普通型间质性肺炎(usual interstitial pneumonia,UIP)型、可能UIP型、不确定型和其他诊断4个类型。诊断标准包括:①排除其他已知病因的ILD,如居住和职业环境暴露,结缔组织疾病和药物,以及出现下述第2条或第3条表现;②UIP型HRCT表现;③有肺组织病理的患者,符合HRCT表型与肺脏病理表型的特定组合。

(3)HRCT表现

1)UIP型:病变分布不均,主要位于下肺、胸膜下,可见蜂窝影,伴或不伴外周分布牵拉性支气管或细支气管扩张。

2)可能UIP型:病变分布不均,主要位于下肺、胸膜下,网格影伴外周分布牵拉性支气管或细支气管扩张,可伴轻微GGO。

3)不确定型:主要位于下肺、胸膜下,可见细网格影,纤维化病灶特征或分布不符合任一特性的ILD的CT表型特点。

4)其他诊断:多发囊泡影、弥漫马赛克征、广泛GGO、实变、胸膜斑、胸腔积液等表现提示其他诊断。

知识点

特发性肺纤维化的不典型HRCT表现:①纤维化不以胸膜下和肺基底分布为主;②GGO为主;③局限性马赛克灌注或空气潴留。

---

2. 结缔组织病相关间质性肺疾病

(1)概述:ILD是结缔组织病(connective tissue disease,CTD)患者的常见肺部并发症,CTD相关ILD可

见于多种 CTD,如系统性硬化病(systemic sclerosis,SSc)、多发性肌炎 / 皮肌炎(polymyositis/dermatomyositis, PM/DM)、类风湿关节炎、干燥综合征和系统性红斑狼疮,且不同 CTD 的 ILD 可在临床表现、影像学和病理特征上表现为不同类型,呈现各自不同的发展与转归,导致诊断和治疗困难。部分 ILD 患者可发展为进展性肺纤维化,使肺功能严重受损,最终引起呼吸衰竭,严重影响患者的生活质量,甚至危及生命。

(2)影像学表现:《2018 中国结缔组织病相关间质性肺病诊断和治疗专家共识》中借鉴特发性间质性肺炎的影像学分类特征,认为 CTD 相关 ILD 的影像学特征也可分为 UIP、纤维型或富细胞型非特异性间质性肺炎(f-/c-NSIP)、机化性肺炎(organizing pneumonia,OP)、LIP 和 DAD。不同 CTD 常见的 ILD 影像学分型及特征见表 4-3-1。

表 4-3-1　结缔组织病常见的间质性肺疾病影像学分型及特征

疾病	组织病理学特征	高分辨率 CT 影像学特征
系统性硬化病	非特异性间质性肺炎	网格影,磨玻璃密度影,双侧肺底为著
	普通型间质性肺炎	外周和双肺底网格影伴蜂窝样改变
类风湿关节炎	寻常型间质性肺炎	外周和双肺底网格影伴蜂窝样改变
	非特异性间质性肺炎	肺底磨玻璃密度影
多肌炎 / 皮肌炎	寻常型间质性肺炎	外周和双肺底网格影伴蜂窝样改变
	机化性肺炎	气道不均匀实变,磨玻璃密度影
	弥漫性肺泡损伤	弥漫磨玻璃密度影
干燥综合征	非特异性间质性肺炎	肺底磨玻璃密度影
	淋巴细胞性间质性肺炎	薄壁囊性改变,磨玻璃密度影,小叶中心结节
系统性红斑狼疮	弥漫性肺泡损伤	磨玻璃密度影
混合性结缔组织病	非特异性间质性肺炎	网格影、磨玻璃密度影,双肺底为著

知识点

间质性肺疾病病变分布对诊断的价值

除 HRCT 征象外,病变的分布特点在间质性肺部病变的诊断上具有重要价值。

1. 中轴分布为主　病变主要累及淋巴管或大气道,如淋巴道转移瘤、结节病、淋巴瘤等可使支气管血管束增粗,支气管扩张、囊性纤维化、变应性支气管肺曲霉菌病及部分硅沉着病患者也可呈中轴分布性病变。

2. 周围分布为主　大多数慢性 ILD 起病于胸膜下的肺周围部,当病变进展时可进入肺中部,但仍以肺周围部位为著。好发于肺周围部的疾病还有嗜酸细胞性肺炎、石棉沉着病和闭塞性细支气管炎并机化性肺炎(bronchiolitis obliterans with organizing pneumonia,BOOP),其他还可见于某些淋巴道转移瘤、结节病、转移瘤患者。

3. 上肺分布为主　上肺分布为主的 ILD 包括浸润性肺结核、结节病、朗格罕斯细胞组织细胞增生症、煤工肺、硅沉着病和小叶中心性肺气肿等。

4. 下肺分布为主　典型呈下肺分布的疾病有特发性间质纤维化、胶原血管性疾病、石棉沉着病、吸入性肺炎、血行和淋巴道转移瘤等。

5. 两侧明显不对称或单侧性　最典型是淋巴道转移瘤,其他如过敏性肺炎、结节病、间质性纤维化、组织细胞增生症 X 等仅有少数报告。

6. 弥漫对称性　典型者仅见于外源性过敏性肺泡炎、粟粒型肺结核和肺淋巴管平滑肌瘤病。

（五）间质性肺疾病的分类

目前国际上将 ILD 分为 4 类。

1. 已知病因的间质性肺疾病　包括药物诱发性、职业或环境有害物质诱发性（铍、石棉等）或结缔组织病相关性 ILD 等。

2. 特发性间质性肺炎　包括 7 种临床病理类型：特发性肺纤维化（idiopathic pulmonary fibrosis，IPF）、非特异性间质性肺炎（nonspecific interstitial pneumonia，NSIP）、隐源性机化性肺炎（cryptogenic organic pneumonia，COP）、急性间质性肺炎（acute interstitial pneumonia，AIP）/ 弥漫性肺泡损伤（diffuse alveolar damage，DAD）、呼吸性细支气管炎间质性肺疾病（respiratory bronchiolitis interstitial lung disease，RB-ILD）、脱屑性间质性肺炎（desquamative interstitial pneumonia，DIP）、淋巴细胞性间质性肺炎（lymphocytic interstitial pneumonia，LIP）。

3. 肉芽肿性间质性肺疾病　包括结节病、外源性过敏性肺泡炎、Wegener 肉芽肿等。

4. 其他少见的间质性肺疾病　包括肺泡蛋白质沉积症、肺出血 - 肾炎综合征、肺淋巴管平滑肌瘤病、朗格汉斯细胞组织细胞增多症、慢性嗜酸性粒细胞性肺炎、特发性肺含铁血黄素沉着症等。

二、基于病例的实战演练

病例 1　患者行 HRCT 检查，见图 4-3-1。

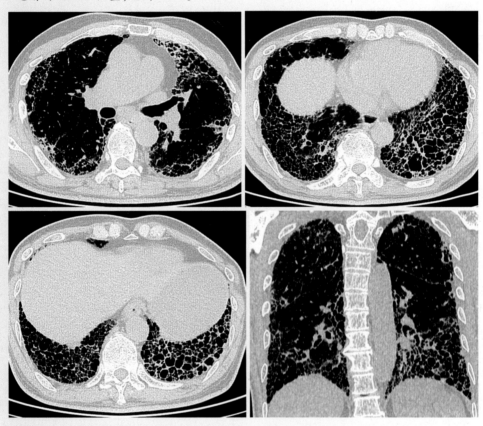

图 4-3-1　病例 1，HRCT 图像

1. 影像征象分析

（1）征象 1，病灶表现：不规则网状影、蜂窝影，伴小叶结构不同程度的破坏。两肺散在线状影、小结节影及纤维条索影。

（2）征象 2，病灶分布特点：双侧、散在、斑片状分布，两肺下叶、背段多见，病变胸膜下为著，从胸膜下至肺门逐渐减轻，尤以基底部多见。

（3）其他：肺容积偏小，反应性纵隔淋巴结肿大。

2. 印象诊断　两肺不规则网状影、线状影及蜂窝影，以两下肺野外周区域、背段多见，考虑 IPF。

3. 鉴别诊断　应注意与结缔组织病、石棉沉着病、药物毒性反应、非特异性间质性肺炎（NSIP）等相鉴别。结缔组织病:患者通常具有系统性疾病的表现。石棉沉着病:患者有在高危职业中的长期接触史,HRCT表现为胸膜下分支线影及小点状影,多数患者伴有胸膜病变。药物毒性反应:有相应的服药史,HRCT以磨玻璃密度影(GGO)和实变影为主。NSIP:以GGO为主,病变较少位于外周区,极少累及上肺野胸膜下,蜂窝肺亦少见。

病例2 患者先后进行2次HRCT检查,见图4-3-2。

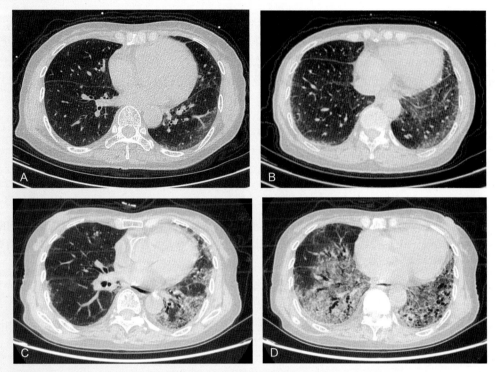

图 4-3-2 病例2,HRCT图像

分别为 2014 年 1 月 HRCT 表现(A、B),以及 2018 年 8 月 HRCT 表现(C、D)。

1. 影像征象分析

(1)征象1:2014年1月病变早期可见两肺下叶GGO,可见边界清楚的小叶内线影及下叶间隔增厚影。

(2)征象2:2018年8月病变晚期病灶进展,可见双侧弥漫分布GGO及实变影,肺容积逐渐减小,可见蜂窝肺、小叶中央结节、胸膜增厚等表现。

2. 印象诊断 硬皮病相关性ILD。

3. 鉴别诊断 CTD的影像学诊断应紧密结合临床表现及病史,对于临床病史不详者应注意与UIP、石棉沉着病、药物毒性反应、类风湿性关节炎、系统性红斑狼疮等相鉴别。UIP:通常表现为胸膜下区的蜂窝肺改变,且囊较大。石棉沉着病:磨玻璃征少见,罕见细支气管扩张,具有典型的胸膜下线,肺实质索带影与胸膜斑共存。药物毒性反应:以GGO和实变影为主。类风湿性关节炎:可见支气管扩张,但不位于实变影内。另可见空气潴留征及马赛克征,模糊的小叶中心结节,胸膜下空洞影,胸腔积液。系统性红斑狼疮:胸腔及心包积液,肺实变影较常见。

知识点

当确诊的CTD患者出现ILD时,除非有明显的否定证据之外,通常被认为是系统性疾病的肺部表现。因此,CTD患者不常进行肺活检,而HRCT通常作为主要的诊断性检查方法进行确定肺部病变的表现类型。

(严福华)

第四节 肺部炎症性疾病

一、常见肺部炎症性疾病的影像学诊断

(一)临床相关基础概述

呼吸系统在人体的各种系统中与外环境接触最为频繁,接触面积最大。在呼吸过程中,外界环境中的有机或无机粉尘,包括各种微生物、异性蛋白过敏原、尘粒及有害气体等皆可经呼吸道吸入肺部引起各种病害,其中以肺部感染最为常见。临床常见的肺部感染性疾病主要有肺炎,包括大叶性肺炎(lobar pneumonia)、小叶性肺炎(lobular pneumonia)、肺脓肿(lung abscess)及肺结核(pulmonary tuberculosis)等(表4-4-1)。影像学检查对于肺部炎症性疾病的诊断具有重要价值。

表 4-4-1 肺部常见炎症性疾病的临床特点

常见疾病	临床特点
大叶性肺炎	发病以冬季和初春为多,患者常为青壮年,男性较多见。起病急骤,高热,多伴寒战、咳嗽、胸痛,痰少,可咳铁锈色痰。血白细胞计数多在$(10~30) \times 10^9/L$,中性粒细胞多在80%以上
小叶性肺炎	多见于婴幼儿、老年人及极度衰弱的患者。本病患者以发热为主要症状,可有咳嗽、呼吸困难、发绀及胸痛。白细胞计数增高,中性粒细胞比例增加,但衰弱老年患者体温可不升高,白细胞计数也可不增多
肺脓肿	多发生于壮年,男多于女。临床特征为高热、咳嗽,脓肿破溃进入支气管后咳出大量脓臭痰为其特征性改变。急性期血白细胞计数达$(20~30) \times 10^9/L$,中性粒细胞多在90%以上
肺结核	临床多呈慢性过程,常有低热、盗汗、乏力、食欲缺乏、咳嗽、咯血等表现;锁骨上下、肩胛间区叩诊略浊,咳嗽后闻及湿啰音

临床病例

病例 1 男性,59岁,10天前无明显诱因下出现发热,自行口服退热药物(具体药物及剂量不详)后热退,2天后患者再次出现发热,体温39℃左右,逐渐出现咳嗽,干咳为主,咳少量黄痰,伴气促。实验室检查血常规示白细胞计数$23 \times 10^9/L$,红细胞$2.87 \times 10^9/L$,血红蛋白91g/L,血小板$93 \times 10^9/L$。

病例 2 男性,49岁,以"高热3天,伴咳嗽咳脓痰、胸痛"为主诉入院。患者急性起病,高热、畏寒,体温40℃,伴有咳嗽、咳黏液脓性痰,左侧胸部疼痛。查体:左侧胸部叩诊呈浊音,可闻及胸膜摩擦音。实验室检查:血白细胞计数$28 \times 10^9/L$,中性粒细胞百分比91%。

病例 3 女性,34岁,腹胀2月余,1个月前体检发现肺部阴影。日常有干咳,伴有低热、盗汗,最高体温37.8℃。

病例 4 男性,55岁,1年前行肾移植术。20天前无明显诱因下气喘干咳,晨起活动后加重,夜间好转,偶有咳痰,痰液白色,以黏液为主,无发热寒战。就医后予头孢静脉滴注8天,症状无明显好转。实验室检查:血白细胞计数$3.60 \times 10^9/L$,中性粒细胞百分比67.7%,淋巴细胞百分比15.8%,单核细胞百分比11.9%,嗜酸性粒细胞百分比4.2%,嗜碱性粒细胞百分比0.4%。

初步了解病史后,要考虑以下问题。

【问题1】应首选何种影像学检查方法? 各种方法的优缺点如何?

呼吸系统常用的检查方法有X线摄片、CT检查,MR检查、超声检查及核医学检查亦可用于呼吸系统。如何选择适当的检查方法尤为重要,也是进行临床诊断最重要的环节之一。

(二)肺部炎症性疾病影像学检查方法的选择

X线检查:对两肺渗出、实变、结节病灶及蜂窝状病变显示有帮助,典型病变多数可以明确诊断。CT检

查对少量渗出、腺泡结节、微小钙化等具有优势。

肺部炎症性疾病的影像学检查流程见图 4-4-1。

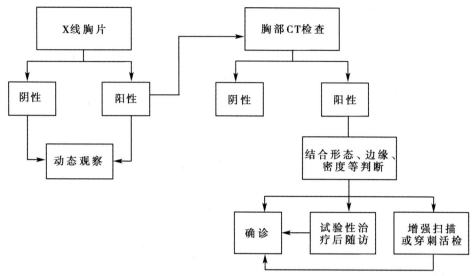

图 4-4-1　肺部炎症性疾病影像学检查流程

【问题 2】请问上述患者影像学检查要注意什么？

通过病史预先判断可能的诊断,选择最佳的辅助检查技术,分析检查结果。在实际工作中,还要对诊断的信息量是否足够进行评估,是否回答了临床医生的疑问。例如,对一个肺结核的影像学诊断,在印象诊断中是否提供了以下信息:①是否有活动性,如有无空洞、支气管播散等;②是否继发感染、有无合并支气管扩张;③是否合并有肺毁损;④是否合并脊柱结核、胸膜结核等。

（三）常见肺部炎症性疾病的影像学特征及诊断思路

1. 常见肺部炎症性疾病影像学特征　见表 4-4-2。

表 4-4-2　常见肺部炎症性疾病影像学特征

肺部炎症性疾病	分布	病灶特点	其他特征
大叶性肺炎	与肺叶分布一致	呈较均匀模糊的大片状高密度	病灶内可见含气支气管征
小叶性肺炎	多位于两下肺内带,沿支气管分布	肺泡炎呈直径 6~9mm 结节状影;小叶肺泡炎呈 10~25mm 的小斑片状影	病灶多沿支气管血管束走行分布
肺脓肿	两肺后部多见,可单发或多发	团片状,中央密度低,可形成空洞,壁薄,内壁多光滑,可见液平面,病灶周围可见斑片状影	壁明显强化,内部呈无明显强化的液体密度
结核			
原发性肺结核	肺内、肺门、纵隔	原发灶、淋巴管炎、肺门及纵隔淋巴结肿大	原发结核灶与淋巴结均呈明显强化或环形强化
血型播散型肺结核	双肺弥漫分布	急性:弥漫粟粒,三均匀(分布、大小、密度);亚急性:弥漫粟粒,三不均匀;慢性:斑片、粟粒、结节、纤维化	—
继发性肺结核	上叶尖、后段、下叶背段	斑片、斑点影,结核球,结核空洞,支气管播散病灶、钙化	—
结核性胸膜炎	胸膜、叶间裂	胸膜增厚粘连、胸腔积液、包裹性积液、叶间胸膜增厚、积液	—

2. 影像学诊断思路

(1)观察胸廓整体形态,气管、纵隔是否对称,各支气管是否通畅,肺组织密度是否均匀。

(2)观察肺内、纵隔内是否存在异常影像,病变数目、大小、形态、边缘、密度。

(3)观察病变与邻近结构的关系,周围组织之间分界是否清晰,有无推压、浸润、包绕等。

(4)增强扫描后病变的强化特点。

(5)观察其他间接征象,是否有胸腔积液,有无淋巴结肿大等。

(6)结合病史及上述影像学表现作出诊断与鉴别诊断。

(7)若诊断不确定,可以给出进一步建议,如建议支气管镜检查或抗感染治疗后复查。

【问题3】给出印象诊断后,还要注意哪些问题?

一般来讲,给出印象诊断后,影像学检查的流程结束,但要对诊断的结果进行分析,实际工作中还要对诊断的信息量是否足够进行评估,是否回答了临床医生的疑问。例如,对于肺结核,在印象诊断中是否提供了以下信息:①是哪一类型肺结核;②有无空洞、结核空洞有无引流;③淋巴结、胸膜、椎体有无受累。

二、基于病例的实战演练

病例1　患者先后进行了 X 线和 CT 检查,见图4-4-2。

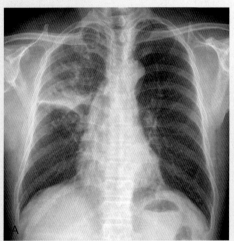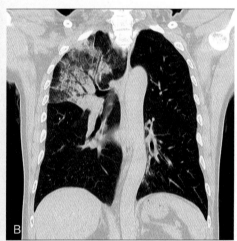
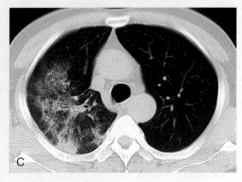

图4-4-2　病例1,X 线和 CT 图像
A. X 线;B. CT 冠状位;C. CT 轴位。

1. 影像征象分析

(1)征象1,与肺叶一致的实变影:右肺上叶呈大片较均匀致密影,边界平直清楚。

(2)征象2,右肺上叶实变肺组织内可见含气支气管征。

2. 印象诊断　右肺上叶大叶性肺炎。

3. 鉴别诊断　主要与中央型肺癌引起的阻塞性肺炎相鉴别。通过 CT 可以观察到阻塞的病因,直接显示肺门肿块;另外大叶性肺炎消散期应与浸润性肺结核相鉴别,了解患者的临床表现及治疗史后不难鉴别。

知识点

　　大叶性肺炎及小叶性肺炎是根据肺炎的部位分类的,大叶性肺炎为细菌引起的急性肺部炎症,主要致病菌为肺炎链球菌,病理改变分为充血期、红色肝样变期、灰色肝样变期、消散期,X 线表现与病理分期密切相关。①充血期:往往无明显 X 线征象。②实变期(红色肝样变期和灰色肝样变期):表现为大片状均匀的致密影,形态与肺叶轮廓相符合,内部可见空气支气管征或支气管气象。③消散期:表现为实变影的密度逐渐降低,病变呈散在的、大小不一和分布不规则的斑片状影。CT 征象主要是实变的病变呈大叶性或肺段性分布,可见空气支气管征,实变的肺叶体积通常与正常时相等,消散期病变呈散在的、大小不一的斑片影,进一步吸收仅见条索状阴影或病灶完全吸收。大叶性肺炎患者临床症状较典型,实变期影像学表现具有一定特征性,诊断一般不难。

　　病例 2　患者先后进行了 X 线和 CT 检查,见图 4-4-3。

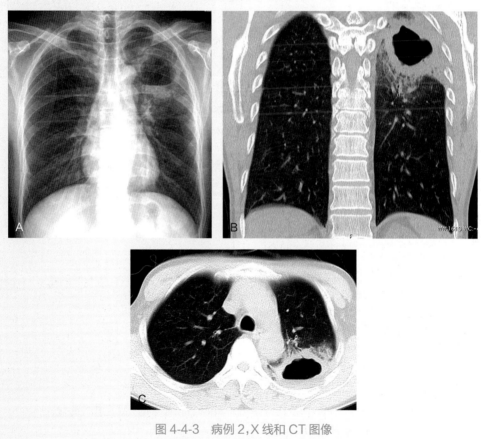

图 4-4-3　病例 2,X 线和 CT 图像
A. X 线;B. CT 冠状位;C. CT 轴位。

1. 影像征象分析

(1)征象 1,空洞:左肺上叶见类圆形薄壁空洞影,内缘光整锐利,可见气 - 液平面。

(2)征象 2,病灶周围可见渗出影。

2. 印象诊断　考虑左肺上叶肺脓肿。

3. 鉴别诊断　需与结核性空洞及周围型肺癌空洞相鉴别。结核性空洞:洞壁较薄,厚度以 2~3mm 多见,且厚度多较均匀,洞内一般无液平面,有继发感染时可出现液平面,周围可见卫星灶及纤维条索影。周围型肺癌:空洞壁厚度不均匀,内壁凹凸不平,形态不规则,有时可见壁结节,壁外缘可见分叶及毛刺,洞内一般无液平面,空洞可逐渐增大。

病例3 患者进行了CT检查,见图4-4-4。

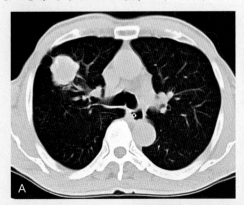
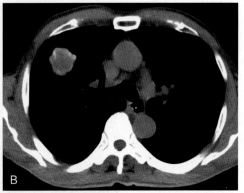
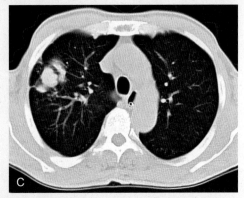

图4-4-4 病例3,CT图像

可见浅分叶肿块,边界清晰(A、B),周围可见卫星灶(C)。

1. 影像征象分析

(1)征象1,浅分叶状肿块,边界清晰,中心见低密度坏死影,周围可见"蛋壳样"钙化。

(2)征象2,病灶周边可见卫星灶及纤维条索影。

2. 印象诊断 结核球。

3. 鉴别诊断 主要与周围型肺癌相鉴别。周围型肺癌:可见分叶、毛刺、胸膜凹陷、血管束聚集等征象,病灶内少见钙化,周边无卫星灶,进行性增大,增强检查病灶有明显或不均匀强化。

病例4　患者进行了CT检查,见图4-4-5。

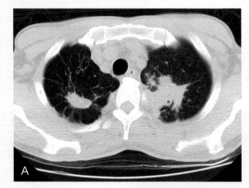
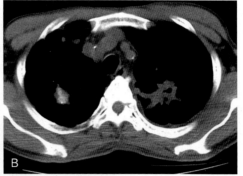
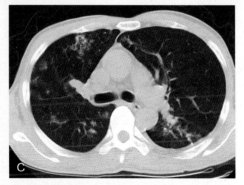

图 4-4-5　病例 4,CT 图像
两肺散在实变、斑片影,左侧胸膜增厚(A~C)。

1. 影像征象分析

(1)征象 1,两肺散在实变、斑片影、腺泡结节及纤维条索影,伴有钙化。

(2)征象 2,左侧胸膜增厚。

2. 印象诊断　纤维空洞型肺结核。

3. 鉴别诊断　主要与支气管肺炎等相鉴别。支气管肺炎:多有急性感染表现,病灶沿支气管血管束分布,边缘模糊。

(严福华)

第五节　胸膜病变

一、常见胸膜疾病的影像学诊断

(一)相关临床基础概述

胸膜(pleura)是覆盖在肺表面、胸廓内面、膈上面及纵隔侧面的一薄层浆膜,可分为脏层胸膜(visceral pleura)与壁层胸膜(parietal pleura)两部分。脏层胸膜覆盖于肺的表面,与肺紧密结合而不能分离,并伸入肺叶间裂内。壁层胸膜贴附于胸壁内面、膈上面和纵隔表面。脏层胸膜与壁层胸膜之间是一个封闭的潜在浆膜囊腔隙,即胸膜腔(pleural cavity),正常情况下呈负压,腔隙内仅有少量浆液,可减少呼吸运动产生的摩擦。任何原因导致胸膜腔内出现过多的液体称胸腔积液(pleural effusion),常用的分类方法有:①按照成分可以分为漏出液、渗出液,后者包括脓胸、血胸、乳糜胸等;②按照多少分为少量积液、中量积液和大量积液;③按照形态分为游离积液和包裹积液;④按照病因分类,有感染性、肿瘤性、外伤性胸腔积液等。

胸膜腔是不含空气的密闭的潜在性腔隙,任何原因使胸膜破损,气体进入胸膜腔,称为气胸(pneumothorax)。根据有无原发疾病,可以分为原发性气胸和继发性气胸两种。原发性气胸又称特发性气胸,是指肺部常规 X 线检查未能发现明显病变的健康者所发生的气胸,以高而瘦的青年男性多见。继发性气胸原因很多,通常在慢性阻塞性肺气肿或炎症后纤维病灶等肺部疾病的基础上产生,也可以是外伤性、医源性等原因。此外还有一些特殊类型的气胸,例如,妊娠期气胸、月经期气胸、老年自发性气胸等。根据脏层胸膜破口的情况及其发生后对胸腔内压力的影响,可将气胸分为闭合性气胸(单纯性)、张力性气胸(高压性)和开放性气胸(交通性)。

多种疾病可以引起胸膜不同程度的增厚,胸膜良性增厚通常是胸膜炎引起的胸膜纤维组织增生或结核肉芽组织增生,渗出性胸膜炎容易引起胸膜增厚,干性胸膜炎不容易引起。恶性胸膜增厚的病理学基础是恶性肿瘤细胞的增生,临床常见原因是胸膜转移瘤及胸膜恶性间皮瘤。胸膜粘连是指脏层胸膜与壁层胸膜纤维素渗出、增生,通常由肺结核、胸膜炎及胸部损伤后引发。临床上患者一般既有胸膜增厚又有胸膜粘连,普遍存在胸部疼痛或呼吸困难等症状。胸膜腔内有机化的血块或干酪坏死物质等存在时可有钙盐沉着,形成胸膜钙化,多见于结核性胸膜炎、化脓性胸膜炎及外伤性血胸等。胸膜钙化通常和胸膜增厚、粘连同时存在。某些肺尘埃沉着病,如滑石肺及石棉沉着病也可有胸膜钙化,而且多为双侧性(表 4-5-1)。影像学检查是诊断及鉴别诊断胸膜病变最简便、无创的方法。

表 4-5-1 常见疾病引起胸膜及胸腔病变的临床特点

常见疾病	临床特点
结核	中青年患者多见,咳嗽、咳痰、盗汗、午后低热(<38.5℃)、胸痛,结核性胸膜炎可引起胸膜增厚、粘连、钙化,部分患者合并化脓性细菌感染可出现皮肤发红、发热、肿胀、压痛,严重者可见皮肤窦道形成
非特异性炎症	多为渗出性,常伴有胸痛及发热。肺实质的炎症蔓延至脏层胸膜,引起局限性的胸膜炎症反应,这会导致在呼吸时两层胸膜引起的胸膜摩擦感(音)及胸痛,随病程发展可出现胸腔积液
外伤	有明确胸、背部外伤史,常伴有肋骨骨折,可出现血性胸腔积液及气胸。胸背部疼痛为主要症状,活动加重
气胸	患者出现胸闷、气急等低氧血症的表现。查体:病侧胸廓饱满,肋间隙膨隆,呼吸运动减弱,叩诊呈鼓音,心或肝浊音区消失。语音震颤及呼吸音均减弱或消失,可使器官和纵隔向健侧移位
胸膜转移瘤	占胸膜恶性肿瘤95%,中老年患者多见,肺癌、乳腺癌和淋巴瘤为最常见的原发肿瘤。约50%胸膜转移癌的患者伴有恶性胸腔积液,最常见的症状是气促。约25%恶性胸腔积液的患者还有胸痛,通常为钝性胸痛
恶性间皮瘤	中老年多见,可能与棉粉尘接触史有关。患者可出现胸痛、活动后呼吸困难、咳嗽等症状。X线检查常发现胸膜增厚伴胸腔积液,胸腔积液为渗出液。临床上,凡抽胸腔积液治疗后胸腔积液症状反复并伴胸痛和呼吸困难者应警惕有否存在胸膜恶性间皮瘤的可能

临床病例

病例1 女性,24 岁,主诉"咳嗽、咳痰 3 个月,伴左侧胸痛 2 周"。查体:体温 38℃,左肺呼吸音减低,左下肺叩诊呈浊音,右肺呼吸音清,右肺叩诊呈清音,触觉语颤如常。实验室检查:白细胞计数 $11×10^9/L$,中性粒细胞 65%,OT 试验(+++),红细胞沉降率 35mm/h。

病例2 男性,43 岁,主诉"咳嗽、咳痰2周,发热3天",门诊查 X 线胸片及胸部 CT。患者咳黄色痰、量多。查体:体温 38℃,双肺呼吸音减低,触觉语颤略增强,双肺闻及湿啰音。实验室检查:白细胞计数 $15×10^9/L$,中性粒细胞百分比 89%。

病例3 女性,36 岁,咳嗽、咳痰、左下肺反复感染 2 余年。查体:左侧胸部肋间隙略增宽,呼吸动度降低,语颤减弱,叩诊呈过清音,呼吸音低。右侧正常,心率 70 次/min,律齐。

病例4 男性,45 岁,因"胸闷 1 月余"就诊。患者自觉胸闷不适,深呼吸时明显,轻度乏力。体温 36.6℃,左肺呼吸音略减低,右肺呼吸音清,双肺叩诊呈清音,左肺触觉语颤减低,右肺触觉语颤如常。实验室检查:白细胞计数 $7×10^9/L$,中性粒细胞百分比 71%。

病例5 男性,42 岁,因"咳嗽、胸闷、气急 3 个月,胸痛 1 月余"就诊。患者 2 个月前诊断为结核性渗出性胸膜炎,经抗结核、抗感染、抽胸腔积液等治疗,半个月前胸部 X 线示胸腔积液消失,双侧胸膜粘连。现感胸痛、胸闷不适,深呼吸时明显,轻度乏力。

病例 6　男性,62 岁,因"咳嗽、咳痰伴低热 2 个月,胸闷 1 周"就诊。患者 2 个月前开始咳嗽、咳痰,伴午后低热,3 周前于当地医院抗感染治疗 2 周无明显好转,并于 1 周前出现胸闷、气促。查体:体温 38.7℃,右下肺呼吸音减低,呼吸动度减弱,右下肺叩诊呈浊音,触觉语颤增强,左肺呼吸音清。实验室检查:白细胞计数 10×10^9/L,中性粒细胞百分比 68%,OT 试验(+++),红细胞沉降率 25mm/h。

病例 7　男性,77 岁,无明显胸部不适,体检发现胸膜病变。查体:体温 37℃,双肺呼吸音清,双肺叩诊呈清音,触觉语颤如常。实验室检查:白细胞计数 8.2×10^9/L,红细胞沉降率 5mm/h。

病例 8　男性,75 岁,因"反复阵发性咳嗽半年余,加重伴胸闷、气急、胸痛 1 个月"就诊。患者于半年前因受凉后出现阵发性咳嗽,夜间为著,与体位无关,当地卫生院予对症治疗后咳嗽缓解。1 个月前出现活动后胸闷、气急伴后背部疼痛,呈阵发性隐痛,无放射痛,当地医院胸腔超声提示右侧胸腔积液,行右侧胸腔闭式引流术引流胸腔积液,查体:体温 38.7℃,右下肺呼吸音减低,呼吸动度减弱,右下肺叩诊呈浊音,触觉语颤增强,左肺呼吸音清。实验室检查:胸腔积液脱落细胞学涂片找到癌细胞,胸腔积液肿瘤标志物中,糖类抗原 15 334.80U/ml,糖类抗原 1 254 344.10U/ml,癌胚抗原 29.28μg/L。

病例 9　女性,65 岁,无胸部不适,1 周前体检发现左侧胸膜占位。查体:体温 37.2℃,双肺呼吸音清,双肺叩诊呈清音,触觉语颤如常。实验室检查无特殊。

初步了解病史以后,要考虑以下问题。

【问题 1】应首选何种影像学检查方法?

胸部常用的影像学检查方法有 X 线、超声、CT 及 MR。如何选择适当的检查方法尤为重要,也是进行临床诊断的最重要环节之一。对于怀疑胸部病变的患者,首先应拍正侧位 X 线片;发现异常或不明确应进一步行 CT 检查观察胸膜、肺实质等,亦可行 CT 引导下穿刺活检。胸壁病变、肺尖及肺底的病变可以行 MR 检查。超声检查方便快捷,也很适用于胸腔积液的检查,包括引导穿刺,但有一定的盲区,限制了它的应用价值。

(二)胸膜病变影像学检查方法的选择

1. 常用影像检查方法

(1)胸腔积液的常用影像学检查方法

1)X 线:能明确积液存在,但难以区别积液的性质。胸腔积液因其积液量多少和存在部位不同,而有不同的 X 线表现,主要分为游离性积液(少、中、大量)、包裹性积液、叶间积液、肺下积液及纵隔胸膜腔积液。

少量积液:当积液量达 250ml 时,可见肋膈角变钝,变浅或填平,随着液量增多,可掩盖膈顶,其上缘在第 4 肋前端以下,呈外高内低的弧形面。

中量积液:积液上缘在第 4 肋前端以上,第 2 肋前端以下。

大量积液:积液上缘达第 2 肋前端以上。

包裹性积液:X 线切线位上表现为自胸壁向肺野突出之半圆形或扁丘状阴影,其上下缘与胸壁的夹角呈钝角,密度均匀,边缘清楚。

叶间裂积液:呈边缘清晰、密度均匀的梭形阴影,长轴与叶间裂方向一致。叶间积液量多时可呈圆球形,部分胸腔积液渗入叶间裂时往往位于斜裂底部呈近似三角形。

肺下积液(subpulmonic effusion):液体主要积聚于肺底与膈肌之间,常与肋胸膜腔积液同时存在。直立位时,表现为患侧膈影增高,膈顶点由正常的内 1/3 处移至外 1/3 处,中部较平坦。左侧肺底积液表现为膈影与胃泡之间的距离增大,患侧肋膈角变钝。如怀疑肺下积液,嘱患者患侧卧位 20 分钟后进行胸透或胸片检查,此时液体散开,患侧肺外缘呈带状阴影,并显出膈肌影。带状阴影越厚,积液越多。

纵隔积液(mediastinal effusion):系纵隔胸膜腔的积液。前纵隔积液表现为沿心脏及大血管边缘的阴影,右前上纵隔积液阴影颇似胸腺阴影或右上肺不张阴影。取右侧卧位,左前斜 30° 位置 20~30 分钟后,摄该体位的后前位胸片,显示上纵隔阴影明显增宽。前下纵隔积液须与心脏增大阴影或心包积液相鉴别。后纵隔积液表现为沿脊柱的三角形或带状阴影。

2)CT:在胸部检查中,与普通 X 线检查相比,CT 敏感性高。由于胸腔各部位负压不同,少量积液首先积聚在胸腔最下部,即后肋膈角,在正位胸片上易遗漏,理论上侧卧位水平投照可检出 10ml 左右的液体,但实际很难确定。而 CT 的密度分辨率高,易于检出胸廓内弧形水样密度。CT 可对病变进行定性诊断。胸腔积液、胸膜增厚、胸内肿瘤常规胸片均可表现为肋膈角变钝、局部高密度影,而 CT 可以通过密度测定、增强检查、肺部扫描等方法帮助确定高密度影密度、强化程度,从而进行定性诊断。CT 还有助于明确病因。引起胸腔积液的疾病很多,临床医生不仅需要发现胸腔积液,更需要明确引起胸腔积液的病因,通过 CT 扫描有可能发现肺内、肺外原发病灶。例如,肺癌胸膜腔转移是恶性胸腔积液的常见原因,但大量胸腔积液常将肺内原发肿瘤掩盖,CT 扫描有助于发现肺内结节或肿块,从而进一步明确诊断,帮助临床医生寻找引起胸腔积液的病因。

CT 有助于鉴别胸腔积液与腹水:①横膈征,位于膈肌内侧的为腹水,位于膈肌外侧的为胸腔积液;②界面征,腹水与肝脏交界面清楚,而胸腔积液与肝脏交界面模糊;③膈脚移位征,胸腔积液使膈脚向前外侧移位,而腹水使膈脚向后内侧移位。

3) MRI:非出血性积液在 T_1WI 呈低信号,含有高蛋白质或血液细胞成分者 T_1WI 呈中高信号,T_2WI 均呈高信号。MR 检查有助于判断积液性质,同时冠状位、矢状位 MRI 有助于诊断叶间积液、包裹性积液和肺底积液,但由于成像时受呼吸、心脏和大血管运动的影响,肺部成像模糊,应用价值有限。

(2)气胸及液气胸的常用影像学检查方法:主要影像学检查方法为 X 线和 CT,超声和 MRI 无诊断价值。

1) X 线:X 线胸片检查是诊断气胸的基本检查方法,可显示肺受压程度,肺内病变情况及有无胸膜粘连、胸腔积液及纵隔移位等。但在少量气胸时,仅依据 X 线后前位片容易漏诊,须加拍侧位片、斜位片、水平侧位片或进行透视检查。可以看到胸腔内无肺纹理的积气区及被压缩肺组织的弧线状外缘,有积液时看见气-液平面。根据肺组织压缩的比例分为少量、中量及大量气胸。

2) CT:由于 X 线胸片上气胸区域可能与肺组织影重叠,因此单纯依靠胸片可能出现漏诊,同时也无法精确评价气胸肺压缩范围与程度,必要时还需 CT 检查。气胸在 CT 图像上通常表现为胸膜腔内无肺血管的气体密度区,并见清楚的胸膜线影与胸壁分离。如结合外伤病史,合并胸壁骨骼或软组织损伤即可确定为外伤性气胸。CT 对于小量气胸、局限性气胸及肺大疱与气胸的鉴别比 X 线胸片更敏感和准确。

气胸肺压缩率的 CT 测量方法:首先沿胸廓内缘勾画出一侧胸腔总面积 A,然后在同一层面沿胸廓内气胸的边缘勾画出胸廓内含气的面积 B,按以下公式求出肺压缩率:肺压缩率 $=B/A \times 100\%$。

(3)胸膜增厚、粘连、钙化的常用影像学检查方法:主要检查方法为 X 线和 CT,少数情况下采用 MRI。

1) X 线:胸膜的增厚、粘连常同时出现,当胸膜增厚、粘连明显时 X 线胸片可以明确诊断。胸膜粘连和增厚通常分为局限性和广泛性。局限性胸膜粘连和增厚常发生在肋膈角处,X 线正位胸片可见肋膈角变钝、变浅或变平,透视下该处横膈运动减弱,可以由此鉴别局限性胸膜增厚和少量胸腔积液。胸膜亦可有较广泛的层样增厚及粘连,若胸膜厚度不大,又位于前胸壁或后胸壁,则可以不引起明显的 X 线正位胸片改变,当胸膜增厚达到一定厚度时,则使患侧肺野密度增高,当透视或摄片转至切线位时,可在胸廓内缘和肺野之间见一边界清楚、密度增高的软组织影。广泛的胸膜脏层粘连会影响肺的呼吸功能,广泛的壁层胸膜粘连会导致肋间隙变狭,胸廓缩小,纵隔向患侧移位,脊柱向对侧侧凸,横膈上升。病变广泛者可使患侧肺门上提,气管向患侧移位。另有一种索状胸膜粘连,在气胸和肺受压萎陷时较易见到,可见胸壁与一处肺表面之间有一条边缘清晰的索状致密影相连。索状胸膜粘连往往是贴近胸膜的肺部病灶所引起的胸膜改变,常见于结核并好发于上肺。

胸膜钙化(pleural calcification)在胸片上表现为肺野边缘的片状、点状或条状致密影,包裹性胸腔积液引起的胸膜钙化可呈弧形或环形,较小或密度不是很高的钙化灶可能在 X 线胸片被漏诊。

2) CT:胸膜增厚、粘连、钙化是胸膜病变常见表现。胸膜病变性质不同,可产生不同的胸膜 CT 征象。CT 扫描对胸膜病变的诊断具有重要价值,能检出常规胸片上难以分辨的病灶,可以显示肿块、结节、胸膜斑块钙化和包裹积液的大小、部位、密度和增强后强化幅度及胸腔积液周围胸膜增厚、结节性胸膜增厚、纵隔胸膜受累,有助于胸膜病变良恶性的鉴别。有报告恶性胸膜病变的 CT 诊断准确率为 69.0%,与主要临床症状结合准确率为 86.2%,结核性胸膜病变的 CT 诊断准确率 67.0%,与主要临床症状结合准确率为 87.5%。壁层胸膜厚度 >1cm,恶性征象的特异度为 94.0%,以胸膜厚度 1cm 为阈值鉴别良恶性胸膜增厚具有重要临床意义。尽管胸腔积液脱落细胞检查或胸膜活检病理检查是诊断"金标准",但目前胸腔积液细胞学检查阳性率不超过 50%,与 CT 检查相结合可明显提高诊断的准确率。CT 引导经皮穿刺活检可应用于弥漫性胸膜增厚的诊断,鉴别胸膜良恶性病变的特异度和敏感度分别为 100% 和 83%,活检结果与 CT 征象结合则诊断的阳性预测值可达 100%。

3) MRI:胸膜增厚明显,良性与恶性难以鉴别时可以考虑使用 MRI,因为 MRI 图像上纤维化和钙化均为低信号,所以对这两种情况的检出不如 CT;但此时如果有肿瘤存在于增厚的胸膜或肿瘤靠近增厚的胸膜,都很容易通过 MR 平扫和增强检出或加以区分。

2. 胸膜病变的影像学检查流程 见图 4-5-1。

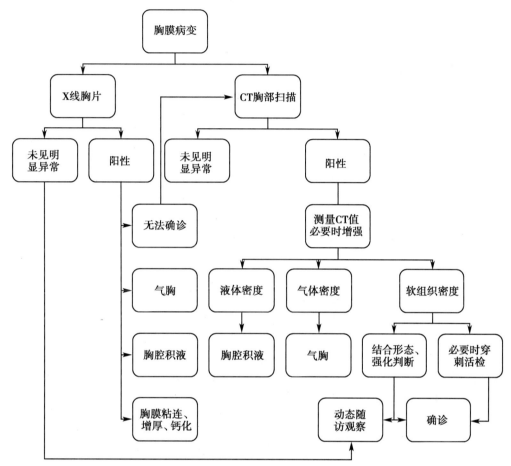

图 4-5-1 胸膜病变影像学检查流程

【问题 2】上述病例在作出初步诊断时要注意什么?

(1)在诊断胸腔积液时首先要评估影像学检查的信息量是否足够,方法是否恰当,例如,在 X 线胸片明确胸腔积液诊断时,是否需要进一步进行胸部 CT 检查;同时,要梳理引起胸腔积液常见疾病的影像学特征及其鉴别诊断,通过对影像的综合分析作出诊断。

(2)当临床高度怀疑气胸但 X 线正侧位片均未见明显异常时,应考虑加拍侧卧位片,有条件的情况下进行胸部 CT 检查。对于外伤导致气胸者,注意观察有无肋骨骨折、有无合并血胸。

(3)影像学检查发现胸膜增厚、粘连、钙化时,需要仔细分析病变形态、强化、分布等影像学特征并结合患者的病史、临床症状综合作出初步诊断。

(三)常见胸膜病变的影像学特征及诊断思路

1. 常见胸膜病变的影像学特征

(1)常见病因引起胸腔积液的影像学特征见表 4-5-2。

(2)气胸及液气胸影像学特征

1)X 线:典型的气胸胸片上多有明确的气胸线,为萎缩肺组织与胸膜腔内气体交界线,呈外凸弧形线条影,气胸线外为邻近胸廓的肺野外带弧形透亮度减低影,无肺纹理,线内为压缩的肺组织。立位片气体最易出现于肺尖。若临床高度怀疑气胸而后前位胸片正常时,应进行侧位胸片或侧卧位胸片检查。大量气胸时,肺组织通常向肺门回缩,呈圆球形阴影。大量气胸或张力性气胸常显示纵隔及心脏向健侧移位。合并纵隔气肿可在纵隔旁和心缘旁见透光带。外伤所致气胸还常伴同侧胸廓皮下气肿。肺结核或肺部慢性炎症可使胸膜多处粘连,发生气胸时,多呈局限性包裹性气胸。气胸若延及下部胸腔,肋膈角变锐利。合并胸腔积液时称为液气胸,X线胸片可显示气-液平面,透视下变动体位可见液面始终保持和地面平行,液气胸可分为非包裹性及包裹性液气胸,多房性液气胸常伴胸膜粘连,胸片可见多发高低不一的液平面。局限性气胸在后前位胸片有时会漏诊,这时需侧位胸片或在X线下转动体位透视进行协助诊断。

表 4-5-2　常见病因引起胸腔积液的影像学特征

特征	结核性胸腔积液	非特异性炎症性胸腔积液	外伤性胸腔积液	系统性疾病引起的胸腔积液	肿瘤引起的胸腔积液
形态及分布	单侧、包裹性积液常见,近胸壁见包裹性水样密度影	单侧,弧形水样密度影;亚急性或慢性期有粘连时可形成包裹	单侧,弧形水样密度影,常合并肋骨骨折及气胸	双侧,弧形水样密度影	单侧,弧形水样密度影
CT平扫积液密度	水样密度	水样密度	中等或略高密度	水样密度	水样密度
CT增强	肺内及胸膜病灶可环形或不均匀强化	肺内及胸膜病灶可不均匀强化	—	—	肿瘤病灶不均匀强化
胸廓、胸膜改变	可引起胸廓缩小、胸膜增厚/钙化	可引起胸膜粘连、增厚	骨折可引起胸廓变形、塌陷,胸膜增厚粘连常见	—	胸膜可见多发或单发结节或肿块,肋骨可见骨质破坏
肺部改变	合并肺结核时,可见各种形态、各种密度的病灶	合并或不合并各种肺炎,为大小、形态不同的斑片影	伴有肺挫伤时,肺部可见边缘模糊的斑片影	—	原发灶位于肺内是可见肿块、结节或支气管改变
纵隔、横膈改变	多数有纵隔及肺门淋巴结肿大,增强后环形或分隔状强化	单侧大量胸腔积液可引起纵隔向对侧移位,横膈下移	严重骨折可引起连枷胸,合并开放性气胸时引起纵隔摆动	可能出现心影增大、心包积液	肺门及纵隔淋巴结肿大及环形强化

气胸容量的大小可依据胸片粗略判断。侧胸壁至肺边缘的距离为1cm时,约占单侧胸腔容量的25%,距离为2cm时约50%。故从侧胸壁与肺边缘的距离≥2cm为大量气胸,<2cm为小量气胸。如从肺尖气胸线至胸腔顶部的距离评估气胸程度,距离≥3cm为大量气胸,<3cm为小中量气胸。

2)CT:疑似气胸时通常在肺窗下观察,气胸的CT表现随气胸的类型、气体量的多少及胸膜、肺原有疾病的不同而不同。基本CT表现为胸膜腔内出现极低密度的弧形气体影,伴有肺组织不同程度压缩,内缘为线样脏层胸膜,无胸膜粘连时气胸腔呈半月形;胸膜有粘连时则呈不规则形,有时可见条索状纤维组织;如同时伴有积液或积血则可见气-液平面。纵隔常偏向健侧,严重者可出现纵隔疝。健侧肺组织支气管血管束增粗,是由于代偿性肺充血所致。含极少量气体的气胸和主要位于前中胸膜腔的局限性气胸X线平片常漏诊,而CT由于是断层显像,无影像重叠的缺点,诊断非常容易。多数学者认为,对外伤患者,尤其是进行机械呼吸器通气者,进行CT扫描时,应重点对下胸部的CT图像进行观察,以便发现隐匿性少量气胸。CT还可鉴别位于纵隔旁的气胸、纵隔气肿及肺气囊。对X线胸片显示广泛皮下气肿的患者,CT检查常可发现X线平片阴性的气胸。

(3)不同病因的胸膜增厚、粘连、钙化的影像学特征见表4-5-3。

2. 影像学诊断思路

(1)胸腔积液的影像学诊断思路

1)判断胸腔积液单侧还是双侧,是单纯积液还是包裹性积液,有无气-液平面。

2)观察积液密度高低,是否均匀。

3)增强后积液内或与之相邻的胸膜是否有异常强化灶。

4)相邻结构的改变,观察胸膜有无增厚,是否为结节状增厚;邻近肋骨、椎骨有无骨质破坏。

5)观察双肺有无病灶,病灶形态、密度、强化特征;气管、支气管有无狭窄;心影有无增大;纵隔有无淋巴结肿大,肿大淋巴结分布及强化特征。

表 4-5-3 常见引起胸膜增厚、粘连、钙化疾病的影像学特征

特征	结核性胸膜炎	炎症	胸膜转移瘤	胸膜间皮瘤	石棉瘤
胸膜增厚厚度	大多 ≤ 1cm	大多 ≤ 1cm	大多 ≤ 1cm	不确定;恶性多 ≤ 1cm	一般 ≤ 1cm,可 >1cm
增厚胸膜分布	单侧分布,较少累及纵隔胸膜	多为单侧,较少累及纵隔胸膜	单侧或双侧胸膜,中下部多见	单侧分布,良性为单发;恶性多发或弥漫性增厚	双侧对称分布
胸膜增厚形态	胸膜广泛弧形或带状增厚	均匀增厚,伴有胸膜粘连时形态可不规则,脓胸常见包裹性积液	不规则或结节状增厚	良性为单发边缘光整肿块,可有蒂或分叶;恶性呈弥漫性增厚,伴有多发结节和肿块,边缘多呈波浪状	胸膜内缘向肺内凸出,界限清楚,呈宽2~3cm光滑的条状或斑块状影
胸膜密度	密度较高,常见斑点状及弧形钙化	慢性炎症可见钙化	软组织密度	良性密度较均匀,少数可见钙化;恶性密度不均匀	早期约10%胸膜斑出现钙化,晚期钙化明显。有时可见横膈钙化
CT 增强	肺内及胸膜病灶可不均匀轻中度强化	肺内及胸膜病灶可不均匀强化	肿瘤病灶不均匀强化	明显均匀强化,较大肿块内部可有不强化的坏死囊变区	增厚的胸膜均匀强化
胸廓改变	慢性结核性胸膜炎可引起胸膜广泛增厚、胸廓缩小	长期慢性胸膜炎症可引起胸膜广泛增厚、胸廓缩小	胸壁转移时,肋骨见骨质破坏,胸廓形态多无变化	恶性可使胸膜痂皮样包裹肺组织,使胸腔缩小,并可伴有相邻肋骨骨质破坏	广泛胸膜增厚钙化可引起胸廓缩小
胸膜粘连	合并明显胸膜粘连	脓胸常合并明显胸膜粘连	—	—	心包膜与壁层胸膜粘连可形成"蓬发状心影"
肺部改变	肺结核时,肺部可见多发病灶	各种肺炎可表现为大小、形态不同的斑片状模糊影	肺内结节或肿块影,支气管狭窄、管壁增厚	—	不同程度的肺间质纤维化;双肺基底部可见多发融合灶;肺内磨玻璃影少见
纵隔、横膈改变	纵隔及肺门淋巴结肿大,增强后环形或分隔状强化	少数可引起肺门及纵隔淋巴结反应性增生	可引起肺门及纵隔淋巴结肿大及环形强化	恶性间皮瘤常伴纵隔增宽,纵隔胸膜呈结节状	不引起肺门淋巴结肿大
胸腔积液	+	+	+	+	−

6)应简要描述图像已显示但未发现病变的其他组织和器官。

7)结合病史及上述影像学表现作出诊断与鉴别诊断。

8)若诊断不确定,可以给出进一步建议,如 PET/CT、胸腔积液细胞学检查或随诊复查等。

(2)气胸及液气胸的影像学诊断思路

1)观察胸腔内有无气体、液体密度影,有无气 - 液平面。

2)观察气体量、肺受压程度。

3)观察纵隔有无移位。

4)注意观察邻近组织和器官,寻找引发气胸或液气胸的病因,如针对有外伤病史患者需注意观察有无骨折,自发性气胸患者需注意观察肺部是否有肺大疱、肺气肿等疾病。

5)应简要描述图像已显示但未发现病变的其他组织和器官。

6)结合病史及上述影像学表现作出诊断与鉴别诊断。

7)若 X 线胸片诊断不确定,建议进一步 CT 检查。

（3）胸膜粘连、增厚、钙化的影像学诊断思路

1）观察 X 线胸片双侧肋膈角形态有无变化、透视时横膈运动有无减弱。

2）观察 X 线胸片或 CT 胸膜有无增厚，增厚胸膜的厚度、分布、形态，增厚胸膜表面是否光整、密度。

3）CT 增强后增厚的胸膜是否有异常强化灶。

4）观察双肺有无病灶，病灶形态、密度、强化特征；纵隔有无增宽、有无淋巴结肿大，肿大淋巴结分布及强化特征。

5）观察邻近肋骨、椎骨有无骨质破坏，胸壁有无异常软组织影。

6）应简要描述图像已显示但未发现病变的其他组织和器官。

7）结合病史及上述影像学表现作出诊断与鉴别诊断。

8）若诊断不确定，可以给出进一步建议，如 PET/CT、胸腔积液细胞学检查、胸膜穿刺活检或随诊复查等。

【问题 3】给出印象诊断后，还要注意哪些问题？

一般来讲，作出影像学诊断后，影像学检查流程结束。但要对诊断的结果进行分析，出现异常危急值应立刻与相关临床医生沟通，以便及时治疗；对诊断应进行分级分期评价，给予临床治疗的指导；注意随访，进行疗效评价。

知识点

1. 针对胸腔积液的影像学表现，主要从积液形态、密度、增强后有无异常强化灶、邻近胸膜胸壁及骨质改变、双肺有无病变、心影有无增大、纵隔改变等几个方面进行影像学描述，并据此进行诊断和鉴别诊断。此外，为了方便临床观察治疗疗效最好对胸腔积液的量有大致描述。胸腔积液诊断中需要注意的核心问题是有无合并肿瘤。

2. 少量气胸患者临床有时采取保守治疗，而中大量气胸患者通常入院后进行胸腔闭式引流，这种情况下气胸量的判断及治疗后的疗效评估对临床医生下一步治疗十分重要，因此准确判断气胸量的多少及分型非常关键。

3. 胸膜增厚，主要从增厚胸膜厚度、分布、形态、密度、增强后有无异常强化灶、双肺有无病变、邻近胸壁及骨质改变、纵隔改变等几个方面进行影像学描述，并据此进行诊断和鉴别诊断。关键问题是确定有无肿瘤的可能及良恶性。

二、基于病例的实战演练

病例 1　患者进行 X 线胸片和 CT 检查，见图 4-5-2。

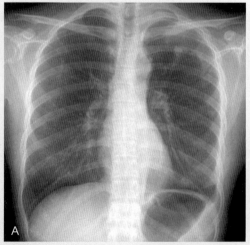
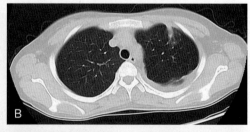
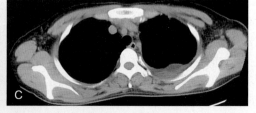

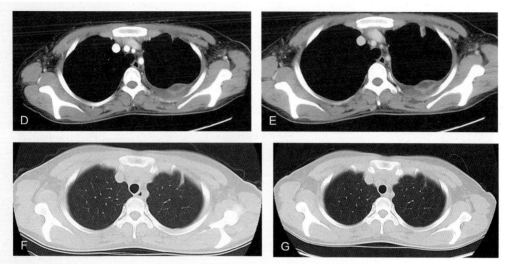

图 4-5-2　病例 1,X 线和 CT 图像

分别为 X 线胸片(A)和 CT 轴位(B~G)。

1. 影像征象分析

(1)征象 1:图 4-5-2A 和图 4-5-2B 示左肺上叶尖后段片状密度增高影,部分边缘模糊,周围见多发卫星灶,邻近胸膜增厚,左侧胸腔积液。

(2)征象 2:图 4-5-2C~ 图 4-5-2E 示左肺上叶尖后段病灶有强化,左侧胸膜多处增厚,增厚厚度 <1cm,边缘光整,部分增厚的胸膜粘连形成包裹性积液,增强后增厚的胸膜见均匀强化。

(3)其他,阴性征象:双侧胸廓对称,右肺未见明显异常,纵隔未见明显移位,心影如常。

(4)复查 CT:患者分别于正规抗结核治疗 4 个月及 8 个月后复查 CT(图 4-5-2F、图 4-5-2G),左上肺病灶变小,逐渐形成纤维条索,左侧胸腔积液消失,左侧后壁胸膜增厚逐渐消失。

2. 印象诊断　左肺上叶结核,左侧结核性胸膜炎,伴左侧胸腔积液。

3. 鉴别诊断　结核患者出现肺内病灶伴单侧胸腔积液、胸膜增厚时需与肺癌引起的胸腔积液和胸膜转移相鉴别。鉴别要点:①肿瘤引起的胸膜增厚表面多为结节状,结节可大可小,增强后结节不均匀强化;②恶性肿瘤引起的胸腔积液多为游离性胸腔积液,而结核性胸膜炎通常由于胸膜粘连较易出现包裹性胸腔积液;③注意观察肺内病灶形态,原发性肺癌通常表现为肺内孤立结节,边界清楚,边缘毛糙,见分叶及毛刺,与之相连支气管见截断,有时可见胸膜凹陷征,增强后多有不均匀强化,较小的肿瘤直径约在 3cm 以下时可表现为均匀强化。而肺结核病灶在肺内常多发,病灶形态不规则,密度不均匀,较大病灶周围常见卫星灶,病灶内部有时可见钙化灶。需注意肺癌合并肺不张时,由于 CT 平扫没有密度差别难以识别不张的肺组织中的肿块,此时不张肺组织外形膨隆须引起警惕;进一步增强可以明确。

病例 2　患者进行 X 线胸片和 CT 检查,见图 4-5-3。

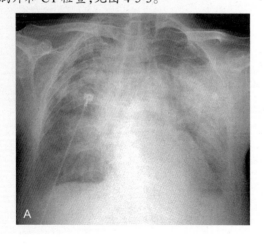

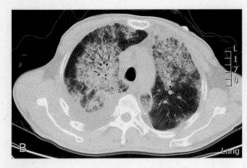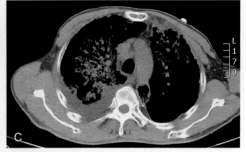

图 4-5-3　病例 2,X 线和 CT 图像

A. X 线胸片;B. CT 平扫;C. CT 增强扫描。

1. 影像征象分析

(1)征象 1:双肺多发斑片状高密度影,散在、不对称分布,边缘模糊,斑片影内见支气管充气征。

(2)征象 2:X 线胸片示双侧肋膈角变钝,CT 可见胸腔内弧形液体密度影,右侧积液量明显多于左侧。

(3)其他阴性征象:双侧胸廓对称,纵隔未见明显移位,肺门及纵隔未见明显肿大淋巴结,心影如常。

2. 印象诊断　双肺炎症,双侧胸腔积液。

3. 鉴别诊断　本病需与心源性肺水肿进行鉴别:①与肺炎不同,心源性肺水肿引起的胸腔积液多为双侧,积液量基本相等,无胸膜增厚及粘连,无包裹性积液;②心源性肺水肿可见磨玻璃影、小叶间隔增厚、支气管血管束增粗等肺间质水肿表现;③与肺炎按肺叶、肺段分布不同,心源性肺水肿可见双肺对称分布斑片状模糊影,以肺门为中心呈蝶翼状分布,此表现为肺泡性肺水肿所致;④心源性肺水肿亦可见双肺门影增大、肺纹理增粗、肺野密度普遍增高等肺淤血改变及由于心力衰竭引起的心影增大。

病例 3　患者进行 CT 平扫,见图 4-5-4。

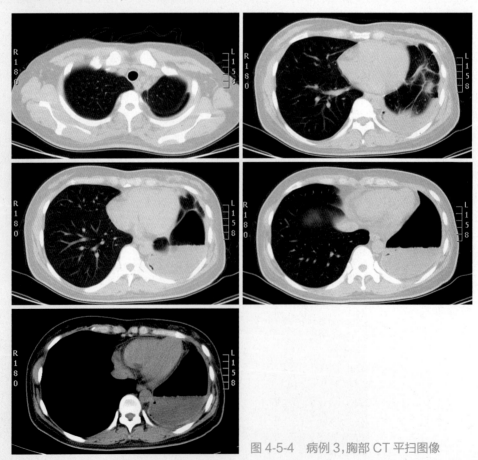

图 4-5-4　病例 3,胸部 CT 平扫图像

1. 影像征象分析

（1）征象1：左侧胸腔内见气体及液体密度影，患者仰卧位检查时可见与地面平行的气-液平面。

（2）征象2：左下肺见多发斑片、条索影，左下胸膜粘连增厚，左侧胸廓略小于右侧，依据影像进行分析。患者可能由于长期慢性炎症引起胸膜粘连、增厚，左侧胸廓略缩小，同时肺组织长期慢性炎症的病理特点是支气管周围组织感染、充血、水肿、纤维增生等，这些病变可使支气管管腔狭窄、阻塞而引起肺大疱。由于肺大疱壁薄，一旦患者剧烈咳嗽、便秘、剧烈运动或提重物时，就有可能造成肺大疱破裂，如果是胸膜下的肺大疱破裂，肺部的气体就会进入胸膜腔而引起自发性气胸。

（3）其他阴性征象：右肺未见明显异常密度增高影，双侧肺门未见异常肿大，心影如常，右侧肋膈角锐利，右侧膈面光整。

2. 印象诊断　①左侧包裹性气胸伴少量积液；②左下肺炎症，左侧胸膜增厚粘连。

3. 鉴别诊断　局限性气胸需与肺大疱进行鉴别诊断，肺大疱X线表现为局限性透亮区，其内部周边可见少量肺纹理，边缘呈弧形曲线，向四周膨胀，将肺压向肺尖区，肋膈角区，心膈角区。CT上肺大疱壁极薄，不足1mm，周围有受压肺组织。而局限性气胸发生在胸膜腔因炎症、手术引起粘连情况下，胸腔积气局限于某些局域。X线表现为局限性透亮区，其内无肺纹理，有时可见胸壁与萎缩的肺之间几条粘连带，气胸与肺组织交界处可见气胸线，受压肺组织边缘为凸面朝外或边缘较直。CT表现为胸腔内局限性透亮影，肺门可见被压迫肺组织。

病例4　患者进行CT平扫和增强扫描，见图4-5-5。

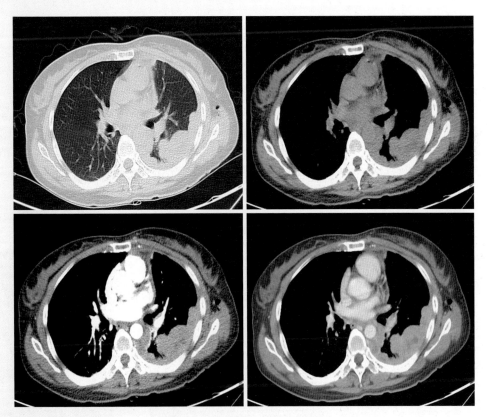

图4-5-5　病例4，胸部CT图像

1. 影像征象分析

（1）征象1：左侧广泛胸膜增厚，病灶累及后纵隔邻近胸膜，最厚处约4.2cm，增厚胸膜与肺组织边界清楚、表面不光整，呈结节状及分叶状。

（2）征象2：增强后病灶不均匀强化，平扫CT值约51HU，动脉期CT值约82HU，延迟CT值约85HU，病灶中心见不规则液化坏死区。

（3）征象3：双肺未见明显异常结节影。

2. 印象诊断 左侧胸膜恶性间皮瘤。

3. 鉴别诊断 本病例需与以下几种疾病进行鉴别:①良性间皮瘤,多表现为孤立性胸腔内肿块或结节,较大者可见分叶,肿块常可带蒂,透视下随体位改变或呼吸运动肿块的形态和位置可发生改变;肿块内偶见钙化,钙化提示良性倾向;胸腔积液少见;②胸膜转移瘤,有肿瘤病史,多为多发,胸膜呈多发结节状,结节较小,常伴肺内转移瘤;③良性胸膜增厚,胸膜呈条状或带状增厚,厚度多<1cm,增厚的胸膜与胸壁之间有一条脂肪线。

病例5 患者进行CT检查,见图4-5-6。

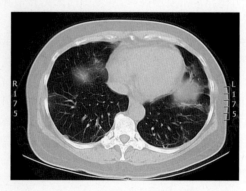

图4-5-6 病例5,CT图像

1. 影像征象分析

(1)征象1:两肺见多发斑片及条索影,双侧胸膜增厚,可见与胸膜相连的线状影延续至肺内。

(2)征象2:心脏及纵隔未见明显异常。

2. 印象诊断 两肺慢性感染性病变,伴双侧胸膜粘连、增厚。

3. 鉴别诊断 胸膜粘连在肺部炎症、脓胸、结核性胸膜炎中常见,通常伴有胸膜增厚。需注意与胸膜凹陷征相鉴别:胸膜凹陷征常见于原发性肺癌,肿瘤内部纤维瘢痕收缩,将脏层胸膜向病灶牵拉,在脏层、壁层胸膜间形成空隙,通常为三角形或喇叭口状,尖端指向病灶,其内为生理性液体充填。胸膜增厚、粘连有时也可表现为胸膜三角形或喇叭口状增厚尖端指向肺内,但三角形内为增厚的胸膜,测CT值为软组织密度,而非液体密度。

病例6 患者进行CT检查,见图4-5-7。

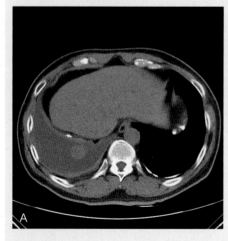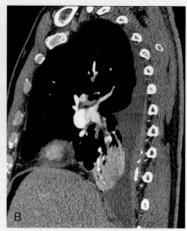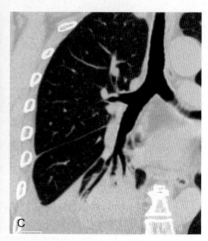

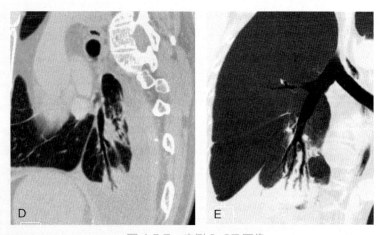

图 4-5-7　病例 6，CT 图像

分别为轴位（A）、矢状位（B~D）和冠状位（E）。

1. 影像征象分析

（1）征象 1：双侧下胸膜多发条状钙化灶，局部 CT 值为 150HU，钙化灶位于增厚的胸膜内（图 4-5-7A、图 4-5-7B）。

（2）征象 2：可见右侧胸膜片状增厚，增厚的胸膜表面光滑，未见结节状凸起及分叶，最厚处约 1.2cm，纵隔胸膜未见明显增厚，增强后胸膜均匀轻度强化（图 4-5-7A、图 4-5-7B）。

（3）征象 3：右肺下叶见多发斑片状模糊影，部分病灶按肺段分布呈类三角形实变的肺组织内可见支气管充气征，右肺下叶支气管及其下属段支气管均通畅，未见明显截断（图 4-5-7C、图 4-5-7D）。

（4）征象 4：最大密度投影及最小密度投影示右肺下叶基底段诸支气管内膜欠光整，累及范围较长，但未见明显狭窄及截断（图 4-5-7C~ 图 4-5-7E）。

2. 印象诊断　①右下肺结核；②右侧胸腔积液、右侧胸膜增厚、双侧胸膜钙化，考虑结核性胸膜炎。

3. 鉴别诊断　①肺部炎症：亦可见肺部多发斑片状模糊影，但引起胸膜增厚范围相对较局限；广泛胸膜增厚伴多发条状钙化在结核中更常见；②石棉沉着病：胸膜呈条状或片状增厚，可见胸膜斑，即双侧胸壁中、下部对称性三角形阴影，胸膜增厚多对称分布，早期胸腔积液少见，可见肺间质纤维化改变；③肺癌伴胸膜多发转移：胸膜也可广泛增厚，但呈结节状，钙化少见，增强后结节有强化，可累及纵隔胸膜，患者有肿瘤病史。

病例7　患者进行 CT 检查，见图 4-5-8。

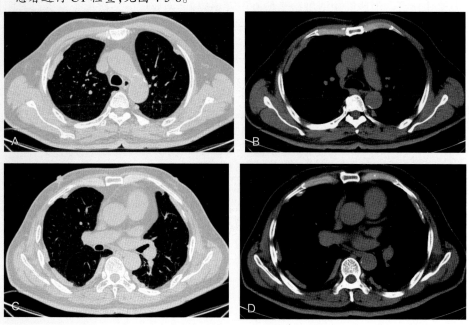

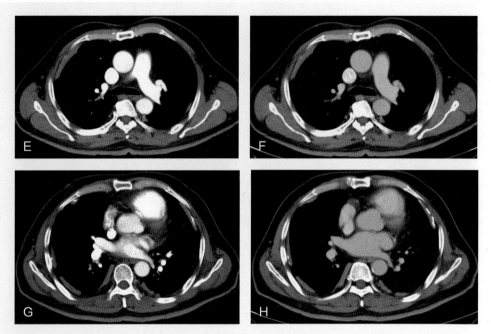

图 4-5-8　病例 7, CT 图像

双侧胸膜增厚, 与胸壁间可见脂肪线 (A~D), 增强呈轻中度强化 (E~H)。

1. 影像征象分析

(1) 征象 1：双侧胸膜可见弥漫分布条状、结节样增厚, 部分内可见条状钙化, 增厚的胸膜与胸壁之间可见脂肪线 (图 4-5-8A~ 图 4-5-8D)。

(2) 征象 2：增强扫描示增厚的胸膜呈轻中度强化 (图 4-5-8E~ 图 4-5-8H)。

(3) 征象 3：双肺内未见明显异常密度, 双侧胸腔未见明显积液影。

2. 印象诊断　双侧胸膜良性增厚。

3. 鉴别诊断　弥漫性胸膜病变的恶性征象包括：①胸膜增厚环绕肺全周；②结节状胸膜增厚或胸膜肿块合并胸腔积液；③壁胸膜增厚的厚度 >1cm；④纵隔胸膜受累。而良性胸膜病变多呈轻度均匀增厚, 可伴钙化, 常位于肺尖或肋膈角, 厚度 <5mm。

病史的提供对于诊断及鉴别诊断十分重要。对于影像上鉴别困难、合并有胸腔积液的病例, 还可进行胸腔积液细胞学及生化检查。但胸腔积液细胞学检查阳性率较低, 需要反复多次检查以提高其阳性率。对于合并有胸膜肿块的患者可进行超声或 CT 引导下经皮胸膜病变穿刺活检术。

病例 8　患者进行 CT 检查, 见图 4-5-9。

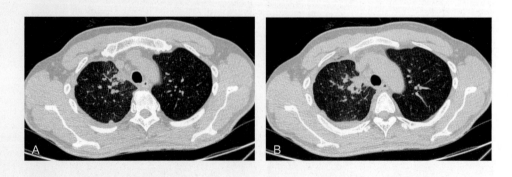

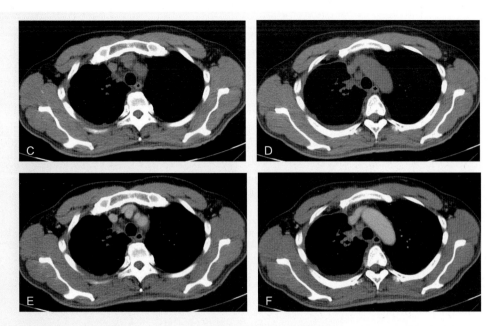

图 4-5-9 病例 8,CT 图像

右侧胸膜见均匀密度的软组织影(A~D),增强呈明显均匀强化(E、F)。

1. 影像征象分析

(1)征象 1：右侧胸膜见数枚软组织密度影,边界清楚,密度均匀(图 4-5-9A~ 图 4-5-9D)。

(2)征象 2：增强扫描呈明显均匀强化(图 4-5-9E、图 4-5-9F)。

2. 印象诊断 肺癌胸膜转移,右侧胸腔积液。

3. 鉴别诊断 胸膜转移瘤病例一般有原发肿瘤病史,少数仅以胸腔积液及胸膜结节来诊而肿瘤原发灶不明。转移瘤常为双侧胸膜多发病变,病灶通常较小,而合并大量胸腔积液,且多为血性,有时大量的血性胸腔积液常掩盖较小的转移瘤;胸膜间皮瘤常为单侧胸膜弥漫性病变,胸膜不规则增厚及胸膜肿块常较大、较多,胸腔积液量可多可少,少数仅见胸腔积液而无明确胸膜增厚。胸膜间皮瘤较少发生肺转移,而其他部位原发癌转移到胸膜者多伴有肺转移。影像上难以鉴别时需借助免疫组织化学及病理学进行诊断。

单发转移瘤尚需与胸膜或胸壁肿瘤,如骨肿瘤、神经源性肿瘤、软组织肿瘤、局限性胸膜间皮瘤及孤立性纤维性肿瘤等相鉴别。位于纵隔胸膜面的单发转移瘤还需与纵隔肿瘤进行鉴别。

病例 9 患者进行 CT 检查,见图 4-5-10。

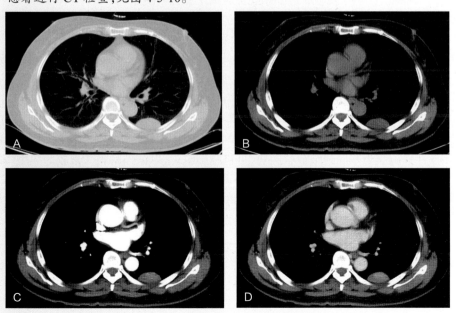

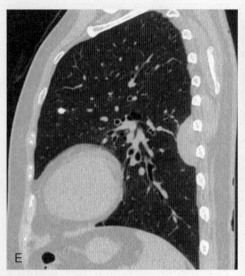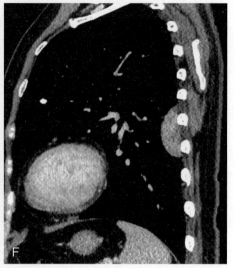

图 4-5-10 病例 9,CT 图像

分别为轴位(A~D)和矢状位(E、F)。

1. 影像征象分析

(1)征象 1:左侧后胸壁胸膜见类椭圆形软组织密度影,边界清楚,密度均匀(图 4-5-10A、图 4-5-10B)。

(2)征象 2:增强扫描呈均匀明显强化(图 4-5-10C、图 4-5-10D)。

(3)征象 3:与胸膜宽基底相连,邻近肺组织受压(图 4-5-10E、图 4-5-10F)。

2. 印象诊断 孤立性纤维性肿瘤。

3. 鉴别诊断 孤立性纤维性肿瘤需要与多种胸膜及胸壁肿瘤相鉴别,位于下胸部的肿瘤尚需与膈膨出、膈疝、心包脂肪垫等相鉴别;贴邻纵隔胸膜生长的病变还需要与纵隔内胸腺瘤、淋巴结病变等相鉴别。

(1)局限性胸膜间皮瘤是一种上皮来源肿瘤,表现为以胸膜为基底的软组织肿瘤,界限清楚,边缘锐利或有分叶,大者直径可达 10cm,常见中心坏死,约 10% 可检出钙化。肿瘤血供丰富,CT 增强扫描后强化明显,中央可见坏死低密度区。部分带蒂肿瘤可随体位变化或呼吸而改变位置。部分病例可见肋骨及胸壁侵犯,伴或不伴胸腔积液。[18]F-FDG PET/CT 可见病变部位有异常浓聚,标准化摄取值明显增高。

(2)单发性胸膜转移瘤,提供原发肿瘤的临床病史有助于鉴别诊断。

(3)胸膜肉瘤十分罕见,常表现为大的、边界清楚的实性肿块,密度不均匀,内见小低密度灶,宽基底位下胸膜或肺表面,常伴胸腔积液,增强扫描呈明显不均匀强化,需活检证实。

(4)胸膜钙化瘤是一种罕见的发生于脏胸膜的间叶性肿瘤。肿瘤生长缓慢,镜下几乎由无细胞结构的纤维组织构成,伴有广泛的营养不良性钙化。本病较少见,已报告病例多见于儿童和年轻人。患者无症状或少数伴有胸痛。影像表现为单发或多发的以胸膜为基底的结节状肿块,中央见高密度钙化灶较具有特征性。

(5)胸膜促结缔组织增生性小圆细胞肿瘤是一种罕见的发生于胸膜的间叶性肿瘤,主要见于年轻人。影像上肿瘤形成多发性以胸膜为基底的结节状肿块,可包绕肺组织,以纵隔胸膜受累较为典型,双侧胸壁胸膜受累相对较少,部分可发生肺转移。预后差,有报告患者一般在 2 年内死亡。

(6)胸壁神经源性肿瘤来源于肋间神经的外周神经源性肿瘤也可表现为凸向肺野内的孤立性实性肿块,边界清楚,表面光整,内有小片状囊变区,可伴钙化,增强扫描呈轻中度不均匀强化。

(萧 毅)

第六节 纵 隔 肿 瘤

一、常见纵隔肿瘤的影像学诊断

(一) 临床相关基础概述

纵隔是左右纵隔胸膜之间的器官、结构和结缔组织的总称。原发纵隔肿瘤(mediastinal tumor)种类多样,但各类肿瘤在纵隔内均有好发或特定部位,因此,了解纵隔内肿瘤的准确部位,有助于明确诊断。CT 和 MRI 较胸片具有明显优势,尤其在显示肿瘤与周围结构之间的关系方面有十分重要的价值。临床常见的原发纵隔肿瘤主要有胸腺瘤(thymoma)、淋巴瘤、神经源性肿瘤等(表 4-6-1)。

表 4-6-1 常见原发纵隔肿瘤的临床特点

常见肿瘤	临床特点
胸腺瘤	多数胸腺瘤患者并无任何症状;部分患者因肿瘤压迫或侵犯周围结构而产生相应的症状;部分患者伴有自身免疫性疾病,其中重症肌无力最为常见
淋巴瘤	部分患者没有任何症状;部分患者表现为局部症状,如局部疼痛、拘束感、咳嗽(常为无痰)、呼吸困难、声音嘶哑等。如侵犯肺、支气管、胸膜,可出现类似肺炎的表现和胸腔积液,部分患者还有一些与淋巴瘤相关的全身表现如发热
神经源性肿瘤	无症状,部分患者有胸、背疼痛,咳嗽及四肢麻木等表现;部分位于椎管内,可压迫脊髓引起瘫痪;少数患者有特殊临床表现,如神经纤维瘤可伴全身多发性纤维瘤,颈交感神经节受累,可出现 Honer 综合征

临床病例

病例 1 男性,52 岁,5 个月前即出现吞咽困难,睁眼、抬上臂无力,晨轻暮重,休息后好转,反复就医予以脑梗死治疗。病情反复,2 周前突发肌无力危象,吞咽、呼吸困难加重,给予新斯的明一支肌内注射后缓解。查体:体温 36.7℃,脉搏 80 次/min,呼吸 20 次/min,血压 130/80mmHg,神志清,言语清晰,对答切题,疲劳试验(+)。

病例 2 男性,39 岁,以"体检发现淋巴细胞增多 2 余年"。全身可触及多处浅表淋巴结肿大,反复高热。血常规:白细胞计数 $190.00 \times 10^9/L$,红细胞 $2.39 \times 10^{12}/L$,血红蛋白 85g/L。

病例 3 男性,40 岁,反复右侧胸壁刺痛。

病例 4 女性,46 岁,体检发现甲状腺结节 3 余年,无其他不适症状。实验室检查:甲状腺功能正常。

病例 5 女性,31 岁,1 个月前出现右侧卧位时右侧胸部疼痛,俯卧位时可缓解,呈隐痛,可耐受。实验室检查未见明显异常。

初步了解病史以后,要考虑以下问题。

【问题 1】应首选何种影像学检查方法? 各种方法的优缺点如何?

原发纵隔肿瘤常见的检查方法为 X 线、CT、MRI 及超声。如何选择适当的检查尤为重要。

> 知识点
>
> 1. 纵隔常见的肿瘤有胸腺瘤、淋巴瘤和神经源性肿瘤,生长部位和肿瘤性质有一定的关系。
> 2. 常用的影像学检查方法有 X 线平片、CT 和 MR。首选 CT 检查。

（二）纵隔肿瘤影像学检查方法的选择

1. 常用影像学检查方法特点

（1）X线：可观察肿块是否随吞咽上下移动、是否随呼吸有形态改变及有无搏动等。可显示纵隔增宽，肺组织有无浸润。由于常见的纵隔肿瘤都有其特定的好发部位，因而后前位和侧位胸部摄片往往能够初步判定肿瘤的类别。但X线片敏感性差，只能区域定位；特异性较差，除部分畸胎瘤外，一般只能根据好发部位定性。

（2）CT：可显示数毫米大小的肿瘤，鉴别实性、囊性和脂肪性病变。实性病变CT值常为30~40HU；囊性病变CT值常为0~20HU；脂肪性病变的CT值一般为负值。CT对显示病变边缘征象、间质性病变与小病灶较MRI好，CT能清楚地显示各种病变内的钙化灶，可以准确显示对骨的侵犯。动态增强扫描有助于了解肿瘤的血供情况。

（3）MRI：在鉴别组织特性方面更优。MRI无需对比剂即可显示肿瘤与大血管疾病，平扫结合增强能够准确地显示肿瘤的血供特征及血管受侵情况。矢状位和冠状位的图像能够清楚显示肿瘤和邻近结构的解剖关系，在判断神经源性肿瘤、血管瘤及动脉瘤方面优于CT。但对于数毫米大小的肿瘤，由于MRI空间分辨率低，显示较差。

2. 纵隔肿瘤的影像学检查的流程 见图4-6-1。

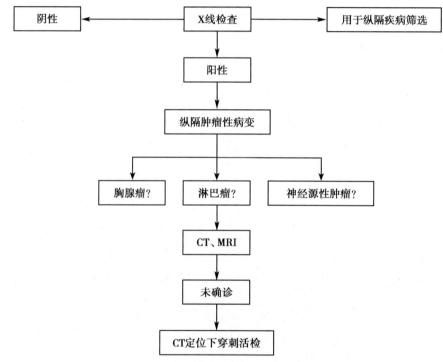

图4-6-1 纵隔肿瘤影像学检查流程

【问题2】上述患者可能的诊断是什么？可能存在的异常影像学表现有哪些？

通过病史预先判断可能的诊断，选择出最佳的辅助检查技术，分析检查结果。

知识点

1. 各种影像学检查方法在纵隔肿瘤诊断方面有不同的优势。

2. CT最为常用，除利于定位之外，肿瘤密度、强化特征和与邻近组织脏器之间的关系的观察有利于定性诊断和术前评估。

（三）常见纵隔肿瘤的影像学征象及诊断思路

1. 常见纵隔病变的影像学特征 见表4-6-2、表4-6-3。

表 4-6-2　常见纵隔病变的影像学特征

病变性质	常见疾病	CT 表现	MRI 表现
脂肪性	脂肪瘤、畸胎瘤脂肪堆积等	脂肪密度	T_1WI 呈高信号,T_2WI 呈中高信号,脂肪抑制序列呈低信号
囊性	支气管囊肿、食管囊肿、心包囊肿等	水样密度	T_1WI 呈均匀低信号,T_2WI 呈高信号。囊液内含黏液或蛋白成分增加时,T_1WI 的信号增高
实性	胸腺瘤、淋巴瘤、神经源性肿瘤等	软组织密度	T_1WI 呈中低信号,T_2WI 呈中高信号
血管性	胸主动脉瘤、夹层动脉瘤等	软组织密度,增强后呈血管性强化,可见低密度的附壁血栓或内膜片	主动脉增宽,附壁血栓及内膜片呈高信号,真腔呈流空信号,假腔呈较高信号

表 4-6-3　良恶性纵隔肿块的影像学特点

特征	良性	恶性	特征	良性	恶性
肿块边缘	清晰光滑	模糊	邻近结构	受压移位	侵犯
周围脂肪间隙	存在	消失	胸腔、心包转移	少见	多见

2. 影像学诊断思路

(1)观察纵隔是否存在异常密度/信号,病变数目、大小、形态、边缘、密度/信号。

(2)病变与相邻结构的关系,周围组织或脏器与之分界是否清楚,是否包绕、推挤、压迫、浸润等。

(3)增强检查后病变的强化特点,如"均匀强化""延迟强化"等。

(4)应简要描述图像已显示但未发现病变的其他组织和器官。

(5)结合病史及上述影像学表现作出诊断与鉴别诊断。

(6)若诊断不确定,可以给出进一步建议,如进一步检查或随诊复查。

【问题 3】给出印象诊断后,还要注意哪些问题?

一般来讲,作出印象诊断后,影像检查的流程结束。但要对诊断的结果进行分析。在实际工作中,还要评估诊断的信息量是否足够,是否回答了临床医生的疑问。例如,对恶性胸腺瘤的影像诊断,在印象诊断中是否提供了以下信息:①是否合并纵隔大血管畸形;②肺动静脉是否合并癌栓形成;③是否合并肺部感染;④有无胸腔积液;⑤有无周围浸润、转移及外科可切除性的判断。

二、基于病例的实战演练

病例 1　患者进行 CT 平扫和增强扫描,见图 4-6-2。

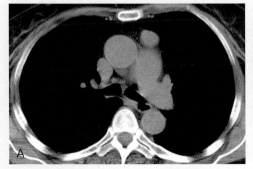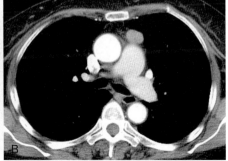

图 4-6-2　病例 1,CT 图像
A. 平扫;B. 增强扫描。

1. 影像征象分析

(1)征象1,平扫:左前上纵隔见一结节状软组织密度灶,密度均匀,边界清晰。

(2)征象2,增强扫描:病灶明显均匀强化,大小约 20mm×21mm。

(3)征象3,纵隔:未见明显肿大淋巴结。

(4)征象4,阴性征象:两肺内未见异常密度影。两肺门区未见异常密度影。主动脉、肺动脉主干及其左右分支内对比剂密度均匀。各大血管边界清晰。

2. 印象诊断 左前上纵隔占位,形态规则,周围组织未见明显侵犯,考虑良性胸腺瘤。

3. 鉴别诊断 约 30%~45% 胸腺瘤病例合并重症肌无力。而多数胸腺瘤患者无任何症状,仅在胸部平片或 CT 检查时偶然发现。良性胸腺瘤最常见,为实质性有包膜肿块。胸腺瘤最常见于前纵隔,也可分布在从颈部到心膈角的任何位置,偶见于纵隔的其他部分。肿瘤多为圆形或卵圆形,表面光滑或有浅分叶。40% 的病例可因囊性变或变性而出现坏死和出血区。侵袭性胸腺瘤还可发生胸膜、心包种植,经横膈腹部播散及肝脏、淋巴结、骨骼、肾脏和脑的淋巴和血行转移。

畸胎瘤(teratoma):常发生在中青年,可无症状,或有反复发作的肺部感染,有时有咳出毛发或油脂样物的病史,常有脂肪及钙化,密度极不均匀。

胸骨后甲状腺(retrosternal thyroid):与颈部甲状腺相连,位于气管前间隙内,也可伸入到气管和食管后方,位置多较胸腺瘤稍高,边界清晰,肿物多为实质性,密度不均匀,可伴点状、环状钙化和不强化的低密度区,体积较大者可压迫推移气管、食管等周围结构。

胸腺脂肪瘤(hymic lipoma):少见的纵隔良性肿瘤,胸片上,典型表现为巨大悬垂泪珠样肿块,正位片的表现与心脏扩大征相似,侧位片上近似单侧横膈抬高,透过肿瘤能观察到横膈有利于确诊。CT 表现为内部包埋条状、漩涡样或圆形软组织区的含脂肿块。寻找肿瘤与正常胸腺位置的关系是重要鉴别方法。MRI 上胸腺脂肪瘤的典型表现为 T_1WI,为与脂肪信号相同的肿块,T_2WI 可见由纤维和胸腺组织产生的中等信号区域。

病例2 患者先后进行了胸部 CT 平扫和增强扫描,见图 4-6-3。

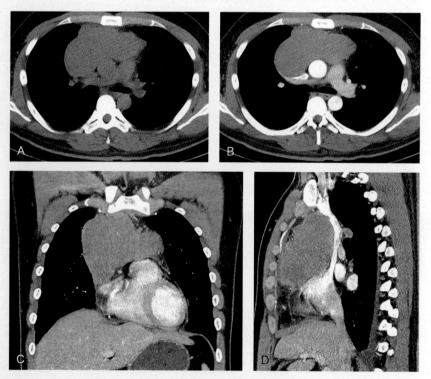

图 4-6-3 病例 2,CT 图像

A. 平扫;B. 增强扫描;C. 冠状位重建;D. 矢状位重建。

1. **影像征象分析**

(1)征象1,平扫:前纵隔中上部一巨大团块状软组织密度影,病灶密度均匀,无坏死囊变低密度区,未见钙化影,大小约125mm×55mm×100mm,边缘清晰光滑,呈分叶状,并向两侧生长。

(2)征象2,增强扫描:肿块轻度均匀强化,上腔静脉受压迫推移,病灶与纵隔大血管间隙清晰。两肺内未见异常密度影。主动脉、肺动脉主干及其左右分支对比剂密度均匀。各大血管边界清晰。

2. **印象诊断** 纵隔淋巴瘤。

3. **鉴别诊断** 前纵隔淋巴瘤与侵袭性胸腺瘤相鉴别:①病变部位,淋巴瘤多向两侧生长,多累及主动脉弓以上层面,侵袭性胸腺瘤多偏一侧生长,一般不超出主动脉弓上缘;②病变形态,前纵隔淋巴瘤常伴周围相邻的淋巴结肿大,侵袭性胸腺瘤很少伴有相邻的淋巴结肿大;③病变密度,淋巴瘤肿块的密度较为均匀,增强扫描多为轻中度强化,囊变、坏死少见;胸腺瘤常见囊变、出血、坏死和钙化,密度不均匀,如果肿块内见到钙化几乎可除外淋巴瘤。

前纵隔淋巴瘤与畸胎瘤相鉴别:畸胎瘤是最常见的纵隔生殖细胞瘤,多位于前中纵隔,偶可发生于后纵隔。半数以上的畸胎瘤内可见脂肪影,部分可见钙化。

前纵隔淋巴瘤与胸内甲状腺瘤相鉴别:胸内甲状腺瘤常位于前上纵隔,多与颈部甲状腺相连,且甲状腺组织含碘高,其密度一般高于前纵隔其他来源的肿瘤;囊变、出血及钙化常见,增强后可见不同程度的强化。

前纵隔淋巴瘤与转移性淋巴结肿大相鉴别:范围相对局限,可单侧或双侧,多不对称,往往有原发肿瘤病史。

病例3 患者进行胸部X线和MR检查,见图4-6-4。

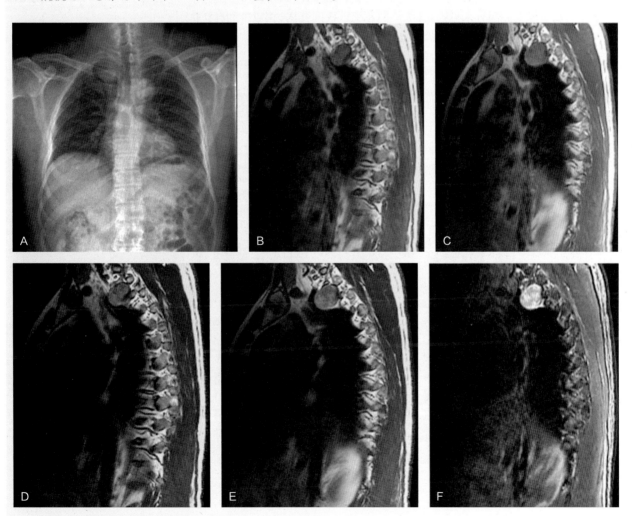

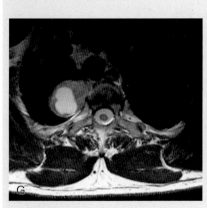
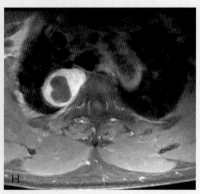
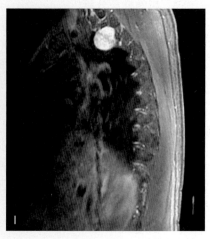

图 4-6-4　病例 3,胸部 X 线和 MRI 图像

分别为 X 线胸片(A),以及 MR 矢状位 T_1WI(B、C)、矢状位 T_2WI(D、E);
矢状位 STIR(F)、轴位 T_2WI(G)、增强轴位 T_1WI(H)、增强矢状位 T_1WI(I)。

1. 影像征象分析

(1)征象 1,X 线平片:右上纵隔局部增宽。

(2)征象 2,MRI:右后上纵隔(T_{2-3} 水平)见哑铃状异常信号,范围约 49mm×32mm×29mm,T_1WI 等低信号,T_2WI 呈等高混杂信号,病灶中央及右缘见明显高信号,STIR 仍呈高信号,增强后病灶边缘明显强化,病灶中央及右缘囊性部分未见强化,病灶向左突入椎间孔内,相应椎间孔扩大。

(3)其他征象:肿块与邻近肋骨及脊柱关系密切,但无骨质破坏,肿块局部呈哑铃状。

2. 印象诊断　右后上纵隔占位,考虑神经源性肿瘤伴囊变。

3. 鉴别诊断　神经源性肿瘤好发于后纵隔,而胸腺瘤、淋巴瘤、畸胎瘤、心包囊肿、胸内甲状腺等纵隔肿瘤好发于前纵隔,淋巴瘤好发于前中纵隔,可资鉴别。神经源性肿瘤一般密度/信号较均匀,好发于后纵隔脊柱旁,较典型的征象为肿块呈哑铃状,并伴相邻椎间孔扩大,增强扫描肿块有不同程度的强化。

病例 4　患者进行胸部 CT 平扫和增强扫描,见图 4-6-5。

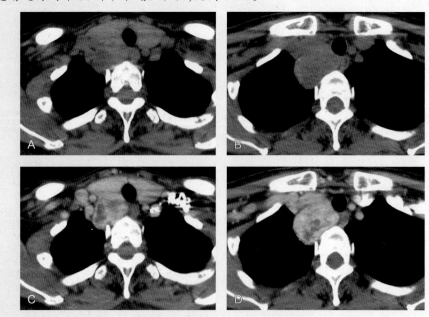

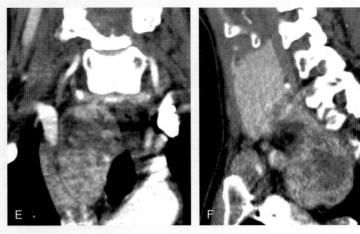

图 4-6-5　病例 4,胸部 CT 图像
分别为平扫(A、B),以及增强轴位(C、D)、冠状位(E)、矢状位(F)。

1. 影像征象分析

(1)征象,平扫:右上纵隔肿物,位于胸骨后气管旁,边界清楚,密度不均,可见局灶性低密度囊变区,大小约 5.3cm×2.7cm,向上与甲状腺右侧叶相连。

(2)征象 2,增强扫描:肿块明显不均匀强化,囊变区无强化。向左推移气管,相邻血管受压移位。

(3)阴性征象:两肺内未见异常密度影。两肺门区未见异常密度影。主动脉、肺动脉主干及其左右分支内对比剂密度均匀。各大血管边界清晰。

2. 印象诊断　右上纵隔肿物,考虑胸骨后甲状腺肿。

3. 鉴别诊断　主要应与前纵隔病变进行鉴别。由于胸内甲状腺肿基本与颈部甲状腺相连,主要检查技术到位,一般不难区分。应注意与纵隔内淋巴结病变、血管病变及其他肿瘤病变相鉴别。胸腺瘤常发生于前纵隔中部,亦可发生于前纵隔上部或自中部向上延伸达上纵隔,可有包膜或浸润性生长,可有钙化、囊变,有时易与胸骨后甲状腺肿混淆,鉴别要点在于胸腺瘤不与颈部甲状腺相连。畸胎瘤通常含有 2 个或 3 个胚层的组织,牙齿、骨骼及脂质成分并存为其特征性表现。血管扩张或动脉瘤与血管相连,通过 CT 或 MR 增强扫描易于识别。淋巴瘤、结节病、淋巴结结核或转移同时累及纵隔内多组淋巴结,不难鉴别。核素扫描有助于明确诊断。

病例 5　患者进行胸部 CT 平扫和增强扫描,见图 4-6-6。

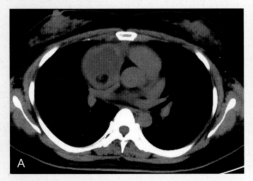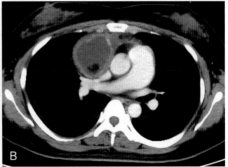

图 4-6-6　病例 5,胸部 CT 图像
A. 平扫;B. 增强。

1. 影像征象分析

(1)征象 1,平扫:右前纵隔内见一类圆形囊性肿块影,长径约 6.2cm,边界清楚,内部密度不均,内见液体密度区及脂肪密度区。

(2)征象 2,增强扫描:病灶不均匀强化,液化区未见强化。

（3）阴性征象：两肺内未见异常密度影。两肺门区未见异常密度影。纵隔内未见明显肿大的淋巴结。心脏未见明显异常。心包无积液。双侧胸腔无积液，胸膜无增厚。

2. 印象诊断　右前纵隔肿物，考虑畸胎瘤。

3. 鉴别诊断　需与好发于前纵隔的其他肿瘤进行鉴别，如胸腺瘤、淋巴瘤、甲状腺肿、胸腺囊肿、转移瘤、胸腺脂肪瘤等。胸腺瘤的好发年龄为 40~50 岁，20 岁以下人群少见。畸胎瘤单侧生长较多见，占位效应较胸腺瘤明显，阴影中有钙化或脂肪密度可以鉴别，有重症肌无力则更容易鉴别。胸内甲状腺以成年女性多见，核素扫描可判断肿瘤位置、大小和有无相应病变。胸腺囊肿常见于儿童，肿瘤呈囊状，密度与水相近，增强后无明显强化。无脂肪及钙化特征的囊性畸胎瘤囊壁较胸腺囊肿明显，多见瘤内间隔且明显强化。前纵隔恶性淋巴瘤多为一侧或双侧气管和支气管周围迅速增长的巨大结节状肿块，包绕浸润血管生长，周围可见肿大淋巴结，小剂量的放疗和化疗能使症状很快改善。

知识点

1. 肿块的边界、大小、密度/信号和强化方式对鉴别良恶性有重要作用。

2. MR 组织分辨率高，对肿瘤内部成分的识别准确可靠，多方位成像有利于病灶的定位。

3. CT 和 MRI 还可观察有无纵隔淋巴结肿大、有无胸腔和心包积液、有无其他脏器的侵犯和转移，对手术可切除性评价提供重要的信息。

（萧　毅）

第五章 循环系统

第一节 结构性心脏病

结构性心脏病是指先天性或获得性的以心脏和大血管结构异常为主要表现的心脏疾病,包括传统定义的先天性心脏病、获得性心脏瓣膜病等。本节重点阐述常见先天性心脏病、常见获得性心脏瓣膜病的影像学方法选择、影像学特征及诊断思路。

一、常见先天性心脏病

(一)临床相关基础概述

先天性心脏病(以下简称"先心病")是由于胚胎期心脏血管发育异常所致。我国先心病患儿约占活产新生儿的7‰~8‰,每年出生先心病患儿约有12~15万例,其中复杂性先心病约占29%。先心病解剖结构及血流动力学复杂,影像学检查对其诊断和治疗可提供极大的帮助。临床最常见先心病包括房间隔缺损(atrial septal defect,ASD)、室间隔缺损(ventricular septal defect,VSD)、动脉导管未闭(patent ductus arteriosus,PDA)、法洛四联症(tetralogy of Fallot,TOF)等;其次有肺动脉瓣狭窄(pulmonary stenosis,PS)、主动脉缩窄(coarctation of aorta,CoA)、肺静脉异位引流(anomalous pulmonary venous drainage,APVD)等。本节重点介绍常见先心病的临床、影像学诊断相关内容。常见先心病的临床特点见表5-1-1。

表 5-1-1　常见先心病的临床特点

常见先心病	临床特点
房间隔缺损	占先心病的10%~20%。胸骨左缘第2~3肋间可闻及收缩期吹风样杂音,肺动脉第二心音亢进。按部位分为原发孔型和继发孔型,其中继发孔型分为中央型(约占76%)、下腔静脉型、上腔静脉型及混合型。早期心房水平左向右分流,成年后部分病例可为双向分流甚至右向左分流
室间隔缺损	最常见的先心病,约占20%。胸骨左缘第3~4肋间可闻及收缩期杂音。按部位分为膜周部(约占78%)、漏斗部(约占20%)及肌部(约占2%)缺损。早期心室水平左向右分流,继发不同程度肺动脉高压;当右心室压力超过左心室时,出现右向左分流,即艾森门格综合征
动脉导管未闭	动脉导管是胎儿时期肺动脉与主动脉之间的正常交通,若1岁以后仍持续开放,即形成动脉导管未闭,约占先心病的12%。胸骨左缘第2肋间可闻及连续性杂音。按形态分为漏斗型、管型及窗型。早期大动脉水平左向右分流,继发不同程度肺动脉高压,晚期可出现右向左分流
法洛四联症	约占先心病的10%,占发绀型先心病的50%。病理改变包括肺动脉狭窄、室间隔缺损、主动脉骑跨及右心室肥厚,其中肺动脉狭窄及室间隔缺损为主要畸形。根据肺动脉狭窄程度分为轻、中、重型。室间隔缺损以膜周部最常见。主动脉骑跨程度约25%~75%。右心室肥厚表现为心肌壁增厚、肌小梁粗大,右心室腔可扩大。临床症状与肺动脉狭窄、缺氧程度有关,患儿常于生后6个月~1岁出现发绀,活动后心慌、气促,伴杵状指,喜蹲踞;胸骨左缘第3~4肋间可闻及收缩期杂音伴震颤;肺动脉第二心音减弱

临床病例

病例 1　女性,12 岁,发现心脏杂音 6 个月。胸骨左缘第 2 肋间闻及 2/6 级收缩期杂音,杂音呈喷射性、无震颤,肺动脉瓣区第二心音固定分裂。

病例 2　女性,1 岁 8 个月,咳嗽、喘息 1 周,加重伴气促 1 天。胸骨左缘第 3~4 肋间闻及 3/6 级收缩期杂音,肺动脉第二心音亢进。

病例 3　女性,3 个月,气促半个月,哭闹时轻微发绀 1 周。胸骨左缘第 2~3 肋间闻及 2/6 级连续性机械样杂音。

病例 4　男性,8 个月,发现心脏杂音 2 个月,伴活动后气促、发绀。胸骨左缘第 3~4 肋间闻及 3/6 级收缩期杂音。

初步了解病史后,要考虑以下问题。

【问题 1】应首选何种影像学检查方法? 各种方法的优缺点如何?

先心病的影像学检查方法包括 X 线平片、超声心动图、CT、MR、心导管检查,选择适当的检查方法尤为重要,也是进行临床诊断及手术治疗的重要环节之一。

知识点

了解先心病影像学检查的各种方法,掌握各种检查的适应证。重点掌握先心病 X 线平片及 CT 在临床中的应用价值及局限性。

(二) 先心病影像学检查方法的选择

X 线平片是先心病的常规检查,可观察心脏整体大小和肺内情况。超声心动图是先心病筛查、诊断的首选检查方法,可准确显示心内畸形,能够评估血流动力学改变。CT 或 MR 是最重要的补充检查方法,主要用于排除、诊断或评估合并的心室 - 动脉连接或心外大血管畸形。心导管检查用于测血流动力学参数,同时可用作介入治疗。心血管造影仍是先心病诊断的"金标准",但目前极少单纯用于解剖学诊断。核医学检查一般仅用于评价心肌活性,临床极少应用。

1. 常用影像学检查方法特点

(1) X 线平片:是最常规、最基础的检查方法,可观察心脏整体大小和肺血改变,同时显示合并的肺内病变,对术后随访复查亦有帮助。但因显示结构重叠,无法直视心内结构,对心脏 - 大血管连接及心外大血管异常的判断也是间接性的。

(2) 超声心动图:优势在于无辐射,时间分辨率较高,对心内结构显示优,并可同时测量心功能及估测肺动脉压力;另外临床普及广、应用方便,尤其可进行床旁检查,便于术后患者随访。不足之处在于其对操作者依赖性大,空间分辨率低,且由于超声不能穿透肺组织,对心外大血管结构显示不佳(尤其是年龄偏大的患者)。

(3) CT:是先心病最重要的补充检查方法,其时间及空间分辨率高,可任意层面重组图像,有利于显示心内、心外畸形的直接及间接征象,尤其是对心外畸形、肺组织及冠状动脉、侧支血管等结构的显示更有优势。其不足之处在于有辐射(尤其对婴幼儿),应引起重视,另外对血流动力学、瓣膜的显示仍有局限。

(4) MRI:其优势在于无辐射、无创伤,可准确显示解剖结构,并同时测量心功能及血流动力学参数。不足是其空间分辨率不如 CT,检查时间较长,对小儿均需要镇静用药,同时评估肺组织的能力欠缺。

(5) 心导管检查:仍是诊断先心病的"金标准"。其可以测量血流动力学参数,通过造影显示解剖结构改变,诊断的同时可进行介入治疗。有创及存在辐射为其不足。

2. 先心病的影像学检查流程　见图 5-1-1。

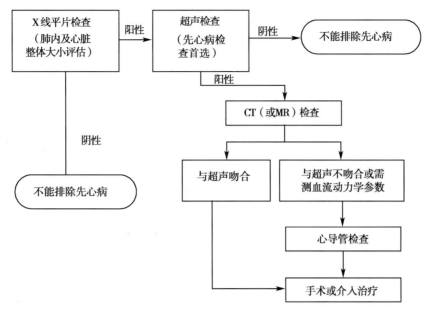

图 5-1-1　先心病影像学检查流程

【问题 2】上述患者可能的诊断是什么? 可能存在的异常影像学表现有哪些?

通过病史及体检发现胸前区特定部位的杂音,提示先心病。左向右分流先心病 X 线平片多表现为肺血增多,右向左分流或梗阻型先心病多表现为肺血减少,房室大小依分流部位不同而不同。超声心动图可准确显示心内畸形,对心外大血管畸形的显示欠佳。CT 或 MRI 可显示畸形的直接及间接征象,对心外结构的显示更具优势。

知识点

通过 X 线平片可了解肺血及心脏大小改变。超声心动图可准确显示心内畸形,CT 或 MRI 用于心室 - 动脉连接及心外大血管畸形的补充检查。

(三) 常见先心病的影像学特征及诊断思路

1. 常见先心病影像学特征　见表 5-1-2。

表 5-1-2　常见先心病影像学特征

常见心先心病	X 线表现	CT 表现	MRI 表现
房间隔缺损	肺多血,肺动脉段隆凸,右心房、右心室增大,左心房、左心室缩小,主动脉结正常或缩小	房间隔连续性中断。右心房及右心室增大,左心房及左心室缩小,肺动脉增粗	"黑血"序列显示房间隔连续性中断;"白血"序列显示心房水平存在分流;相位对比法可显示心房水平分流方向及大小;动态增强扫描显示肺动脉增粗
室间隔缺损	小型缺损心肺改变不明显。中型缺损肺多血,左心室增大为主。大型缺损左、右心室均增大。肺动脉段隆起,主动脉结正常	室间隔连续性中断。左、右心室增大,肺动脉增粗	"黑血"序列显示室间隔连续性中断;"白血"序列显示室间隔水平分流存在;相位对比法可显示血流分流方向及大小;动态增强扫描可显示肺动脉增粗

续表

常见心先心病	X线表现	CT表现	MRI表现
动脉导管未闭	分流量小时,心肺改变不明显。分流量大时,肺多血。左心室增大为主,左心房亦可增大。肺动脉段隆起	主动脉弓降部与主肺动脉的分叉部或左肺动脉起始部间异常血管相连,可为漏斗型、管型或窗型。以左心室增大为主,肺脉增粗	动态增强扫描显示主动脉弓降部与主肺动脉或左肺动脉起始部间异常血管相连;"白血"序列显示主动脉与肺动脉间异常血管分流
法洛四联症	①靴型心,肺少血,心腰凹陷,右心室增大,升主动脉增宽;②非靴型心,肺少血,心腰平直,升主动脉增宽,肺动脉干稍细小	肺动脉狭窄、室间隔缺损、主动脉骑跨(一般25%~75%)、右心室壁增厚伴或不伴右心室腔扩大;粗大主动脉侧支血管	肺动脉狭窄、室间隔缺损、主动脉骑跨、右心室壁增厚伴或不伴右心室腔扩大;粗大主动脉侧支血管

2. 影像学诊断思路

(1)影像学分析前:需了解临床症状(如有无心悸、气急、心力衰竭),有无发绀及其出现年龄等,以及查体相关信息(如触诊、听诊杂音等)和辅助检查结果(如心电图、超声心动图结果等)。

(2)X线平片:通过观察心脏外形及肺血等改变推断引起相应异常改变的可能病因。①内脏位置判断,胃泡及肝脏位置是否正常或反位。②心脏大小和形态,心脏大小与病变严重程度无必然关系,而主要取决于血流动力血改变。梗阻性病变的心房扩张,心室肥厚,心室腔扩张不明显。分流或反流性病变的心脏增大明显。靴型心常见于法洛四联症,球形心常见于三尖瓣下移畸形,八字心、雪人形心常见于肺静脉畸形引流,葫芦心常见于肺动脉狭窄等。③肺血改变,肺动脉血变化可有三种情况,肺多血、肺少血、肺血在正常范围。左向右分流多是肺多血;右向左分流或肺血管梗阻性病变多是肺少血;肺血在正常范围时亦有可能是畸形的分流量与梗阻相抵消时的表现。心功能不全或静脉回流受阻时可出现肺淤血。④主动脉改变,心内分流时,主动脉结缩小;心外分流时,主动脉结增大。法洛四联症与永存动脉干最多合并右位主动脉弓。⑤肺动脉段改变,肺动脉段突起可见于肺动脉高压、肺动脉瓣狭窄、左向右分流;凹陷可见于法洛四联症、肺动脉不发育或缺如、三尖瓣闭锁等。当患者病变较轻时,往往不能发现异常X线改变。因此,X线平片未见异常征象不能排除先心病。

(3)CT、MRI:可显示畸形的直接征象,如缺损和分流管的位置、大小、形态,狭窄的部位、程度,血管的骑跨程度等。同时还可显示间接征象,包括各房室的大小、侧支血管等。MRI还可以测量血流方向、流速、流量及心功能,观察室壁及瓣膜的运动情况。

(4)诊断建议:若诊断不确定,可以给出进一步建议,如心导管检查或随诊复查。

【问题3】给出印象诊断后,还要注意哪些问题?

一般来讲,作出印象诊断后,影像学检查的流程结束,但要对诊断的结果进行分析。在实际工作中,还要评估诊断的信息量是否足够,是否回答了临床医生的疑问。例如,对一个膜周部VSD的影像学诊断,在印象诊断中是否提供了以下信息:①VSD的位置,在肺动脉瓣下还是主动脉瓣下,还是远离以上结构;②是否合并肺动脉高压;③是否合并其他心内、心外畸形。

知识点

通过X线平片显示心脏外形及肺血改变来推断引起相应异常改变的可能病因。CT、MRI可显示畸形的直接及间接征象。若诊断不确定,可以给出进一步建议。

（四）基于病例的实战演练

1. 房间隔缺损

病例 1　患者先后进行了 X 线及 CT 检查，见图 5-1-2。

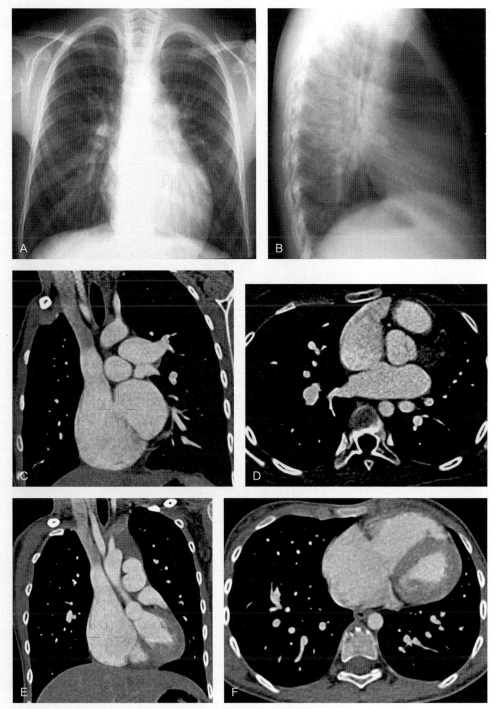

图 5-1-2　病例 1,X 线平片及 CT 图像

A. X 线平片正位；B. X 线平片左侧位；C. 左前斜位增强多平面重组；D. 轴位增强；
E. 右前斜位增强多平面重组；F. 轴位增强。

（1）影像征象分析

1）X 线平片征象：正侧位（图 5-1-2A、图 5-1-2B）示双侧肺血管增粗，肺血管边缘清晰，提示肺多血。右心房及右心室增大，肺动脉段膨隆，主动脉结缩小。

2）CT 直接征象：增强扫描显示房间隔连续性中断，位于房间隔中上部，为继发孔型。

3）CT 间接征象：增强扫描显示右心房及右心室增大，左心室缩小，肺动脉增宽（图 5-1-2C~图 5-1-2F）。

（2）印象诊断：先心病（ASD 合并肺动脉高压）。

（3）鉴别诊断：CT 直接征象的存在可作出诊断，一般无须鉴别；但当图像质量较差，或缺损小时，CT 容易漏诊，此时需要参考超声心动图。

2. 室间隔缺损

病例 2 患者先后进行了 X 线平片及 CT 检查，见图 5-1-3。

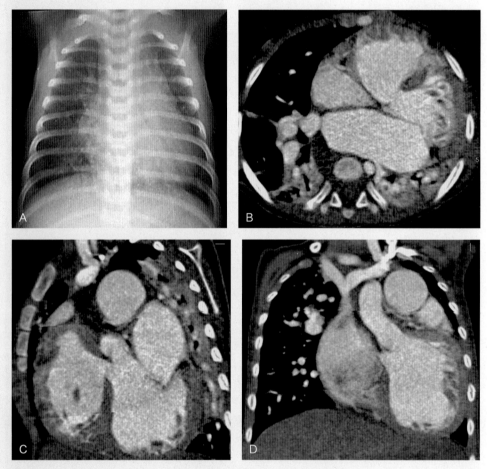

图 5-1-3 病例 2,X 线平片及 CT 图像
A. 正位 X 线平片；B. CT 轴位增强；C. CT 斜矢状位增强多平面重组；D. CT 斜冠状位增强多平面重组。

（1）影像征象分析

1）X 线平片征象：正位片（图 5-1-3A）示双肺血管增粗，肺血管边缘清晰，提示肺多血。左、右心室均增大。

2）CT 直接征象：增强示室间隔膜周部连续性中断，位置及大小明确。

3）CT 间接征象：左心房（图 5-1-3B）和左、右心室均增大（图 5-1-3B~图 5-1-3D）；右心室壁增厚（图 5-1-3B、图 5-1-3C）；肺动脉主干增宽（图 5-1-3D），提示肺动脉高压。

（2）印象诊断：先心病（膜周部 VSD），肺动脉高压。

（3）鉴别诊断：应与其他左向右分流、肺多血先心病相鉴别，如 ASD。还需注意是否合并其他复杂畸形。由于 CT 能显示畸形的直接征象，因此多数无须鉴别，但 CT 容易漏诊细小的 VSD 或修补术后的残留分流，此时需结合超声心动图。

3. 动脉导管未闭

病例 3　患者先后进行了 X 线和 CT 检查,见图 5-1-4。

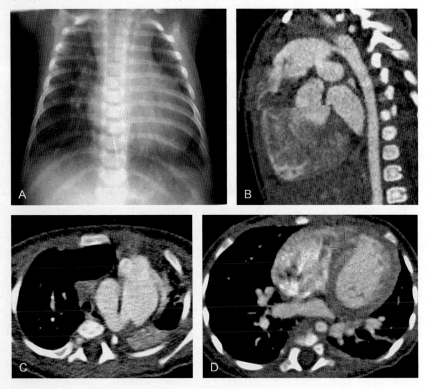

图 5-1-4　病例 3,X 线平片及 CT 图像
分别为正位 X 线平片(A)及 CT 左前斜位增强多平面重组(B)、轴位增强(C、D)。

(1)影像征象分析

1)X 线平片征象:正位(图 5-1-4A)示双肺动脉增粗,肺血管边缘清晰,提示肺多血。左、右心室增大。

2)CT 征象直接征象:增强示主动脉弓降部与主肺动脉间见一条异常血管相连(图 5-1-4B、图 5-1-4C)。

3)CT 间接征象:左、右心室增大,右心室壁增厚(图 5-1-4D);主肺动脉宽于同层升主动脉宽度(图 5-1-4C),提示存在肺动脉高压。

(2)印象诊断:先心病(PDA),肺动脉高压。

(3)鉴别诊断:PDA 需与肺动脉狭窄时出现的体 - 肺侧支血管相鉴别。动脉导管位置恒定,其主动脉端位于主动脉弓降部,肺动脉端位于主肺动脉分叉或左肺动脉开口附近,不在此位置的血管均为侧支血管。

4. 法洛四联症

病例 4　患者先后进行了 X 线平片和 CT 检查,见图 5-1-5。

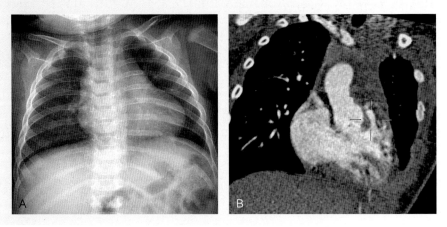

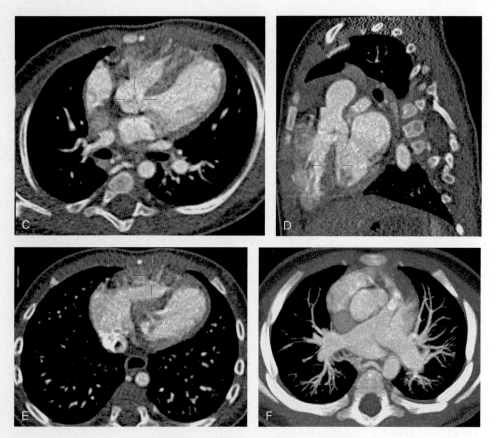

图 5-1-5 病例 4，X 线平片及 CT 图像
分别为 X 线正位平片（A）及 CT 右前斜位增强多平面重组（B）、轴位增强（C）；
左前斜位增强多平面重组（D）、轴位增强（E、F）。

（1）影像征象分析

1）X 线平片征象：正位（图 5-1-5A）示心影呈靴型，心腰凹陷，肺动脉及分支细小，外周肺动脉血管稀少，肺野透亮度增高，提示肺少血。心尖圆钝上翘，提示右心室肥厚。

2）CT 直接征象：①肺动脉狭窄（图 5-1-5B、图 5-1-5D、图 5-1-5F），狭窄位于右心室流出道、肺动脉瓣及肺动脉主干；② VSD（图 5-1-5C、图 5-1-5D），位于主动脉瓣下；③主动脉骑跨（图 5-1-5D），主动脉骑跨于室间隔之上，骑跨程度约 50%；④右心室游离壁及漏斗部增厚、肌小梁粗大（图 5-1-5B～图 5-1-5F）。

3）CT 间接征象：肋间动脉及支气管动脉增粗、扭曲，即主动脉侧支血管增粗（图 5-1-5F）。

（2）印象诊断：先心病（TOF），主动脉侧支循环形成。

（3）鉴别诊断：TOF 需与下列畸形相鉴别：①右心室双出口合并肺动脉狭窄，鉴别点是其主动脉骑跨度大于 75%；②室间隔缺损合并肺动脉狭窄，鉴别点是其主动脉起自左心室、无骑跨；③ VSD 合并肺动脉闭锁，鉴别点是右心室与肺动脉流出道间单处或多处闭锁。

（五）术后随诊

先心病在诊治过程中，术后影像学随访必不可少，可用于短期复查并发症，长期评估手术治疗效果及判断预后。

病例 5 男性，5 岁。ASD（继发孔型）、PDA，行腔镜下 ASD 修补术后 1 天。

病例 6 男性，14 岁。12 年前因"无脾综合征、右心室双出口、完全房室间隔缺损、肺动脉狭窄"行双向 Glenn 手术。

【问题 4】先心病术后应如何选择影像学检查方法？需要重点观察的内容有哪些？它们各自有何种表现？

知识点

了解先心病术后影像学检查选择原则;熟悉和掌握不同影像学检查表现及术后需要评估的重点。

1. 先心病术后的影像学检查方法选择

(1)外科手术后:先心病外科术后 1 周内,一般用床旁平片或床旁超声作为复查手段,需要重点观察双肺是否有不张、渗出;双侧胸腔、心包腔有无活动性出血、积液、积气;纵隔有无血肿等。由于此阶段患者正处于恢复期,行动不便,通常选择较为快捷方便的床旁超声或床旁平片进行检查。如发现有活动性出血,则需要进一步增强 CT 或血管造影检查以明确出血原因。

(2)介入手术后:根据患者具体情况,心脏介入术后数小时需要复查堵闭器位置,用平片、术中超声或透视均可;1~6 个月后需要影像学复查,以判断术后恢复改善情况。此时通常行超声检查,必要时可作增强 CT 或 MR 复查。

2. 影像征象分析

病例5 患者于术后 1 天复查胸片,见图 5-1-6。

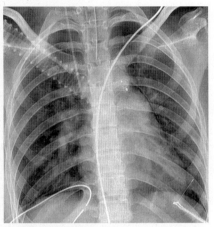

图 5-1-6 病例 5,床旁 X 线胸片
显示心包积气

病例6 患者行双向 Glenn 术后 12 年。复查 CT,见图 5-1-7。

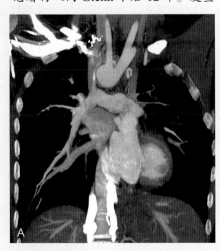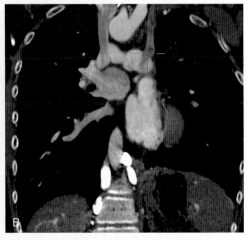

图 5-1-7 病例 6,术后 CT 图像
冠状位增强最大密度投影(A、B)示双上腔静脉分别与左、右肺动脉吻合,吻合口未见狭窄;
同时可观察肺动脉发育情况。

二、常见获得性心脏瓣膜病

(一)临床相关基础概述

获得性心脏瓣膜病是指心脏瓣膜(包括二尖瓣、三尖瓣、主动脉瓣和肺动脉瓣)由于炎症、黏液变性、退行性变、缺血性坏死、感染或创伤等引起的单个或多个瓣膜结构(包括瓣叶、瓣环、腱索或乳头肌)或功能异常,导致瓣口狭窄和/或关闭不全,从而造成心脏功能异常,最终导致心功能衰竭的单瓣膜或多瓣膜病变。二尖瓣最常受累,其次为主动脉瓣(表5-1-3)。在我国,心脏瓣膜病的主要原因为风湿性心脏病(以下简称"风心病"),好发生于20~40岁青中年,其中2/3为女性。单纯二尖瓣狭窄占风心病的25%,二尖瓣狭窄伴二尖瓣关闭不全占40%,主动脉瓣常同时受累,几乎无单纯的风湿性主动脉瓣狭窄。随着风湿热防治及人们生活水平的提高,风心病发病率明显下降;黏液样变性和老年人退行性瓣膜钙化引起的瓣膜病变日益增多。

表5-1-3 常见心脏瓣膜病的临床特点

瓣膜病	临床特点		
	血流动力学改变	症状	典型体征
二尖瓣狭窄	左心房扩大→肺静脉高压→肺动脉高压→右心室扩张→三尖瓣关闭不全	呼吸困难、咯血、咳嗽、声嘶	心尖区隆隆样舒张中晚期杂音
二尖瓣关闭不全	左心房、左心室均增大,其他继发改变同二尖瓣狭窄	左心衰竭表现	全收缩期吹风样杂音,向左腋下传导
主动脉瓣狭窄	左心室肥厚、扩大→左心房肥厚、扩大;主动脉狭窄后扩张;严重者心肌缺血	劳力性呼吸困难,心绞痛,晕厥	收缩期喷射性杂音;细迟脉
主动脉瓣关闭不全	左心室扩大、升主动脉扩张	早期为心搏量增加相关的心悸、不适,晚期左心衰竭表现	与第二心音同时开始的高调叹气样递减性舒张早期杂音
联合瓣膜病	取决于受损瓣膜的组合形式及相对严重程度	取决于受损瓣膜的组合形式及相对严重程度	取决于受损瓣膜的组合形式及相对严重程度

临床病例

病例 7　女性,67岁,主诉"反复劳力性心悸、气促30年"。30年前开始反复出现活动后心悸、气促,无胸闷、头晕、头痛,无双下肢浮肿,无咳嗽、咳粉红色泡沫痰,无夜间阵发性呼吸困难。曾诊断"风湿性心脏病瓣膜病变",但未予特殊治疗。查体:心率80次/min,律不齐;心尖区闻及3/6级舒张期吹风样杂音;双下肢不肿。超声心动图提示:风湿性心脏病,重度二尖瓣狭窄。

病例 8　男性,46岁,主诉"反复咳嗽、咳痰带血2年"入院。2年前因反复发作咳嗽、咳痰带血、咯血,入院检查发现"风湿性心脏病"。查体:心前区无隆起,未及震颤;心界向两侧扩大;心律绝对不齐;二尖瓣区闻及3/6级隆隆样舒张期杂音。超声心动图提示:风湿性心脏病,重度二尖瓣狭窄并重度反流,重度三尖瓣反流,轻度肺动脉高压,轻度主动脉瓣反流,少量心包积液,左心室收缩功能减退。

病例 9　女性,60岁,主诉"活动后心累、气促3年"。3年前开始快走时出现心前区憋闷,时有晕厥,以负重、爬坡后明显,但日常活动可。查体:心率80次/min,心律齐;主动脉瓣听诊区可闻及4/6~5/6级双期杂音。心电图提示:广泛ST-T改变,左心房、左心室大。超声心动图提示:主动脉瓣中度狭窄伴关闭不全,瓣口面积1.2cm²,跨瓣压差59mmHg,二尖瓣、三尖瓣轻度关闭不全,肺动脉瓣轻度反流。

病例 10　男性,52岁,主诉"反复活动后心悸、气促3余年"。查体:心前区无隆起,心界向左下扩大;心率86次/min,心房颤动,心律绝对不齐;心尖部可闻及2/6级吹风样收缩期杂音及3/6级隆隆样舒张期杂音,主动脉瓣听诊区可闻及3/6级喷射性收缩期杂音及2/6级叹气样舒张期杂音,剑突下可闻及3/6级吹风样收缩期杂音;双下肢无水肿。超声心动图提示:风湿性心脏病,中重度二尖瓣狭窄并轻度反流,中重度主动脉瓣狭窄并中度反流,重度三尖瓣反流,重度肺动脉高压。

初步了解病史以后,要考虑以下问题。

【问题 5】如何分析心脏瓣膜病所累及的瓣膜?

血流动力学是分析心脏瓣膜病的钥匙。正常血液循环为左心室→主动脉瓣→主动脉→分支动脉→组织毛细血管→体静脉→右心房→三尖瓣→右心室→肺动脉瓣→肺动脉→肺毛细血管→肺静脉→左心房→二尖瓣→左心室。其中四个瓣膜为节点,瓣膜狭窄时阻碍血流通过,引起梗阻点前结构扩张;瓣膜关闭不全时,引起反流,导致相应瓣膜上、下心腔容量负荷增加,引起扩张,最终心功能衰竭。二尖瓣狭窄时导致右心衰竭,二尖瓣关闭不全时可为左心衰竭和 / 或右心衰竭,主动脉瓣病变以左心衰竭为主。

> 知识点
>
> 风湿性心脏瓣膜病变常见;病变累及单瓣膜或多瓣膜;心脏瓣膜病引起血流动力学改变,引起心腔结构变化及相应临床表现和体征。

（二）心脏瓣膜病影像学检查方法的选择

超声心动图是首选检查方法,一般能够确诊心脏瓣膜病,无须进一步检查。X 线平片主要观察肺内情况,为常规检查。CT 一般作为超声心动图或 X 线平片的补充检查,或用于排除冠状动脉疾病。MRI 一般用于评估心肌及心功能情况,相位 MRI 亦可评估跨瓣膜血流动力学改变。核医学一般仅用于评价心肌活性。

1. 常用影像学方法特点

（1）X 线平片:可整体观察心形及大小变化,大致判断哪个心腔扩大、肺血改变及是否有瓣膜钙化。瓣膜钙化可肯定瓣膜病存在;但无瓣膜钙化时,不能排除心脏瓣膜病。

（2）超声心动图:首选检查方法,可直接观察瓣膜结构和运动,评估瓣膜狭窄程度及反流量,亦可测量心肌厚度、心腔大小,同时估测心功能及肺动脉压力。缺点是不能评价肺内情况、冠状动脉情况。

（3）CT:对心肌厚度及心腔大血管径线测量准确,显示瓣膜钙化敏感,同时可观察心腔内有无血栓形成,但对瓣膜运动显示欠佳。优势在于可同时显示肺内情况,冠状动脉 CT 成像可判断是否合并冠状动脉病变,为瓣膜置换术决策提供参考信息,尤其是对 TAVR 术前提供准确的测量数据。

（4）MRI:对心肌厚度及心腔大血管径线测量准确,能够准确评估心肌病变;能够观察心脏瓣膜运动及结构,估测瓣膜狭窄程度及反流量。但检查时间长,有禁忌证。

（5）核医学检查:放射性核素和 PET 检查可评价心功能,但图像空间分辨力较低,不能评估瓣膜情况。

（6）心导管检查:主要用于治疗前准备,可测量心腔、大血管血流动力学参数;可观察瓣膜反流及心腔大血管径线,估测心功能。冠状动脉造影可排除冠状动脉病变。另外,单纯瓣膜狭窄可行球囊扩张。

2. 心脏瓣膜病影像学检查流程　见图 5-1-8。

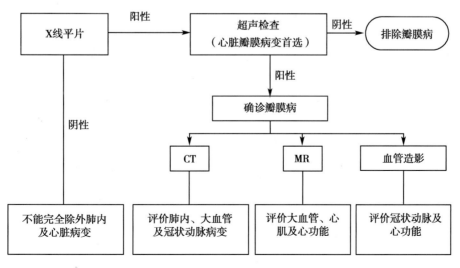

图 5-1-8　心脏瓣膜病影像学检查流程

【问题6】上述患者可能诊断是什么？可能存在的异常影像学表现有哪些？

通过病史及体检中发现心脏瓣膜区杂音,提示瓣膜病变。诊断心脏瓣膜病变首选超声心动图,同时X线平片检查可了解肺血及心脏大小改变。

首先要评估影像学检查的信息量是否足够,方法是否恰当,如需要了解主动脉瓣关闭不全是否合并主动脉夹层。超声心动图检查后,应进一步采用何种检查为最优,MR检查无辐射,不需对比剂,且可显示夹层及血流状态;瓣膜病的诊断是否可以完全解释患者病情,如果需了解冠状动脉情况,冠状动脉CT成像还是血管造影进一步检查,此时首选冠状动脉CTA。发现合并冠心病,外科手术治疗时可与瓣膜病一并处理病变冠状动脉。

> **知识点**
>
> X线平片可提供心脏瓣膜病变引起的肺血和心脏大小及形态改变;CT有助于显示瓣膜钙化和排除冠状动脉病变;MRI可显示心腔变化及心脏瓣膜运动。

(三)常见心脏瓣膜病的影像学征象及诊断思路

1. 常见心脏瓣膜病的影像学征象　见表5-1-4。

风心病往往同时累及多个瓣膜,称联合瓣膜病,其影像学表现以某一瓣膜病变表现为主或多个瓣膜病变的联合表现。

表5-1-4　常见心脏瓣膜病影像学征象

检查方法	二尖瓣狭窄	二尖瓣关闭不全	主动脉瓣狭窄	主动脉瓣关闭不全
X线				
心影改变	二尖瓣型心;左心房、右心室增大;肺动脉段突出	普大型心;左心房、左心室同时增大,右心室不同程度增大	主动脉型心;左心室增大为主,主动脉结正常	主动脉型心;左心室明显增大,升主动脉及主动脉结增宽
肺血改变	肺淤血、肺动脉高压明显	肺淤血较轻、肺动脉高压明显	肺淤血出现较晚	肺淤血出现较晚
CT				
心脏改变	二尖瓣增厚、钙化,舒张期见开放受限;左心房、右心室增大为主,相应心肌肥厚;左心房内可合并血栓	二尖瓣增厚、钙化;左心房、左心室同时增大,心肌肥厚	主动脉瓣增厚、钙化或先天畸形;左心室增大、心肌增厚为主,收缩期见开放受限;可见升主动脉狭窄后扩张	主动脉瓣增厚、钙化或先天畸形;左心室增大、升主动脉扩张;可合并主动脉夹层
肺内改变	肺水肿导致的小叶间隔增厚,胸腔积液	肺水肿导致的小叶间隔增厚,胸腔积液	肺血改变较轻。心力衰竭时,出现肺水肿	肺血改变较轻。心力衰竭时,出现肺水肿
MRI				
心脏改变	平扫T_2WI、T_1WI示二尖瓣增厚,呈等或低信号;电影序列示瓣膜运动、开放受限程度;增强延时扫描可判断心肌存活情况	T_2WI、T_1WI示二尖瓣增厚,表现为等或低信号;电影序列可观察瓣膜运动、收缩期反流程度;增强延时扫描可判断心肌存活情况	T_2WI、T_1WI示主动脉瓣增厚、结构变形;电影序列可观察瓣膜运动、收缩期开放受限程度及血流喷射;增强延时扫描可判断心肌存活情况	T_2WI、T_1WI示主动脉瓣结构改变;电影序列可观察瓣膜运动、舒张期反流程度;增强延时扫描可判断心肌存活情况

2. **影像学诊断思路** X线平片通过心脏外形及肺血改变来推断引起相应异常改变的可能病因。少数病例可见瓣膜区钙化,是诊断瓣膜病的直接征象。由于病变较轻时,往往不能发现异常X线改变。因此,X线平片未见异常征象不能排除风心病。

CT、MRI能够直接显示瓣膜、心腔、心肌情况。需要注意的是,心脏瓣膜病较早期时,表现为代偿性心肌肥厚;进一步发展,心腔扩大、心功能失代偿。

无论X线平片、CT、MRI,还是超声心动图,均无特异表现可诊断心脏瓣膜病的病因,病因诊断必须结合临床综合检查结果。例如,淀粉样变性累及心脏时,表现为心肌增厚、瓣膜瓣环增厚、心房扩大,需要结合实验室检查与风心病相鉴别。老年人退行性瓣膜钙化亦需与风心病钙化相鉴别。

【问题7】给出印象诊断后,还要注意哪些问题?

一般来讲,作出印象诊断后,影像学检查的流程结束。但要对诊断的结果进行分析。

实际工作中,尚需判断诊断的信息量是否足够,是否回答了临床医生的疑问。例如,对二尖瓣狭窄的印象诊断中是否提供了以下信息:①狭窄部位和程度的说明,是否瓣叶有钙化(可能影响治疗方式选择);②是否合并左心房血栓;③是否合并冠状动脉、心肌或纵隔、肺内异常等。

知识点

影像学表现提供心血管解剖结构的变化,但病因诊断仍需结合临床资料。

(四) 基于病例的实战演练

1. **重度二尖瓣狭窄**

病例7 患者行X线平片、CT检查,见图5-1-9。

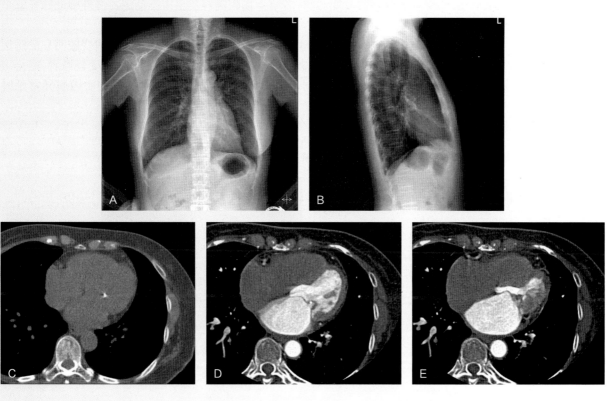

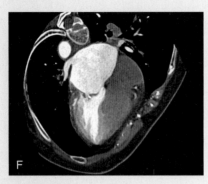
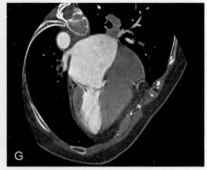

图 5-1-9 病例 7,X 线平片及 CT 图像

A.后前位 X 线平片;B.左侧位 X 线平片;C.CT 平扫轴位;D.心室舒张期 CT 增强轴位;E.心室收缩期 CT 增强轴位;F.心室舒张期 CT 增强多平面重组垂直室间隔长轴位;G.心室收缩期多平面重组垂直室间隔长轴位。

(1)影像征象分析

1) X 线平片征象:后前正位像心影呈"二尖瓣型";心底密度高,右心缘双边征,左心缘第三弓为左心房耳部,提示左心房、右心室增大为主。肺血管纹理增多,边缘模糊,呈淤血改变。见图 5-1-9A、图 5-1-9B。

2) CT 征象:平扫见二尖瓣钙化(图 5-1-9C);增强扫描显示瓣膜增厚及钙化(图 5-1-9D、图 5-1-9E),舒张期瓣叶开放受限(图 5-1-9D、图 5-1-9F);左心房明显增大,右心室增大,左心室增大不明显(图 5-1-9G)。

(2)印象诊断:风心病,二尖瓣狭窄。

(3)鉴别诊断:X 线平片需与肺心病、先心病、慢性肺动脉栓塞等相鉴别,这些疾病均可表现为肺动脉段突出。肺心病肺、胸廓或胸腔有相应病理改变,如慢性炎症、肺气肿等,一般无左心房增大。某些成人先心病(如 ASD 等)可有相似心房、心室增大及肺血改变,此时需结合临床资料及超声心动图。慢性肺动脉栓塞多为继发,左心房一般无增大。

CT、MRI 可显示瓣膜变形、增厚、钙化等,尤其 MRI 能够观察瓣膜运动情况。瓣膜病变较明显的病例无须鉴别诊断,需同时判断是否存在合并症,如心肌缺血、冠状动脉病变等。对于瓣膜病变轻微者,需与多种心肌病变相鉴别,如限制性心肌病表现为心室缩小、瓣膜增厚、心房扩张,但有特异的心内膜异常延时强化。

2. 重度二尖瓣狭窄并重度反流

病例 8 患者行 X 线平片、CT、MR 检查,见图 5-1-10。

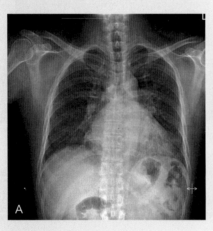
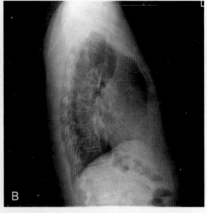

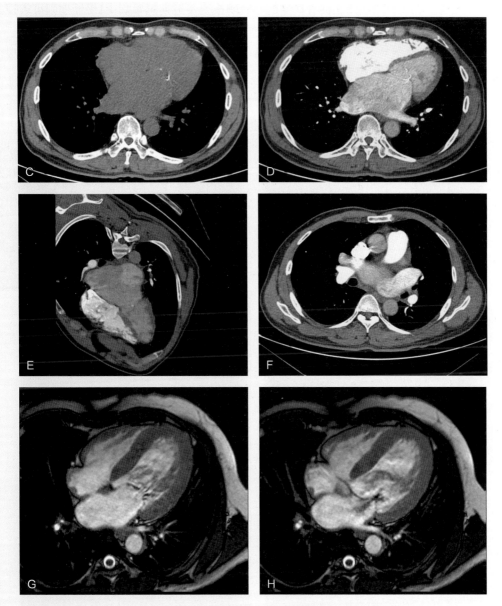

图 5-1-10　病例 8,X 线平片、CT 及 MRI 图像
分别为后前位 X 线平片（A）、左侧位 X 线片（B）,CT 平扫轴位（C）、增强扫描轴位（D）、
增强四腔心（E）、增强轴位上肺静脉平面（F）,以及 MR 四腔心位电影成像舒张期（G、H）。

（1）影像征象分析

1）X 线平片征象:后前位正位像示心影呈"普大型",左心房、左心室、右心室增大为主;肺淤血改变;见图 5-1-10A、图 5-1-10B。

2）CT 征象:平扫示二尖瓣钙化（图 5-1-10C）。增强扫描示左心房增大明显,左心室、右心室增大（图 5-1-10D、图 5-1-10E）,肺静脉、肺动脉增粗（图 5-1-10F）。

3）MRI 征象:"白血"电影序列可见二尖瓣增厚、运动受限及血流通过瓣膜情况。舒张期二尖瓣开放受限,血流通过狭窄的瓣口进入左心室,形成湍流（混杂的低信号;图 5-1-10G）;收缩期二尖瓣关闭不全,形成喷射状的反流低信号（收缩早期最明显;图 5-1-10H）。

（2）印象诊断:风心病,二尖瓣狭窄合并关闭不全,肺动脉高压。

（3）鉴别诊断:X 线平片表现需与扩张型心肌病、冠心病、心肌炎等常见病相鉴别,如无相应的临床资料提示,难以给出准确的风心病诊断。扩张型心肌病由于心腔扩张,瓣环被动扩大,可出现关闭不全,但其瓣膜本身并无明显病理性改变。冠心病由于心肌缺血可导致心腔扩张、心力衰竭,既往多有典型心绞痛病史,并有相应的心电图改变。心肌炎急性期往往有典型的心肌酶改变及近期感冒病史;慢性期则可表现为心腔扩张,继发性瓣膜关闭不全。

CT、MR 可显示心脏瓣膜有无病变,并可评估心肌、冠状动脉情况,有助于鉴别诊断。

3. 主动脉瓣中度狭窄合并关闭不全

病例9　患者先后进行了 X 线平片、CT、MR 检查,见图 5-1-11。

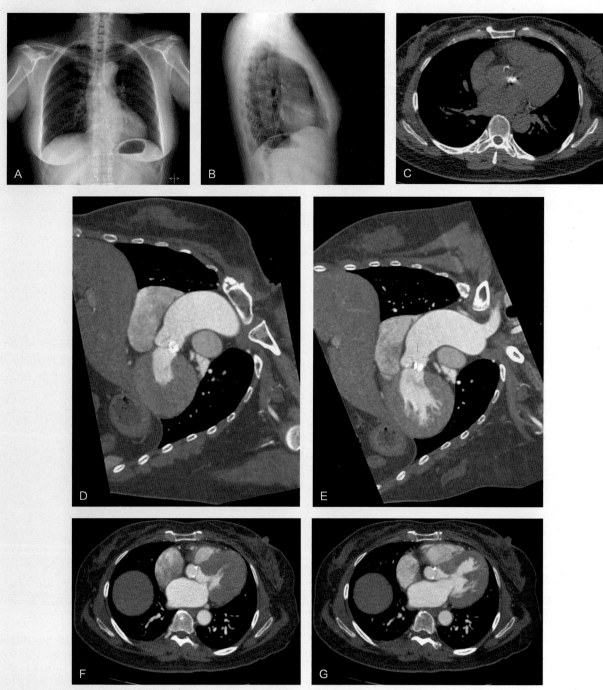

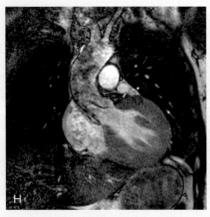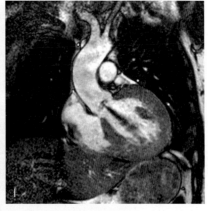

图 5-1-11 病例 9,X 线平片、CT 及 MRI 图像

A.后前位 X 线平片;B.左侧位 X 线平片;C.CT 平扫轴位;D.收缩期 CT 增强左心室流出道位;E.舒张期 CT 增强左心室流出道位;F.收缩期 CT 增强左心室轴位;G.舒张期 CT 增强左心室轴位;H.收缩期 MRI 左心室流出道;I.舒张期 MRI 左心室流出道。

(1)影像征象分析

1)X 线平片征象:后前位正位像(图 5-1-11A)示心影呈"主动脉型"增大,左心室增大为主。主动脉见增粗(图 5-1-11A、图 5-1-11B)。

2)CT 征象:平扫示主动脉瓣钙化,左心室增大(图 5-1-11C)。增强扫描示主动脉瓣膜增厚及钙化,收缩期瓣叶开放受限(图 5-1-11D),舒张期闭合不良(图 5-1-11E)。左心室心肌增厚为主,心腔轻度扩大(图 5-1-11G)。左心房无增大。二尖瓣显示清晰,无增厚,开闭良好(图 5-1-11F、图 5-1-11G)。

3)MRI 征象:"白血"电影序列显示主动脉瓣增厚、运动受限及血流通过瓣膜情况。收缩期主动脉瓣开放受限(图 5-1-11H),血流通过狭窄的瓣口进入主动脉,形成湍流(混杂低信号);舒张期瓣膜关闭不全,形成喷射状的反流低信号,且舒张早期最明显(图 5-1-11I)。

(2)印象诊断:风心病,主动脉瓣狭窄合并关闭不全。

(3)鉴别诊断:X 线平片表现需与高血压性心脏病、冠心病、先心病(如主动脉狭窄)等相鉴别。鉴别时需要结合临床资料:高血压性心脏病患者有高血压病史;冠心病患者有相应的心绞痛及心电图改变;先心病患者一般年龄较轻。

CT、MRI 能够观察主动脉瓣的病理改变。注意先天性主动脉二叶瓣也可出现增厚、钙化,可通过多方位显示主动脉瓣叶形态、数目进行鉴别。冠心病患者 CTA 能够发现冠状动脉病变;MRI 能够准确评估心肌是否有缺血或梗死。

对病因诊断时需要谨慎,且需要结合临床病史等相关资料,给出主动脉瓣狭窄和/或关闭不全更为客观。

4. 二尖瓣、主动脉瓣联合病变

病例 10 患者行 X 线平片、CT、MR 检查,见图 5-1-12。

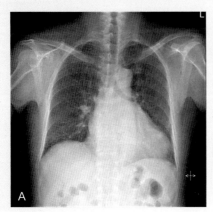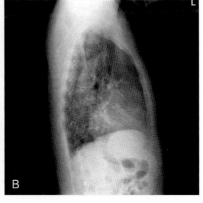

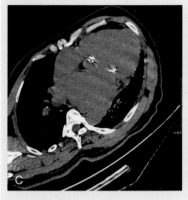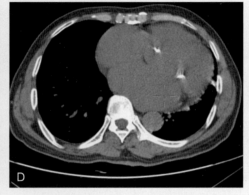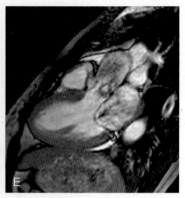

图 5-1-12 病例 10,X 线平片、CT 及 MRI 图像

A. 后前位 X 线平片;B. 左侧位 X 线平片;C.CT 平扫四腔心位;D.CT 平扫轴位;E. 三腔心"白血"电影 MRI。

(1)影像征象分析

1)X 线平片征象:心影呈"二尖瓣 - 主动脉型"增大,左心房、左心室增大为主,右心室亦增大。

2)CT 征象:平扫示二尖瓣及主动脉瓣钙化;左心房、左心室增大为主,右心室亦见增大。

3)MRI 征象:"白血"电影序列三腔心层面示收缩期主动脉瓣开放受限,血流通过形成湍流(升主动脉内混杂低信号);同时显示二尖瓣关闭不全,左心房内见喷射状的反流低信号。

(2)印象诊断:风心病,主动脉瓣、二尖瓣联合病变。

(3)鉴别诊断:X 线平片表现需要与引起全心增大的多种心脏病相鉴别。如无相关临床资料,无法给出准确诊断。

CT、MRI 观察到多个瓣膜病变,可准确诊断联合瓣膜病。

(五) 心房、心室增大的 X 线征象

【问题 8】如何判断是哪个心房、心室增大?

掌握心脏各房室增大的 X 线征象,有助于判断。

1. 左心房增大 主要向后、上及两侧增大。表现为:①左主支气管抬高,气管杈角度增大(后前位);②左心耳部突出及长度增加(左心缘第三弓);③右心缘双弧影;④心房双重致密影。左心房增大示意图及 X 线平片正侧位见图 5-1-13。

2. 左心室增大 主要向左、后、下增大。表现为:①后前位示左心室段延长,心尖向下向左延伸,居膈下甚至在胃泡内,心腰凹陷;若同时伴主动脉结突出,此类心型称"主动脉型"心;②心脏左侧位像显示心后食管间隙缩小或消失,下腔静脉影位于心脏后缘线之内。左心室增大示意图及 X 线平片正侧位见图 5-1-14。

3. 右心室增大 主要向前及两侧增大。表现为:①后前位,心脏横径增大,心尖圆钝、上翘,心腰饱满或膨出;②侧位,心前缘与前胸壁的接触面增大,心前间隙缩小;③间接征象,肺动脉段突出,右心房增大,下腔静脉及奇静脉扩张。右心室增大示意图及 X 线平片正侧位见图 5-1-15。

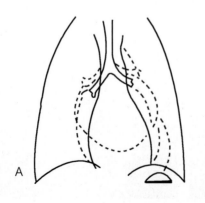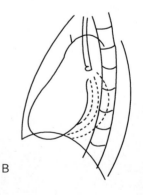

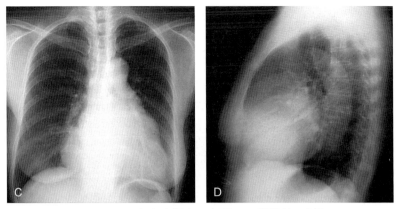

图 5-1-13　左心房增大示意图及 X 线平片正侧位
A. 后前位线图；B. 左侧位线图；C. 后前位平片；D. 左侧位平片。

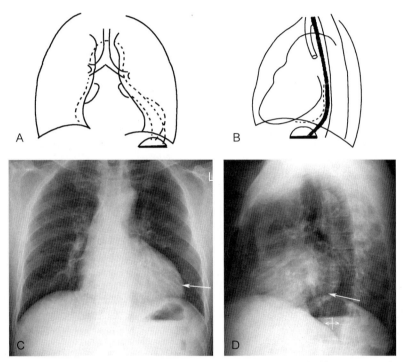

图 5-1-14　左心室增大示意图及 X 线平片正侧位
A. 后前位线图；B. 左侧位线图；C. 后前位平片，心尖向下向左延伸（箭头）；
D. 左侧位平片，腔静脉影位于心脏后缘线之内（箭头）。

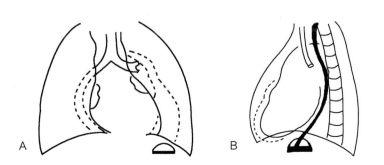

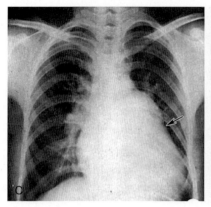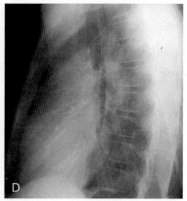

图 5-1-15　右心室增大示意图及 X 线平片正侧位
A. 后前位线图；B. 左侧位线图；C. 后前位平片；D. 左侧位平片。

4. **右心房增大**：主要向右上增大。表现为：①后前位，右心缘向右扩展，弧段加长，心房/心高 >0.6；②间接征象包括上腔静脉和/或下腔静脉与奇静脉扩张。右心房增大示意图及 X 线平片正位见图 5-1-16。

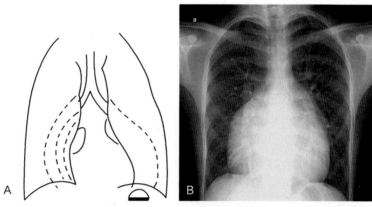

图 5-1-16　右心房增大示意图及 X 线平片正位
A. 后前位线图；B. 后前位平片。

5. **左右心室同时增大**　又称普大型心，心影较均匀地向两侧增大，肺动脉段平直，主动脉结多正常。常见于累及全心的心肌损害、心包积液或风湿性多瓣膜损害。

（六）术后随诊

获得性心脏瓣膜病在诊治过程中，术后影像学随访亦是必不可少的内容。短期复查并发症；长期评估手术治疗效果及判断预后。心脏瓣膜病术后影像学检查原则、术后重点评估内容与先心病术后随诊基本一致。

（梁长虹）

第二节　心　包　疾　病

一、常见心包疾病的影像学诊断

（一）临床相关基础概述

心包积液（pericardial effusion）可为漏出液、渗出液。最常见的病因为恶性肿瘤侵犯心包，常为肺癌、乳腺癌、白血病或淋巴瘤；其次为心包炎，可为自身免疫性或感染性；亦可见于心源性疾病、慢性肾衰竭（尿毒症）、内分泌及代谢性疾病等。临床表现缺乏特异性。心包积液的症状变化很大，急性渗出少量即可引发心包压塞，而慢性渗出超过 2L 也可无症状。由于右心压力较小，心包压塞（cardiac tamponade）常为右心受压引发。常见的症状为心脏压塞症状,如心前区闷胀感、心悸气促、进行性呼吸困难、夜间不能平卧入睡等。体征包括面色苍白、口唇发绀、颈静脉怒张、心浊音界扩大等。严重可致肝大、腹水、双下肢水肿等。

缩窄性心包炎(constrictive pericarditis)表现为心包增厚、纤维化、粘连致心脏舒张受限。多数病因不清,可继发于结核、化脓性炎、肿瘤转移及外科手术等。右心室舒张末期压力增高,可引起体静脉淤血等症状,表现为呼吸困难、腹胀、水肿、乏力、胸闷等;查体可见颈静脉怒张、奇脉、静脉压升高等。

原发性心包肿瘤少见,临床心包转移瘤更为常见。最常见的原发性心包恶性肿瘤是心包间皮瘤(pericardial mesothelioma),其他肿瘤包括纤维肉瘤、血管肉瘤和恶性畸胎瘤。良性肿瘤主要包括心包囊肿(pericardial cyst)、畸胎瘤、纤维瘤和血管瘤。不同心包肿瘤表现各异,心包肿瘤早期一般无症状,晚期有发热、气促、端坐呼吸、肝大等。

临床病例

病例 1 男性,56 岁,因"体检发现右锁骨上淋巴结肿大半个月"入院。患者半个月前发现右侧锁骨上有数个绿豆至蚕豆大小的结节,无压痛、咳嗽、咳痰、咯血。查体:右侧锁骨上窝可扪及数个绿豆至蚕豆大小肿大淋巴结,质中,无压痛,固定,全身其余浅表淋巴结未扪及肿大,上腔静脉压迫综合征阴性。实验室检查:血白细胞计数 $13×10^9$/L,中性粒细胞计数 $11×10^9$/L;细菌 + 真菌培养(-),结核菌培养(-),涂片找抗酸杆菌(-);癌胚抗原 232ng/ml,D- 二聚体 1 160μg/L。

病例 2 女性,58 岁,因"反复活动后气促,加重半年"入院。患者 2 年前起无明显诱因出现重体力劳动后气促,休息后可自行缓解。近半年来症状加重,出现夜间阵发性呼吸困难,双下肢水肿,时有头晕,无晕厥,时有腹胀。查体:无心前区隆起,心尖冲动局限,位于左侧锁骨中线第 5 肋间,无心包摩擦音。实验室检查:血白细胞计数 $4×10^9$/L,中性粒细胞计数 $3×10^9$/L;类风湿因子测定 502U/ml,C 反应蛋白 20mg/L,红细胞沉降率 62mm/h。

病例 3 男性,45 岁,体检发现纵隔肿物。患者无胸闷、气短,无胸痛,无恶心、呕吐。超声心动图提示心包肿物入院。查体:心率 90 次 /min,律齐,各瓣膜听诊区未见杂音。

病例 4 男性,71 岁,主诉"胸闷气短 3 个月,加重伴心前区疼痛 3 天"。患者 3 个月前无明显诱因出现胸闷、气短,活动后加重,伴腹胀。当地医院给予对症治疗后好转。入院前 3 天上述症状加重,伴心前区间歇性刺痛。近 3 个月体重明显下降。超声心动图提示心包占位,心包积液。查体:心率 88 次 /min,心律齐,心界向两侧扩大,心音低,各瓣膜听诊区未闻及杂音。

初步了解病史以后,要考虑以下问题。

【问题 1】应首选何种影像学检查方法? 各种方法的优缺点如何?

心包疾病常用的检查方法有超声心动图、X 线平片、CT、MRI,如何选择适当的检查方法尤为重要,也是进行临床诊断的重要环节之一。

(二) 心包疾病影像学检查方法的选择

1. 心包疾病常用影像学检查方法的选择

(1) X 线:常用,透视可见心尖搏动减弱、消失;少量心包积液平片可无异常表现;大量积液心影增大,呈烧瓶型,心弓消失。缩窄性心包炎可见怪异型心及心包钙化。心包囊肿一般表现为心膈角区类圆形高密度影。

(2) 超声心动图:为诊断心包积液最敏感的方法,小于 15ml 的少量心包积液即可诊断。同时也是诊断缩窄性心包炎最为重要的方法,可同时显示心包增厚及评价心功能,尤其可用于房室沟缩窄与二尖瓣狭窄的鉴别诊断。可以发现心包内占位,但对性质判断缺乏特异性。

(3) CT:为诊断心包疾病的常用辅助方法,可以显示少量心包积液。对缩窄性心包炎的钙化检测敏感,同时可以显示心脏结构。增强检查可对心包囊肿作出准确判断,对于其他占位性病变的判断也很有帮助。

(4) MRI:与 CT 相仿,为诊断心包疾病的辅助方法,较为敏感,定位准确。可以观察心脏结构及其运动功能,可鉴别缩窄性心包炎及限制型心肌病。对心包占位性病变的诊断较为准确。

2. 心包疾病影像学检查流程 见图 5-2-1。

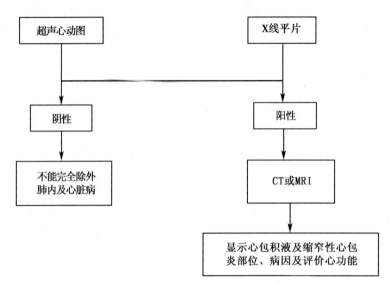

图 5-2-1 心包疾病影像学检查流程

【问题 2】上述患者可能的诊断是什么?可能存在的异常影像学表现有哪些?

诊断心包疾病应常规行 X 线平片及心脏超声检查。少量心包积液,X 线平片呈阴性;大量心包积液肺淤血,心影呈"烧瓶状",心弓消失。缩窄性心包炎 X 线平片心影呈"怪异型",有时可见心包钙化。心脏超声可观察心包有无增厚、肿块,心包腔内有无积液。X 线平片同时可筛查肺部、纵隔有无肿块,如阳性或可疑,此时可行 CT 或 MR 检查进一步分析病因。

> **知识点**
>
> X 线平片可以提供心包积液或增厚引起的肺血和心脏大小及形态改变,同时可观察有无肺部、纵隔病变;超声心动图可显示心包病变。CT 及 MRI 有助于显示心包积液的部位、量、有无心包增厚、排除心脏病变及明确心包占位的病因。

(三) 心包疾病的影像学特征和诊断思路

1. 心包疾病的影像学特征 见表 5-2-1。

表 5-2-1 心包疾病的影像学特征

心包疾病	X 线	CT 特征	MRI 特征
心包积液	少量心包积液平片可无异常表现;大量积液心影呈"烧瓶状",心缘各弓消失,心膈角变钝;肺淤血;可伴上腔静脉扩张;透视可见心脏搏动减弱	少量心包积液多位于左心室后侧壁或右心房外侧;平扫呈沿心脏轮廓分布的环形低密度带,增强扫描无强化	心包脏、壁层间距增宽,内见异常信号。根据液体性质不同,信号不同:积液 T_1WI 呈低信号,T_2WI 呈高信号;积血 T_1WI 及 T_2WI 均呈高信号
缩窄性心包炎	心脏大小正常或轻度增大,一侧或双侧心缘僵直,心缘各弓分界不清,外形怪异;部分病例可见特征性心包钙化,多位于右心室前缘、膈面及房室沟区,呈"蛋壳状"、带状稍高密度;多数伴上腔静脉扩张,可伴奇静脉扩张;肺淤血及间质性肺水肿,肺血正常者少见	心包不规则增厚,常大于 4mm,脏壁层分界不清,可见钙化;两心室内径缩小,心室壁外缘僵直,心室舒张功能受限;心房扩大;部分病例可见腔静脉扩张及继发肝大、腹腔积液及胸腔积液等	同 CT 表现,但钙化不能直接显示

心包疾病	X 线	CT 特征	MRI 特征
心包囊肿	可表现为心影扩大,边界清晰	圆形和椭圆形水样密度病灶,薄壁且边界清楚,与心界延续。增强扫描无强化	与心包腔有明确分界的液性占位,T_1WI 呈低信号,T_2WI 呈高信号,边界清晰
心包间皮瘤	心影增大,同大量心包积液 X 线征象	心包腔内不规则形实性或囊实性肿物,与心包边界不清,呈浸润性生长。增强检查肿物实性部分可有强化。也可表现为弥漫性心包增厚。可有中大量心包积液	心包腔内不均匀混杂 T_1WI 和混杂 T_2WI 结节样或团块样异常信号,增强检查肿物实性部分呈不均匀强化。也可表现为心包弥漫性增厚,中大量心包积液

2. 影像学诊断思路 X 线平片可观察心包积液所致的心脏的形态、大小改变,观察心缘各弓是否存在,大量心包积液可见上腔静脉回流受阻所致的上腔静脉扩张,表现为上纵隔影增宽,肺淤血。少量心包积液 X 线平片可无异常表现,因此,X 线平片未见异常征象不能排除少量心包积液。如心脏形态怪异,心脏边缘可见线条状钙化,则为缩窄性心包炎的直接征象。

CT、MRI 能够直接显示心包积液的部位及积液量、占位病变位置和形态,根据积液和占位的信号、密度及增强后的表现,可大致判断积液的性质;此外,可观察是否伴有心包增厚、缩窄及强化,心脏结构改变及是否伴胸部、纵隔肿瘤、胸腔积液及腹水等。心脏 MRI 及超声心动图可观察心室收缩及舒张功能。

【问题 3】给出印象诊断后,还要注意哪些问题?

一般来讲,作出印象诊断后,影像学检查的流程就结束了,但要对诊断的结果进行分析。诊断心包积液后,须进一步明确病因,最常见的病因为恶性肿瘤侵犯心包,常为肺癌、乳腺癌、白血病或淋巴瘤;影像学检查应密切观察有无肺部肿块,乳腺或纵隔占位等。其次为心包炎,可为自身免疫性或感染性;亦可见于心源性疾病、慢性肾衰竭(尿毒症)、内分泌及代谢性疾病等,应紧密结合临床。缩窄性心包炎多继发于结核、化脓性炎、肿瘤转移及外科手术等,需要结合临床病史及实验室检查综合分析。心包疾病的病因多种多样,需要结合临床病史及实验室检查综合分析。

二、基于病例的实战演练

(一)心包积液

病例 1 患者先后进行了 X 线平片及 CT 检查,见图 5-2-2。

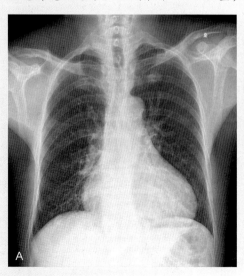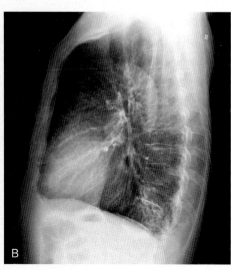

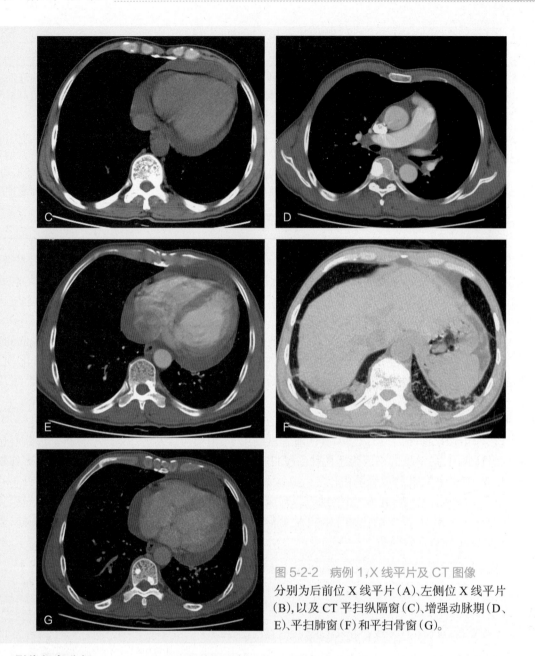

图 5-2-2　病例 1,X 线平片及 CT 图像

分别为后前位 X 线平片(A)、左侧位 X 线平片(B),以及 CT 平扫纵隔窗(C)、增强动脉期(D、E)、平扫肺窗(F)和平扫骨窗(G)。

1. 影像征象分析

(1)X 线平片征象:肺淤血,双下肺见斑片状模糊影。双侧肺门结构增大。心影增大,心腰平直,心缘各心弓尚存(图 5-2-2A、图 5-2-2B)。

(2)CT 征象:心包腔内见液体密度影(图 5-2-2C~图 5-2-2E、图 5-2-2G),以左心室后侧壁、右心房后外及右心室前方居多。双下肺见多发结节及斑片状影(图 5-2-2F)。心包未见增厚及结节。双侧心室及心房未见增大,心脏瓣膜区未见钙化,主动脉未见夹层征象。多个胸椎见高密度病灶。

2. 印象诊断　心包积液,双肺、肺门淋巴结及胸椎多发转移。

3. 鉴别诊断　心包积液 CT 表现直观,可明确诊断。平片需要与扩张型心肌病(图 5-2-3)及心肌炎相鉴别。扩张型心肌病以左心室扩张为主,常见左心缘延长,心缘各弓存在;心肌炎常伴发心包积液,鉴别须结合临床。

此外,须明确心包积液的病因,最常见的病因为肿瘤转移,多为胸部肿瘤,如肺癌、乳腺癌、淋巴瘤等;其次为感染性,结核性心包炎为最常见的原因,但可能无明确肺结核的证据;另外需要考虑心源性疾病,CT 增强扫描可观察有无心脏增大,瓣膜区有无钙化,主动脉有无夹层等(图 5-2-4)。

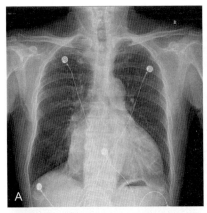

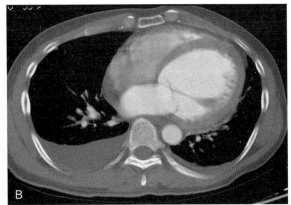

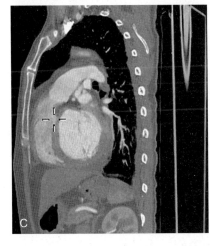

图 5-2-3　扩张型心肌病

A. 后前位 X 线平片；B. CT 增强轴位；C. CT 增强矢状位多平面重组。X 线平片示左心室增大，左心缘延长，心缘各弓存在。CT 示左心室腔扩大，心室游离壁及室间隔厚度正常。

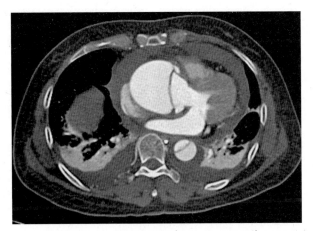

图 5-2-4　主动脉夹层（Stanford A 型）

CT 增强扫描示升主动脉根部及胸降主动脉内膜片内移，将主动脉分成真假两腔。心包积液，双侧胸腔积液，双肺下叶膨胀不全。

（二）缩窄性心包炎

病例2 患者先后进行了X线平片及CT检查,见图5-2-5。

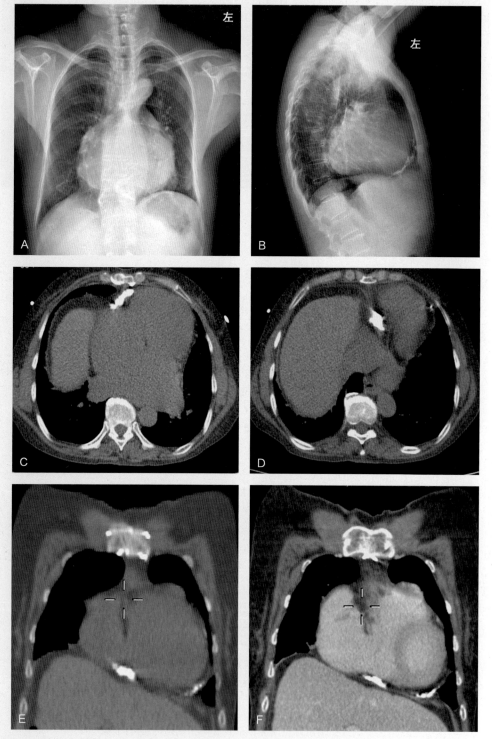

图 5-2-5 病例 2,X 线平片及 CT 图像
分别为后前位 X 线平片（A）、左侧位 X 线平片（B）,CT 平扫轴位（C、D）、冠状位多平面重组（E）
和增强冠状位多平面重组（F）。

1. 影像征象分析

（1）X 线平片征象:肺淤血,心脏外形怪异,右心缘及左心室前下缘见"蛋壳状"钙化影。

（2）CT 征象:CT 见局部心包增厚、钙化,钙化位于右侧房室沟、右心房后下缘及左心缘的心包内（直接征象);双侧心房及下腔静脉扩张,双侧心室内径缩小(间接征象)。

2. 印象诊断　缩窄性心包炎。

3. 鉴别诊断　主要与限制型心肌病相鉴别。限制型心肌病为各种原因导致心室壁顺应性降低,心脏舒张功能受限,从而引起一系列临床症状的心肌疾病。两者的临床表现均为静脉压增高和心排血量降低。限制型心肌病常累及右心室,右心室内膜纤维化,心室腔不规则,尤以心尖部明显,表面可有血栓形成,附壁血栓及心内膜增厚可致心尖闭塞,右心房增大,上/下腔静脉扩张。与缩窄性心包炎重要鉴别要点为心包无增厚及钙化。

(三) 心包囊肿

病例 3　患者先后进行 X 线和 CT 检查,见图 5-2-6。

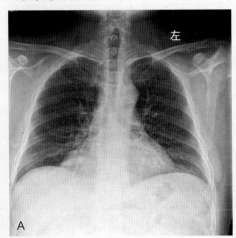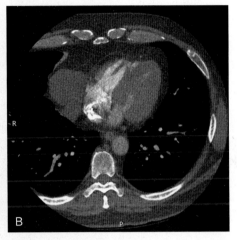

图 5-2-6　病例 3,X 线平片及 CT 图像
A. X 线胸片正位图像;B. CT 图像。

1. 影像征象分析

(1)X 线平片征象:两肺纹理清晰;心影增大,右心膈角区见类圆形高密度影,右心缘显示不清晰。

(2)CT 征象:右侧心膈角区见不规则形低密度病灶,CT 值 10HU,其内密度均匀;病灶边界清晰,与心包呈广基底;心包周围脂肪间隙存在。

2. 印象诊断　心包囊肿。

3. 鉴别诊断　需要与先天性支气管囊肿和胸腺囊肿相鉴别。先天性支气管囊肿:纵隔型支气管囊肿多位于中纵隔的中上部,以气管旁区域和气管隆突下最常见;而心包囊肿多位于心膈角区,位置偏下。胸腺囊肿多位于前上纵隔,但胸腺囊肿较大时可沿心包向下生长,鉴别有困难。

(四) 心包间皮瘤

病例 4　患者先后进行 X 线、CT 和 MR 检查,见图 5-2-7。

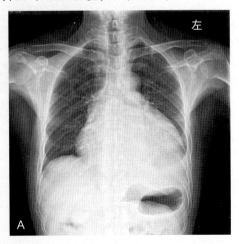

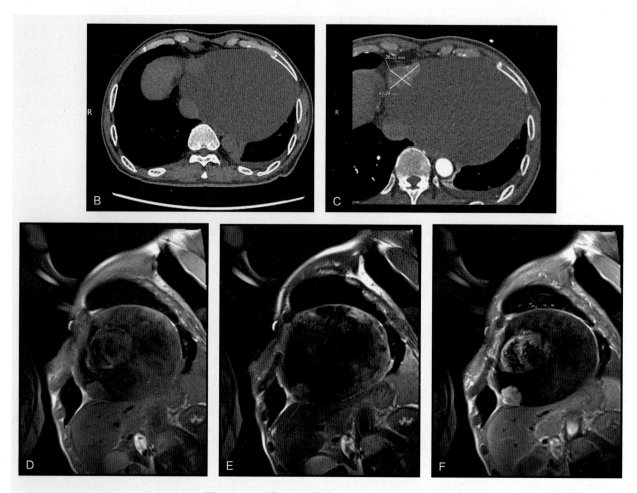

图 5-2-7　病例 4,X 线平片及 CT、MRI 图像

A. X 线正位胸片;B. CT 平扫;C. CT 增强;D. 心脏 MR T₁WI;E. 心脏 MR 脂肪抑制 T₂WI;F. 心脏 MRT、WI 增强。

1. 影像征象分析

(1)X 线平片征象:肺淤血,心影呈普大型,左侧少量胸腔积液。

(2)CT 征象:心包右下侧壁见不规则形软组织密度病灶,CT 值 35HU,大小约 28mm×42mm;病灶部分突出心包外;大量心包积液。增强检查病灶呈明显不均匀强化。左侧胸腔积液。

(3)MRI 征象:心包壁层右下侧壁见不规则形 T₁WI 等信号、T₂WI 稍高信号,并突出于心包外。心包大量积液。电影序列见心脏摆动,但该异常信号无移动。增强检查呈明显强化。

2. 印象诊断　心包占位性病变,考虑恶性间皮瘤,伴大量心包积液。

3. 鉴别诊断　鉴别恶性心包积液的病因。临床最常见为恶性肿瘤心包直接或血行转移侵犯。恶性肿瘤心包直接侵犯最多见于肺癌。其他器官的血行转移,应查找原发病灶。

(徐　磊)

第三节　心 肌 疾 病

一、常见心肌病的影像学诊断

(一)临床相关基础概述

心肌病是一类伴有特定的形态、功能、电生理等方面改变的心肌疾病。世界卫生组织 / 国际心脏病学会联合会心肌病定义分类委员会于 1995 年将心肌病的定义修改为"伴有功能障碍的心肌疾病",并将其分为扩张型心肌病(dilated cardiomyopathy)、肥厚型心肌病(hypertrophic cardio-myopathy)、限制型心肌病(restrictive cardiomy-opathy）、致心律失常型右心室心肌病（arrhy-thmogenic right ventricular cardio-myopathy）、心肌致密化不全（noncompaction of ventricular myocardium）及不能分类的心肌病（表5-3-1）。另外将已知病因或心肌病并发于其他系统疾病的心肌疾病称为特异心肌疾病，包括缺血性、瓣膜性、高血压性、炎症性、代谢性、全身疾病性、肌营养不良、神经肌肉性疾病、过敏性、中毒性及围生期心肌病等。目前认为，扩张型心肌病和致心律失常性右心室心肌病的病因主要是易感性和感染或毒性物质共同作用；肥厚型心肌病的病因是基因缺陷；限制型心肌病的病因可能是特发性、遗传性或由系统性疾病引起（淀粉样变）。心肌病的诊断是基于准确而特定的心肌病的表型并排除其他心血管疾病的病因。

表 5-3-1　常见心肌病的临床特点

常见心肌病	临床特点			
	病因	病理特征	发病年龄	临床症状
肥厚型心肌病	遗传相关性疾病，为常染色体显性遗传，多数患者有家族史	心肌细胞肥大、变性、间质增生。正常心肌细胞排列消失，肌束排列错综紊乱并伴有纤维化	任何年龄发病	可无症状；非特异性的头晕、晕厥、心绞痛、心律失常、呼吸困难甚至猝死
扩张型心肌病	病因尚不完全清楚，遗传、病毒感染和免疫异常是重要的致病因素	弥漫性心肌细胞萎缩和代偿性肥大并存，血管周围纤维化；程度轻重不一	任何年龄，以青中年男性居多	临床症状缺乏特异性，最常见为心肌收缩功能减低所致的左心功能不全；心律失常及继发于左心室内血栓导致的栓塞
限制型心肌病	以心肌顺应性降低、双侧心室或某一心室充盈功能受限的心肌病变，淀粉样变性、嗜酸性细胞增多症、心内膜心肌纤维化可导致此病；遗传因素亦是病因之一	缺乏特异性，可见结缔组织和弹力纤维增生，心肌细胞肥大、错综排列，心内膜增厚	任何年龄	根据受累心室不同可以分为左心室型、右心室型及双心室型。右心室型主要表现为右心回流受阻，颈静脉怒张、肝大、腹水；左心室型表现似二尖瓣病变
致心律失常型右心室心肌病	病因不明，可能与遗传因素有关，一般为常染色体显性遗传	右心室扩大，右心室流出道变薄；变薄部心肌细胞消失，并由脂肪和纤维组织代替	罕见	心律失常，包括束支传导阻滞，心房颤动和室性期前收缩；头晕、晕厥等阿-斯综合征
心肌致密化不全	胚胎发育过程中正常心内膜形成终止，左心室肌小梁不能吸收并保留小梁化的状态。可并发其他畸形	肌小梁与左心室腔交通且深陷的小梁间隙	确诊年龄1~22岁，男性稍多于女性	临床症状主要包括心力衰竭、心律失常、体循环栓塞

临床病例

　　病例1　男性，22岁，主诉"胸闷气促1月余，突发晕厥1天"。患者1个月前无明显诱因出现胸闷、乏力伴头晕，无头痛、胸痛、呼吸困难，无晕厥，休息后可缓解，与运动、劳累及情绪激动无关。入院前1天于游玩时突然黑矇、晕厥，自行苏醒，无肢体活动障碍。查体：心率86次/min，律齐，主动脉瓣区闻及Ⅲ级收缩期杂音。超声心动图：主动脉瓣下狭窄。

　　病例2　男性，32岁，主诉"活动后胸闷、气短1年，加重1周"入院。患者1年前感冒发烧后出现胸闷、气短，伴咳嗽、咯血、夜不能平卧，腹胀、食欲缺乏及双下肢水肿。当地医院给予对症治疗。入院前1周患者感冒后症状加重。查体：心率97次/min，律齐，心界向两侧扩大，各瓣膜听诊区未闻及杂音。

病例3　男性,39岁,主诉"间断心悸8年,加重2个月"。患者8年前体检发现心电图异常,超声心动图提示右心房室增大。3年前劳累后出现心悸、乏力等症状,无胸痛、胸闷,无黑矇及晕厥。2个月来症状加重,心电图诊断室性心动过速。查体:心率76次/min,律齐,各瓣膜听诊区未闻及杂音。

病例4　女性,37岁,入院前1个月突发心悸、胸闷、头晕、大汗,无胸痛及晕厥,至当地医院诊断为室性心动过速,给予电复律后症状好转。入院前10天,再次出现上述症状。查体:心率58次/min,律齐,三尖瓣听诊区可闻及吹风样杂音,未闻及心包摩擦音,无水冲脉和枪击音;叩诊心界向右侧扩大。超声心动图:右心房、右心室明显扩大,右心室壁变薄,运动弥漫性减低;三尖瓣关闭不全。

病例5　男性,50岁,主诉"胸闷、气短12年,加重伴腹胀2个月"。患者12年前上楼出现胸闷、气短症状,休息后缓解。2年前劳累后胸闷、气短症状加重,伴心悸、喘憋,阵发性呼吸困难伴双下肢轻度水肿。近2个月上述症状进行性加重,遂入院。查体:心率71次/min,律齐,二尖瓣、三尖瓣听诊区闻及2/6收缩期杂音。

初步了解病史后,要考虑以下问题。

【问题1】应首选何种影像学检查方法? 各种方法的优缺点如何?

心肌病常用的影像学检查方法有X线平片、超声心动图、CT、MR等,选择适当的检查方法尤为重要,也是进行临床诊断的最重要环节之一。

(二)心肌病影像学检查方法的选择

1. 常用影像学方法的特点

(1)X线平片:可以整体观察心脏形态及大小变化、肺血情况。如心脏形态大小正常时,亦不能排除心肌病。

(2)超声心动图:能够测量室壁厚度、心室形态和容量,评价心脏功能及室壁运动、血流速度和压力,评价瓣膜运动情况及有无反流。缺点是无法评价心肌纤维化。

(3)CT:能够定量测量室壁厚度、心室形态和容量,评价心脏功能及室壁运动及心腔内有无血栓形成。冠状动脉CTA可以鉴别由于心肌缺血引起的缺血性心肌病或心肌病是否合并冠状动脉病变。

(4)MRI:能够准确定量测量室壁厚度、心室形态和容量,评价心脏功能及室壁运动、瓣膜运动及有无反流。心肌灌注扫描可以发现心肌缺血,延迟扫描提示心肌纤维化程度对判断心肌病诊断的预后可发挥重要的作用。

(5)核医学:心电门控下的核素检查可以评估心功能及心室大小,但其空间分辨力差,较少应用于心肌病诊断。

(6)心脏导管:不作为心肌病变诊断的必要检查手段,除非具有特定的临床适应证,如心肌活检、介入消融治疗及安装植入式起搏除颤器等。

2. 影像学检查的程序　超声心动图作为首选,X线作为常规检查方法评价心脏整体形态和大小。如有需要排除冠状动脉病变时可行心脏CTA检查。心脏MR检查作为诊断心肌病变的主要手段可以提供充分而准确的证据以供诊断。

【问题2】上述患者可能的诊断是什么? 可能存在的异常影像学表现有哪些?

通过病史及体检中发现心脏瓣膜区杂音,超声心动图可作为诊断心肌病变的首选,超声检查后,应进一步选择最优的检查方法。MR检查无辐射,可以评价心脏形态、功能,同时也可以评价心肌纤维化程度。X线平片检查可了解肺血及心脏形态改变。如果须了解冠状动脉情况,首选无创的冠状动脉CTA。

(三)常见心肌病影像学征象及诊断思路

1. 常见心肌病的影像学特征　见表5-3-2。

2. 诊断思路　X线平片可以观察心脏外形及肺血改变,但往往不能发现异常X线改变。因此,X线平片未见异常征象不能排除心肌病变。

心脏MRI及超声心动图可观察心腔形态、室壁收缩和舒张功能,以及瓣膜情况。MR延迟增强价值较大,可以评价心肌纤维化及程度,对于患者诊断很有帮助。心脏CT在心肌病的诊断中作用有限,可用于排除是否合并冠状动脉狭窄性疾病。但是对于心肌病变的病因诊断必须结合临床综合检查结果。

表 5-3-2 常见心肌病的基本影像学征象特征

常见心肌病	X 线	心脏 CT	MRI
肥厚型心肌病	心脏轮廓可正常或增大;可见左心房增大	适用于超声心动图诊断不明及 MRI 禁忌的情况下	室壁增厚可累及心脏任何部位,室间隔最常见,厚度 >15mm,增厚心肌与左心室后壁厚度比值 ≥ 1.5。增厚心肌收缩功能减低,正常部位心肌收缩功能正常;心室舒张功能减低;可有左心室流出道梗阻。增厚心肌部位常见延迟强化
扩张型心肌病	心脏扩大,心胸比 >0.5;心房扩大;肺淤血、肺水肿,胸腔积液	可排除冠状动脉狭窄;可量化心室容量、心肌质量和射血分数	心室腔扩大,心室横径增大较长径明显;室壁厚度基本正常或变薄。左心室或双侧心室弥漫性室壁运动功能减低,收缩功能明显减低,射血分数 <50%;可有瓣膜关闭不全。可见心肌中层线样延迟强化
限制型心肌病	可见肺淤血、肺水肿、胸腔积液等心功能不全征象,但心脏无明显扩大	可量化心房、心室大小和室壁厚度;有助于排除冠状动脉病变和心包病变(缩窄性心包炎)	右心室型:右心室流入道缩短变形,心尖闭塞或圆隆;右心室室壁增厚,以内膜为主;右心房增大。左心室型:左心室腔变形,心尖圆钝;室壁增厚,心内膜表面凹凸不平,左心房扩大。双心室型:可见上述两种征象
致心律失常型右心室心肌病	一般胸片显示正常	可量化右心房、右心室大小,并测量射血分数;对于显示右心室游离壁脂肪可能有帮助	右心室扩张,以流出道为著,右心室游离壁变薄。右心室肌小梁肥大,右心室前壁、下壁及心尖部见瘤样突出;右心室节段性室壁运动异常;可能出现右心室壁延迟强化
心肌致密化不全	严重者可有心脏扩大和肺淤血、水肿等心功能不全征象	与心脏 MRI 征象相似	致密化不全的心肌由两层构成,内层为非致密心肌呈"海绵状",外层为致密心肌;非致密心肌与致密心肌之比 >2.3;室壁运动正常或节段性运动异常;非致密心肌小梁隐窝内可见血栓;心肌灌注减低或出现延迟强化

【问题 3】给出印象诊断后,还要注意哪些问题?

一般来讲,作出印象诊断后,影像学检查的流程结束。但要对诊断的结果进行分析。

在实际工作中,还要对诊断的信息量进行评估是否足够,是否回答了临床医生的疑问。如对肥厚型心肌病的影像学诊断,在印象诊断中是否提供了以下信息:①心肌肥厚的节段和累及的范围;②肥厚心肌厚度,如果是室间隔肥厚,测量肥厚心肌至主动脉瓣口的距离,是否存在流出道狭窄;③是否合并冠状动脉、纵隔、肺内异常表现(如合并冠状动脉狭窄、纵隔肿瘤、肺癌等)。

影像学表现提供了心脏解剖结构的变化,但病因诊断仍需结合临床资料。

知识点

X 线平片仅能提供心脏轮廓的大小及形态改变,合并心力衰竭时可观察肺部水肿改变;超声心动图作为首选的检查方法可评价各个心腔的大小,室壁运动、心功能及瓣膜功能。CT 能够显示室壁厚度和心腔大小,冠状动脉 CTA 可以显示冠状动脉狭窄病变,有助于鉴别缺血和非缺血性心肌病变。MRI 能够准确测量室壁厚度、心腔大小和容积,评价心脏功能、室壁运动及瓣膜功能。更重要的是 MRI 延迟强化可以显示心肌纤维化程度和范围,对心肌病诊断和鉴别诊断及预后评价具有重要价值。

二、基于病例的实战演练

（一）肥厚型心肌病

病例1 患者进行心脏 MR 检查，见图 5-3-1。

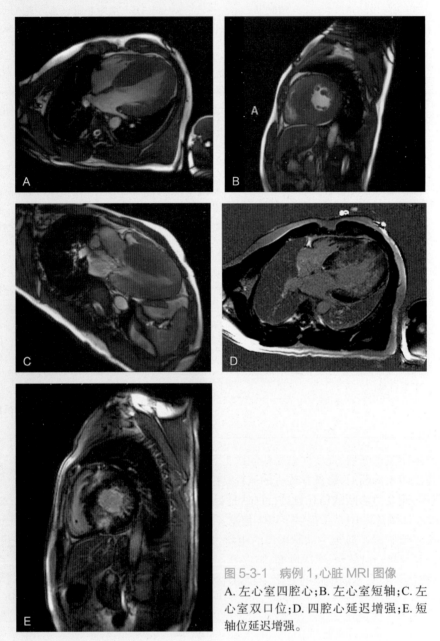

图 5-3-1 病例 1，心脏 MRI 图像
A. 左心室四腔心；B. 左心室短轴；C. 左心室双口位；D. 四腔心延迟增强；E. 短轴位延迟增强。

1. **影像征象分析** 心脏 MRI 示左心室壁弥漫性增厚，以间隔壁最为显著（图 5-3-1A、图 5-3-1B）；左心室流出道狭窄，收缩期二尖瓣前叶移位，即 "SAM" 征阳性（图 5-3-1C）；延迟强化示左心室壁大片状高信号，与冠状动脉供血区域不匹配（图 5-3-1D、图 5-3-1E）。

2. **印象诊断** 肥厚型梗阻性心肌病。

3. **鉴别诊断** 需与高血压性心脏病及主动脉瓣病变引起的心肌肥厚相鉴别。高血压性心脏病心肌厚度很少超过 15mm，一般不会导致左心室流出道的狭窄，"SAM" 征基本为阴性，而且患者有高血压病史。主动脉瓣病变导致的心肌肥厚，均有瓣膜病变的病史，容易鉴别。

（二）扩张型心肌病

病例 2　患者进行心脏 X 线、CTA 和 MR 检查，见图 5-3-2。

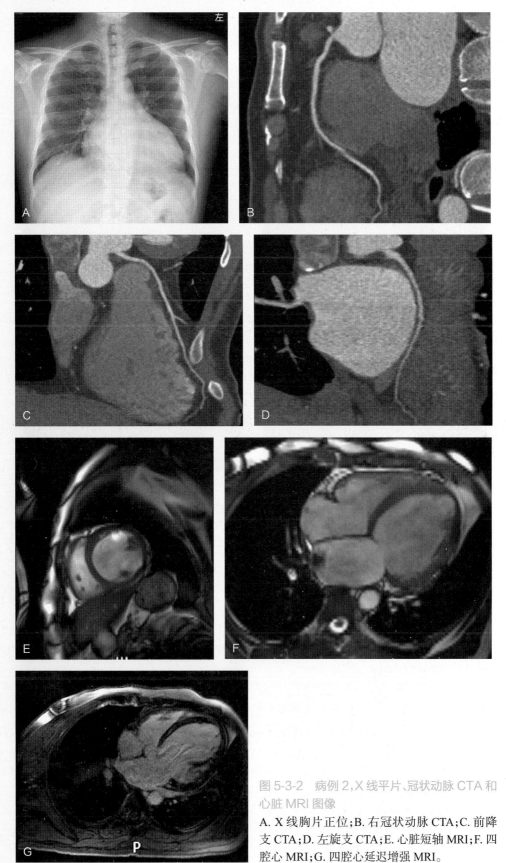

图 5-3-2　病例 2，X 线平片、冠状动脉 CTA 和心脏 MRI 图像

A. X 线胸片正位；B. 右冠状动脉 CTA；C. 前降支 CTA；D. 左旋支 CTA；E. 心脏短轴 MRI；F. 四腔心 MRI；G. 四腔心延迟增强 MRI。

1. 影像征象分析

(1)X线平片:肺淤血,双侧肺门增大,心影增大(图 5-3-2A)。

(2)冠状动脉CTA:右冠状动脉、前降支及回旋支正常(图 5-3-2B~ 图 5-3-2D)。

(3)心脏MRI:左心室心腔扩大(图 5-3-2E、图 5-3-2F),整体室壁运动减低,收缩功能下降;延迟增强间隔壁中层见条状延迟强化(图 5-3-2G)。

2. 印象诊断　扩张型心肌病。

3. 鉴别诊断　X线平片表现需与心包积液相鉴别,CT 或 MRI 很容易作出鉴别诊断。冠心病所致缺血性心肌病可见心腔扩大,心室功能减低;冠状动脉CTA或心导管造影可明确显示冠状动脉病变。心脏瓣膜病变,如瓣膜脱垂、穿孔引起的心脏扩大,超声或 MRI 可明确基础病。

(三)限制型心肌病

病例3　患者进行心脏 MR 检查,见图 5-3-3。

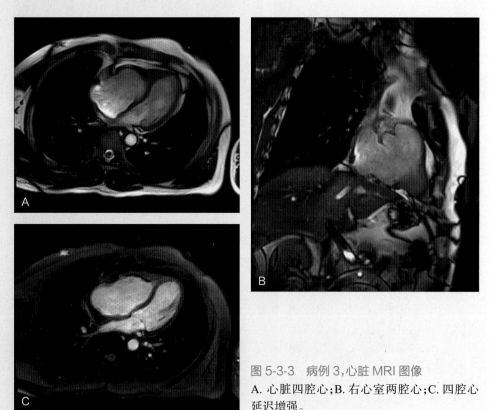

图 5-3-3　病例 3,心脏 MRI 图像
A. 心脏四腔心;B. 右心室两腔心;C. 四腔心
延迟增强。

1. 影像征象分析　心脏 MRI 示右心室内膜增厚,表面凹凸不平(图 5-3-3A);右心室心尖部闭塞,右心房增大(图 5-3-3B);室间隔凸向左心室侧;延迟增强:右心室见血栓形成,心内膜未见强化(图 5-3-3C)。

2. 印象诊断　限制型心肌病。

3. 鉴别诊断　临床上限制型心肌病主要需与缩窄性心包炎相鉴别,两者均表现为双侧心房增大,心室相对较小,腔静脉增宽,心包积液。鉴别点:①缩窄性心包炎时,心包增厚并可见钙化和心包积液,而限制型心肌病是心内膜增厚,表面凹凸不平;②MRI 网格标记时,缩窄性心包炎网格线连续,而限制型心肌病网格线中断。

（四）致心律失常型右心室心肌病

病例4 患者进行心脏X线和MR检查,见图5-3-4。

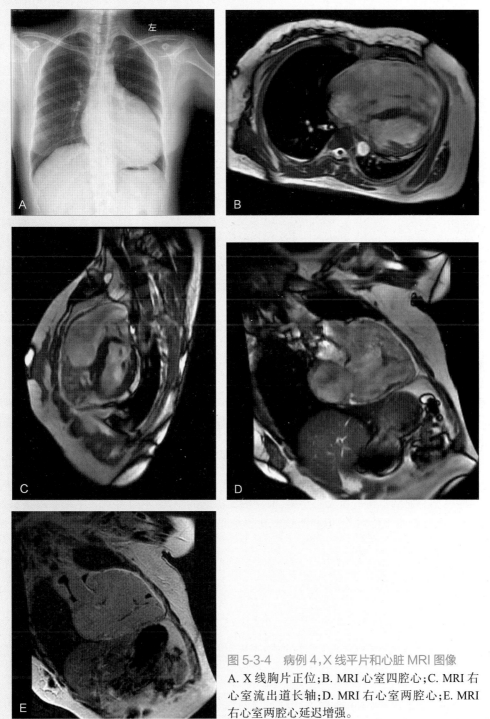

图 5-3-4 病例 4,X 线平片和心脏 MRI 图像
A. X 线胸片正位;B. MRI 心室四腔心;C. MRI 右
心室流出道长轴;D. MRI 右心室两腔心;E. MRI
右心室两腔心延迟增强。

1. 影像征象分析

（1）X 线平片:两肺纹理稀疏;右心室增大（图 5-3-4A）。

（2）心脏 MRI:右心室室壁变薄,游离壁形态不规则,右心室增大,收缩功能减低,可见"心肌发育不良三角";三尖瓣区见反流信号;右心室游离壁肌小梁增多;右心室流出道增宽（图 5-3-4B~ 图 5-3-4D）。延迟增强:右心室游离壁延迟强化,并血栓形成（图 5-3-4E）。心包内少量积液。

2. 印象诊断 致心律失常型右心室心肌病。

3. 鉴别诊断　临床上需与特发性室性心动过速、先心病（ASD）、扩张型心肌病等相鉴别。特发性室性心动过速多无器质性病变，无家族史，心脏 MR 检查正常。ASD 可见房间隔连续性中断，右心房室增大；但右心室无"心肌发育不良三角"征象。扩张型心肌病多表现为左心室扩张或双心室扩张，功能减低，罕见单独累及右心室。

（五）心肌致密化不全

病例5　患者进行心脏 X 线和 MR 检查，见图 5-3-5。

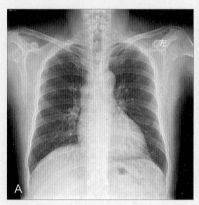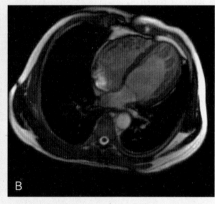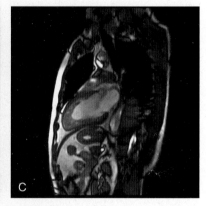

图 5-3-5　病例 5，心脏 MRI 图像
A. X 线胸片正位；B. 心室四腔心图像；C. 左心室两腔心图像。

1. 影像征象分析

（1）X 线平片：肺淤血，心影不大（图 5-3-5A）。

（2）心脏 MRI：左心室增大，左心室心尖部及侧壁肌小梁增多、增粗，呈"栅栏"状；非致密心肌厚度与致密心肌厚度比值 >2.3；左心室侧壁室壁运动减低，收缩功能下降（图 5-3-5B、图 5-3-5C）。

2. 印象诊断　心肌致密化不全。

3. 鉴别诊断　需要与扩张型心肌病、肥厚型心肌病及一些继发于心室排血受阻疾病引起的心肌肥厚相鉴别。扩张型心肌病表现为心室腔扩大，室壁均匀变薄，心内膜光滑；但心尖部也可有增粗的肌小梁，有时鉴别较为困难。肥厚型心肌病也可有粗大肌小梁，但一般无深陷的隐窝，不难鉴别。主动脉瓣狭窄等后负荷增加所致心肌肥厚，也可有肌小梁粗大；但心肌致密化不全是非致密化心肌取代致密心肌，病变区域的致密化心肌是变薄的。

（徐　磊）

第四节　冠状动脉疾病

一、冠状动脉疾病的影像学诊断

（一）临床相关基础概述

冠心病（coronary artery heart disease，CHD）是指因冠状动脉狭窄、供血不足而引起的心肌功能障碍和/或器质性病变，故又称缺血性心脏病。冠心病的主要病因是冠状动脉粥样硬化，硬化斑块逐渐增多造成冠状动脉管腔狭窄，使血流受阻，进而导致心脏缺血、缺氧，产生心绞痛症状。随着技术的不断进步，影像学检查对于冠状动脉疾病的诊断和治疗提供了越来越大的帮助。

世界卫生组织将冠心病主要分为心绞痛型、心肌梗死型、隐匿型、心力衰竭型（缺血性心脏病）、猝死型 5个类型。其中临床最常见的是心绞痛型，最严重的是心肌梗死型和猝死型。

心绞痛型：胸骨后压榨感、闷胀感，持续 3~5min，常发散到左侧臂部、肩部、下颌、咽喉部、背部，也可放射到右臂。用力、情绪激动时发作，休息和含化硝酸甘油缓解。

心肌梗死型：梗死发生前一周左右常有前驱症状，如静息和轻微体力活动时心绞痛发作。梗死时表现为持续性剧烈压迫感、闷塞感，甚至刀割样疼痛，疼痛部位与以前心绞痛部位一致，但持续更久，达 30 分钟以上甚至数小时。疼痛更重，休息和含化硝酸甘油不能缓解。

隐匿型：很多患者无心绞痛症状，常规体检时发现心肌梗死后才被发现。部分患者由于心电图有缺血表现，发生了心律失常，或因为运动试验阳性而进行冠状动脉造影才发现。

心力衰竭型：部分患者原有心绞痛发作，以后由于病变广泛，心肌广泛纤维化，心绞痛逐渐减少到消失，却出现心力衰竭的表现，如气紧、水肿、乏力等，还有各种心律失常，表现为心悸。还有部分患者从来没有心绞痛，而直接表现为心力衰竭和心律失常。

猝死型：指由于冠心病引起的不可预测的突然死亡，在急性症状出现后 6 小时内发生心脏骤停所致。主要是由于缺血造成心肌细胞电生理活动异常，而发生严重心律失常导致。

临床病例

病例 1　男性，40 岁，因"急性胸痛 1 天"入院。患者平素偶感胸闷约 2 月余，无咯血、喘息。查体：血压 130/80mmHg，心界无扩大，律齐，各瓣膜听诊区未闻及杂音，周围血管征阴性；腹软，无压痛，肝、脾肋下未触及。心电图未见异常。

病例 2　男性，36 岁，因"胸痛 20 余天"入院。患者 20 天前无明显诱因突发剧烈胸痛，位于胸骨下段，约拳头大小范围，呈绞榨样痛、持续不缓解，无向他处放射。外院就诊，行心电图检查未见明显异常，按"急性胃出血"处理，住院期间，患者解黑便 2 天，住院 6 天后出院。胸痛症状共持续 21 小时，后未再复发胸闷、胸痛。有胃病史 5 年，食油腻食物后常有嗳气、反酸。有高血压病、糖尿病、肺癌、肝硬化家族史。入院体检：听诊心率 75 次 /min，律齐，心音正常，各瓣膜听诊区未闻及病理性杂音及心包摩擦音。辅助检查：心电图示左心室前壁、下壁心肌缺血；超声心动图示左心室腔近心尖区局部扩张呈瘤样并呈矛盾运动。

病例 3　女性，80 岁，因"反复胸闷、胸痛 7 年，加重 3 周"入院。患者 7 年前无明显诱因出现心前区闷痛，为压榨样，持续数分钟到数十分钟不等，服用"速效救心丹"后可缓解，偶伴胸痛，未放射至后背部及左肩部，稍气促，乏力，无头晕、头痛，无冒冷汗，可平卧，无夜间阵发性呼吸困难，无粉红色泡沫痰，在外院诊断为冠心病，予冠心病二级预防治疗。3 周前胸闷症状再发，伴明显胸痛，呈压榨样，持续约 2 小时后自行缓解，为进一步治疗入院。既往史：有高血压病及糖尿病史。查体：心率 80 次 /min，律齐，未及明显病理性杂音。辅助检查：心电图示窦性心律，一度房室传导阻滞；超声心动图示心肌运动未见明显异常。

初步了解患者病史以后，要考虑以下问题。

【问题 1】应首选何种影像学检查方法？各种方法的优缺点如何？

冠心病常用的检查方法有 X 线平片、超声心动图、CT、MR、心肌灌注显像、冠状动脉造影等，如何选择适当的检查方法尤为重要，也是进行临床诊断的最重要环节之一。

（二）冠心病影像学检查方法的选择

1. 常用影像学检查方法特点

（1）X 线：X 线检查可观察心脏大血管及肺血改变的整体情况，少数病例可见冠状动脉内支架形态或钙化影，不能显示冠状动脉狭窄程度及部位。

（2）超声心动图：超声心动图优点是可测量心肌厚度、心腔大小、瓣膜运动情况，同时检测室壁运动及心功能。但多数冠心病患者超声心动图正常，基本不能发现冠状动脉狭窄部位并判定狭窄程度。临床可将其作为冠心病与其他心脏瓣膜疾病或心肌疾病的鉴别手段，以及评估心功能的便捷工具。

（3）CTA：冠状动脉 CTA 检查是目前筛查冠心病的首选检查方法，在临床上广泛应用。可作为不典型心绞痛及中高危冠心病的筛查手段，以及冠心病治疗后随访的有效手段，对冠心病的阴性预测值达 95% 以上，但对钙化严重或支架植入术后管腔评价仍有一定局限性。

（4）MRI：MRI 能一站式完成解剖及心功能评价。在冠心病诊断方面的应用主要是心功能评估及心肌缺血及活性评价。冠状动脉 MRI 不及 CT，目前只是临床研究阶段。

（5）心肌灌注显像（myocardial perfusion imaging）：心肌灌注显像图像空间分辨率低，不能评估冠状动脉病变情况，是评价冠心病心肌缺血及心肌存活情况的"金标准"。

(6)冠状动脉造影(coronary angiography):冠状动脉造影是诊断冠心病的"金标准",可明确有无冠状动脉病变、狭窄部位和程度,同时可以观察管腔血流速度。在诊断的同时可行介入治疗。对典型心绞痛发作患者,可直接行冠状动脉造影检查。缺点是价格较昂贵、且为有创性检查。

2. 影像学检查流程　超声检查能够筛查有无心脏明显病变及心脏功能。X线平片主要用于观察肺内情况及心脏大体外形,作为入院常规检查。冠状动脉CTA用于冠心病中高危患者的筛查及术后随访。对于CTA检查结果阳性或有典型心绞痛、心电图有心肌缺血表现的患者,可选择冠状动脉造影。MRI主要用于评估心肌情况及心功能。核医学检查可评价心肌缺血及心肌活性。冠心病影像学检查流程见图5-4-1。

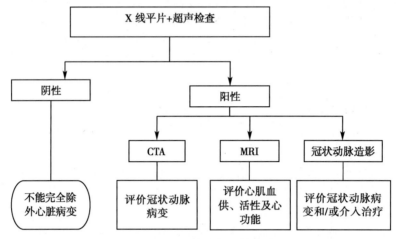

图 5-4-1　冠心病影像学检查流程

【问题2】上述患者可能的诊断是什么? 可能存在的异常影像学表现有哪些?

通过病史、心电图及有无冠心病危险因素如高血脂、高血压病、高血糖等可预先判断有无冠心病。胸部X线平片常无异常表现,部分病例可见左心室增大。CTA及冠状动脉造影的征象是冠状动脉单支或多支不同程度狭窄,狭窄程度超过50%即可诊断为冠心病。

知识点

结合病史及心电图可判断患冠心病风险有多大;对典型症状的冠心病患者,直接进行冠状动脉造影;症状不典型或中高危患者,进行CTA筛查;存在心肌缺血时须做血运重建治疗;心肌大面积梗死者,不建议进行血运重建。

(三)冠心病的影像学特征及诊断思路

1. 冠心病的影像学特征

(1)X线表现:肺血多正常,心功能不全时可有肺淤血及少量心包积液征象;部分患者左心室增大,大部分患者心影大小及形态无异常改变;有心肌梗死或室壁瘤形成者透视下可见心室壁运动降低或矛盾运动。

(2)CT表现:肺血多无改变,心功能不全时可出现肺淤血、肺水肿及少量胸腔积液征象。冠状动脉病变区可见管壁增厚、斑块,管腔不同程度狭窄。心脏结构可正常,或心肌缺血区/心肌梗死区出现低灌注、低密度改变;心肌梗死室壁瘤形成者,瘤壁可呈低、高或混杂密度,并向外突出。

(3)冠状动脉造影表现:可准确、直观地显示冠状动脉狭窄部位和程度,以及冠状动脉血流分级。心室造影可显示缺血或梗死的室壁运动异常。

(4)MRI表现:目前冠状动脉MRI临床尚未普及应用。MRI主要用于评价冠心病心功能、心肌灌注及心肌存活情况。缺血或冬眠心肌表现为心肌灌注缺损,坏死或纤维化心肌表现为延迟强化。

(5)心肌灌注显像表现:是评判心肌活性的"金标准"。缺血或冬眠心肌表现为心肌血流、代谢降低。心肌血流灌注与放射性缺损不匹配,代表心肌存活;两者匹配代表心肌坏死或纤维化。

2. 影像学诊断思路

(1)影像学分析前的准备:①临床症状,如有无冠心病的危险因素,如高血压病、高血脂、高血糖等;②有无心绞痛症状;③辅助检查,如心电图有无缺血改变等。

(2)X线平片:首先通过X线平片上心脏外形及肺血的改变进行初步推断。当患者冠状动脉病变较轻或侧支血管代偿良好时,往往无异常发现。X线平片阴性不能除外冠心病。还可用于排除引起相应临床症状的其他病变,如心脏瓣膜病患者有时可见瓣膜区钙化,主动脉夹层患者胸主动脉轮廓可增宽、增大。

(3)超声心动图:超声心动图可无异常发现,或因心肌缺血/梗死出现心室壁舒缩功能降低,出现室壁瘤者可见矛盾运动。在排除心脏瓣膜病、心肌病等常见病后,应建议行冠状动脉CTA或造影检查。

(4)冠状动脉CTA:冠状动脉CTA能够直观显示冠状动脉斑块的性质、部位及狭窄程度,并观察瓣膜、心腔、心肌情况。是中高危患者冠心病筛查及术后随访的极好手段。少数患者冠状动脉管腔细小或钙化严重影响管腔狭窄程度评估时可选择冠状动脉造影。

(5)冠状动脉造影:冠状动脉造影可明确冠状动脉狭窄部位及程度,是诊断冠心病的"金标准",在诊断冠状动脉病变的同时可进行介入治疗。心室造影可观察心肌运动及测量心功能。

(6)心脏MRI:MRI对严重钙化的冠状动脉可作为补充检查手段,但目前冠状动脉MRI临床上尚未普及应用。目前MRI主要用于评价冠心病患者的心功能、心肌灌注及存活情况。

(7)核素显像:是评判心肌活性的"金标准"。大面积心肌梗死患者,血运重建临床意义不大。

【问题3】给出印象诊断后,还要注意哪些问题?

一般来讲,作出印象诊断后,影像学检查的流程就结束了,但要对诊断的结果进行分析。在实际工作中,还要对诊断的信息量进行评估是否足够,是否回答了临床医生的疑问,如是否提供了以下信息:①狭窄部位和程度的说明;②斑块性质判断,包括钙化斑块、混合型斑块或非钙化斑块;③是否合并心肌缺血/梗死;④心肌存活情况;⑤是否合并心脏瓣膜、主动脉或肺动脉病变。

知识点

冠状动脉CTA可作为冠心病的筛查及随访手段,冠状动脉造影是冠心病诊断的"金标准",X线平片可总体观察肺血及心脏形态改变,超声心动图可评估心功能,并可排除有无瓣膜病等其他疾病,心脏MRI及心肌灌注显像均可用以判断心肌灌注及心肌存活情况。

二、基于病例的实战演练

(一)冠心病,单支病变

病例1 患者进行冠状动脉CTA检查,见图5-4-2。

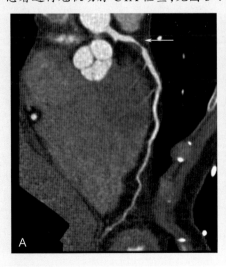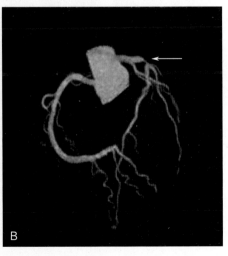

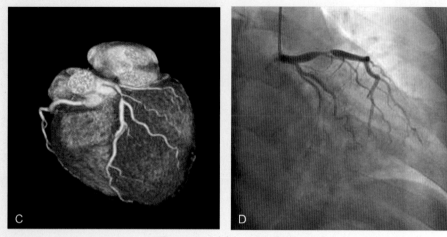

图 5-4-2 病例 1,CT 图像

分别为曲面重建(A)、容积再现(B、C)、冠状动脉造影(D)。

1. 影像征象分析 CT 增强扫描冠状动脉 CTA 曲面重建(CPR;图 5-4-2A)、容积再现(VR;图 5-4-2B、图 5-4-2C)示左前降支近段非钙化斑块形成,管腔重度狭窄;冠状动脉造影示左前降支管腔重度狭窄(图 5-4-2D)。

2. 印象诊断 冠心病,单支病变(左前降支近段重度狭窄)。

3. 鉴别诊断 CT 可显示左前降支斑块形成,管腔变窄,可诊断为冠心病。如患者有不典型胸痛,须注意排除有无合并主动脉夹层或肺动脉栓塞等。主动脉夹层 CT 可显示真假腔及内膜片;肺动脉栓塞 CT 可显示肺动脉主干或分支内充盈缺损。

(二)冠心病,单支病变,室壁瘤

病例 2 患者先后进行了 X 线平片、CT 及冠状动脉造影检查,见图 5-4-3。

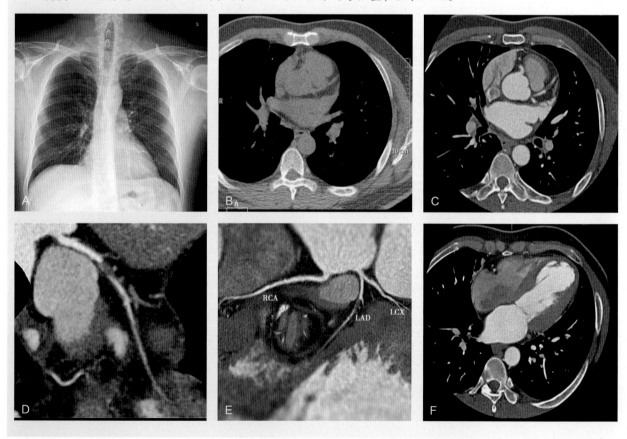

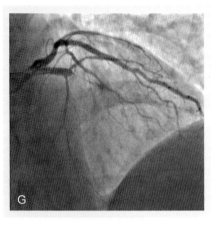

RCA—右冠状动脉;LAD—左前降支;LCX—左回旋支。

图 5-4-3　病例 2,X 线平片、CT 及冠状动脉造影图像

分别为后前位 X 线平片(A),CT 平扫轴位(B)、增强轴位 1(C)、增强曲面重组(D、E)、增强轴位 2(F)和冠状动脉造影(G)。

1. 影像征象分析

(1)X 线平片征象:正位片(图 5-4-3A)示心影大小、形态正常,双肺纹理分布正常,肺野清晰。

(2)CT 征象:CT 平扫轴位(图 5-4-3B)示冠状动脉无钙化。CT 增强轴位(图 5-4-3C)及 CPR(图 5-4-3D、图 5-4-3E)示冠状动脉左前降支近段非钙化斑块、管腔闭塞。CT 增强轴位(图 5-4-3F)还可见左心室心尖部心肌变薄,强化程度降低,并局部膨隆。

(3)冠状动脉造影征象:左前降支近段管腔闭塞,中远段血管未见显影(图 5-4-3G)。

2. 印象诊断　冠心病,单支病变,左心室心尖部室壁瘤。

3. 鉴别诊断　心肌梗死后室壁瘤形成应与肥厚型心肌病伴左心室心尖部室壁瘤相鉴别,前者由于心肌缺血坏死导致左心室心尖部变薄,心肌运动减弱、消失,形成室壁瘤,因而其通常不存在局限性心肌肥厚,更不会形成左心室流出道狭窄;而后者是在心肌肥厚的基础上形成的室壁瘤,其通常表现为明显的非对称性心肌肥厚、流出道狭窄和梗阻。

(三)冠心病,多支血管病变

病例 3　患者先后进行了 X 线平片、心脏 CT 及冠状动脉造影检查,见图 5-4-4。

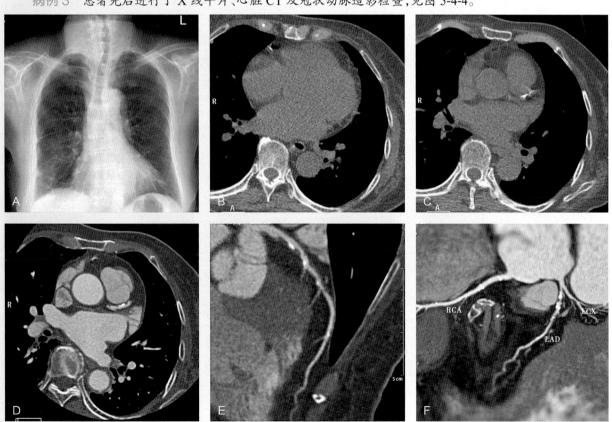

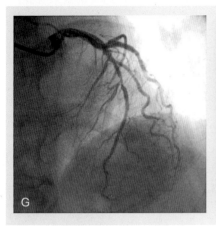
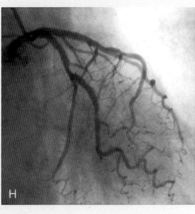

RCA—右冠状动脉;LAD—左前降支;
LCX—左回旋支。

图 5-4-4　病例 3,X 线平片、CT 及冠状动脉造影图像

分别为正位 X 线平片(A)、CT 平扫轴位(B、C)、CT 增强轴位(D)、CT 增强曲面重组(E、F)和冠状动脉造影(G、H)。

1. 影像征象分析

(1)X 线平片征象:正位 X 线平片(图 5-4-4A)示心脏轻度增大,右下胸膜增厚,肺纹理清晰。

(2)CT 征象:CT 平扫轴位(图 5-4-4B、图 5-4-4C)示冠状动脉左前降支及右冠状动脉钙化。冠状动脉 CTA 轴位(图 5-4-4D)及 CPR(图 4-4-4E、图 5-4-4F)示冠状动脉左前降支近中段混合型斑块,管腔狭窄 50%~70%;右冠状动脉管壁见钙化斑块,管腔未见狭窄(图 4-4-4F);左旋支近段狭窄约 50%。

(3)冠状动脉造影征象:左前降支近中段较明显狭窄(图 5-4-4G),左回旋支近段管腔狭窄约 50%(图 5-4-4H)。

2. 印象诊断　冠心病,二支病变。

三、术后随诊

冠状动脉疾病在诊治过程中,术后影像学随访是必不可少的内容。

> 病例 4　男性,49 岁,冠心病、三支病变患者,搭桥术后 1 年,术后复查,无明显不适。

【问题 4】冠心病术后应如何选择影像学检查方法? 需要重点观察的内容有哪些? 它们各自有何种表现? 冠心病术后的影像学检查方法选择如下。

(1)术后当天:此阶段患者正处于恢复期,患者行动不便,通常需要选择较为快捷方便的床旁胸片及超声心动图。重点观察术区有无活动性出血、积液等,及早发现手术可能带来的损伤,评价手术效果,为判断预后及下一步治疗提供依据。如发现有活动性出血,则需要进一步增强 CT 或血管造影检查以明确出血原因。

(2)冠状动脉支架或搭桥术后:如有胸闷不适,需排除支架或桥血管狭窄、闭塞者,可选 CT 复查,观察支架内、搭桥血管是否通畅、再狭窄、闭塞情况。

> 病例 4　患者进行了 CTA 检查,见图 5-4-5。

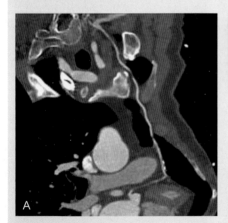
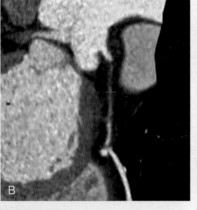

图 5-4-5　病例 4,CT 图像
分别为曲面重组(A、B)和容积再现(C)。

CTA 检查 CPR 示内乳动脉 - 左前降支桥血管通畅,未见明显狭窄(图 5-4-5A);左前降支多发斑块形成,管腔不均匀狭窄,最窄处管腔闭塞(图 5-4-5B);VR(图 5-4-5C)示内乳动脉 - 左前降支桥血管及吻合口均通畅、无狭窄。

四、拓展——主动脉夹层、肺动脉栓塞

1. 主动脉夹层 主动脉夹层(aortic dissection,AD)是严重威胁患者生命的主动脉疾病,系主动脉内膜撕裂后,循环中的血液通过裂口进入主动脉壁中层内,导致血管壁分层。典型临床表现为急剧的、撕裂样的转移性胸背痛,疼痛一旦发作即达高峰。最常发生在 50~70 岁的男性,男女性别比约 3∶1,40 岁以下者较罕见,此时应除外有家族史者及马方综合征或先天性心脏病等。详见第五节。

2. 肺动脉栓塞 肺动脉栓塞(pulmonary embolism,PTE)是指体循环的各种栓子脱落阻塞肺动脉及其分支引起肺循环障碍的临床病理生理综合征。引起肺动脉栓塞最常见的是血栓。临床上患者可表现为突发不明原因的虚脱、面色苍白、出冷汗、呼吸困难、胸痛、咳嗽等,并有脑缺氧症状如极度焦虑不安、倦怠、恶心、抽搐和昏迷。详见第六节。

(韩 丹)

第五节 主动脉疾病

一、常见主动脉疾病的影像学诊断

(一)临床相关基础概述

主动脉为体循环的动脉主干,为人体最大的弹性血管。主动脉疾病在临床上相对比较少见,但多起病急、风险高、进展快、预后差,且治疗方法复杂、昂贵。影像学检查可对主动脉的解剖结及主动脉疾病的诊断、治疗和随访提供极大的帮助。临床上常见的主动脉疾病主要包括 AD、真性主动脉瘤、假性主动脉瘤等(表 5-5-1),少见的疾病有大动脉炎、主动脉闭塞等。

急性主动脉综合征(acute aortic syndromes,AAS)是指临床症状相似、主要表现为典型"主动脉性疼痛",但病因、病理生理学机制不完全相同的一组主动脉疾患,主要包括典型 AD、主动脉壁内血肿(intramural aortic hematoma,IMH)和主动脉穿通性溃疡(penetrating aortic ulcer,PAU)、创伤性主动脉离断及动脉瘤破裂。其中前 3 种疾病可以共同存在、互相演变,其中以 AD 为最常见类型,IMH 和 PAU 均可以演变为典型的 AD,故又被称为不典型 AD,不典型 AD 中 IMH 和 PAU 的临床特征见表 5-5-2。AAS 预后不良,在整个心血管死亡率中占有较高的比例,严重威胁人类的健康和生命。由于现代影像学技术的发展和治疗水平的提高,对 AAS 的认识也不断深入,能早期明确诊断并选择合适的治疗手段,从而改善患者的预后情况。AAS 预后差,是危及患者生命的一组严重疾病。

表 5-5-1 主动脉常见疾病的临床特征

常见疾病	病理特点	分型	临床特点
主动脉夹层	主动脉壁局部内膜破损导致中层撕裂,在撕裂的内膜和中层之间有流动或凝固的血液	依据夹层累及范围(Stanford 分型):A 型为夹层累及升主动脉;B 型仅累及左锁骨下动脉以远降主动脉。依据内膜撕裂破口位置(DeBakey 分型):Ⅰ型破口在升主动脉,但累及升主动脉和降主动脉;Ⅱ型破口在升主动脉,但仅限于升主动脉;Ⅲ型破口在左锁骨下动脉以远,并向远端发展,夹层仅限于降主动脉(Ⅲa 型)或夹层扩展至腹主动脉(Ⅲb 型)	男性多于女性,好发于 45~65 岁。一般有动脉粥样硬化、高血压病史。临床表现为突发胸背部撕裂样痛、胸闷、气促,可伴血压下降和休克;如累及肠系膜上动脉可引起腹痛;累及肾动脉可引起血尿;累及颈动脉可引起脑缺血相关症状等。胸腔、心包及纵隔积血和短期内主动脉增粗为夹层破裂的危险信号

续表

常见疾病	病理特点	分型	临床特点
真性主动脉瘤	主动脉管腔的局部异常扩张膨大,而血管壁内、中、外3层结构保持完整;主动脉瘤可呈梭形或囊状,并常伴钙化和附壁血栓形成	胸主动脉瘤:包括升主动脉瘤、主动脉弓动脉瘤、降主动脉瘤;腹主动脉瘤	胸主动脉瘤多见于老年男性;多数无明显症状,体检发现;可表现为胸背部隐痛、胀闷痛或酸痛,以及压迫周围气管、食管等产生相应的症状,破裂时可引起急性心脏压塞。腹主动脉瘤以40岁以上男性多见;主要表现为脐周或中上腹部搏动性肿块、钝痛或胀痛,瘤体表面可有压痛或闻及收缩期杂音
假性主动脉瘤	多为外伤、手术、感染等原因导致血管壁缓慢撕裂,在血管周围形成局限性血肿,并与血管相通,其瘤壁不具有正常的动脉壁结构、仅由纤维结缔组织构成	—	非常少见,其临床表现无特异性

表 5-5-2　主动脉壁内血肿和主动脉穿通性溃疡的临床特征

特征	主动脉壁内血肿	主动脉穿通性溃疡
发病机制	主动脉滋养血管、中膜营养血管自发破裂;主动脉粥样硬化斑块破裂、主动脉壁溃疡导致中膜弹力纤维破坏,血液渗入中膜层	主动脉壁粥样硬化斑块破裂,穿透内膜或内弹力板,破入中膜,脱落后呈溃疡样改变
病理特点	血肿位于中膜和外膜之间,无内膜破裂,无血液交通	病变位置常位于外膜下,常伴周围血肿
病因	可能与高血压、主动脉粥样硬化、某些结缔组织疾病或遗传性疾病有关	可能与高血压、主动脉粥样硬化有关
临床特点	与主动脉夹层类似,患者有更为严重的初期疼痛,一般不会出现转移性或扩展性胸痛。如出现复发性胸痛,则提示该病将进展为主动脉夹层或即将破裂	多发生于>60岁的老年男性,多伴高血压、广泛动脉粥样硬化;多见于降主动脉
预后	慢性:一般病情稳定或自然吸收;急性:约30%发生主动脉破裂,升主动脉多于降主动脉	A型:约50%发生主动脉夹层或主动脉破裂;B型:约10%发生主动脉夹层或主动脉破裂
治疗策略	尽可能保守治疗,密切观察。以下情况应尽早进行介入或外科治疗:合并主动脉穿通性溃疡、持续或复发疼痛、胸腔或心包积液进行性增多、具有破裂倾向	对于无症状慢性患者,密切观察和随访。以下情况应尽早进行介入或外科治疗:持续胸痛或复发疼痛,溃疡大于20mm或深度大于10mm,随访过程中溃疡加深加大,动脉瘤形成或夹层形成,即将破裂(血液大量外渗)
影像特点	CTA为首选检查,DSA对主动脉壁显示不良。影像学表现:主动脉壁环形或新月形增厚>5mm,急性出血平扫可为高密度影;内膜钙化移位,无明确内膜片,无明显血流灌注	CTA为首选检查,MRA对动脉壁显示不如CT;DSA用于介入治疗。影像学表现:病变相对局限,形态多不规则,主动脉壁充盈缺损、深大"龛影",可合并局限性主动脉壁内血肿、血液外渗、纵隔血肿或心包出血等

临床病例

病例 1　男性,20 岁,因"无明显诱因突发胸背撕裂样剧痛"入院。患者伴大汗淋漓、烦躁不安。查体:急性面容;心界正常,心率 80 次/min,律齐,主动脉瓣膜听诊区闻及 3/6 级吹风样舒张期杂音;腹软,无压痛及反跳痛;双下肢足背动脉搏动可触及,对称,周围血管征阴性。心电图未见异常。

病例 2　男性,42 岁,因"10 天前无明显诱因下出现撕裂样胸背痛"入院。患者疼痛未向他处放射,伴胸闷、气促、大汗淋漓,头部胀痛,咳嗽、咳痰,无烦躁不安,休息数分钟可自行缓解。4 天前上述症状加重。查体:血压 134/91mmHg;心界不大,心率 95 次/min,律齐,心音正常,未闻及心脏杂音;腹软,无压痛及反跳痛,肝脾未及肿大。心电图未见异常。

病例 3　男性,45 岁,因"无明显诱因下出现撕裂样胸背痛"入院。患者疼痛未向他处放射,伴胸闷、气促、大汗淋漓,头部胀痛,咳嗽、咳痰,无烦躁不安,休息数分钟可自行缓解。4 天前上述症状加重。查体:血压 137/93mmHg;心界不大,心率 92 次/min,律齐,心音正常,未闻及心脏杂音;腹软,无压痛及反跳痛,肝脾未及肿大。心电图未见异常。

病例 4　男性,86 岁,超声发现下腹部包块 1 周入院。患者无腹痛、腹胀、心悸、乏力。查体:中下腹部触及波动性肿块、无压痛,听诊可闻及收缩期杂音。

病例 5　男性,53 岁,因"无明显诱因反复胸闷、胸痛 2 个月"入院。患者活动后伴气促不适,休息后缓解,无晕厥。无明确外伤史、无手术史。

初步了解病史以后,要考虑以下问题。

【问题 1】可疑主动脉病变时,如何选择适当的影像学检查方法?

常用于主动脉病变的影像学检查方法包括胸部 X 线平片、超声、DSA、CT、MRI。胸部 X 线平片作为主动脉疾病的初选检查方法;超声可作为主动脉疾病的筛查及复查方法;CT 是主动脉疾病的首选检查方法;MRI 可作为主动脉疾病的补充检查方法;DSA 是诊断主动脉疾病"金标准",同时可行介入治疗。

(二)主动脉疾病影像学检查方法的选择

1. 常用影像学方法特点

(1)胸部 X 线:X 线检查敏感性及特异性低。主动脉疾病 X 线主要表现为纵隔或主动脉影增宽;透视下主动脉搏动减弱或消失;主动脉壁钙化和/或钙化斑内移;心包积液或胸腔积液等。

(2)DSA:该技术是诊断主动脉疾病的"金标准",可显示主动脉病变的范围、大小、分支受累情况,同时鉴别不同类型主动脉疾病,并可进行分型。

(3)超声:超声检查方便、无创,可实时成像,但因经胸超声穿透力低,易受气体干扰,对升主动脉疾病敏感性较高,而对于降主动脉疾病诊断能力甚低,常用于主动脉疾病的筛查,可直接显示主动脉腔的大小、主动脉壁厚度、主动脉腔内血流情况等。

(4)CT:CT 检查空间分辨率及时间分辨率高、扫描速度快、后处理方便,是主动脉疾病诊断、随访的首选检查方法。可直接显示主动脉病变的范围、主动脉腔的大小及腔内改变、主动脉壁厚度、分支受累情况等,可准确诊断及鉴别诊断不同主动脉疾病并进行分型、分类,可准确测量各种参数。

(5)MRI:MRI 能显示 CT 所提供的解剖信息,同时对显示主动脉壁情况具有一定帮助,可鉴别不同时间的血栓,可在一定程度上显示主动脉腔内血流及主动脉瓣膜运动情况。但因其扫描时间长,临床上较少用于主动脉疾病急诊检查。

2. 主动脉疾病的影像学检查流程　见图 5-5-1。

【问题 2】对可疑主动脉疾病患者的检查方法是否恰当? 影像学检查的信息量是否足够? 是否符合诊断及治疗需求? 具体诊断是什么? 如何鉴别诊断?

首先评估影像学检查方法及其信息量情况;梳理主动脉常见疾病的影像学特征及其鉴别诊断;结合临床及影像学表现综合分析得出印象诊断。

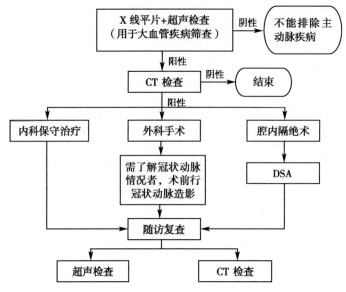

图 5-5-1　主动脉疾病影像学检查流程

（三）常见主动脉疾病的影像学特征及诊断思路

1. 常见主动脉疾病的影像学特征　见表 5-5-3。

表 5-5-3　常见主动脉疾病影像特征

特征	主动脉夹层	真性主动脉瘤	假性主动脉瘤
主动脉直径	正常或弥漫性增宽	膨胀性增宽	偏心性增宽
病变范围与形态	广	局限;梭形或囊状	局限;憩室样
主动脉腔	真假两腔	单腔	单腔
撕裂内膜片	有	无	无
内膜破口	有	无	无
CT 平扫			
密度	假腔呈新月形等或稍高密度	附壁血栓呈不规整环壁等或稍高密度	附壁血栓呈不规整环壁等或稍高密度
钙化位置	血管内部	血管边缘	血管边缘
撕裂内膜片	线样高密度影	无	无
MR 平扫			
信号	假腔呈低或混杂信号	附壁血栓呈不规整环壁低或混杂信号	附壁血栓呈不规整环壁低或混杂信号
内膜破口	内膜中断	无	无
CT/MR 增强			
主动脉腔	增强早期真腔高密度/信号,假腔低密度/信号;增强晚期真腔低密度/信号,假腔高密度/信号	高密度/信号	高密度/信号,窄颈与主动脉腔相连
撕裂内膜片	线样低密度/信号影	无	无
破口	内膜中断	无	无

续表

特征	主动脉夹层	真性主动脉瘤	假性主动脉瘤
主动脉内壁	多光整	不光整	不光整
附壁血栓	真腔少,假腔多	多	多
超声			
回声	假腔呈不均匀等、低或混杂回声	附壁血栓呈不规整环壁等回声	附壁血栓呈不规整环壁等回声
钙化	血管内部	边缘	边缘
撕裂内膜片	线样等回声、摆动	无	无
破口	内膜中断	无	无
主动脉腔	真腔高速血流,假腔低速血流	不均匀混杂血流、涡流	不均匀混杂血流、涡流,窄颈与主动脉腔相连
DSA			
主动脉腔	增强早期真腔高密度,假腔低密度;增强晚期真腔低密度,假腔高密度	高密度	高密度,窄颈与主动脉腔相连
撕裂内膜片	线样低密度影	无	无
破口	内膜中断,对比剂自真腔向假腔分流	无	无

2. 影像学诊断思路

(1)详细观察胸部 X 平片主动脉的直径、钙化情况,对于主动脉明显增宽或显示钙化内移者,可疑主动脉病变者,建议进行超声或 CT 检查;对于阴性者,不能排除主动脉疾病。

(2)超声检查,尤其多普勒超声,可疑主动脉疾病时,需观察病变主动脉内外径、主动脉内病变特征及附壁血栓是否形成,血流、流速及压力等信息,初步作出印象诊断。

(3)主动脉 CT 平扫及增强扫描可基本显示除血流动力学外的全部信息。①对主动脉夹层,须观察撕裂内膜破口的位置、大小,以及原发破口或继发破口;判断真腔、假腔,假腔内是否血栓形成等;测量主动脉弓、升主动脉的最大直径,左右椎动脉直径;②对真性动脉瘤,须测量瘤体最大外径、最大腔内径、瘤体长度、瘤颈长度及宽度、瘤体与瘤颈夹角、双侧髂总动脉直径和长度等;③对假性动脉瘤,须测量瘤体最大径、瘤口最大径、瘤颈长度及宽度。对上述疾病均需观察病变累及范围及受累一级分支血管情况,还需注意是否存在胸腔积液、积血,以及心包积液或积血等继发征象。

(4)MR 检查亦能提供 CT 所显示的解剖信息,还能用于了解主动脉瓣功能,主动脉腔内血流情况及血栓形成时间等。但因检查时间较长,一般较少应用。

(5)DSA 目前主要用于主动脉疾病介入术前、术后检查,主要用于:①判断主动脉夹层真假腔,显示原发撕裂内膜破口的位置及其与邻近一级分支动脉开口之间的距离,主动脉的直径,指导支架的选择及放置;②显示真性或假性主动脉瘤的位置及其与邻近一级分支动脉开口之间的距离,测量瘤腔的大小、长度,瘤颈的宽度及长度,指导支架的选择及放置。

【问题 3】给出印象诊断后,还要注意哪些问题?

一般来讲,作出印象诊断后,影像学检查的流程结束。根据影像学特征,注意主动脉疾病有无破裂或破裂风险有多大,还需注意观察有无合并其他疾病,如肺癌、冠心病、腹部脏器疾病等会影响对主动脉疾病治疗方案选择的疾病。

二、基于病例的实战演练

（一）主动脉夹层（DeBakey Ⅰ型,Stanford A 型）

病例 1 患者进行 CT 检查,见图 5-5-2。

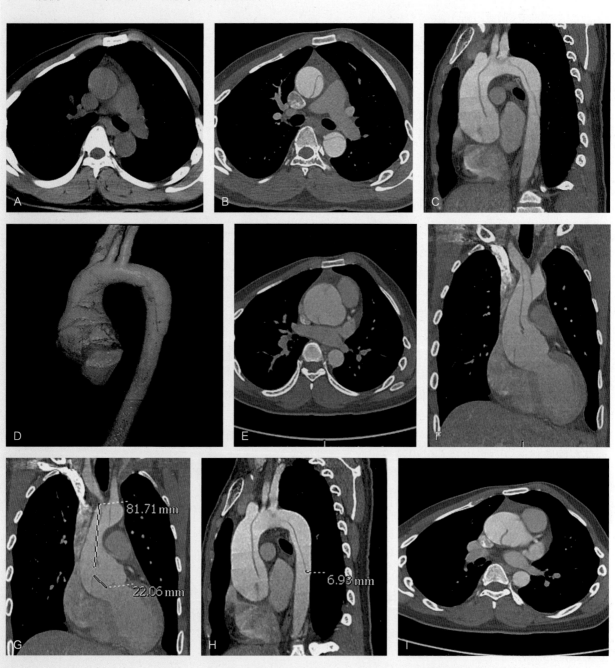

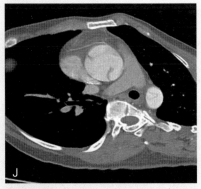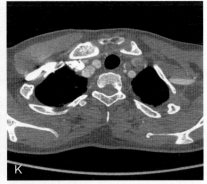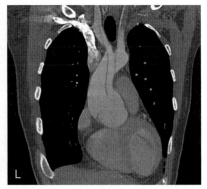

图 5-5-2 病例 1,CT 图像

A. 主肺动脉分叉水平 CT 平扫轴位;B. 主肺动脉分叉水平 CT 增强轴位;C. 斜矢状位多平面重组;D. 容积再现重组;E. 主动脉根部水平斜轴位多平面重组;F. 斜冠状位多平面重组;G. 斜冠状位多平面重组;H. 斜矢状位多平面重组;I. 左冠状动脉开口水平斜轴位多平面重组;J. 右冠状动脉斜轴位多平面重组;K. 弓上血管 CT 轴位;L. 弓上血管斜冠状位多平面重组。

1. 影像征象分析

(1)征象 1,撕裂的主动脉内膜内移:平扫可见主动脉腔内线样高密度影(图 5-5-2A);增强扫描可见主动脉腔内线样低密度影将主动脉分隔成真假两腔(图 5-5-2B)。

(2)征象 2,内膜破口:增强扫描可见主动脉腔内膜局限性中断,其相邻处真腔、假腔密度相仿(图 5-5-2E、图 5-5-2F)。近端内膜破口(由真腔向假腔走行)为原发破口,宽约 28.5mm(图 5-5-2F);远端内膜破口为继发破口,宽约 6.9mm(图 5-5-2H)。

(3)征象 3,原发破口位置:原发破口位于升主动脉,距离主动脉瓣约 22.1mm,距离头臂干开口约 81.7mm。

(4)征象 4,夹层累及范围:假腔向近端逆行撕裂累及右冠窦(图 5-5-2F),向远端顺行撕裂至左心房上部水平降主动脉(图 5-5-2C、图 5-5-2D)。

(5)征象 5,真腔与假腔:真腔小、受压呈新月形;假腔大、呈 "D" 字型;真腔与假腔密度相仿(由延迟扫描时间决定),假腔内未见血栓形成。

(6)征象 6,分支血管受累情况:左、右冠状动脉均起源于真腔、未受累(图 5-5-2I、图 5-5-2J);头臂干、右颈总动脉、左颈总动脉,左锁骨下动脉均受累,其中左侧颈总动脉真腔受压狭窄呈线样改变、假腔内血栓形成(图 5-5-2K、图 5-5-2L)。

(7)征象 7,升主动脉扩张:升主动脉根部明显增宽,根部瘤形成,最大直径约 56.4mm。

(8)征象 8,阴性征象:腹主动脉及其分支未见异常;无心包积液、无胸腔积液,主动脉周围无渗出。

2. 印象诊断

(1)主动脉夹层(DeBakey Ⅰ 型,Stanford A 型),头臂干、右颈总动脉、左颈总动脉及左锁骨下动脉受累。

(2)考虑马方综合征。

(二) 主动脉夹层(DeBakey Ⅱ 型,Stanford A 型)

病例 2 患者进行 CT 检查,见图 5-5-3。

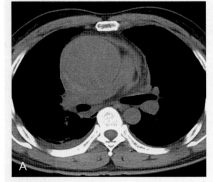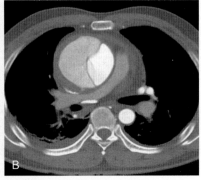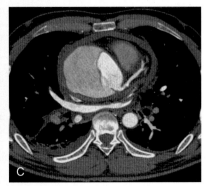

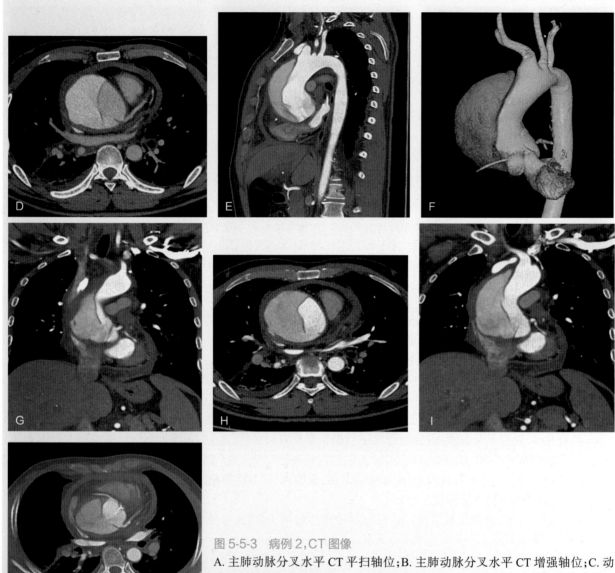

图 5-5-3 病例 2,CT 图像

A. 主肺动脉分叉水平 CT 平扫轴位;B. 主肺动脉分叉水平 CT 增强轴位;C. 动脉早期斜轴位多平面重组;D. 动脉晚期斜轴位多平面重组;E. 斜矢状位多平面重组;F. 容积再现重组;G. 斜冠状位多平面重组;H. 斜轴位多平面重组;I. 斜冠状位多平面重组;J. 冠状动脉开口水平斜轴位多平面重组。

1. 影像征象分析

（1）征象 1,夹层征象:可见内移内膜、真假腔、内膜破口、破口位置（图 5-5-3A、图 5-5-3C、图 5-5-3D、图 5-5-3I）。

（2）征象 2,夹层累及范围:假腔向近端逆行撕裂累及右冠窦、无冠窦,向远端顺行撕裂至头臂干开口处（图 5-5-3E、图 5-5-3F）。

（3）征象 3：分支血管受累情况:冠状动脉及弓上三支均起源于真腔、未受累（图 5-5-3E、图 5-5-3F、图 5-5-3J）。

（4）征象 4,假腔破裂征象:假腔右后方局部凸起、不规整;心包积液、双侧胸腔积液、主动脉周围渗出（图 5-5-3G、图 5-5-3H）。

（5）征象 5,升主动脉扩张:升主动脉弥漫性明显增宽,最大直径约 77.8mm。

（6）征象 6,阴性征象:腹主动脉及其分支未见异常。

2. 印象诊断 主动脉夹层（DeBakey Ⅱ型,Stanford A 型）,假腔破裂风险。

（三）主动脉夹层（DeBakey Ⅲ型，Stanford B 型）

病例3 患者进行CT检查，见图5-5-4。

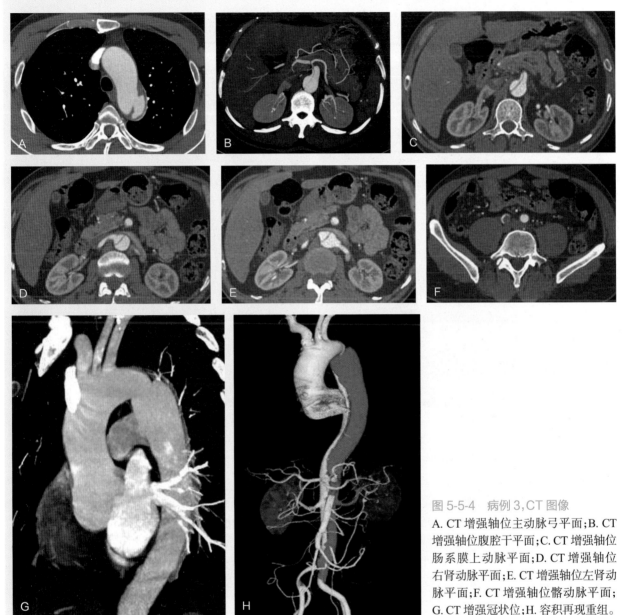

图5-5-4 病例3，CT 图像

A. CT 增强轴位主动脉弓平面；B. CT 增强轴位腹腔干平面；C. CT 增强轴位肠系膜上动脉平面；D. CT 增强轴位右肾动脉平面；E. CT 增强轴位左肾动脉平面；F. CT 增强轴位髂动脉平面；G. CT 增强冠状位；H. 容积再现重组。

1. 影像征象分析

（1）征象1，夹层征象：可见内移内膜、真假腔、内膜破口、破口位置。

（2）征象2，夹层累及范围：假腔向近端逆行撕裂至左锁骨下动脉开口处以远，向远端顺行撕裂右侧髂总动脉（图4-5-4F）。

（3）征象3，分支血管受累情况：弓上三支血管均起源于真腔、未受累（图5-5-4G、图5-5-4H）；腹腔干、肠系膜上静脉均同时起源于真腔、假腔（图5-5-4B、图5-5-4C）；右肾动脉起源于真腔（图5-5-4D）；左肾动脉起源于假腔（图5-5-4E）。

（4）征象4，阴性征象：冠状动脉未见异常；无心包积液、无胸腔积液。

2. 印象诊断 主动脉夹层（DeBakey Ⅲ型，Stanford B 型）。

（四）真性腹主动脉瘤

病例4 患者进行CT检查，见图5-5-5。

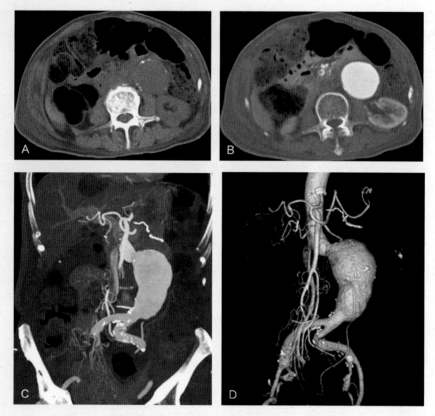

图5-5-5 病例4，CT图像

A. CT平扫；B. CT增强；C. 最大密度投影；D. 容积再现重组。

1. 影像征象分析

（1）征象1，瘤体：肾动脉下腹主动脉局限性瘤样扩张，动脉壁见斑点状钙化（图5-5-5A）。

（2）征象2，瘤腔：瘤腔内壁尚光整，未见明显附壁血栓，管腔内强化均匀（图5-5-5B）。

（3）征象3，瘤体范围：较广，肾动脉水平以下至髂总动脉分叉以上，可见肠系膜下动脉发自瘤体。

（4）征象4，阴性征象：双侧髂外动脉、双肾动脉无狭窄及瘤样扩张；无腹腔积液，瘤体周围无渗出。

2. 印象诊断 腹主动脉瘤（破裂潜在风险），伴附壁血栓形成，累及双侧髂总动脉及髂内动脉。

（五）胸主动脉假性动脉瘤

病例5 患者进行CT检查，见图5-5-6。

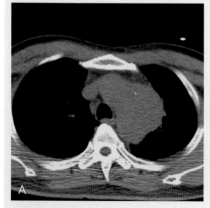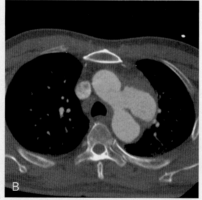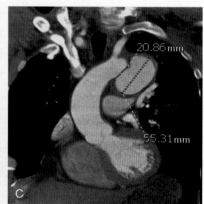

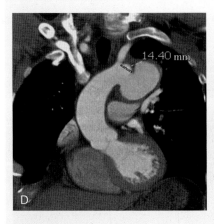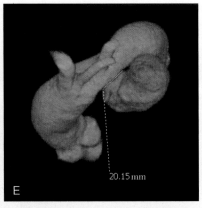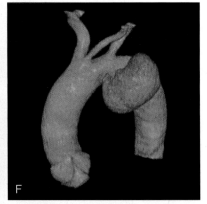

图 5-5-6　病例 5,CT 图像

分别为平扫轴位(A)、增强轴位(B)、斜冠状位多平面重组(C)、斜冠状位多平面重组(D)、容积再现重组(E、F)。

1. 影像征象分析

(1)征象 1,瘤体:主动脉弓左侧不规则囊状突出,瘤体最大径约 55.3mm(图 5-5-6C),周围渗出、脂肪间隙模糊。

(2)征象 2,瘤腔:瘤腔内壁不光整,可见偏心性附壁血栓,平扫血栓呈等密度(图 5-5-6A),增强扫描附壁血栓无强化(图 5-5-6B)。

(3)征象 3,瘤口:位于主动脉弓左下壁,宽约 20.9mm(图 5-5-6C),上缘距左锁骨下动脉开口约 14.4mm(图 5-5-6D),下缘位于左锁骨下动脉开口对侧主动脉弓壁(图 5-5-6E、图 5-5-6F)。

(4)征象 4,其他征象:升主动脉宽约 30.3mm,胸降主动脉宽约 29.4mm;头臂干、左颈总动脉、左锁骨下动脉未见异常;无心包积液和胸腔积液。

2. 印象诊断　胸主动脉假性动脉瘤。

三、术后随诊

主动脉疾病治疗后影像学随访是必不可少的,可评估治疗效果、并发症等。

病例 6　主动脉夹层(DeBakey Ⅰ型)患者术后 5 个月,现无明显不适。
病例 7　女性,60 岁,腹主动脉瘤支架术后 1 年,近期出现腹痛。

【问题 4】主动脉疾病术后应如何选择影像学检查方法? 需要重点观察的内容有哪些? 它们各自有何种表现?

1. 主动脉疾病术后的影像学检查方法选择

(1)术后 1 周内:需要重点观察胸腹腔有无活动性出血、积气、积液,包括术区包裹性积液、积气,尤其心包腔、纵隔内有无大量积液、积血。能够及早发现上述并发症,可判断预后并做下一步处理。此阶段患者行动不便,可选择床旁超声检查,其次选择 CT 平扫,如发现活动性出血,需要 CT 增强扫描以明确出血原因。若患者突发神经系统症状,首先行头颅 CT 平扫,必要时补充 CT 增强扫描。若出现四肢缺血症状,首先进行床旁超声检查,对于血流明显减慢或消失者,应以 CT 增强扫描作为补充。

(2)术后 1~3 个月:根据患者具体情况,进一步影像学检查,以判断主动脉瓣是否反流及程度,人工血管吻合口有无狭窄、有无外瘘,支架周围有无内瘘,假腔大小及范围有无进展,一级分支血管及桥血管有无好转或狭窄、闭塞等。此时,对于观察主动脉瓣反流情况,需选择心脏超声检查;对于观察人工血管、支架、假腔及分支血管情况,通常选择 CT 增强扫描。

2. 影像学征象分析

病例6 患者术后14天行CT平扫及增强扫描,见图5-5-7。

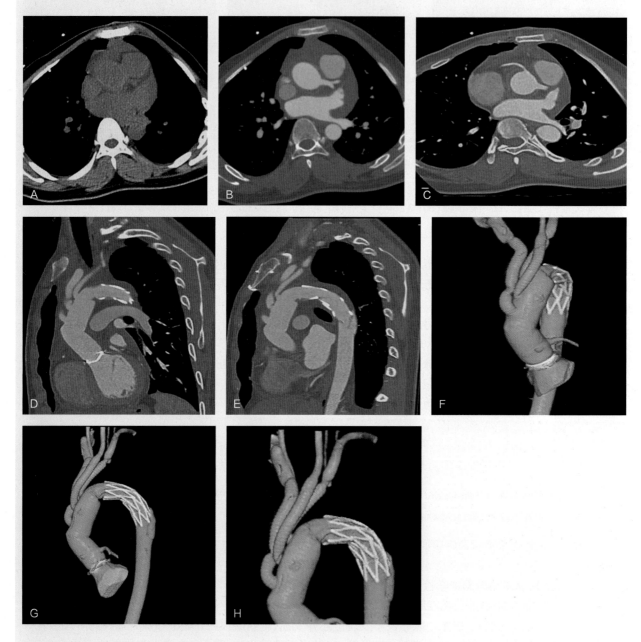

图5-5-7 病例6,术后14天复查CT图像

分别为平扫轴位(A)、增强轴位(B)、斜轴位多平面重组(C)、斜矢状位多平面重组(D、E)、容积再现重组(F~H)。可见人工血管(A)、人工瓣膜(D、F)及支架(G、H)影像;吻合口未见外瘘征象及狭窄(D~F);支架远端仍见局限性假腔、假腔大部分已闭塞(E、G、H)。

病例 7　患者术后 1 年出现腹痛,进行 CT 复查,见图 5-5-8。

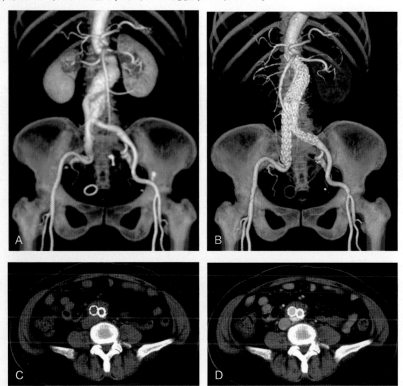

图 5-5-8　病例 7,CT 图像

A. 容积再现正面观;B. 容积再现背面观;C. CT 平扫;D. CT 增强。平扫及增强示腹主动脉梭形动脉瘤,动脉瘤支架置入术后改变;腹主动脉双侧髂动脉分叉处见高密度支架,支架周围见环状低密度血栓,增强支架后方见小片状高密度影,为对比剂外溢。

四、拓展——主动脉少见疾病

1. **大动脉炎**　大动脉炎(Takayasu arteritis)为病因不明的慢性非特异性血管炎,好发于青年女性。病变主要累及主动脉和肺动脉,累及动脉壁全层,引起血管壁增厚、管腔狭窄和闭塞,伴动脉瘤形成。按病变累及部位分为头臂动脉型、胸腹主动脉型、广泛型及肺动脉型。CT 主要表现为大动脉及其分支血管管腔的狭窄、闭塞、扩张及血管壁增厚,活动期血管壁可不同程度强化。

CT 增强扫描示胸降主动脉管腔不均匀狭窄、管壁增厚并钙化,左侧颈总动脉、左侧锁骨下动脉管腔重度狭窄(图 5-5-9A、图 5-5-9B);腹主动脉管腔不均匀狭窄、管壁增厚,腹腔干开口狭窄,肠系膜上动脉近段重度狭窄,胃十二指肠动脉与肠系膜上动脉之间见沟通支血管(图 5-5-9C、图 5-5-9D)。

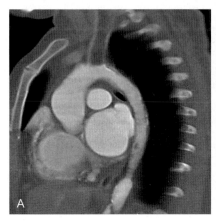
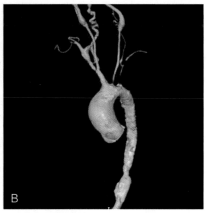

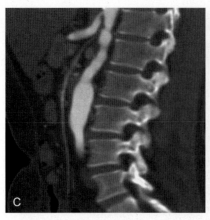
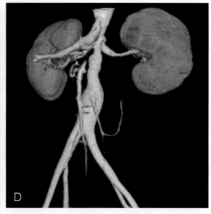

图 5-5-9 大动脉炎
A.胸主动脉斜矢状位多平面重组;B.胸主动脉容积再现重组;
C.腹主动脉斜矢状位多平面重组;D.腹主动脉容积再现重组。

2. 主动脉闭塞 主动脉闭塞(aortic occlusion)罕见,主要位于肾下腹主动脉,多见于中老年人,最常见病因为动脉粥样硬化,其次为大动脉炎。按病程可分为急性和慢性主动脉闭塞。慢性腹主动脉闭塞CT表现为腹主动脉向心性不规则狭窄,并向远端延伸并逐渐闭塞,呈"萝卜根"状;大量侧支循环血管形成、远端血管经侧支循环显影。急性腹主动脉闭塞CT表现为腹主动脉截断,侧支血管形成少。主动脉闭塞CT增强扫描见图 5-5-10。

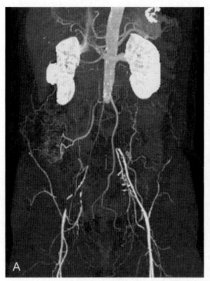
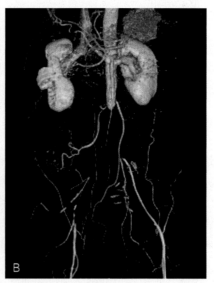

图 5-5-10 腹主动脉闭塞 CT 增强扫描图像
多平面重组(A)、容积再现(B)示腹主动脉、双侧髂总动脉及右侧髂外动脉闭塞,侧支血管形成,
经侧支血管左侧髂外动脉、双侧股动脉显影。

3. 主动脉缩窄及离断 主动脉缩窄(coarctation of aorta)及主动脉离断(aortic dissection)是一种少见的先天性心血管畸形,该病可单独存在,但更常合并其他心血管畸形或作为复杂畸形的组成部分。主动脉缩窄与主动脉弓离断从临床表现及血流动力学表现上很难区分。目前诊断"金标准"仍为心血管造影,但动脉造影需插管,有一定危险性,CTA可通过各种重建方法及多方位旋转清晰显示纵隔内大血管的形态、走行,而且安全、无创,还可以评估因心脏大血管病变引起的周围气管、支气管受压改变,以及肺部继发改变。

主动脉缩窄表现为主动脉弓降部管径小于膈肌平面主动脉直径的75%;主动脉弓离断表现为升主动脉与降主动脉之间对比剂连续性中断,而由纤维结缔组织连接。主动脉离断CT见图 5-5-11。

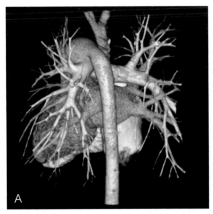
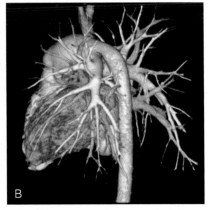

图 5-5-11　主动脉离断

主动脉 CTA 容积再现可见主动脉弓离断 A 型,肺动脉干与降主动脉起始处血管沟通
(动脉导管未闭),肺动脉干明显增宽。

(韩 丹)

第六节　肺动脉疾病

一、常见肺动脉疾病的影像学诊断

(一)临床相关基础概述

肺动脉栓塞是指内源性或外源性栓子堵塞肺动脉引起肺循环障碍的临床和病理生理综合征。肺动脉栓塞包括肺动脉血栓栓塞、脂肪栓塞、羊水栓塞、空气栓塞、异物栓塞和肿瘤栓塞,其中肺动脉血栓栓塞最多见,常继发于下肢深静脉血栓。临床上患者可表现为突发不明原因的虚脱、面色苍白、出冷汗、呼吸困难、胸痛、咳嗽等,并有脑缺氧症状如极度焦虑不安、倦怠、恶心、抽搐和昏迷。实验室检查可出现 D- 二聚体升高。90% 死亡病例发生于未经治疗的患者;50% 肺动脉血栓栓塞或症状性近端深静脉血栓因未治疗可在 3 个月内复发,及时治疗效果明显。

临床病例

> 病例　女性,56 岁,患者术后卧床 2 个月,突发呼吸困难、胸痛 3 小时。氧饱和度降低,D- 二聚体升高。查体:急性面容;心界正常,心率 90 次 /min,律齐。胸片示肺动脉增宽。超声心动图示右心室、右心房增大,肺动脉高压。血管超声示下肢深静脉血栓。

初步了解患者病史以后,要考虑以下问题。

【问题 1】应首选何种影像学检查方法? 各种方法的优缺点如何?

肺动脉栓塞常用的检查方法有超声心动图、X 线平片、放射性核素肺通气 / 灌注显像、CT 及 MR、肺动脉造影。其中 CT 肺动脉造影是临床急诊首选检查方法,在临床工作中应用广泛。

(二)肺动脉栓塞影像学检查方法的选择

1. 常用影像学检查方法特点

(1)超声心动图:超声心动图是一种重要检查手段,对血流动力学不稳定的重症急诊患者的诊断及鉴别诊断具有一定价值。可显示右心、肺动脉主干及左右肺动脉主干血栓情况。近半数及以上的患者可检测下肢深静脉血栓。

(2)X 线:部分患者可显示正常。可表现为栓塞近端动脉增粗,部分合并肺不张、肺梗死、肺炎表现及胸腔积液及膈肌抬高。部分重症患者可表现肺动脉段突出、心影增大、上腔静脉增宽。

（3）放射性核素肺通气/灌注显像：该技术为公认的安全、无创的诊断方法。可表现为肺通气显影正常，灌注呈典型缺损。同时可做下肢深静脉血栓显像。目前已被 CT 血管造影取代。

（4）CTA：肺动脉 CTA 为急诊首选检查方法。可直接显示肺动脉主干及分支血管是否存在栓塞、栓塞部位、形态、范围等。

（5）肺动脉造影：给动脉造影是诊断肺动脉疾病的"金标准"，能直接观察血管腔内的充盈缺损、肺动脉分支阻塞、肺野血流灌注情况、肺动脉分支充盈和排空延迟等。但为有创检查，尤其对于重症患者难以承受。

2. 肺动脉栓塞的影像学检查流程 超声心动图可显示右心、肺动脉主干及左右主干血栓情况，对中央型血栓诊断有价值。X 线检查为常规检查，可显示肺内情况。肺动脉 CTA 是临床急诊首选检查方法，可明确诊断。

【问题 2】上述患者可能的诊断是什么？可能存在的异常影像学表现有哪些？

根据患者病史，实验室检查初步判断是否存在肺动脉栓塞可能。胸部 X 线平片常无异常表现，重症患者可出现肺动脉段突出。CTA 及肺动脉造影的征象是肺动脉主干及分支内充盈缺损。

（三）肺动脉栓塞的影像学特征及诊断思路

1. 影像学特征 肺动脉栓塞 X 线平片可无异常发现，也可有以下改变：区域性肺血管纹理稀疏，区域性肺缺血，肺门动脉截断征象，梗死灶（多位于肺野外带，典型者呈楔形改变，可形成空洞），胸腔积液，肺动脉高压征象，右心房室增大。CT 及 MR 直接征象为肺动脉主干和/或分支充盈缺损；间接征象为肺野外带的实变影，可能因肺梗死、肺不张、肺出血等所致；有胸膜反应、胸腔积液；右心室增大；肺动脉段凸出。肺动脉造影表现为动脉期腔内充盈缺损，肺实质期呈楔形灌注缺损，肺循环时间延长，肺动脉分支充盈及排空延迟。肺动脉高压，收缩压 >30mmHg，平均压 >20mmHg。

2. 影像学诊断思路 临床疑似肺动脉栓塞患者，X 线平片可无异常发现，肺动脉造影可发现肺动脉主干及分支内充盈缺损，明确血栓部位、范围。

二、基于病例的实战演练

病例 患者进行 CT 检查，见图 5-6-1。

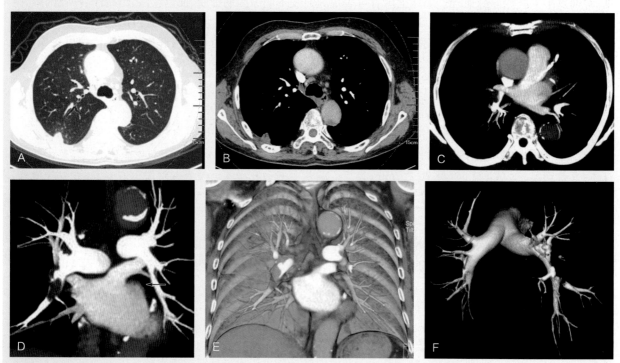

图 5-6-1 病例,CT 图像

胸部 CT 肺窗（A）、纵隔窗（B）示右肺下叶实变影；肺动脉 CTA 轴位（C）、冠状位曲面重组（D）、容积再现（E、F）示右肺动脉主干、下叶动脉及其段分支动脉管腔内见低密度充盈缺损，肺动脉管腔狭窄闭塞；容积再现可直观显示右肺动脉主干及其部分分支血管形态不规则，局部缺损。

1. 影像征象分析

(1)征象1:肺动脉主干增宽,心影增大。

(2)征象2:右肺动脉主干、右下叶动脉及其段分支动脉管腔内见低密度充盈缺损,肺动脉管腔狭窄闭塞。

(3)征象3:右肺下叶透亮度增加,肺纹理减少,可见实变影,为肺梗死。

(4)征象4:右肺下叶背侧胸膜增厚,右侧胸腔少量积液。

2. 印象诊断 肺动脉栓塞。

三、拓展——肺动脉其他少见疾病

1. 肺动脉瘤 肺动脉瘤(pulmonary artery aneurysm)是罕见的局限性血管扩张性疾病,临床少见,发病率很低,以咳嗽、胸闷、胸痛、呼吸困难为主要临床表现,极少数患者以咯血为主要症状。肺动脉瘤多继发于先天性心脏病、原发性肺动脉高压、白塞综合征、梅毒、结核、马方综合征、大动脉炎等疾病,也有部分患者无明确基础疾病。胸部X线检查对肺动脉瘤的诊断价值较为局限,X线见搏动征象有提示诊断的意义。CT增强扫描多可明确诊断,可准确地判断肺动脉瘤的部位、大小、形态、瘤周与瘤壁有无夹层或血栓等。DSA是诊断该病的"金标准"。目前对于本病的治疗尚无确切的治疗策略,如有明显临床症状,或可能发生破裂或夹层的患者,应及时手术治疗。

2. 肺动静脉畸形 肺动静脉畸形(pulmonary arterio-venous malformation,PAVM)属先天发育异常所致的疾病,与遗传性出血毛细血管扩张症密切相关,部分可由创伤、血吸虫病和肿瘤等引起。临床表现可出现不同程度的低氧血症,如发绀、杵状指、易疲劳、工作负荷能力降低等;PAVM破裂可导致致命的咯血和胸腔积血;此外还可导致异位栓塞,如脑梗死、脑脓肿等严重的神经系统症状。影像学是PAVM主要检查手段。X线胸片是一种简单、有效的筛查方法,但对细小病灶的检出有一定的困难。胸部CT增强是诊断PAVM首选方法,可明确该畸形是否存在,供血动脉、引流静脉主要表现为圆形或椭圆形病灶,可呈分叶状,边界清晰,病灶边缘可见"血管蒂"征,增强病灶与肺动脉同步强化,引流静脉显影。肺动脉DSA是诊断PAVM的"金标准",可直观地获得病灶及其相关血管的部位、数量及大小等信息。

(韩 丹)

第六章 消化系统

第一节 急腹症

一、常见急腹症的影像学诊断

（一）临床相关基础概述

急腹症是以急性腹痛为主要症状的一组疾病，临床表现具有发病急骤、变化快、病情危重等特点。现在许多文献将其分为非创伤性和创伤性急腹症。前者主要有梗阻、穿孔、出血和炎症四种类型；而后者主要指由外伤引起的腹内脏器（包括消化道、实质脏器和肠系膜等）的损伤。本节主要介绍消化道梗阻（gastrointestinal obstruction）和穿孔（perforation），临床特点见表 6-1-1。

表 6-1-1　常见疾病引起急腹症的临床特点

常见疾病	临床特点
消化道梗阻	临床表现：腹痛、呕吐、腹胀、停止排气和排便，一般梗阻部位越高，呕吐出现越早；常见病因：肠粘连、原发或继发性肿瘤、克罗恩病、血管性病变、寄生虫、粪石、腹部疝、慢性结肠憩室炎、肠套叠和肠扭转等
消化道穿孔	临床表现：突发性剧烈腹痛，可伴恶心、呕吐、肠鸣音减弱/消失、腹肌紧张或僵硬等，病情加重可出现休克；常见病因：胃肠道溃疡、肿瘤、炎症和外伤等，以胃、十二指肠溃疡穿孔最常见

临床病例

病例 1　男性，52 岁，以"腹痛、腹胀伴肛门停止排气、排便，呕吐 3 天"入院。患者于 3 天前夜间进食后突发下腹痛，间断性发作，伴恶心、呕吐，呕吐物为胃内容物，无发热、畏寒。曾因重症胰腺炎于外院行手术治疗；糖尿病病史 3 年。查体：腹膨隆，未见胃肠型及蠕动波，全腹肌紧张，全腹压痛及反跳痛阳性；肠鸣音活跃，可闻及气过水声，移动性浊音阴性。实验室检查：白细胞计数 8.02×10^9/L，血红蛋白 205g/L。

病例 2　男性，62 岁，因"右上腹隐痛 1 周，加重 6 小时余"入院。患者 1 周前右上腹出现隐痛，自述口服胃药（具体不详）后症状稍缓解，未予其他治疗；6 小时前右上腹疼痛加剧，至我院急诊就诊。自诉有消化道溃疡病史多年，具体不详。查体：全腹膨隆，腹部周边明显，腹肌紧张，呈板状腹，腹部压痛及反跳痛阳性。实验室检查：白细胞计数 10.1×10^9/L，血淀粉酶 92IU/L。

了解病史后，对患者消化系统疾病发生的部位及性质作出初步判断，并选用合适的影像学检查方法。

【问题 1】应首选何种影像学检查方法？各种方法的优缺点如何？

急腹症常选用的方法有腹部立卧位 X 线平片、CT，对儿童肠套叠可行空气灌肠，辅助诊断及治疗。

腹部立卧位平片检查便捷、经济实惠，可对消化道梗阻及穿孔行初步诊断及鉴别诊断，但对具体病因和病变位置的诊断没有 CT 精确，对于少量游离气体，可能漏诊。CT 检查对消化道梗阻及穿孔具有较高敏感性，并可对粘连性肠梗阻、腹内疝等进行病因诊断，对梗阻部位、可疑穿孔部位等定位较准确。儿童可疑肠套叠可行空气灌肠，在诊断的同时进行复位，需严格控制适应证。

（二）急腹症影像学检查方法的选择

1. 常用影像学检查的特点

（1）腹部立卧位 X 线平片：急腹症基本的 X 线检查方法，结合临床表现可为消化道梗阻、穿孔等诊断提供初步的影像学信息。仰卧前后位平片是腹部 X 线检查的基本体位，可显示肠管的形态和分布，腹壁软组织结构，肝、脾、肾等实质脏器的轮廓。立位前后位平片主要用于观察气腹、腹腔或肠腔内的异常气体或液体。病情复杂危重的患者不能配合体位时，应改用 CT 检查。

（2）CT：急腹症最有价值的影像学诊断方法，一般为急腹症首选检查方法。对腹部异常气体、液体、水肿、占位、钙化、异物等均可清晰显示，CT 还可直接显示脏器破裂、出血等。CT 不但可以诊断有无梗阻或穿孔等急腹症，还能够明确病因及部位。要到达满意的诊断效果，一般需行多平面重建。怀疑绞窄性肠梗阻或血运性肠梗阻的患者需行 CT 增强扫描，可进行 CTA 三维重建，明确血管情况。

（3）空气灌肠：主要用于儿童肠套叠，适用于病程 <48 小时，无明显中毒症状及腹膜刺激征。可见结肠内"杯口"状阴影，行空气灌肠时，"杯口征"逐渐向右下腹移动，直至小肠突然充气，提示复位成功。

2. 影像学检查前准备和标准化检查流程 见表 6-1-2。

表 6-1-2　急腹症常见影像学检查的检查前准备和标准化检查流程

检查方法	检查前准备	体位
腹部平片	应用于急腹症患者，一般不需肠道准备	基本体位：仰卧前后位 立位前后位：观察气腹，腹腔或肠腔内的异常气体或液体
CT	应用于急腹症患者，一般不需肠道准备	仰卧位为主，必要时加扫俯卧位
空气灌肠（复位）	应用于急诊肠套叠患者，一般不用进行肠道准备	肛门插管后仰卧位注入一定压力气体，若出现肠套叠或肠扭转部位，继续加压或合并手法复位，直至"套头"或扭转部位消失，侧位见气体顺利进入小肠，达到复位效果

【问题 2】上述患者可能的诊断是什么？可能存在的异常影像学表现有哪些？

根据病史和其他资料思考可能的诊断，然后选用合适的检查方法，分析相应的检验结果，逐一进行鉴别分析作出可靠的诊断。

1. 评估检查的信息量是否充足，能否进行定位、定性诊断。如 CT 能否准确显示消化道梗阻或胃肠穿孔的部位，结合三维重建是否更清楚地显示病变部位。

2. 对常见的急腹症影像学征象进行总结和鉴别诊断。

（三）急腹症常见疾病的影像学征象及诊断思路

1. 急腹症常见疾病影像学征象

（1）消化道梗阻：立位腹部平片可见多个大小不等，高低不同的呈阶梯状排列的气 - 液平面。其中机械性肠梗阻（mechanical intestinal obstruction）常形成"短液平"征，连续倒"U"形征及串珠征等征象；绞窄性肠梗阻（strangulated intestinal obstruction）常形成"假肿瘤"征象或"咖啡豆"征象；麻痹性肠梗阻（paralytic ileus）常表现为全小肠结肠的积气扩张，并可见多个气 - 液平面。CT 除以上征象外，还可见肠管扩张，肠壁增厚水肿，肠壁变薄，并可对机械性和绞窄性肠梗阻进行定位，较准确地发现梗阻部位及血管、淋巴结和邻近器官的影像学征象。

（2）消化道穿孔：立位腹部平片可见膈下游离气体影（free gas），表现为一侧或双侧膈下线状或新月状透亮影，边界清晰，上缘为光滑整齐的膈肌，下缘为肝、胃底部或脾上缘。大量气腹时可见膈肌升高，内脏下移，有时可衬托出内脏器官的轮廓。卧位 CT 示气体主要集聚于腹腔前部，在肝前缘与腹壁之间形成透亮带，还可聚集于网膜囊，肝肾隐窝，盆腔等处。

2. 影像学诊断思路

（1）腹部平片主要观察双侧膈下有无新月形透亮影，肠管积气情况及有无宽大的气 - 液平面，从而快速判断有无肠梗阻或胃肠道穿孔。

（2）观察结直肠轮廓，结肠袋形态，充盈相显示轮廓是否规整，管壁蠕动情况，黏膜相显示直结肠黏膜排列情况，有无黏膜破坏、充盈缺损。摄取留存的图像是否包含足够的正常结构及病变信息。

（3）CT应观察胃、十二指肠及结直肠走行区域，器官管壁厚度和充盈情况，对临床症状、超声或气钡双重造影提示的可疑区域重点观察，有无管壁增厚，管腔狭窄，黏膜面及浆膜面情况。

（4）若有肿瘤性病变，应对肿瘤的大小、边界、强化、血管供应及周围组织情况进行描述。

（5）病变与邻近结构的关系，周围组织或脏器与之分界是否清楚，有无推移、包绕及浸润等。

（6）观察伴随症状，有无周围淋巴结的肿大，是否有胸腔积液和腹水，腹腔其他脏器是否存在异常。

（7）结合病史和影像学表现作出初步诊断和鉴别诊断。

【问题3】给出初步诊断后，还要考虑哪些问题？

在对病变进行定位、定性分析后，还应结合临床病史，其他检验结果和术后病理，对之前作出的初步诊断和鉴别诊断进行评估，思考诊断过程及如何建议下一步检查方案。

在临床实践工作中，需要思考是否能够解答临床医生的疑问，并对诊断信息进行评估。如诊断为良性病变，应怎样与恶性病变进行鉴别；恶性病变的定位、定性诊断后，能否提供分级、分期信息，指导临床治疗方案。如果诊断错误，与术后病理不一致，再复习之前所有影像学征象，进一步分析，以巩固自己的临床影像学诊断思路过程。

二、基于病例的实战演练

（一）消化道梗阻

病例1　患者先后进行了CT和X线平片检查，见图6-1-1。

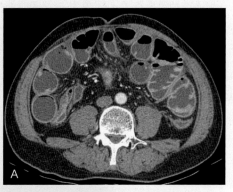

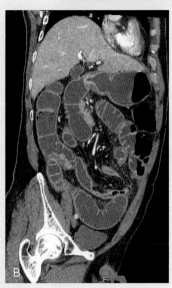

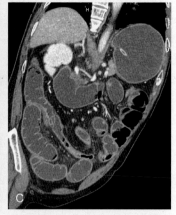

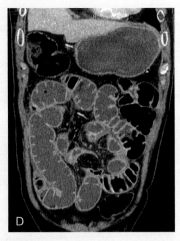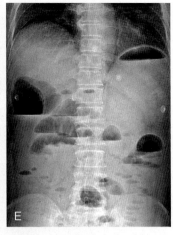

图 6-1-1 病例 1,CT、X 线平片图像

分别为 CT 轴位(A)、矢状位(B、C)、冠状位(D)和腹部 X 线平片(E)。

1. 影像征象分析

(1)征象 1,肠梗阻征象:肠腔扩张积气、积液,立位腹部平片可见多个大小不等呈阶梯状排列的宽大气 - 液平面。

(2)征象 2,肠管病变征象:CT MPR 示末端回肠、结肠脾曲管腔狭窄,局部肠管水肿增厚,并可见升结肠、横结肠和全段小肠明显积气、积液,相应肠管管壁未见明显增厚。

(3)其他,阴性征象:腹主动脉、肠系膜上动脉、肠系膜下动脉及肠系膜上静脉及其分支未见明显充盈缺损形成。肠壁强化均匀。腹膜后及肠系膜未见明显肿大淋巴结。

2. 印象诊断 消化道梗阻,考虑粘连性肠梗阻。

3. 鉴别诊断 主要依据病因对肠梗阻的类型进行鉴别:

(1)机械性肠梗阻分为单纯性和绞窄性肠梗阻,前者只有肠管通过障碍,后者同时伴有血液循环障碍。粘连性肠梗阻属机械性肠梗阻的一类,常由于术后肠管粘连所致。

(2)动力性肠梗阻分为麻痹性肠梗阻和痉挛性肠梗阻,肠道本身无器质性病变。其中麻痹性肠梗阻多由术后腹膜炎、腹腔感染、血管因素、铅中毒等所致。

(3)血运性肠梗阻见于肠系膜血栓形成或栓塞,伴有血液循环障碍和肠肌运动功能失调。

(二)消化道穿孔

病例 2 患者先后进行了 X 线平片和 CT 检查,见图 6-1-2。

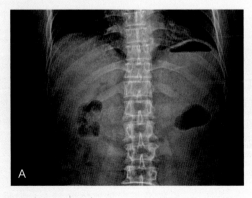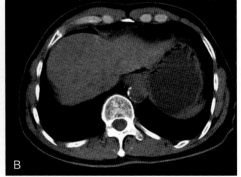

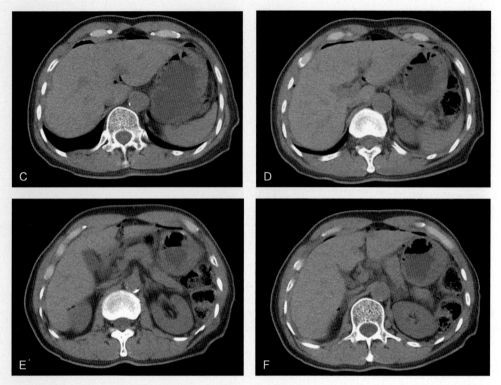

图 6-1-2 病例 2,X 线平片(A)和 CT(B~F)图像

1. 影像征象分析

(1)征象 1,消化道穿孔征象:腹部立位片可见右侧膈下新月形游离气体影。CT 示肝脏前缘、腹壁下、胆囊窝、肝肾隐窝多发游离气体影。

(2)病史:有消化道溃疡病史。

(3)其他,阴性征象:肝、脾未见明显异常。腹膜后未见明显肿大淋巴结。

2. 印象诊断 消化道穿孔,结合病史,考虑消化道溃疡穿孔可能(手术记录:探查穿孔位于十二指肠球部前壁,约 0.3cm。)。

3. 鉴别诊断 主要依据病因对消化道穿孔类型进行鉴别:

(1)炎症或溃疡性病变的侵蚀(如胃、十二指肠穿孔)。

(2)肿瘤。

(3)暴力伤。

(4)医源性损害(手术后改变)。

(5)胃肠道缺血,肠腔过度扩张等。

三、拓展——影像技术的新观念

CTA 和 CT 静脉造影(CT venography,CTV)等 CT 高级后处理功能可以评估消化道供血及引流血管,从而更直观地显示部分血运性肠梗阻等急腹症的病因。能谱技术对血运性肠梗阻具有一定辅助诊断意义,碘是 CT 对比剂的主要成分,能谱 CT 可将水和碘作为基物质,进行物质密度成像后得到的碘基图,定量分析组织器官的摄碘情况,从而间接提供其血供情况,评估缺血性肠病敏感性较高。

病例 3 男性,88 岁,因"突发腹痛 1 天"入院。患者 1 天前早餐后出现胸腹部、后背部疼痛不适,伴恶心、呕吐多次,呕吐物为胃内容物。夜间起患者出现腹泻,水样便,无血便。至当地医院行 CT 平扫未见明显异常,予以保守治疗,症状未缓解,遂急诊转入我院。查体:腹部压痛阳性,无反跳痛。实验室检查:D- 二聚体 3 073μg/L。行腹盆部 CT 增强能谱扫描和 CTA 重建(图 6-1-3)。

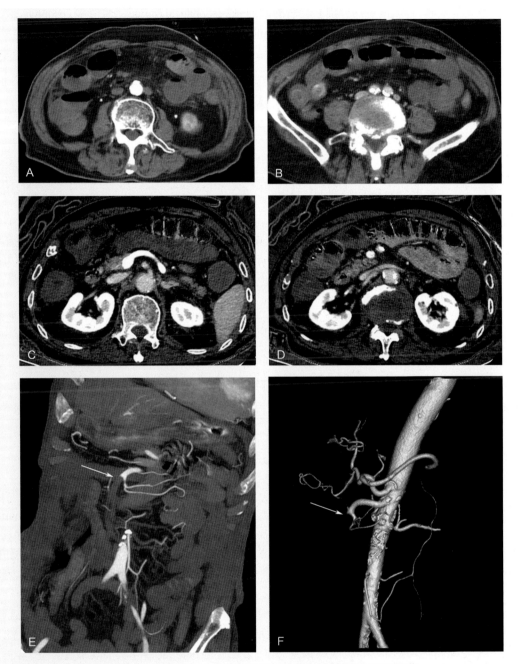

图 6-1-3 病例 3,腹盆部 CT 增强、能谱碘基图和 CTA 图像

腹部 CT 增强(A、B)见多发小肠肠腔扩张积液,部分小肠壁增厚;能谱 CT 碘基图(C、D)见增厚的小肠壁碘含量明显低于邻近正常小肠壁,说明存在小肠壁缺血;CTA 最大密度投影(E)及容积再现(F)图见肠系膜上动脉主干中段截断(箭头),远端未显示,考虑肠系膜上动脉栓塞所致血运性肠梗阻。

(居胜红)

第二节 消化道疾病

一、常见消化道疾病的影像学诊断

(一) 临床相关基础概述

消化道是人体消化系统的重要组成部分,根据解剖部位分为上消化道和下消化道。上消化道包括口腔、咽、食管、胃、十二指肠,而下消化道则由空肠、回肠和结直肠组成。上消化道疾病主要包括炎症性疾病、溃疡性疾病、肿瘤及其他疾病,临床常见的分别有食管静脉曲张(esophageal varices)、食管癌(esophageal cancer)、胃溃疡(gastric ulcer,GU)及十二指肠溃疡(duodenal ulcer,DU)、胃癌(gastric cancer)等。下消化道疾病主要包括有炎性疾病、结核、肿瘤性疾病及其他疾病,其中结直肠癌(colorectal cancer)是临床常见病。本节将重点介绍这些常见疾病影像及临床相关内容(表6-2-1)。

表6-2-1 常见消化道疾病的临床特点

常见疾病	临床特点
上消化道疾病	
食管静脉曲张	常有长期肝病病史及相应临床表现(腹胀、黄疸、腹水、脾大等),可有呕血病史或急性上消化道出血病史;进食梗阻感不明显或轻微
食管癌	男性多于女性,多发生于40岁以上。典型临床表现为进行性加重的进食后梗阻感
胃、十二指肠溃疡	常有周期性节律性上腹疼痛、反酸、嗳气等症状。常反复发作,呈慢性过程。十二指肠溃疡较胃溃疡多见,前者约占70%,后者约占25%,两者合并存在的复合性溃疡约5%。前者好发年龄(20~35岁)相对较后者(40~50岁)年轻,前者多位于十二指肠球部,具有饥饿性疼痛特点,后者发生部位较广泛,具有餐后疼痛的特点
胃癌	好发于50岁以上,男女比例约2:1。早期症状不特异,上腹痛与体重减轻是常见临床表现
下消化道疾病	
结直肠癌	发病年龄以40~50岁最多,男性较多
近端结肠癌	症状隐蔽,以大便潜血为主,伴有腹部包块、腹泻,进展期时可伴有肠梗阻
远端结肠癌	症状发现较早,以大便形状发生改变为主,大便变形伴有里急后重感,可伴有便血、黏液样便等

临床病例

病例1 男性,40岁,因"经颈静脉肝内门体分流术(transjugular intrahepatic portosystemic shunt,TIPS)术后5年余,发现食管静脉曲张1天"入院。患者首因呕血于我院就诊,确诊为肝硬化伴食管-胃底静脉曲张,遂在我科行TIPS,术后症状明显好转,未见再次出血,长期口服阿司匹林,定期复查门静脉及分流道超声,提示血流通畅;之后患者于外院行电子胃镜检查,结果示:食管静脉曲张(重度)、糜烂性胃炎;十二指肠多发溃疡。

病例2 男性,53岁,以"上腹胀痛2年,进食哽咽感2个月"为主述入院。患者2年来感上腹胀痛,以半夜痛为主,未行正规治疗。近2个月来感胸骨后哽咽感,初以质硬食物为主,进食困难逐渐加重,现仅能进流质。既往无特殊病史。查体:消瘦,腹部未见膨隆,右上腹轻压痛,肝脾不大。实验室检查:谷丙转氨酶32U/L,谷草转氨酶42U/L,乙型肝炎病毒表面抗原阴性。

病例3 男性,30岁,以"上腹疼痛半年,黑便半天"为主述入院。患者半年来感上腹部不适,有餐后疼痛,发现黑便半天。既往无特殊。查体:精神可,发育良好,上腹正中轻压痛,腹部未见膨隆。实验室检查:血红蛋白130g/L,癌胚抗原阴性,糖类抗原125阴性,大便潜血(+)。

病例4 男性,60岁,以"间断腹痛、嗳气1年余,加重伴进食哽噎2周"为主述入院。患者1年来间断上腹痛,无明显进食规律相关性,时有嗳气。近2周来进食硬物有哽噎感。发现高血压病5年。查体:精神可,上腹轻压痛,腹部未见明显膨隆。实验室检查:血红蛋白110g/L,癌胚抗原阴性,糖类抗原125为106μg/L,大便潜血(++)。

病例5 女性,82岁,以"腹痛半年,黏液样便2个月"为主述入院。患者感下腹隐痛半年余,便秘、腹泻交替数月,近2个月大便呈黏液样。既往高血压病史10年,规律服药。查体:消瘦,右下腹轻压痛,可触及包块,腹部无膨隆。实验室检查:大便潜血(+),癌胚抗原23μg/L,糖类抗原125为88μg/L。

了解病史后,对患者消化道系统疾病发生的部位及性质作出初步判断,并选用合适的影像学检查方法。

【问题1】应首选何种影像学检查方法？各种方法的优缺点如何？

消化道检查根据情况可选择气钡双重造影,价格低廉,能实时观察消化道功能情况,对黏膜破坏、占位等有较高检出率。CT、MR可用于消化道检查,但需充分的肠道准备,口服等张等渗水溶液扩张肠腔,可对消化道病变本身及其周围情况、淋巴结和远处转移等进行评估。

（二）消化道影像学检查方法的选择

1. 常用影像学方法特点

(1)气钡双重造影:利用钡剂和气体对观察器官形成对比,能观察空腔脏器的黏膜、轮廓和运动的动态情况,留存资料时须排除人为因素对假象的误判,受检查者影响较多。对食管、胃肠道先天性、功能性和器质性疾病仍以该检查为主。

(2)CT:对肠道准备充分的消化道常见肿瘤,不仅可作出定位及定性诊断,还能进行肿瘤分期,供血判断,评估病变周围情况、淋巴结和远处转移等,为临床进一步诊治提供更多信息。

(3)MRI:对CT诊断和鉴别有困难的病变,如炎症性肠病及其并发症等,在胃肠道准备良好的情况下,能够提供丰富的鉴别诊断信息。

2. 影像学检查前准备和标准化检查流程 见表6-2-2。

表6-2-2　消化道常用影像学检查方法的检查前准备和标准化检查流程

检查方法	检查前准备	体位
食管造影	检查当天非严格禁食;必要时检查前服用产气粉	斜位＋正位;透视下转动体位并摄片
上消化道造影	检查前一晚晚餐后严格禁食,检查当天检查前严格禁食、禁水;检查前需正确服用产气粉	食管部分检查同食管造影;吞入钡剂后由立位转为卧位,自左侧转体1周以上,待钡剂均匀涂布后,透视下转动体位并摄片;胃窦及十二指肠球部须摄立位加压片
钡剂灌肠	检查前1天清洁肠道,检查前晚晚餐后禁食;检查当天检查前严格禁食	肛门插管后,俯卧足高头低位透视下注入钡剂及气体,钡头到达脾区后透视下转动体位,结肠袋充气满意后拔管
CT	检查当天严格禁食;下消化道检查前1天肠道准备或检查前2天软食;造影检查后需待钡剂排空后方可检查;检查前可饮1 000~1 500ml等渗等张液体充盈肠腔	仰卧位为主,必要时可加扫俯卧位
MRI	检查当天严格禁食;下消化道检查前1天肠道准备或检查前2天软食;造影检查后需待钡剂排空后方可检查;有节育环女性检查须取环后方可行下腹盆腔扫描;检查前可饮1 000~1 500ml等渗等张液体充盈肠腔	仰卧位为主,必要时可加扫俯卧位

【问题2】患者可能的诊断是什么？可能存在的异常影像学表现有哪些？

根据病史预先判断可能的诊断,并选用合适的影像学检查方法,分析检查结果。

知识点

1. 评估检查的信息量是否充足,是否能够进行定位、定性诊断。如消化道造影是否对病变的黏膜相、充盈相及多体位进行显示并摄片。

2. 对消化道常见疾病的影像学征象进行梳理和鉴别诊断。

（三）常见消化道疾病的影像学征象及诊断思路

1. 消化道常见疾病影像学征象 见表6-2-3~ 表6-2-6。

表 6-2-3　食管病变影像学征象

征象	食管静脉曲张	食管癌
部位	自下段向上累及	可发生于食管任何部位
范围	广泛	局限
管壁	柔软	僵直
X线造影	早期:黏膜皱襞稍增粗或稍纡曲,管腔边缘略呈锯齿状,管壁柔软,钡剂通过良好;进展期:串珠状或蚯蚓状充盈缺损	早期:隐蔽,食管黏膜皱襞紊乱、粗糙或中断,可见小的充盈缺损;局限性管壁僵硬,蠕动中断,小龛影。中晚期:明显不规则管腔狭窄和充盈缺损,管壁僵硬
CT	累及食管壁增厚,可见结节样突向腔内;增强后门静脉期可见充盈粗大的静脉	食管壁增厚,部分呈团块状占位表现;增强可呈轻度强化;可评估周围组织侵犯及淋巴结转移情况
MRI	累及食管壁增厚,呈 T_1WI 低信号、T_2WI 高信号,部分可见血管流空;增强可见增多及纡曲、粗大的血管和侧支血管	显示增厚食管壁不如CT,但显示纵隔淋巴结肿大较好
伴随症状	胃底静脉曲张时表现为胃底贲门附近黏膜皱襞呈多发息肉状充盈缺损,能随呼吸、体位改变而改变	壁外可见软组织肿块,纵隔内可见淋巴结肿大

表 6-2-4　胃、十二指肠溃疡与溃疡型胃癌影像学征象

征象	胃溃疡	溃疡型胃癌	十二指肠溃疡
部位	全胃可发生,胃小弯及胃窦部多见	全胃可发生,胃窦、胃小弯及贲门区多见	十二指肠球部多见
范围	局限	局限或广泛	局限
管壁	柔软或痉挛	僵直	变形、柔软
X线造影	胃腔外龛影,黏膜线向龛影聚集	胃腔内龛影,黏膜线聚集,不能到达龛口,周边黏膜中断	球部正常三角形态消失,可见点状龛影,严重时可变形呈三叶草形;钡剂迅速排空 - 激惹征
CT	胃肠道准备充分时,可见胃黏膜线中断,不同深度的龛影	局部胃壁增厚,突向腔内的肿块,肿块可发生坏死,形成龛影,增强时可轻度或中度强化;可观察周围侵犯情况及淋巴结转移情况	肠道准备充分时,可见球部变形
MRI	显示不佳,胃肠道准备充分时,可见胃黏膜线中断,不同深度的龛影	显示不佳,可显示增厚的胃壁,以及肿块、龛影;DWI肿瘤呈高信号,黏膜线中断可观察周围侵犯情况及淋巴结转移情况	显示欠佳

表 6-2-5　特殊部位胃癌与胃窦炎影像学征象

征象	全胃癌	胃窦癌	胃窦炎
部位	全胃	发生于胃窦	发生于胃窦
范围	累及全胃	界限清晰	界限不清
胃壁	全胃壁僵硬,蠕动消失	胃窦部胃壁僵硬	柔软,呈波浪状
X线造影	胃腔缩小,僵硬呈革袋状,黏膜完全消失,蠕动消失	胃窦黏膜破坏消失;可有肿块	胃窦黏膜存在,肥大、纡曲、粗乱,无肿块
CT	胃壁弥漫性增厚,形态僵硬,增强轻度或中度强化;可观察周围侵犯情况及淋巴结转移情况	胃窦部胃壁增厚,可形成突向腔内的肿块,肿块可发生坏死,形成龛影;增强时可轻度或中度强化。可观察周围侵犯情况及淋巴结转移情况	胃窦壁可增厚,轻度强化,三期扫描胃壁形态可变

征象	全胃癌	胃窦癌	胃窦炎
MRI	可显示增厚胃壁,肿块,龛影;DWI 上肿瘤呈高信号,黏膜线中断		胃窦壁轻度增厚,胃黏膜线形态一般完整
伴随症状	胃周淋巴结增多,肿大,晚期可有邻近脏器(结肠、肝、腹膜、网膜)累及和远处脏器(肝、肺、肾上腺、卵巢等)转移		

表 6-2-6 结直肠病变影像学征象

征象	结直肠癌	结直肠腺瘤
范围	局限或多发	单发或多发
管壁	僵硬	柔软
X 线造影	管腔狭窄,黏膜破坏,充盈缺损,位置固定	突向腔内的充盈缺损,可发生移动,一般不引起管腔狭窄
CT	肠壁局限增厚,可形成肿块,异常不均匀强化;管壁局限增厚,异常不均匀强化	突向腔内结节,边界清晰,轻度均匀强化
MRI	管壁增厚,DWI 呈高信号	显示欠佳
伴随症状	周边淋巴结可肿大,可发生远处器官转移,如肝脏	

2. 影像学诊断思路

(1)观察食管全段:充盈相显示轮廓是否规整,管壁是否柔软,黏膜相显示食管数条纵行黏膜,排列情况,有无黏膜线中断,有无固定的充盈缺损。

(2)观察胃的轮廓、大小及蠕动情况:充盈相显示轮廓是否规整,胃壁是否柔软,黏膜相显示胃各部分黏膜排列情况,有无黏膜线中断,有无固定的充盈缺损、龛影等。摄取留存的图像是否包含足够的正常结构及病变信息。

(3)观察结直肠的轮廓,结肠袋形态:充盈相显示轮廓是否规整,管壁是否柔软,黏膜相显示结直肠各部分黏膜排列情况,有无黏膜线中断,有无固定的充盈缺损。摄取留存的图像是否包含足够的正常结构及病变信息。

(4)CT、MRI:观察食管、胃、十二指肠及结直肠走行区域,各空腔脏器管壁厚度,充盈情况,对气钡双重造影及临床提示病变区域重点观察,有无管壁增厚及异常强化,黏膜线显示情况,是否完整,有无中断。

(5)病变与邻近结构的关系,周围组织或脏器与之分界是否清楚,有无推移、包绕及浸润等。

(6)观察伴随症状,有无周围淋巴结肿大,是否有胸腔积液、腹水,腹腔其他脏器是否存在异常。

(7)简要描述检查所见的脏器及其他已显示但未发现其他病变的组织和器官。

(8)结合病史及以上影像学表现作出初步诊断和鉴别诊断。

(9)诊断不确定时,给出进一步检查或随访建议。

【问题 3】给出印象诊断后,还需要注意哪些问题?

对病变进行定位、定性分析后,是否充分提供临床所需信息,不充分时应当如何建议下一步检查方案。

> 知识点
>
> 在临床实践工作中,需要思考临床医生的疑问,是否能够解答,并对提供的诊断信息进行评估。如良性病变诊断,能否与恶性病变鉴别;恶性病变的定位、定性诊断后,能否提供分级、分期信息,指导临床治疗方案。

二、基于病例的实战演练

(一) 食管静脉曲张

病例 1 患者进行了食管气钡双重造影、CT 增强及门静脉 CTV 检查,见图 6-2-1。

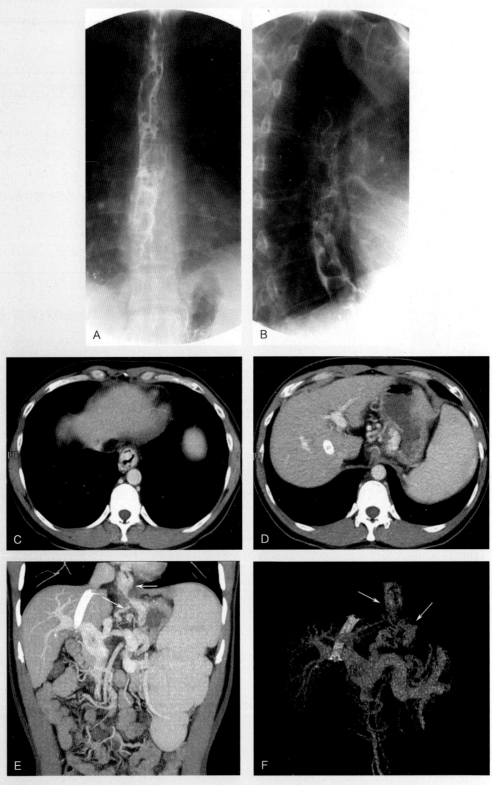

图 6-2-1 病例 1,食管气钡双重造影、CT 增强及门静脉 CTV 图像
气钡双重造影(A、B)见食管黏膜呈串珠样;增强 CT 和门静脉 CTV(C~F)可见纡曲血管团(箭头)。

1. 影像征象分析

(1)征象1:食管气钡双重造影示食管全程黏膜明显增粗纤曲,呈串珠样表现,管壁尚柔软,钡剂通过顺利。增强CT及门静脉CTV显示食管下段、胃底周围多发纤曲血管团。

(2)征象2:门静脉主干明显增粗;肝内可见TIPS支架。

(3)征象3:门静脉高压征象,脾脏明显增大。

(4)其他,阴性征象:腹膜后未见明显肿大淋巴结。

2. 印象诊断 ①食管静脉曲张(重度);② TIPS术后;③门静脉高压,食管-胃底静脉曲张。

3. 鉴别诊断

(1)检查中的假象:由于唾液与气泡形成的充盈缺损假象,会随着钡剂的下移而消失,而食管静脉曲张的充盈缺损会持续存在且不会移位。

(2)贲门失弛缓症:①临床表现类似,为吞咽困难;但病程较长,发病缓慢,患者常伴有呕吐,呕吐物内可有宿食,患者喜食温热食物;②食管上段扩张,食管下段逐渐变细,管壁尚柔软,少量钡剂可间断进入胃,扩大的食管内可见食糜悬挂;③中晚期食管扩张可达正常管腔横径的4~5倍,食管下段呈漏斗样狭窄,食管蠕动减弱或消失。

(3)食管肿瘤:影像学征象见表6-2-3。

(二) 食管癌

病例2 患者进行了上消化道气钡双重造影、CT和MR检查,见图6-2-2~图6-2-4。

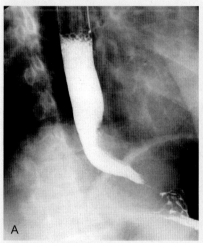
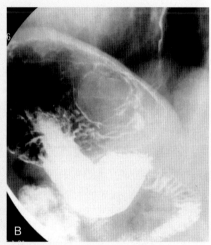
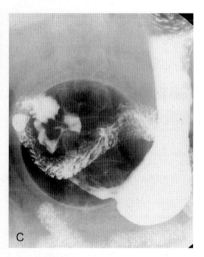

图6-2-2 病例2,上消化道气钡双重造影图像
钡剂通过食管下段受阻,食管下段受压变窄(A),胃底见分叶状软组织肿块,
胃底黏膜扁平破坏(B、C)。

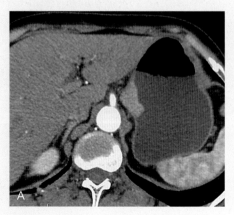
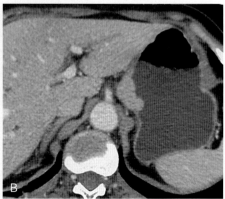

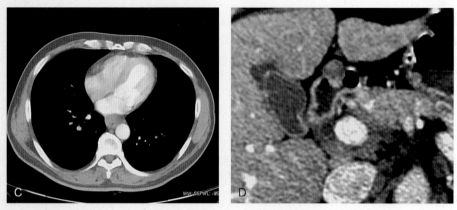

图 6-2-3　病例 2,CT 图像
A. 增强动脉期;B. 增强静脉期;C. 增强静脉期下胸段;D. 增强静脉期重建。

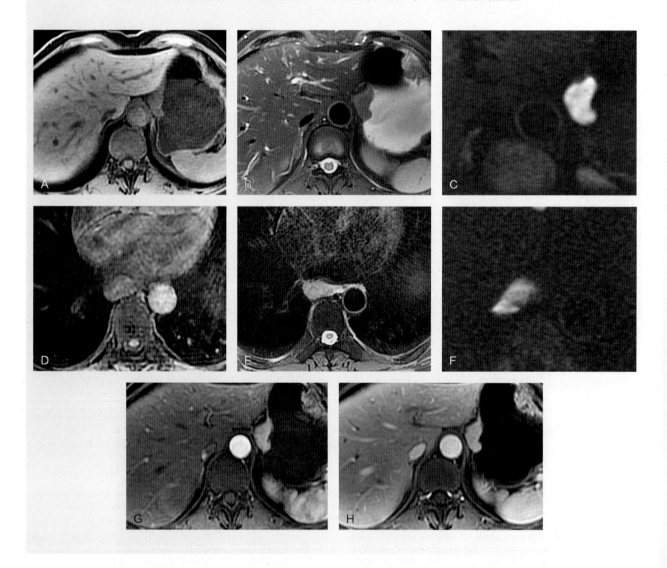

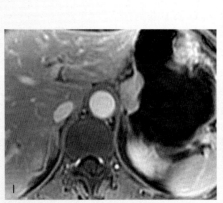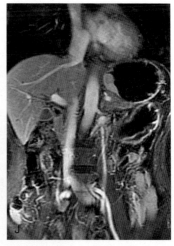

图 6-2-4 病例 2,MRI 图像

A.脂肪抑制 T_1WI;B. T_2WI;C. DWI;D. 食管下段 T_1WI;E. 食管下段 T_2WI;F. 食管下段 DWI;G. 增强动脉期;H. 增强静脉期;I. 增强延迟期轴位;J. 增强延迟期冠状位。

1. 影像征象分析

(1)征象 1,食管下段占位征象:钡剂通过食管下段受阻,食管下段受压变窄,黏膜中断,胃底见分叶状软组织肿块,胃底黏膜扁平破坏。CT 示食管下段及贲门胃底壁明显增厚,呈略分叶状肿块突入胃腔内。MRI 示食管下段壁增厚及贲门胃底肿块呈 T_1WI 稍低信号、T_2WI 稍高信号,DWI 呈明显高信号。增强时肿块呈明显均匀强化。

(2)征象 2,十二指肠病变征象:十二指肠球部变形,呈三叶草状。CT 示球部变形,明显强化。

(3)其他,阴性征象:肝内未见实质病变,肝内外胆管未见扩张,双侧肾上腺未见形态增粗。腹膜后未见肿大淋巴结。

2. 印象诊断 ①食管下段及贲门 - 胃底肿瘤,考虑食管 - 贲门癌;②十二指肠球部溃疡。

3. 鉴别诊断 贲门胃底其他肿瘤,如平滑肌瘤、淋巴瘤和间质瘤等。平滑肌瘤及间质瘤位于腔外,管腔呈外压性改变,形态光整,呈团块样病变,密度、强化均匀,病灶恶变时可不均匀;淋巴瘤累及范围广,肿瘤形态较软,一般不造成管腔狭窄及梗阻。

(三)胃、十二指肠溃疡

病例 3 患者进行了上消化道气钡双重造影和 CT 检查,见图 6-2-5。

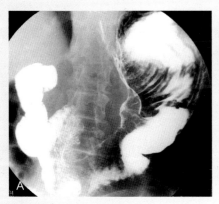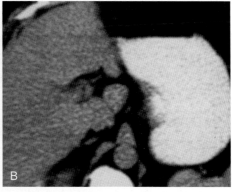

图 6-2-5 病例 3,上消化道造影和 CT 图像

A.上消化道气钡双重造影;B. CT 增强动脉期。

1. 影像征象分析

(1)征象1,胃小弯:胃小弯侧可见突向胃腔外龛影,数条胃黏膜向其聚集,达龛影口。CT示胃小弯侧黏膜线中断。

(2)其他,阴性征象:胃壁未见增厚,腹腔腹膜后未见肿大淋巴结。

2. 印象诊断　胃小弯侧溃疡。

3. 鉴别诊断　溃疡型胃癌(影像征象见表6-2-4)。

(四) 胃癌

病例4　患者进行了上消化道气钡双重造影、CT和MR检查,见图6-2-6。

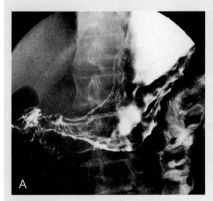
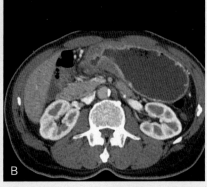
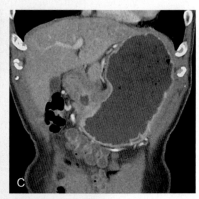
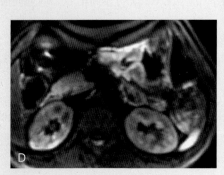
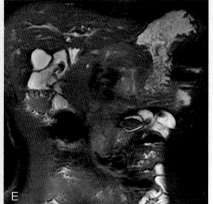

图 6-2-6　病例4,上消化道造影、CT 和 MRI 图像

A. 上消化道气钡双重造影;B. 增强 CT 静脉期;C. 增强 CT 重建;D. DWI;E. MR 冠状位 T_2WI。

1. 影像征象分析

(1)征象1,胃:胃腔缩小,胃窦壁僵硬,蠕动消失,钡剂通过困难。CT示胃窦壁明显增厚,弥漫均匀强化。MR示增厚的胃窦壁呈等或稍高 T_2WI 信号,DWI信号明显增高。

(2)其他,阴性征象:肾上腺形态正常,腹膜后未见肿大淋巴结。

2. 印象诊断　胃窦癌。

3. 鉴别诊断

(1)胃窦炎:影像征象见表6-2-5。

(2)胃淋巴瘤:胃淋巴瘤常累及范围较广,胃蠕动消失或减弱,消化道造影表现可类似全胃癌,但引起胃腔狭窄或梗阻较少或与临床症状不成比例,临床症状较影像学表现轻。CT和MRI示增厚胃壁强化较均匀,可见其他部位淋巴瘤表现。

(3)胃间质瘤:根据发生部位不同,临床症状有差异,浆膜型胃间质瘤临床症状出现较晚,黏膜型及肌层发生的间质瘤临床症状出现较早。肿块多呈圆形或卵圆形,血供丰富,强化明显,较大时易发生坏死,部分可伴有钙化。

（五）结直肠癌

病例 5　患者进行了钡剂灌肠、CT 和 MR 检查，见图 6-2-7。

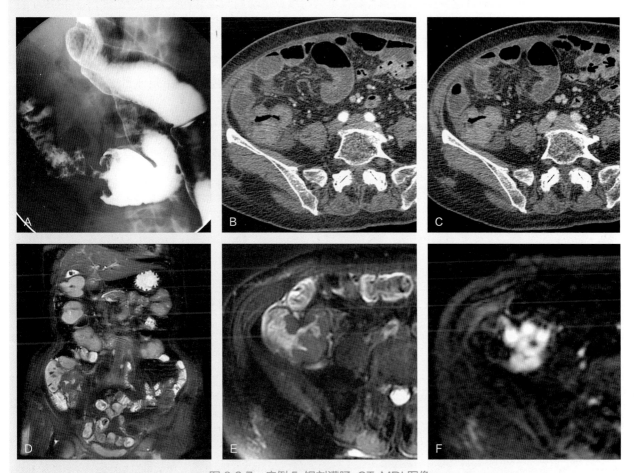

图 6-2-7　病例 5，钡剂灌肠、CT、MRI 图像

A. 钡剂灌肠；B. 增强 CT 动脉期；C. 增强 CT 静脉期；D. MR 冠状位 T_2WI；E. MR 轴位 T_2WI；F. 轴位 DWI。

1. 影像征象分析

（1）征象 1，升结肠病变：升结肠可见局限性肠腔狭窄，钡剂通过困难，黏膜破坏，呈"苹果芯"样表现。CT 示升结肠肠壁局限性增厚，动脉期可见强化，静脉期呈持续轻度强化。MRI 示增厚肠壁呈 T_2WI 等信号，DWI 呈高信号。

（2）其他，阴性征象：腹膜后盆壁未见肿大淋巴结。

2. 印象诊断　升结肠癌。

3. 鉴别诊断　应与升结肠炎性病变相鉴别。升结肠炎性病变病程通常较长，腹泻与便秘交替发生，发病年龄常较肿瘤患者稍年轻；升结肠受累范围较广泛，部分末端回肠亦可受累。

三、拓展——炎症性肠病

炎症性肠病（inflammatory bowel disease，IBD）是以肠道炎症为主要表现的不同疾病的总称，如感染性肠炎、中毒性肠炎、放射性肠炎、自身免疫性肠炎及慢性非特异性肠炎等。狭义的 IBD 是病因不明的慢性肠道炎症性疾病，包括两个独立的疾病：克罗恩病（Crohn disease，CD）和溃疡性结肠炎（ulcerative colitis，UC）。

CD 是多因素导致自发性慢性消化道炎症性疾病，好发年龄 20~40 岁，可发生于消化道全程，最常累及小肠。病理学表现为多节段、透壁性炎症，黏膜表面及深部线样溃疡，呈跳跃状分布，纵向和横行溃疡导致黏膜呈铺路石样改变。典型急性活动期影像学表现：小肠黏膜下层水肿、管壁增厚，增强扫描可见黏膜层及浆膜层强化,黏膜下层水肿,呈分层改变;不对称肠壁炎症,系膜面较重;肠壁炎症和穿透并发症可以并存;肠系膜血管增多,呈"梳征"。可伴有穿透、瘘管、脓肿形成。

UC是最常见的大肠特发性炎症性病变,病程可为持续或活动期与缓解期交替的慢性过程,多起源于直肠向近端肠段延伸,连续性分布,与正常的肠段之间有明确的分界,小肠通常不受累。病理变化多集中在黏膜层,部分累及黏膜下层,甚至肌层及浆膜层。影像学表现:轻度活动性表现为肠壁略增厚,扩张性降低;中度到重度活动期表现为肠壁增厚及水肿、溃疡,黏膜强化及黏膜下气泡;结肠袋消失、肠壁异常强化、肠系膜血管增粗及周围肿大的淋巴结,结肠肠壁增厚、分层(活动期黏膜下层水肿,非活动期为脂肪沉积)。

病例6　女性,43岁,因"间断性腹痛1月余"入院。患者1个月前无明显诱因下出现反复腹痛,自诉疼痛剧烈时可出现呕吐,呕吐物为胃内容物,量中,无反酸、嗳气,无腹胀、腹泻,无便血、黑便。CT小肠造影图像见图6-2-8。

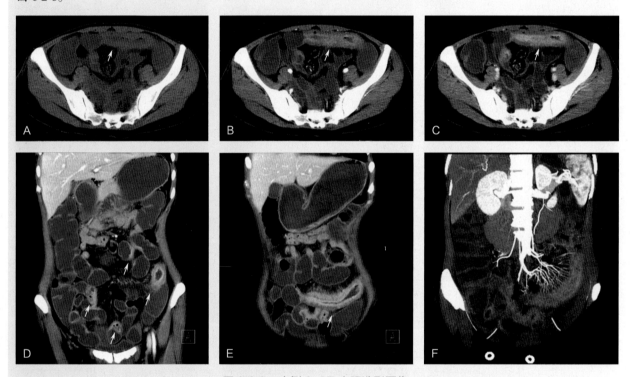

图6-2-8　病例6,CT小肠造影图像

轴位(A~C)及冠状位(D~E)可见小肠肠壁多发节段状增厚、强化(箭头),呈跳跃状分布,肠壁呈分层状;
最大密度投影(F)可见增厚小肠壁周围肠系膜血管明显增粗增多,呈"梳征"。

(居胜红)

第三节　肝脏疾病

一、常见肝脏局灶病变的影像学诊断

(一)临床相关基础概述

肝脏是人体最大的实质性器官,其解剖结构及生理功能都很复杂,影像学检查对于肝脏疾病的诊疗至关重要。肝脏疾病种类繁多,常见的局灶性病变包括肝囊肿、肝血管瘤、肝局灶性结节增生(focal nodular hyperplasia,FNH)、肝脓肿(hepatic abscess)、肝细胞癌(hepatocellular carcinoma,HCC)、胆管细胞癌(cholangio cellular carcinoma)、转移瘤(metastatic tumor)等其临床特点见表6-3-1。

表 6-3-1 肝脏常见局灶性病变的临床特点

疾病名称	临床特点
肝囊肿	最常见的局灶病变,40 岁以上发生率 >30%。常无症状,较大者可出现压迫症状,一般无须治疗
肝血管瘤	最常见的良性肿瘤,一般为海绵状血管瘤,50 岁以上女性多见,常无症状,较大者可出现压迫症状,一般无须治疗
肝局灶性结节增生	属肝细胞再生性病变,为肿瘤样病变,好发于中青年女性,常无症状,一般无须治疗
肝脓肿	多有发热、白细胞计数增高、右上腹隐痛等表现
肝细胞癌	最常见的原发恶性肿瘤。男性多于女性,40~60 岁多见。病毒性肝炎及各种原因的肝硬化是主要危险因素。临床症状无特异性,可有右上腹不适、疼痛、消瘦乏力、黄疸等。50%~80% 进展期肝细胞癌甲胎蛋白升高,而仅有 20%~40% 小肝癌(2 个及以下病灶,最大径之和不超过 3cm)甲胎蛋白升高
胆管细胞癌	第二常见原发恶性肿瘤。危险因素包括胆道结石、慢性胆道炎症及慢性肝病等。临床表现无特异性,可有右上腹不适、疼痛、消瘦乏力、黄疸等。癌抗原 19-9 及癌胚抗原可增高
肝转移瘤	最常见的恶性肿瘤,多来自消化道、胰腺、肺、乳腺等器官。组织学特征常与其原发肿瘤相似

临床病例

病例 1 男性,62 岁,以"反复肝功能异常 10 余年,发现肝肿块 1 个月"为主诉入院。患者 10 年前体检发现转氨酶升高,具体不详,偶有乏力,无皮肤巩膜黄染,无恶心、呕吐,无腹痛、腹胀,间断口服葡醛内酯片治疗,转氨酶可降至正常,停药后再次升高。1 个月前门诊复查腹部超声:肝内肿块。查体腹部未见明确阳性体征。实验室检查:乙型肝炎病毒 DNA(hepatitis B virus DNA,HBV DNA)5.13×10^{6}U/ml,丙氨酸转氨酶(alanine aminotransferas,ALT)211U/L,天冬氨酸转氨酶(aspertate aminotransferase,AST)198U/L,甲胎蛋白(α-fetoprotein,AFP)60ng/ml。

病例 2 女性,46 岁,1 周前体检时超声检查发现肝脏占位,无不适症状。既往无肝炎病史。查体无阳性体征。实验室检查:ALT 9U/L,AST 19.3U/L,AFP 2.0ng/ml,癌胚抗原(carcinoembryonic antigen,CEA)1.3ng/ml。

病例 3 男性,52 岁,以"右腹不适 2 周,加重伴腹胀 1 周"为主诉入院。患者 2 周前无明显诱因出现右腹部不适,无放射痛,无恶心、呕吐,无胃灼热、反酸,无腹胀、腹泻。1 周前右下腹痛较前加重,伴腹胀,余伴随症状同前。查体:巩膜轻度黄染,腹部移动性浊音(-),右上腹叩击痛(+),压痛及反跳痛(-)。实验室检查:血红蛋白 70g/L,ALT 62U/L,AST 71U/L,AFP 6.2ng/ml,CEA 27ng/ml。

病例 4 女性,47 岁,以"咳嗽、咳痰 1 周"为主诉入院。患者 1 周前受凉后出现咳嗽、咳痰,为黄色黏痰。不伴腹痛、腹泻。查体:肝、脾未触及。实验室检查:ALT 10U/L,AST 21.3U/L,AFP 3.0ng/ml,CEA 1.15ng/ml。

病例 5 女性,30 岁,2 周前体检发现肝脏肿块,无腹痛、黄疸不适,无发热、寒战,无呕吐、黑便,无胃灼热、反酸。查体:腹软,压痛及反跳痛(-),未及包块。实验室检查:ALT 18U/L,AST 13.6U/L,AFP 1.6ng/ml,CEA 1.04 ng/ml。

病例 6 男性,43 岁,以"发热 2 周,突发右上腹痛 2 天"为主诉入院。患者 2 周前因受凉后出现发热,最高体温 39.8℃,于我院门诊就诊,给予抗感染治疗后仍有间断发热。2 天前突发右上腹痛。既往有胆结石、胆囊炎病史。查体:右上腹季肋部轻度叩痛。实验室检查:外周血白细胞计数 11.2×10^9/L,中性粒细胞百分比 84%,ALT 44U/L,AST 37U/L。

病例 7 女性,53 岁,以"右上腹隐痛 1 个月"为主诉入院。患者 1 个月前无明显诱因出现上腹部隐痛,休息时明显,无恶心、呕吐,无放射痛,无发热、畏寒,无大便性状改变。查体:全身皮肤、黏膜色泽正常;腹部触诊柔软,无压痛,肝脏未触及,肝区叩击痛阴性。实验室检查:血红蛋白 108g/L,ALT 213U/L,AST 153.2U/L,AFP 1.47ng/ml,癌抗原(cancer antigen 19-9,CA19-9)433.6U/mL,CEA 6.05ng/ml。

初步了解病史以后,要考虑以下问题。

【问题 1】应首选何种影像学检查方法? 各种方法的优缺点如何? CT、MR 检查技术规范有哪些?

肝脏常用的影像学检查方法有超声、CT、MR 及血管造影,如何选择适当的检查方法及如何进行规范地检查尤为重要,也是进行临床诊断的最重要环节之一。

知识点

1. 肝脏常见局灶病变包括囊肿、血管瘤、局灶性结节增生、脓肿、肝细胞癌、胆管细胞癌及转移瘤等,最主要的临床资料包括肝细胞癌常有慢性肝病背景且 AFP 常有成倍增高,胆管癌常有 CA19-9 和 / 或 CEA 增高,转移瘤常有其他脏器的恶性肿瘤病史,脓肿常有发热及白细胞计数增高,而肝囊肿、血管瘤及局灶性结节增生多无症状,常在影像学检查时偶尔发现。

2. 肝脏影像学检查方法包括超声、CT、MR 和血管造影等。首选的影像学筛查方法是超声;增强 CT 和 / 或增强 MRI 是肝脏局灶病变诊断的主要影像学方法;MRI 因更高软组织分辨率及多参数成像的特点,总体上优于 CT;血管造影主要作为肝脏恶性肿瘤的介入治疗监控手段,也可对肝癌和血管瘤进行鉴别诊断。

(二)肝脏影像学检查方法的选择及规范

1. 肝脏常用影像学检查方法的特点

(1)X 线:对肝脏局灶病变几乎没有诊断价值。

(2)CT:肝脏为实质性器官,天然对比不佳,CT 平扫价值有限,除非有碘对比剂禁忌,肝脏 CT 检查应行多期增强扫描,应包括平扫、动脉晚期、门静脉期及平衡期,增强扫描有利于病变的检出、鉴别诊断、观察病变的大小、位置及其与血管的关系,并可诊断门静脉或肝静脉有无癌栓。

(3)MRI:MRI 具有更好的软组织对比及多参数成像的特点,总体优于 CT。肝脏 MR 检查原则上也应包括平扫及多期增强扫描,检查的序列包括 T_2WI、T_1WI 同反相位、DWI、增强前蒙片、动脉晚期(或双动脉期,或多动脉期)、门静脉期及平衡期。

(4)血管造影:肝动脉造影可了解病变的血运情况以判断手术的可能性及指征。目前主要用于配合肝脏恶性肿瘤的经导管动脉化疗栓塞术(trans-arterial chemoembolization,TACE)。另外肝动脉造影也可提供肝脏病变的诊断信息及显示血管解剖变异,后者可指导手术。

2. 肝脏 CT/MRI 多期增强时相准确性判断标准 多期增强是肝脏 CT 及 MR 检查最为重要的技术,而准确的时相(表 6-3-2)是病灶检出及其增强特征分析的前提。

表 6-3-2 肝脏 CT/MR 多期增强扫描时相判断标准

脏器 / 血管	动脉晚期	门静脉期	平衡期
肝实质	轻度强化	明显强化	强化较门静脉期减低
胰实质	明显强化	强化减低	强化进一步减低
脾实质	花斑状明显强化	均匀强化	强化较门静脉期减低
肾实质	仅皮质显著强化	皮质略高于髓质	髓质略高于皮质
动脉	显著强化	强化程度减低	强化程度进一步减低
门静脉	主干及主要分支有明确的中等强化	明显强化	强化较门静脉期减低,但高于肝实质
肝静脉	无强化	明显强化	强化较门静脉期减低,但高于肝实质
下腔静脉	肾静脉水平以上不均匀明显强化	强化逐渐均匀	均匀强化,程度减低

3. 肝脏疾病的影像学检查程序 常规超声一般作为肝脏疾病的影像学筛查手段。

如果常规超声不能明确诊断或与临床拟诊疾病不符,则可进一步选择超声造影、增强 CT 或增强 MR 中的一种检查;如果诊断仍不明确可增加另一种检查方法。

诊断仍不明确,则可考虑影像引导下穿刺活检。

对部分诊断仍不明确,或临床高度可疑但影像学检查阴性的患者,则需随访动态观察。

【问题2】上述患者可能的诊断是什么? 可能存在的异常影像学表现有哪些?

通过病史预先判断可能的诊断,选择最佳的辅助检查技术,分析检查结果。

知识点

1. 肝脏的 CT、MR 检查原则上都应行平扫及多期增强扫描,增强后的时相应包括动脉晚期、门静脉期及平衡期(开始注射对比剂后 3 分钟以上)。

2. 判读肝脏 CT、MRI 时,应注意增强扫描时相是否准确。

3. 血管瘤典型的增强表现为"填充式等血池强化",HCC 多表现为"快进快出",胆管细胞癌多表现为"靶状肿块",转移瘤常表现为"牛眼征",肝脓肿表现为"双环征"或"三环征",局灶性结节增生表现为"快进不快出",而肝囊肿则无强化。

4. 血管瘤与其他富动脉血供病灶 CT 增强鉴别困难时可应用 MRI,血管瘤 T_2WI 表现为"灯泡征"。

(三)常见肝脏局灶病变的影像学征象及诊断思路

1. 肝脏局灶病变的 CT、MRI 诊断整体流程与思路

(1)判读是否有慢性肝病。观察肝脏外形、边缘、密度/信号是否均匀、有无弥漫结节。对于有肝硬化或 HCC 其他危险因素的患者,肝内局灶性病变的诊断建议采用肝脏影像报告和数据管理系统(Liver Imaging Reporting and Data System,LI-RADS)分类。

(2)观察肝内局灶病变的部位(定位到肝段)、数目、大小、形态、边缘、密度/信号、强化特征及周围组织。对于病灶密度/信号特征或强化特征,还需明确其分布及随增强时相的变化规律。

(3)病变与相邻结构的关系,周围组织或脏器与之分界是否清楚,是否包绕、推挤、压迫、浸润等。

(4)观察伴随情况,是否存在腹水,门静脉侧支是否开放,是否存在血管受侵、动静脉瘘,是否出现门静脉及肝静脉癌栓,腹膜后、肝门区淋巴结是否肿大,腹腔其他脏器是否存在异常或转移。

(5)应简要描述图像内已显示但未发现病变的其他组织和器官。

(6)分析影像学表现判断病变的基本病理变化,结合病史及基本病理变化作出诊断与鉴别诊断。

(7)对于恶性肿瘤,还需进行肿瘤分期。

(8)若诊断不确定,可以给出进一步检查建议(如肝脏特异性对比剂钆塞酸二钠MRI增强等)或随诊复查。

2. 肝脏局灶病变 CT、MRI 常见的基本征象

(1)动脉期无强化、等低强化、高强化:增强扫描动脉期,肝脏局灶病变(或病灶某些区域)的强化可分为无强化(与平扫相比,动脉期 CT 密度或 MRI 信号无明确增高)、等低强化(有强化,但未能达到高强化标准)及高强化(也称"快进",判断标准为动脉期相对肝实质呈高密度或高信号,且与平扫相比增强净增幅度超过肝实质)。

(2)廓清:也称"快退",廓清可以出现于整个病灶或病灶某些区域,判断廓清需同时符合三个标准。①动脉期必须有强化(高强化或等低强化);②从增强动脉期到门静脉期或平衡期,相对肝组织其密度/信号有下降趋势;③门静脉期或平衡期密度/信号明确低于肝实质。

(3)向心填充等血池强化:此征象一般出现于海绵状血管瘤。表现为动脉期病灶周边结节状强化,中心区域无强化,随着时间延长,强化范围向中心填充;强化各期已经强化的部分,其强化程度与同期强化最高的血管相似。

(4)"靶状肿块":此征象多出现于转移瘤、胆管细胞癌、肝细胞胆管细胞混合癌或不典型 HCC,出现以下表现之一即可判断为"靶状肿块"。①动脉期病灶周边环状高强化;②门静脉和/或延迟期病灶周边环状廓清,可伴随中心区域逐渐延迟强化;③DWI 显示病灶周边区域弥散受限明显,而中心区域相对不明显;④肝细胞特异性对比剂增强 MRI 肝胆期病灶整体呈低信号,且周边区域信号更低。

(5)"双环征"或"三环征":此征象多见于肝脓肿,表现如下。①靶心为脓腔,CT 呈低密度,T_2WI 呈明显高信号,弥散受限很明显,无强化;②内环为肉芽组织,T_2WI 呈相对低信号,增强动脉期明显强化并持续强化;③外环为水肿的纤维组织,T$_2$WI 呈相对高信号,动脉期低强化,逐渐延迟强化;④最外环("三环征"时出现)为周围肝实质充血,表现为动脉期一过性高强化。

(6)包膜表现:表现为门静脉期或延迟期围绕病灶的线环状高强化。

(7)脂肪变性:表现为与同相位相比,反相位上相应区域信号明确衰减。

(8)出血:急性期的凝血块表现为与肝实质密度相似的稍高密度;亚急性期则表现为 T$_1$WI 高信号且脂肪抑制后信号无衰减。

(9)T$_2$WI 均匀高亮信号:表明病灶富含水分,多见于海绵状血管瘤及肝囊肿。而实性病变在 T$_2$WI 常表现为轻中度高信号。

(10)肝胆期等信号:表明病灶内具有能够摄取肝胆特异性对比剂的肝细胞,多见于 FNH,也可见于少数肝细胞腺瘤及极少数高分化的 HCC。表现为肝胆特异性对比剂增强扫描中,肝胆期病灶信号与周围肝组织相似甚至略高于肝实质。

(11)静脉癌栓:表现为门静脉和/或肝静脉腔内有强化的软组织密度充盈缺损。

3. 常见肝脏局灶病变的 CT、MRI 征象 见表 6-3-3。

表 6-3-3　常见肝脏疾病 CT、MRI 征象

征象	肝囊肿	血管瘤	肝脓肿	肝局灶性结节增生	肝细胞癌	胆管细胞癌	转移瘤
形态	圆形	类圆形,分叶	类圆形或不规则	类圆形,分叶	类圆形	类圆形	类圆形
边界	锐利	清楚	较清楚	高对比时清楚	清楚或模糊	欠清楚	欠清楚
CT 密度	CT 值 0~20HU	稍低密度	脓腔低密度	等或稍低密度	等或稍低密度	稍低密度	低密度
T$_1$WI	明显低信号	中等信号	脓腔明显低信号	等/稍低/稍高信号	等/稍低/稍高信号	轻中度低信号	轻中度低信号
T$_2$WI	显著高信号	显著高信号	脓腔显著高信号	等/稍高信号	轻中度高信号	轻中度高信号	轻中度高信号
弥散受限程度	很低	较低	坏死液高于实性成分	与肝实质相似	常高于肝实质	常高于肝实质	实性成分高于坏死液
强化方式	无强化	填充式等血池强化	双环或三环征	快进不快出	快进快出	靶状肿块强化方式	花环状强化
包膜	无	无	无	常无	常有	无	一般无
脂肪变性	无	无	无	常无	可有	无	无
出血	常无	常无	常无	无	可有	常无	可有
肝胆期等信号	无	无	无	有	极少数有	无	无
静脉癌栓	无	无	无	无	常有	少数有	少数有
相对特征表现	无强化,T$_2$WI 高亮信号	T$_2$WI 高亮信号,填充式等血池强化	"双环征"或"三环征",脓液弥散受限明显	肝胆期等信号,星芒状瘢痕	肝硬化背景,快进快出,包膜表现,静脉癌栓	"靶状肿块"	多发,花环状强化,"牛眼征","靶状肿块"

【问题 3】给出影像学诊断后,还要注意哪些问题?

在实际工作中,一般来讲,作出影像学诊断后,影像学检查的流程结束,但还要对诊断结果进行分析,判断诊断信息是否足够,是否回答了临床医生的疑问。如 HCC,在印象诊断中是否提供了以下信息:①是否合并肝硬化等肝脏基础疾病;②门静脉侧支循环情况;③门静脉是否合并肿瘤栓子形成;④转移情况。

知识点

1. 强化程度及强化模式对于肝局灶病变的诊断至关重要。

2. 肝硬化背景、快进快出强化、包膜、静脉癌栓是 HCC 的主要征象。

3. 对于囊实性病变,需分别评估实性部分与囊性部分的影像特征,特别是弥散受限特征及实性部分的强化特征。

二、基于病例的实战演练

(一)肝细胞癌

病例 1　患者先后进行了 CT 和 MR 检查,见图 6-3-1、图 6-3-2。

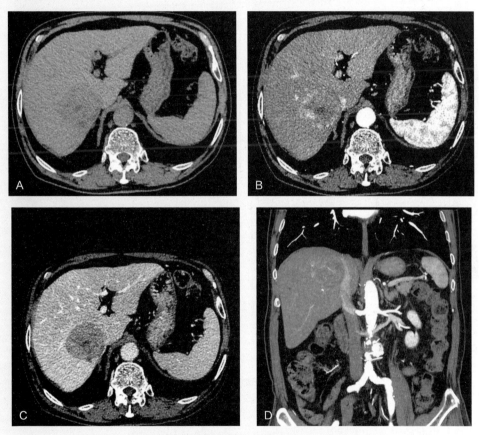

图 6-3-1　病例 1,CT 图像

A. 平扫轴位;B. 增强动脉期轴位;C. 增强门静脉期轴位;D. 增强动脉期冠状位。

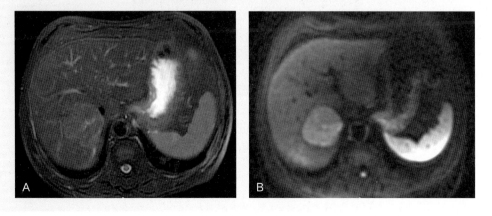

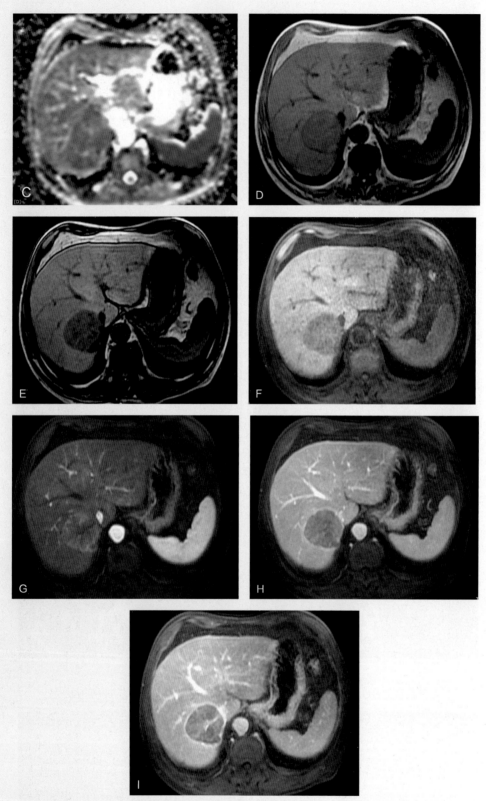

图 6-3-2 病例 1,MRI 图像

A. 脂肪抑制 T_2WI;B. DWI;C. ADC 图;D. T_1WI 同相位;E. T_1WI 反相位;F.T_1WI 增强蒙片;
G.T_1WI 增强动脉期;H.T_1WI 增强门静脉期;I.T_1WI 增强延迟期。

1. **影像征象分析**

(1)征象1,慢性肝病背景:肝外廓轻度凹凸不平,肝裂增宽。

(2)征象2,肝病灶CT征象:肝Ⅶ段见一类圆形肿块,边界尚清晰,最大径约35mm。病灶CT平扫呈稍低密度,中心见更低密度,动脉期病灶部分区域高强化,门静脉期呈低强化,周边似见假包膜强化。冠状位示病灶压迫肝段下腔静脉。

(3)征象3,肝病灶MRI征象:病灶T_2WI呈不均匀稍高信号,提示为实性肿块;T_1WI同相位呈稍低信号,反相位信号明显衰减,提示脂肪变性;DWI呈中等高信号,ADC图呈稍低信号,提示弥散受限程度高于肝实质;增强扫描动脉期高强化,门静脉期及平衡期整体廓清,即"快进快退"强化模式;门静脉期及平衡期肿块周边可见线状高强化的包膜;病灶中心可见T_2WI不规则高信号,并见延迟强化,提示瘢痕。

(4)其他,阴性征象:肝内外胆管未见扩张。肝门区、腹膜后间隙未见确切肿大淋巴结影。

2. **印象诊断** 肝Ⅶ段肿块,考虑为HCC。

3. **鉴别诊断** 肝硬化背景、动脉期高强化、廓清、包膜、静脉癌栓、脂肪变性、弥散受限是诊断HCC的重要征象。HCC还需与其他富血供病变如血管瘤、FNH、肝细胞腺瘤鉴别。血管瘤T_2WI呈明显高信号、平行血池强化,无廓清、假包膜表现。FNH多见于正常肝背景,通常无廓清及假包膜表现;中心常见星状瘢痕,但并不具有特异性,该例HCC就具有中央瘢痕。肝细胞腺瘤与HCC病灶本身的影像表现较为相似,但前者一般无慢性肝病背景、患者更为年轻、无静脉癌栓。

(二)肝血管瘤

病例2 患者先后进行了CT及MR检查,见图6-3-3、图6-3-4。

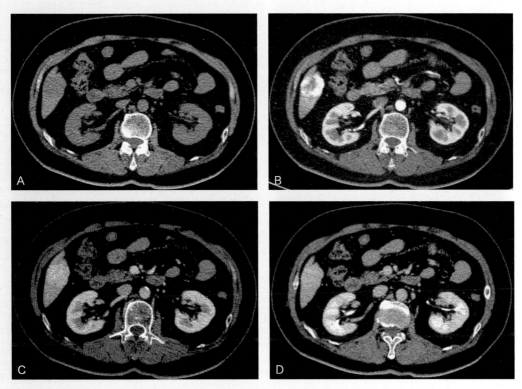

图6-3-3 病例2,CT图像
A.平扫;B.增强动脉期;C.增强门静脉期;D.增强平衡期。

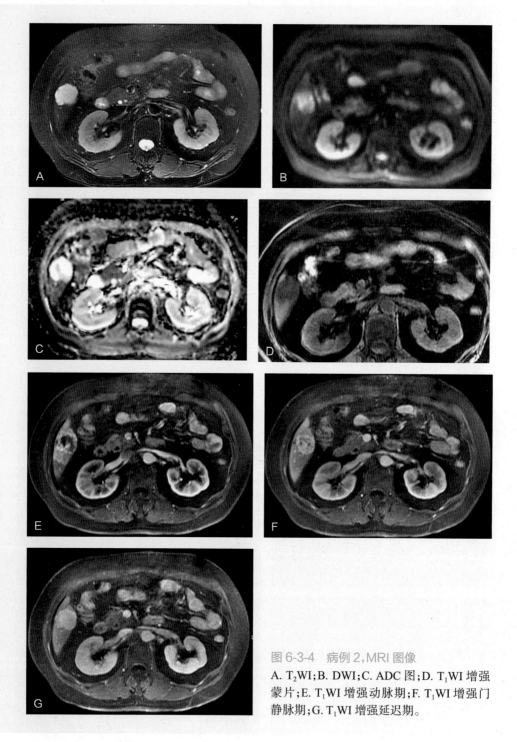

图 6-3-4 病例 2,MRI 图像

A. T₂WI;B. DWI;C. ADC 图;D. T₁WI 增强蒙片;E. T₁WI 增强动脉期;F. T₁WI 增强门静脉期;G. T₁WI 增强延迟期。

1. 影像征象分析

(1)征象 1,肝病灶 CT 征象:肝脏下缘Ⅵ段一类圆形病灶。CT 平扫呈稍低密度,增强扫描动脉期病灶周边结节样显著强化;门静脉期及平衡期对比剂向心性填充,整个病灶呈稍高密度。

(2)征象 2,病灶的 MRI 表现:T₂WI 病变主体呈明显高信号(灯泡征),T₁WI 呈低信号,DWI、ADC 图均呈高信号(T₂ 穿透效应);多期增强扫描表现与 CT 增强表现一致,为典型的向心填充等血池强化。

(3)其他,阴性征象:未见慢性肝病背景,腹腔及腹膜后间隙未见肿大淋巴结。

2. 印象诊断 肝Ⅵ段海绵状血管瘤。

3. 鉴别诊断 肝血管瘤典型影像表现为 T₂WI 呈均匀显著高信号、等血池强化及向心填充强化。肝血管瘤常见的增强模式包括:①动脉期病灶周边结节状显著强化,逐渐向心填充,直至填满;②其他的强化表现同第一种,但直至延迟期中心瘢痕都不强化,常见于较大的血管瘤;③动脉期整个病灶显著高强化,并持续强化,常见于小血管瘤。由周边向中心的填充强化方式。肝血管瘤需与FNH、HCC及富血供转移瘤等相鉴别。后三种病变T_2WI信号强度远不及血管瘤;FNH强化程度不及血管瘤,中央常有延迟强化的星状瘢痕;HCC多有肝硬化背景,且常呈现"快进快出"强化;富血供转移瘤多有原发恶性肿瘤史,病灶呈多发。

（三）肝转移癌

病例3　患者进行了CT检查,见图6-3-5。

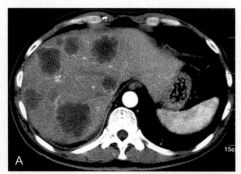
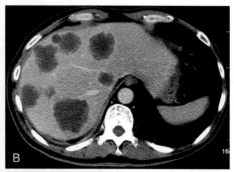
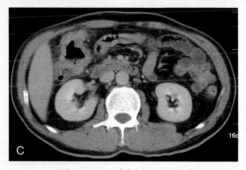

图6-3-5　病例3,CT图像

肝内多发肿块(A、B),结肠肝曲管壁增厚,网膜脂肪密度增高(C)。

1. 影像征象分析

（1）征象1,肝病灶CT征象:肝内多发稍低密度肿块,动脉期及静脉期周边花环样强化,病灶中心低密度坏死区无强化,呈"牛眼征"。

（2）征象2,结肠病变CT征象:结肠肝曲管壁增厚,浆膜面毛糙,周围网膜脂肪密度增高。

（3）其他,阴性征象:无慢性肝病背景。肝内外胆管未见明显扩张。脾不大。腹膜后间隙未见肿大淋巴结。

2. 印象诊断　①肝多发转移瘤;②结肠肝区癌。

3. 鉴别诊断　肝多发乏血供病灶,呈花环样强化,结合有原发恶性肿瘤史不难诊断转移瘤。肝单发转移瘤主要需与胆管细胞癌相鉴别,当出现肿块以远有肝内胆管扩张及肝门区肿大淋巴结时,胆管细胞癌可能性更大,明确诊断还需排除胆胰及胃肠道的原发恶性肿瘤史。

（四）肝囊肿

病例4　患者进行了CT检查,见图6-3-6。

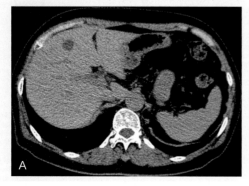
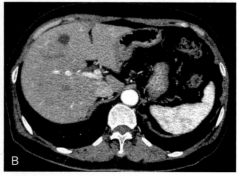

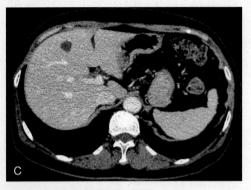

图 6-3-6　病例 4,CT 图像
A. 平扫;B. 增强动脉期;C.增强门静脉期。

1. 影像征象分析

(1)征象 1,肝病灶 CT 征象:肝Ⅳ段见一直径约 1.9cm 的类圆形低密度影,CT 值为 2HU,增强扫描各期均无强化;病灶边界锐利。

(2)其他,阴性征象:无慢性肝病背景。肝内外胆管未见明显扩张。脾不大。腹膜后间隙未见肿大淋巴结。

2. 印象诊断　肝Ⅳ段囊肿。

3. 鉴别诊断　肝囊肿呈肝内囊状水样液体密度 / 信号病灶,增强扫描无强化,不难诊断。

（五）肝脏局灶性结节增生

病例 5　患者进行了 CT 检查,见图 6-3-7。

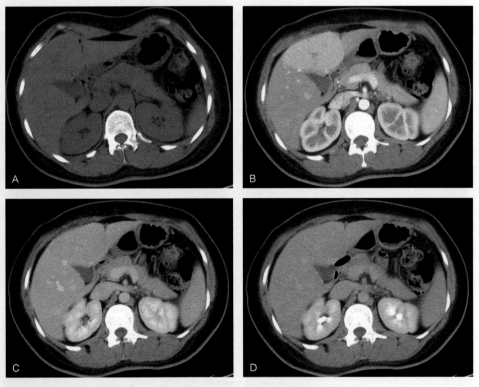

图 6-3-7　病例 5,CT 图像
A. 平扫;B. 增强动脉期;C. 增强门静脉期;D. 增强平衡期。

1. 影像征象分析

(1)征象 1,肝病灶征象:肝Ⅳ段不规则肿块,CT 平扫呈等密度,不易检出;增强扫描动脉期整体均匀明显强化,中心见无强化的星芒状低密度区,门静脉期及平衡期病灶整体均呈等强化,平衡期中心瘢痕轻度延迟强化。

(2)其他,阴性征象:病变无包膜。患者无慢性肝病背景。肝内外胆管未见明显扩张。脾不大。腹膜后间隙未见肿大淋巴结。

2. 印象诊断 肝脏Ⅳ段局灶性结节性增生。

3. 鉴别诊断 典型的FNH肿块质地接近肝实质,富动脉血供,具有中央瘢痕,病变内肝细胞及库普弗细胞含量和功能与正常肝组织相似,这些特征通过MRI更容易显示。肿块CT平扫一般呈等或稍低密度,T_1WI呈等信号或稍低信号,T_2WI呈稍高信号或等信号,弥散受限程度与肝实质相似,动脉期明显高强化,门静脉期及平衡期呈等强化;中央瘢痕T_2WI呈高信号,增强扫描延迟强化;MRI肝细胞特异性对比剂增强肝胆期肿块常呈等或稍高信号,具有较高的诊断特异性。FNH需与HCC、血管瘤、富血供转移瘤鉴别。HCC多见于肝硬化背景,增强扫描"快进快出"表现,常见假包膜。血管瘤T_2WI呈均匀显著高信号,增强扫描呈填充型强化,平行血池强化。富血供转移瘤少见,病灶一般多发,常有原发富血供恶性肿瘤史。

(六)肝脓肿

病例6 患者先后进行了CT及MR检查,见图6-3-8、图6-3-9。

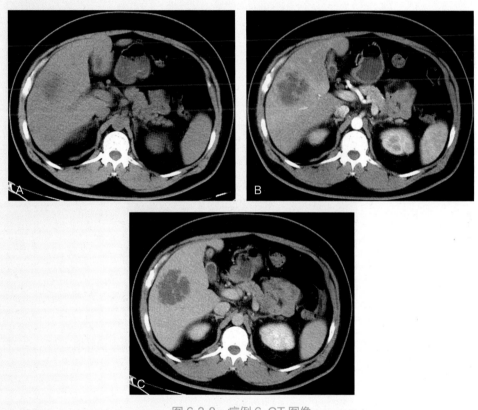

图 6-3-8 病例 6,CT 图像
A. 平扫;B. 增强动脉期;C. 增强门静脉期。

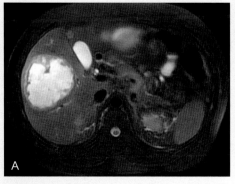
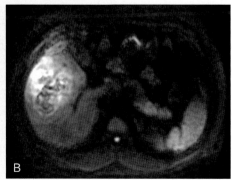

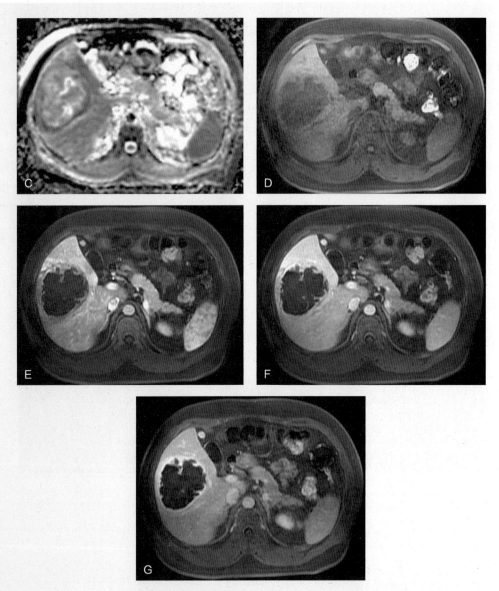

图6-3-9 病例6,MRI图像

A. T₂WI;B. DWI;C. ADC 图;D. T₁WI 增强蒙片;E. T₁WI 增强动脉期;
F. T₁WI 增强门静脉期;G. T₁WI 增强延迟期。

1. 影像征象分析

(1) 征象 1,肝病灶 CT 征象:肝 V、Ⅵ段交界处一不规则病灶,CT 平扫呈低密度,中心 CT 值 23HU,边界不清。增强扫描动脉期边缘环形强化,周围见片状异常灌注;门静脉期边缘残余嵴延迟强化;囊腔各期均无强化。

(2) 征象 2,肝病灶 MRI 征象:病灶囊腔内囊液 T₂WI 呈明显高信号,T₁WI 呈低信号,DWI 呈不均匀高信号,ADC 图部分区域呈不均匀低信号,无强化。囊壁内层 T₂WI 呈低信号,动脉期高强化,并持续强化;囊壁外层 T₂WI 呈稍高信号,动脉期低强化,逐渐延迟强化,延迟期与内层强化程度一致;病变周围肝实质可见动脉期一过性高强化。病变表现为典型的"三环征"。

(3) 其他,阴性征象:患者无慢性肝病背景。肝内外胆管未见明显扩张。脾不大。腹膜后间隙未见肿大淋巴结。

2. 印象诊断 肝 V、Ⅵ段交界处脓肿。

3. 鉴别诊断 肝脓肿需与其他厚壁囊性病变相鉴别,如囊性转移瘤、胆管囊腺瘤、包虫囊肿。转移瘤常有原发恶性肿瘤史,病变多发,增强扫描呈花环样强化,DWI 囊液弥散受限不明显。胆管囊腺瘤囊壁不表现为"双环征"或"三环征",囊液弥散受限不明显。包虫囊肿有疫源接触史,囊壁光整,如有子囊则表现为"囊中囊"。

（七）胆管细胞癌

病例7 患者先后进行了 CT 及 MR 检查,见图 6-3-10、图 6-3-11。

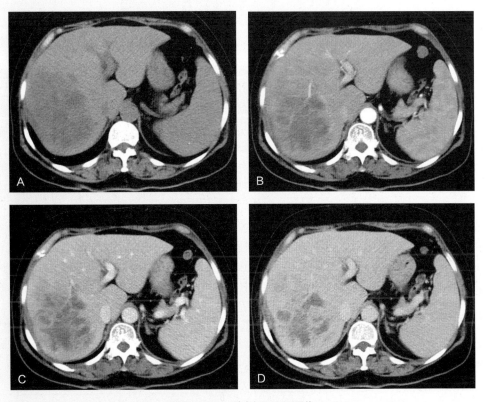

图 6-3-10 病例 7,CT 图像
A. 平扫;B. 增强动脉期;C. 增强门静脉期;D. 增强延迟期。

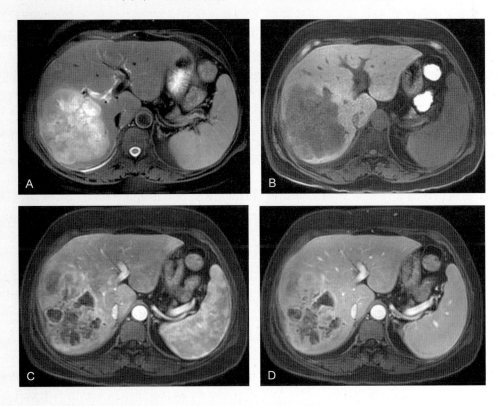

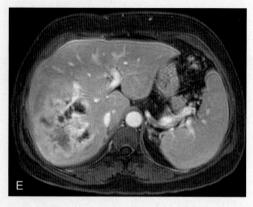

图 6-3-11 病例 7，MRI 图像

A. T_2WI；B. T_1WI 增强蒙片；C. T_1WI 增强动脉期；D. T_1WI 增强门静脉期；E. T_1WI 增强延迟期。

1. 影像征象分析

（1）征象 1，肝病灶 CT 征象：肝右后叶见一不规则形肿块，CT 平扫呈不均匀低密度，边界欠清楚。增强扫描动脉期边缘轻度花环样强化，中心低强化；门静脉期边缘强化较前明显；延迟期中心不均匀延迟强化。

（2）征象 2，肝病灶 MRI 表现：病灶 T_2WI 呈边缘中等高信号，中心不均匀高低混杂信号；T_1WI 呈低信号；增强扫描动脉期病灶周边环状高强化，门静脉期及延迟期中心不均匀延迟强化。

（3）其他，阴性征象：无慢性肝病背景。肝内外胆管无扩张。肝门区及腹膜后间隙未见肿大淋巴结。

2. 印象诊断　右肝胆管细胞癌。

3. 鉴别诊断　肝内靶状实性肿块需与转移瘤、不典型 HCC 等相鉴别。转移瘤常多发，有原发恶性肿瘤史；HCC 常有肝硬化背景、"快进快出"强化、包膜等表现。

三、拓展——弥漫性肝脏病变

肝脏弥漫病变种类繁多，包括各种病毒性肝炎、自身免疫性肝炎、药物性肝病、血管病变所致肝病、代谢性肝病、酒精性肝病、非酒精性脂肪性肝病（nonalcoholic fatty liver disease，NAFLD）、肝纤维化、肝硬化等。多数弥漫性肝病影像学表现缺乏特征性，在此仅简述脂肪肝和肝硬化。

1. 脂肪肝　脂肪肝（fatty liver）是各种原因使脂代谢异常，导致甘油三酯在肝细胞胞浆内沉积，发生肝细胞大泡脂肪变性，即为脂肪肝。脂肪肝大致可分为弥漫性均匀性脂肪肝、弥漫性不均匀性脂肪肝及局灶性脂肪肝。CT 和 MRI 在评价脂肪肝类型及其程度方面发挥非常重要的作用。脂肪肝的共同影像学表现为：①CT 肝组织密度不同程度减低；②肝组织 T_1WI 反相位信号衰减；③相应区域有肝内正常脉管穿行；④增强扫描通常与正常肝实质平行强化；⑤无占位效应。

脂肪肝严重程度评价也是影像学的重要任务，常用的定量评价方法有：① CT 平扫，只能进行相对定量分级，参照组织通常是脾脏或肝内的静脉血管；② MRS，通常采用单体素技术，较为准确，不足之处是费时、费用较高，且每次扫描仅能评估一小部分肝组织；③ T2* 校准多回波 Dixon 技术，是目前较为准确且高效的技术，与组织学结果有非常好的相关性，一次屏气扫描可获得全肝各区域的脂肪相对定量信息。

图 6-3-12 和图 6-3-13 为脂肪肝患者先后进行的 CT 及 MR 检查图像，均可见肝脏实质密度不均匀减低，平扫 CT 值约 22HU，增强动脉期、门静脉期 CT 值约 39HU、53HU。肝实质在 T_1WI 反相位较同相位信号不均匀减低，质子密度脂肪分量图示肝实质内脂肪相对含量约 24.3%。

2. 肝硬化　肝硬化（cirrhosis of liver）是各种慢性肝病的终末结果，也是 HCC 的前期病变，影像分析时需提高警惕。各种原因所致及不同程度的肝硬化影像学表现不尽相同，共同的影像学表现主要包括以下几个方面。①肝脏外形改变：肝脏可增大或缩小，各叶比例失调，通常为左外叶与尾叶增大，左内叶及右肝缩小；肝表面凸凹不平；肝裂增宽；胆囊窝扩大。②肝实质质地改变：主要是弥漫的再生结节与网格状纤维化，CT 显示较困难，MRI 显示较好；再生结节 T_1WI 呈等或稍高信号，T_2WI 呈等或稍低信号，通常与健康肝组织强化

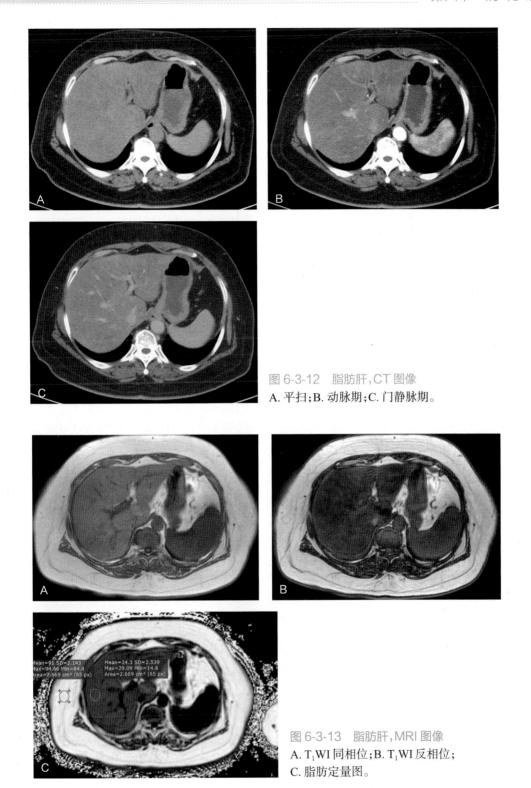

图 6-3-12 脂肪肝,CT 图像
A. 平扫;B. 动脉期;C. 门静脉期。

图 6-3-13 脂肪肝,MRI 图像
A. T_1WI 同相位;B. T_1WI 反相位;
C. 脂肪定量图。

模式相似;网格状纤维化表现为 T_1WI 低信号,T_2WI 稍高信号,增强扫描延迟强化。③肝脏循环改变:主要是门静脉高压及其继发改变,包括门静脉及其属支增粗、静脉曲张、脾大等。④其他改变:腹水、胸腔积液、胆囊浆膜下水肿、胃肠道(常见于右半结肠)黏膜下水肿等。

　　图 6-3-14、图 6-3-15 为肝硬化患者进行的 CT 及 MR 检查图像,可见患者肝脏体积缩小,肝表面呈锯齿状不光整,肝裂增宽。肝实质内弥散大小不等的肝硬化结节,T_2WI 呈稍低信号,T_1WI 呈稍高信号;网状纤维组织 T_2WI 呈稍高信号,T_1WI 呈稍低信号。增强扫描动脉期未见高强化灶,网状纤维延迟强化,网眼中的结节呈相对低强化。门静脉增宽、脾大、腹水。

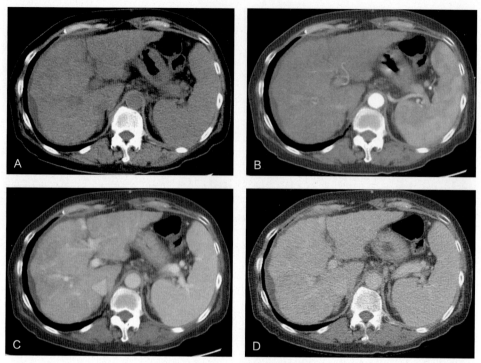

图 6-3-14 肝硬化,CT 图像
A. 平扫;B. 增强动脉期;C. 增强门静脉期;D. 增强平衡期。

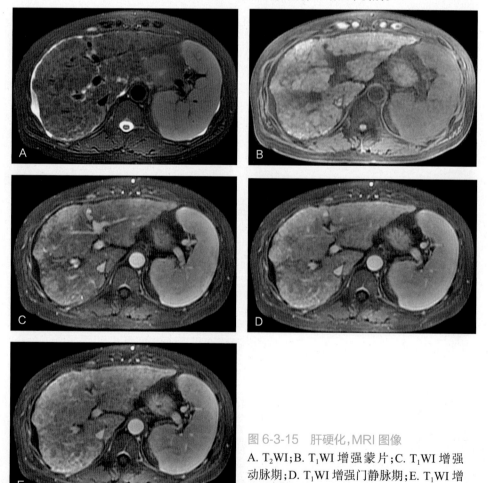

图 6-3-15 肝硬化,MRI 图像

A. T$_2$WI;B. T$_1$WI 增强蒙片;C. T$_1$WI 增强
动脉期;D. T$_1$WI 增强门脉期;E. T$_1$WI 增
强平衡期。

（杨正汉）

第四节 胆胰疾病

一、常见胆胰疾病的影像学诊断

(一) 临床相关基础概述

胆道系统包括胆囊和胆管,具有分泌、贮存、浓缩和输送胆汁的功能,胰腺是人体第二大消化腺,具有内分泌和外分泌功能,胆总管和胰管共同汇合于十二指肠乳头。一些发生于胆道和胰腺的疾病如胆管结石(cholangiolithiasis)、胆管癌(cholangiocarcinoma)和胰头癌(pancreatic head carcinoma)临床上均可出现梗阻性黄疸,影像学表现也可类似。胆囊癌(gallbladder carcinoma)、急慢性胰腺炎(acute and chronic pancreatitis)、胰腺囊性肿瘤(pancreatic cystic tumor)和胰腺神经内分泌肿瘤(pancreatic neuroendocrine tumor)等也是胆胰具有一定影像学特征的疾病。本节重点介绍这些胆胰疾病的临床、影像学诊断相关内容。引起梗阻性黄疸胆胰常见疾病的临床表现见表6-4-1。

表 6-4-1 引起梗阻性黄疸胆胰常见疾病的临床表现

常见疾病	临床特点
胆管结石	症状与结石的大小、数量、部位及有无梗阻、胆道感染等有关。无胆道感染时,可无症状,合并感染时,出现寒战、高热,严重者发生败血症。发生胆道梗阻者表现为胆绞痛,常伴恶心、呕吐,典型者出现查科(Charcot)三联征,即腹痛、寒战高热和黄疸。查体示剑突下、右上腹压痛、肝区叩痛
胆管癌	无痛性、进行性黄疸,伴皮肤瘙痒、恶心、呕吐、体重减轻、食欲不振、尿色深黄、陶土样便等,有时伴发热
胰头癌	上腹不适、隐痛、消瘦、体重减轻、消化不良、呕吐、腹泻、黄疸、皮肤瘙痒、小便色黄、大便色淡甚至呈白陶土样、出现腹水、腹部包块、淋巴结肿大等提示晚期病变

临床病例

病例 1 女性,61岁,以"反复右上腹痛4年,再发加重伴黄疸、发热7天"为主诉入院。患者7天前无明显诱因,餐后突然上腹痛,向后背、双肩部放射,较剧烈,伴发热,次日出现皮肤巩膜黄染。患者无烟酒嗜好,无结核病史,近期体重无减轻。查体:体温38℃,皮肤巩膜黄染,腹平软,右上腹压痛,肌紧张,墨菲征(±),余全腹未见异常。实验室检查:白细胞计数 6.5×10^9/L,总胆红素35μmol/L(正常值1.7~20μmol/L),直接胆红素9.6μmol/L(正常值<6μmol/L)。

病例 2 男性,63岁,以"进行性无痛性皮肤巩膜黄染伴瘙痒1个月"为主诉入院。患者1个月前自觉皮肤巩膜黄染,伴全身皮肤瘙痒,尿色变黄,大便呈陶土色。伴食欲不振、乏力、消瘦,无发热。自服"消炎利胆片",黄疸未见消退,进行性加重,遂来院就诊。查体:全身皮肤黄染,有搔痕,腹平软,无压痛,无水肿、瘀点、瘀斑、皮下出血及紫癜。未触及肿大淋巴结。实验室检查:红细胞 4×10^{12}/L,血红蛋白120g/L,白细胞计数 10.5×10^9/L。尿胆红素(+++)。大便灰白色,质软。总胆红素193.2μmol/L,直接胆红素148.2μmol/L,谷丙转氨酶87U/L(0~40U/L),碱性磷酸酶32U/L(40~150U/L)。

病例 3 女性,58岁,以"右上腹胀痛伴皮肤巩膜黄染2月余"为主诉入院。患者于2个月前感右上腹持续性胀痛,向后背部放射。半月后出现巩膜黄染、皮肤黄染及瘙痒,大便呈陶土色。伴恶心、食欲缺乏、乏力、消瘦,发病来体重减轻6kg,无发热。当地医院疑诊肝炎,对症治疗无效,黄疸进行性加重,来我院就诊。查体:慢性痛苦病容,全身皮肤明显黄染,弹性差,腹平软,无压痛,无水肿、瘀点、瘀斑、皮下出血及紫癜。未触及肿大淋巴结。实验室检查:尿胆红素(+++)。大便灰白色。总胆红素218.1μmol/L,直接胆红素273.2μmol/L,CA19-9 1 920kU/L。

初步了解病史以后,要考虑以下问题。

【问题1】对于梗阻性黄疸患者应首选何种影像学检查方法?各种方法的优缺点如何?

胆胰疾病经常引起梗阻性黄疸,常用的影像学检查方法有超声、CT及MR,选择适当的检查方法非常重要,也是进行临床诊断最重要的环节之一。

知识点

1. 胆道和胰腺的疾病如胆管结石、胆管癌和胰头癌等临床上均可出现梗阻性黄疸,影像学表现也有类似之处。

2. 胆胰疾病的影像学检查方法包括超声、CT、MR等。首选的影像学检查方法是超声;CT简便易行,诊断准确性高,是临床最重要的检查手段;CT和MRI对梗阻性黄疸均有很高的定性诊断价值。

(二)胆胰影像学检查方法的选择

1. 常用影像学方法特点

(1)X线:可用于判断胆囊阳性结石、胆囊钙化和气肿性胆囊炎等。有可能显示急性胰腺炎所致的反射性肠郁张、液体潴留及慢性胰腺炎钙化、胰石等,现在临床较少应用。

(2)CT:评价胆胰病变、胆系梗阻等,指导外科手术方面优于超声,且可较好地显示胆系周围结构,也是胰腺最重要的影像学检查方法,多层螺旋CT三期动态增强扫描可同时进行胰腺CT血管成像,显示病灶与周围血管的关系。但CT对胆系阴性结石诊断能力有限。

(3)MRI:磁共振胆胰管成像(magnetic resonance cholangiopancreatography,MRCP)技术可三维观察胆胰管,快速了解胰胆管有无先天异常、充盈缺损、梗阻扩张及梗阻平面,MRI可同时显示胆系周围结构,随着MRI技术发展,除常规MR平扫、增强及DWI外,一些定量或功能MRI技术也相继用于胰腺疾病的诊断。

2. 梗阻性黄疸的影像学检查流程 见图6-4-1。

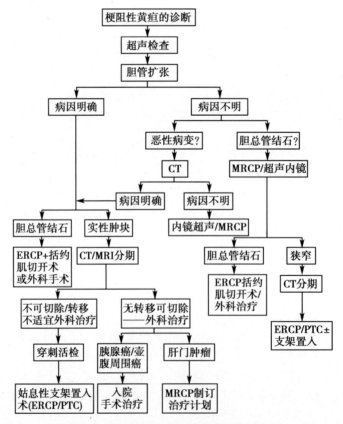

图6-4-1 梗阻性黄疸影像学检查流程

【问题2】上述患者可能的诊断是什么？可能存在的异常影像学表现有哪些？

通过病史预先判断可能的诊断,选择出最佳的辅助检查技术,分析检查结果。

知识点

1. 胰腺疾病增强 CT 一般采用"三期扫描",在检查中要把握好胰腺实质期的扫描时间。

2. 典型的胰腺癌增强扫描呈乏血供,渐进性强化,但强化程度始终低于正常胰腺,胰头癌时胰管、肝内外胆管常同时扩张,扩张的胆总管和主胰管在胰头肿块处突然截断,呈现经典的"双管征"。

（三）可引起梗阻性黄疸的常见胆胰疾病的影像学特征及诊断思路

1. 病因 梗阻性黄疸是指由结石、肿瘤、炎症、寄生虫与先天性畸形等各种原因导致肝内外胆管机械性梗阻,胆汁流出受阻所致的黄疸。临床上,常见及较为常见的胆系结石、胆管癌及胰头癌均可造成胆汁排入十二指肠受阻进而出现梗阻性黄疸。

2. 常见能引起梗阻性黄疸的胆胰疾病的影像学征象 见表 6-4-2。

表 6-4-2 常见引起梗阻性黄疸的胆胰疾病影像学征象

征象	胆管结石	胆管癌	胰头癌
形状	胆管内类圆形或不规则影,亦可呈泥沙样	胆管走行区不规则肿块影	胰头区不规则肿块影
边缘	边界清晰	不规则,与周围分界不清,呈浸润性生长	不规则,与周围分界不清,呈浸润性生长
CT 密度	阳性结石(胆红素及钙含量高)呈单发或多发高密度结节影;阴性结石(胆固醇含量高)可呈等或低密度影	等或稍低密度的软组织肿块或结节影	与胰腺的密度相等或略低
MRI 信号	T_1WI 呈低、等或高信号;T_2WI 和 MRCP 被高信号胆汁衬托呈低信号的"充盈缺损征"	T_1WI 呈稍低信号,T_2WI 呈较高信号的结节或肿块	T_1WI 一般稍低或等于胰腺信号,T_2WI 呈不均匀稍高信号
强化	不强化	延迟强化	乏血供肿瘤,强化程度低于正常胰腺
胆胰管扩张	结石上方的肝内外胆管扩张,扩张的胆总管下端呈"杯口样",胰管不扩张	梗阻平面以上肝内外胆管中重度扩张呈"软藤征",扩张的胆管远端突然截断,胰管一般不扩张	胰管、肝内外胆管通常均有扩张,扩张的胆总管和主胰管在胰头肿块处突然截断,呈"双管征"
伴随征象	可伴胆囊结石、胆囊炎、胆源性胰腺炎等	可伴肝脏及上腹部淋巴结转移	胰腺癌进一步发展,可见胰周脂肪层受侵,推移、包埋或侵及邻近血管、胰周、腹膜后,出现肝门淋巴结转移及肝转移

3. 影像学诊断思路

（1）观察是否有肝内外胆管扩张,明确梗阻部位。

（2）观察梗阻部位病变的形状、边缘、密度/信号、数目、大小。

（3）观察梗阻点胆管的形态、上游胆管扩张的程度、形态及胰管是否扩张。

（4）观察病变与周围结构之间的关系,是否推压、移位、包绕、浸润等。

（5）观察增强扫描后病变的强化特点。

（6）观察伴随情况,是否伴胆囊结石、胆囊炎、淋巴结肿大、肝内转移灶。

（7）简要描述图像内已显示但未发现病变的其他组织和器官。

（8）结合病史及上述影像学表现作出诊断与鉴别诊断。

（9）若诊断不确定,可以给出进一步建议,如进一步检查或随诊复查。

【问题3】给出印象诊断后,还要注意哪些问题?

一般来讲,作出印象诊断后,影像学检查的流程结束。但要对诊断的结果进行分析。

知识点

1. 胆道结石在影像学上除结石的直接征象外,还伴结石平面以上不同程度的胆管扩张。

2. 胆管癌典型表现为发生在胆管走行区的延迟强化的肿块影,伴胆管扩张。

3. 对于胰腺癌,要注意判断肿瘤的可切除性,注意观察:①是否侵犯邻近大血管;②腹膜后淋巴结情况;③肿瘤与周围脏器的关系;④转移情况。

二、基于病例的实战演练

(一) 胆总管结石

病例 1 　患者先后进行了 CT、MR 及 MRCP 检查,CT 和 MRCP 图像见图 6-4-2、图 6-4-3。

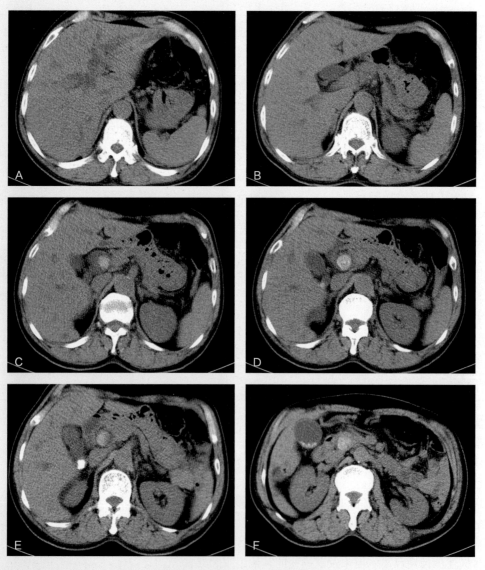

图 6-4-2　病例 1,CT 平扫图像

轴位可见胆总管内高密度结石影,肝内外胆管扩张(A~F)。

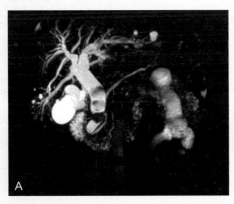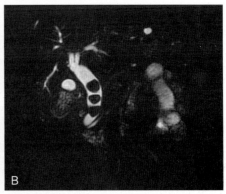

图 6-4-3 病例 1,MRCP 图像
A.三维重组;B.原始图像。

1. 影像征象分析

(1)征象 1,胆总管下段结石:CT 平扫见胆总管内有高密度结节影,MRI 及 MRCP 示胆总管内 3 个低信号结节。

(2)征象 2,肝内外胆管扩张:CT、MRI 及 MRCP 示肝内外胆管扩张,MRCP 示胆总管下端多个充盈缺损。

(3)其他,阳性征象:CT 示胆囊内多发小高密度影。

(4)阴性征象:胰腺形态、密度未见异常,胰管未见扩张,脾不大,双肾上腺形态、密度未见异常,腹膜后未见肿大淋巴结。

2. 印象诊断 ①胆总管多发阳性结石(3 枚),伴上游肝内外胆管扩张;②胆囊多发阳性结石。

3. 鉴别诊断 应注意与胆总管肿瘤、寄生虫及胆管出血等病变所致的胆总管梗阻相鉴别。

4. 主要并发症 胆系结石常见的并发症有急、慢性胆囊炎,急性化脓性胆管炎和慢性胆管炎。

(1)急性胆囊炎:CT 示胆囊增大,胆囊壁弥漫性增厚、强化,周围低密度水肿或脂肪间隙密度增高、肿胀,合并胆囊坏死、穿孔时出现相应的影像学表现。

(2)慢性胆囊炎:CT 和 MRI 均可显示胆囊缩小、壁增厚、毛糙,胆囊结石。

(3)急性化脓性胆管炎:CT 和 MRI 可显示肝内外胆管结石,胆管扩张,胆管壁水肿、增厚、强化,以及肝内并发的炎症、脓肿等改变,MR 检查优于 CT。

(4)慢性胆管炎:CT 和 MRI 可显示受累胆管壁增厚、强化,近段胆管扩张,MRCP 示肝内胆管呈"枯树枝"状扩张。

(二)胆总管癌

病例 2 患者先后进行了 CT、MR 及 MRCP 检查,见图 6-4-4、图 6-4-5。

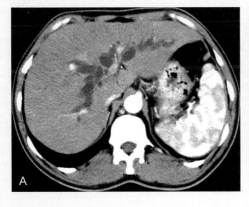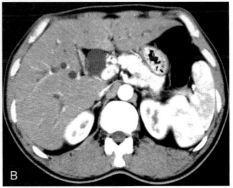

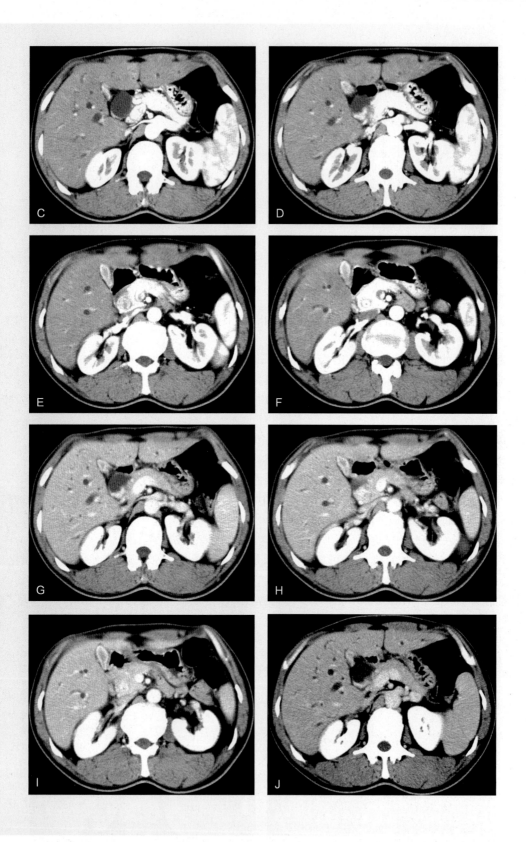

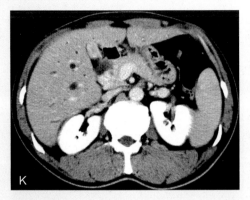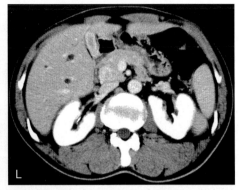

图 6-4-4　病例 2,CT 图像

分别为增强动脉期(A~F)、增强门静脉期(G~I)和增强延迟期(J~L)。

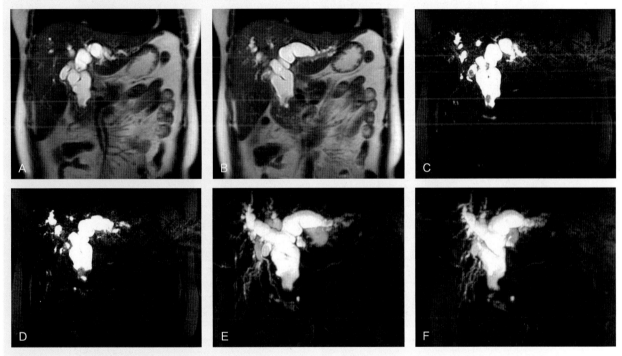

图 6-4-5　病例 2,MRI 图像

分别为冠状位 T₂WI(A、B)、MRCP 原始图像(C、D)和 MRCP 三维重建图像(E、F)。

1. 影像征象分析

(1)征象 1,胆总管下段肿块:CT 增强扫描见胆总管下段肿块延迟强化。MRI 示胆总管下段不规则低信号肿块,MRCP 示该肿块呈低信号充盈缺损。

(2)征象 2,肝内外胆管扩张:CT、MRI 及 MRCP 示胆总管下段肿块以上水平肝内外胆管明显扩张呈"软藤状",梗阻部位位于胆总管下段,突然截断。

(3)其他征象:CT 显示胆囊缩小,壁增厚强化。胰腺形态、密度未见异常,胰管未见扩张,脾不大,双肾上腺形态、密度未见异常,腹膜后未见肿大淋巴结。

2. 印象诊断

胆总管下段癌,伴以上肝内外胆管扩张;慢性胆囊炎,胆囊萎缩。

3. 鉴别诊断

胆总管下段癌应与胆总管下段结石和胰头癌相鉴别,胆总管下段结石 CT 和 MRI 显示胆管内不强化的结石影,MRCP 示边缘规则、局限的充盈缺损征象;胰头癌表现为胰头部占位,扩张的主胰管与胆总管可构成特征性的"双管征"。

（三）胰头癌

病例 3　患者先后进行了 CT、MR 及 MRCP 检查，见图 6-4-6、图 6-4-7。

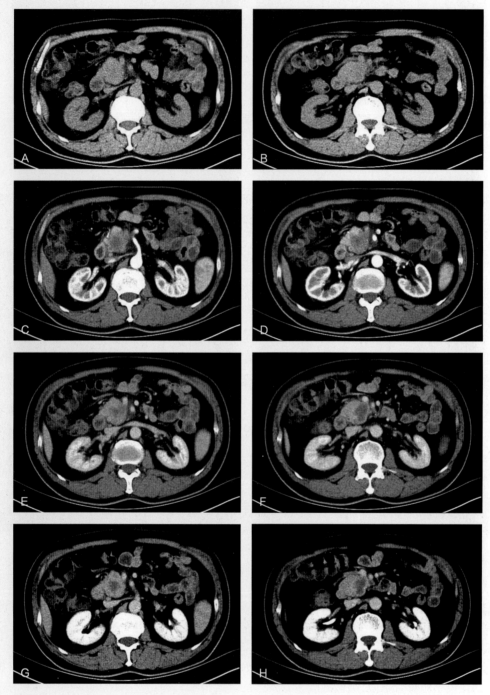

图 6-4-6　病例 3，CT 图像

分别为平扫（A、B）及增强动脉期（C、D）、门静脉期（E、F）和延迟期（G、H）。

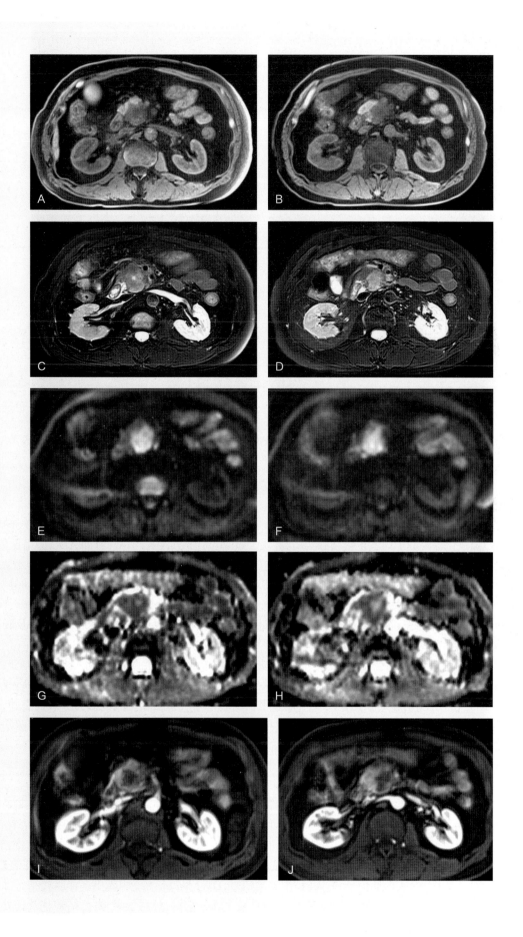

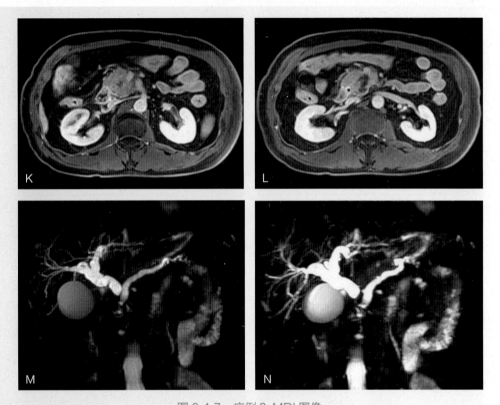

图 6-4-7　病例 3,MRI 图像

分别为轴位 $T_1WI(A、B)$、$T_2WI(C、D)$、DWI(E、F)和 ADC 图(G、H),增强动脉期(I、J)和,门静脉期(K、L),

以及 MRCP 单次激励(M)及 MRCP 三维重建图像(N)。

1. 影像征象分析

(1)征象 1,胰头肿块:胰头部见不规则软组织肿块,CT 平扫呈略低密度,MR 平扫 T_1WI 呈低信号,T_2WI 呈稍高信号,增强扫描强化程度低于周围正常胰腺实质,肿块 DWI 呈高信号,ADC 值减低(即 ADC 图呈低信号)。

(2)征象 2,胰管胆管扩张:MRCP 示主胰管和肝内外胆管有较明显的扩张,呈"双管征",胆囊增大。

(3)征象 3,邻近结构受累:肿瘤累及胆总管胰腺段,导致胆道梗阻;胰周脂肪模糊,肠系膜上动静脉受累。

(4)其他,阴性征象:脾不大,双肾上腺形态、密度未见异常。

2. 印象诊断　胰头乏血供肿块,伴肝内外胆管和胰管扩张,胆囊增大,考虑胰头癌,病变累及肠系膜上动脉和肠系膜上静脉。

3. 鉴别诊断　胰头癌应注意与慢性肿块性胰腺炎相鉴别,后者是慢性胰腺炎的一种特殊类型,可出现胰头肿块和黄疸,两者有时鉴别困难,鉴别要点:①胰头慢性炎性肿大以纤维化改变为主,T_1WI、T_2WI 可均呈较低信号;②慢性炎性肿块动脉期强化程度及延迟强化程度通常高于胰腺癌;③发现钙化、假性囊肿,提示炎性可能性大;④胰头癌可侵犯或包埋邻近血管,且较早即可能出现肝、腹膜后淋巴结转移。如影像学鉴别困难,需穿刺活检或随访明确。

三、拓展——其他胆胰疾病

1. 胆囊癌　多见于老年女性,早期缺乏特异性临床症状,确诊时多已达中晚期,预后不良。CT 表现分为三型。①肿块型:CT 平扫胆囊显示不清,胆囊窝可见低密度实性肿块,肿块与邻近肝组织分界不清;②厚壁型:胆囊壁局限或弥漫性不规则增厚;③结节型:胆囊壁向腔内宽基底生长的单发或多发软组织结节,呈乳头状或菜花状。增强扫描动脉期肿块周边可明显强化,门静脉期及平衡期病变持续强化。MRI 表现与 CT 所见类似,病变处 T_1WI 呈低或稍低信号,T_2WI 呈中等高信号,DWI 呈高信号。胆囊癌多伴胆囊结石、胆囊炎,病变确诊时多已有邻近肝组织的侵犯。CT、MRI 可同时显示肝脏受侵、胆系受累、淋巴结转移及远处转移的情况(图 6-4-8)。

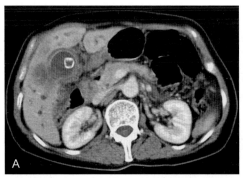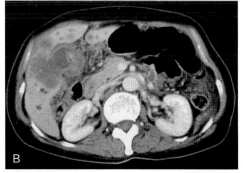

图 6-4-8 胆囊癌 CT 轴位增强扫描

胆囊壁不规则增厚,内见结石,邻近肝组织不规则低密度影,边界不清,肝内胆管扩张(A、B)。

2. **急性胰腺炎** 急性胰腺炎是常见的急腹症,病情轻重差别很大,预后复杂多变。临床多表现为突发性上腹部剧痛向腰背部放射,并有恶心、呕吐、发热等,伴血、尿淀粉酶明显增高。分急性间质水肿性胰腺炎(interstitial edematous pancreatitis,IEP)和坏死性胰腺炎(necrotizing pancreatitis)两类,前者占 80%~90%,表现为胰腺肿大,可伴急性胰周液体聚积(acute peripancreatic fluid collection,APFC),多数 APFC 可自行吸收,否则囊壁包裹形成胰腺假性囊肿(pancreatic pseudocyst);坏死性胰腺炎少见,病情凶险,以广泛胰腺坏死、出血为特征。急性坏死物聚积(acute necrotic collection,,ANC)发生在坏死性胰腺炎发病的 1 个月内,可同时累及胰腺和胰周,并可延至腹膜后、腹腔及盆腔。ANC 继续发展可出现成熟的壁,形成包裹性坏死(walled-off necrosis,WON),ANC 和 WON 内含有胰腺或胰周组织的坏死物,不同于 APFC 和假性囊肿,WON 发生感染后,病灶内可出现气体。

CT 表现:①急性 IEP(图 6-4-9A),平扫胰腺正常或局限、弥漫性肿大,胰周脂肪间隙模糊,可伴积液、肾筋膜增厚等,增强扫描胰腺均匀强化,强化程度正常或轻度减低,胰周渗出显示更加清楚。APFC 表现为胰周无壁均匀的液性密度影,假性囊肿表现为局限性囊状低密度区,囊壁有强化;②坏死性胰腺炎(图 6-4-9B~ 图 6-4-9E),平扫除具有急性 IEP 表现且更加显著外,胰腺密度不均,坏死区呈略低密度,出血呈高密度。增强扫描胰腺强化不均,坏死区无强化,胰周炎性渗出及坏死物可扩展至小网膜囊、脾周、胃周、肾前旁间隙、升结肠、降结肠周围间隙、肠系膜及盆腔,CT 可显示相应部位脂肪组织密度增高、液体及坏死物聚积。ANC 时可见胰周和 / 或胰腺内有液体聚集,同时伴实性成分和脂滴等,WON 表现为囊性包块内除有液性成分外,还有非液性成分,增厚的囊壁可出现明显强化,其内出现气体,则提示为感染性WON。

MRI 表现:①病变胰腺 T_2WI 信号增高,T_1WI 信号减低,出血灶 T_1WI 呈高信号,DWI 病变胰腺呈高信号。APFC 及假性囊肿呈 T_1WI 低信号、T_2WI 高信号,后者囊壁可见,囊内信号均匀。ANC 和 WON 的表现类似 APFC 和假性囊肿,但除液体信号外,还有坏死物所致的非液体信号(图 6-4-9F)。②增强检查所见同增强 CT。由于 MRI 软组织分辨率高,能很好地区分液性及非液性成分,因此诊断 APFC、假性囊肿、ANC 和WON 的能力优于 CT。总之,CT、MRI 对于明确病变严重程度、决定治疗方案及预后评估均有重要意义,另外还可发现其他胰腺疾病所致的继发性急性胰腺炎。

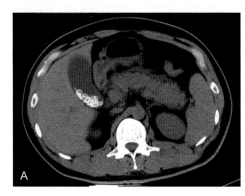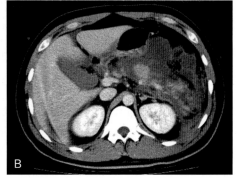

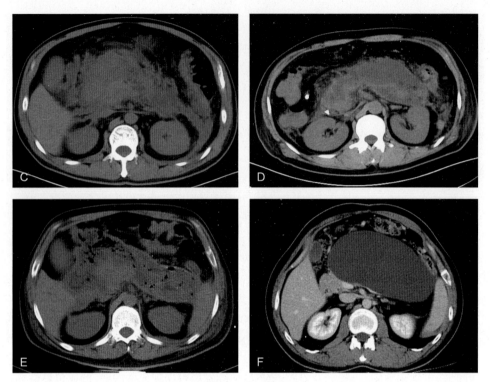

图 6-4-9　急性胰腺炎

A. 急性间质水肿性胰腺炎,CT 示胆囊多发阳性结石;B. CT 示急性坏死性胰腺炎;C. CT 示急性坏死物聚积;
D. CT 示包裹性坏死;E. CT 示感染性包裹性坏死;F. MRI 示假性囊肿。

3. 慢性胰腺炎 由胆道系统疾病、酗酒等多种原因引起,病理上胰腺呈结节状,质硬,伴纤维组织增生,腺泡和胰岛有不同程度的萎缩、消失,胰管扩张,间质和扩张的胰管内可有钙化或结石形成。临床上患者多有上腹痛,可合并糖尿病,常伴胆系疾患。CT 上胰腺可正常或局限、弥漫性增大,典型者呈弥漫萎缩性改变,胰管粗细不均,呈串珠状或管状扩张,常伴胰腺钙化和胰管结石(图 6-4-10),可合并假性囊肿。增强扫描动脉期强化程度较低,并呈延迟强化。MR T_1WI 和 T_2WI 均表现为弥漫性或局限性信号减低,扩张的胰管和假性囊肿表现为 T_1WI 低信号、T_2WI 高信号;增强检查所见同 CT。钙化是慢性胰腺炎的重要征象,但 MRI 难以识别。慢性胰腺炎,特别是当病变表现为局限性萎缩或增大时,需与胰腺癌、自身免疫性胰腺炎相鉴别,鉴别困难者需穿刺活检或随访明确。

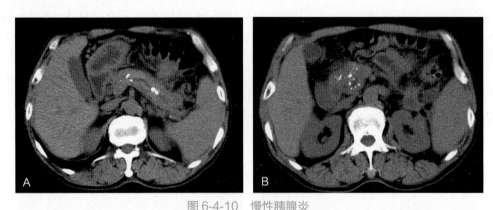

图 6-4-10　慢性胰腺炎

CT 平扫示胰管粗细不均伴胰管结石,胰腺走行区可见多发钙化灶(A、B)。

4. 胰腺囊性肿瘤 胰腺囊性肿瘤占胰腺肿瘤的 10%~15%,多为良性或低度恶性,主要包括浆液性囊腺瘤(serous cystic neoplasm,SCN)、黏液性囊性肿瘤(Mucinous cystic neoplasm,MCN)及导管内乳头状黏液性肿瘤(intraductal papillary mucinous neoplasm,IPMN),三者分别好发于老年女性、中年女性和老年男性。SCN 为囊腺瘤,极少为恶性,分为微囊型和寡囊型,前者由多发小囊构成,囊内含透明液体,囊壁光整,切面呈蜂窝状,可见中央纤维瘢痕;后者由数个或单一大囊组成;MCN 胰体尾部多见,常由单囊或几个大囊组成,具有潜在恶性,如囊壁厚薄不均,出现壁结节,提示恶变。IPMN 同样具有恶性潜能,临床上可无症状,可表现为急性胰腺炎反复发作或慢性胰腺炎、脂肪泻和糖尿病等,依发病部位分为分支胰管型、主胰管型和混合型,主胰管型更易恶变。

平扫 CT 示 SCN 囊壁光整,微囊型由多发小囊排列呈蜂窝状,中央有纤维瘢痕,有时可见特征性的"星芒状钙化"(图 6-4-11A);MCN 可见囊内有少量分隔(图 6-4-12),恶性者囊壁和分隔增厚,有时可见乳头状结节突入囊腔内;分支胰管型 IPMN 好发于钩突,也可见于胰尾,呈分叶状或葡萄串样,可见分隔,特征性的表现是与胰管相通(图 6-4-13),有时可见向导管腔内突出的结节;主胰管型 IPMN 表现为主胰管弥漫或节段性扩张,可延伸至分支胰管。增强检查微囊型 SCN 因囊壁和分隔强化,蜂窝状改变显示更加清楚;MCN 的囊壁、分隔和附壁结节可出现强化;IPMN 的壁结节常表现为轻度强化。

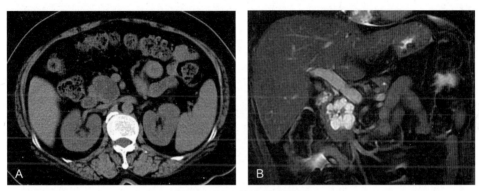

图 6-4-11 浆液性囊腺瘤

A. CT 轴位平扫,胰头见低密度影,内密度欠均匀,中心有可疑小点状钙化;B. MR 冠状位 T$_2$WI,病灶呈分叶状,由多发小囊组成,中央可见纤维瘢痕,内小点状极低信号考虑为钙化。

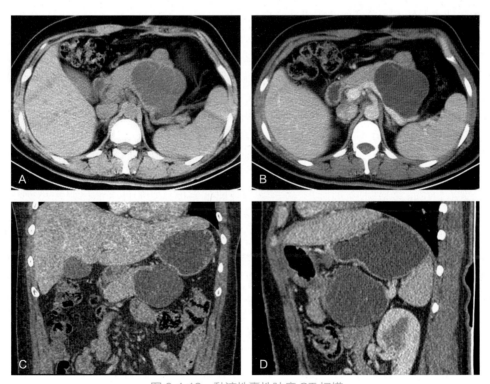

图 6-4-12 黏液性囊性肿瘤 CT 扫描

轴位平扫(A)、增强(B)及冠状位(C)、矢状位重组图像(D)示胰体尾部不规则形囊状低密度影,界清,内有菲薄分隔,增强扫描分隔显示更加清楚。

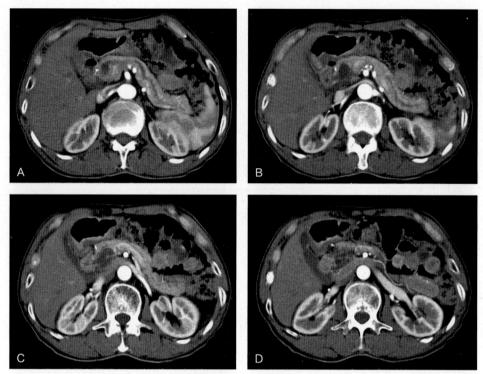

图 6-4-13 分支胰管型导管内乳头状黏液性肿瘤 CT 增强扫描

胰头及钩突可见一囊状低密度影,内有分隔,胰管轻度扩张,囊状病灶与胰管相通(A~D)。

　　MRI 显示上述囊性肿瘤结构特征优于 CT 检查。囊内液体 T_1WI 呈低信号,T_2WI 呈高信号,囊壁及囊内分隔呈低信号,故能更清楚地显示 SCN 的蜂窝状特征和中央纤维瘢痕(图 6-4-11B),以及黏液性囊性肿瘤的厚壁和不规则结节。MRCP 能更准确地显示有无胰管扩张、扩张程度及病变与胰管是否相通。此外,诊断过程中还应注意与胰腺假性囊肿等其他胰腺囊性病变相鉴别。

　　5. 胰腺神经内分泌肿瘤　胰腺神经内分泌肿瘤(pancreatic neuroendocrine tumor,pNETs)是胰腺第二常见实性肿瘤,约占胰腺肿瘤的 1%~3%,多数为散发,少数是遗传综合征的一部分。本病多见于成年人,男女发病相当,单发常见,可位于胰腺的任何部位。临床表现复杂多样,分为功能性和无功能性两类,功能性者以胰岛细胞瘤最为多见,临床表现为以低血糖为主的一系列症状,其他类型少见,无功能性者多因体检、非特异性局部压迫症状或肝转移等被发现。病理上 pNETs 具有高度异质性,其生物学行为多变,可为良性,也可具有高度侵袭性。2010 年 WHO 根据 Ki-67 增殖指数和核分裂数将其分为 G_1、G_2 和 G_3 三级,G_1、G_2级多见,又称为神经内分泌瘤,G_3 少见,又称为神经内分泌癌,目前认为所有 pNETs 均具有不同程度的恶性潜能,手术切除是唯一有效的治疗手段。

　　CT 平扫显示 pNETs 多呈圆形、卵圆形,表现为等或略低密度。功能性者瘤体常较小,少有囊变坏死,无功能性者瘤体常较大,以实性、囊实性多见,可有坏死出血和钙化,增强扫描 pNETs 血供丰富,动脉期明显强化且可持续强化,少数强化不明显,G_2~G_3 期的肿瘤还可侵犯周围血管,并可出现肝脏、腹腔及腹膜后淋巴结等部位的转移;MR T_1WI 瘤灶呈稍低信号,脂肪抑制 T_1WI 低信号瘤灶与正常胰腺高信号对比更加明显,T_2WI 信号强度稍高或高,少数可呈混杂 / 低信号,DWI 瘤灶多呈均匀或不均匀高信号,增强所见同 CT 检查。

　　CT 和 MRI 是确诊 pNETs 的主要影像学检查方法,肿瘤动脉期明显强化是 pNETs 的典型表现。当患者临床出现反复发作性低血糖时,应考虑到功能性胰岛素瘤的可能(图 6-4-14)。鉴别诊断:①胰腺导管腺癌,为乏血供肿瘤,恶性程度很高,常伴梗阻远端胰胆管扩张、胰腺萎缩等继发性改变,易向周围组织和邻近血管侵犯,易发生转移。pNETs 通常为富血供,动脉期明显强化,一般肿块边界清楚。②胰腺富血供转移瘤,有原发肿瘤病史,如肾透明细胞癌,呈明显富血供,与原发肿瘤血供一致。③胰腺内副脾,几乎均位于胰尾,CT 平扫密度及 MR 平扫各序列信号和 DWI 弥散受限程度均与脾实质一致,增强动脉期明显强化,各期强化程度与脾脏一致。

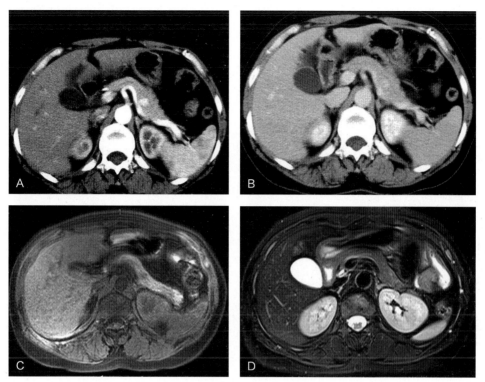

图 6-4-14 胰岛细胞瘤

CT 增强扫描动脉期（A）于胰体部见一边界清楚、明显强化的高密度结节影，门静脉期（B）病变趋于等密度；MRI 脂肪抑制 T$_1$WI（C）病变呈稍低信号，脂肪抑制 T$_2$WI（D）显示不清。

（宦 怡）

第五节 常见脾脏疾病

一、常见脾脏疾病的影像学诊断

（一）临床相关基础概述

脾脏位于左上腹后外上方，属单核吞噬细胞系统器官。影像学检查能为脾脏疾病的诊治提供客观依据。临床较为常见的脾脏疾病包括脾梗死（splenic infarction）、脾淋巴瘤（splenic lymphoma）和脾血管瘤（splenic hemangioma）等。常见脾脏疾病的临床表现见表 6-5-1。

表 6-5-1 常见脾脏疾病的临床表现

常见疾病	临床特点
脾梗死	可无症状或表现为左上腹疼痛、发热等。
脾淋巴瘤	40 岁以上多见，出现脾大、左上腹疼痛及包块、部分患者伴有低热、食欲减退、恶心、呕吐、贫血、体重减轻或乏力，少数患者可出现呼吸困难、急腹症等。全身淋巴瘤者腹股沟、腋下或锁骨上区可触及肿大淋巴结。
脾血管瘤	多无症状，较大的血管瘤压迫周围脏器可产生相应症状。约 5% 的患者可发生脾破裂出血，也可因脾功能亢进而产生贫血、乏力、心悸等。

临床病例

病例1　女性,70岁,以"左上腹隐痛1周"为主诉入院。患者1周前无明显诱因感左下腹间断性隐痛,吸气末为著。有高血压和2型糖尿病,患乙型肝炎多年。查体:血压170/100mmHg,心律不齐,腹平,左腹轻压痛,无反跳痛,移动性浊音(−)。实验室检查:白细胞计数12.2×10⁹/L,红细胞4.55×10¹²/L。肝功大致正常。

病例2　男性,56岁,以"反复左上腹胀痛不适2个月"为主诉入院。查体:腹略丰满,脾肋下7.5cm,距中线约3cm,质中,无压痛,肝脏未触及,浅表淋巴结无肿大,食欲、睡眠较差,体重无明显减轻。实验室检查:全血细胞减少,白细胞计数3.21×10⁹/L,红细胞2.85×10¹²/L,血小板计数65×10⁹/L。肝功正常,骨髓穿刺检查未见异常。

病例3　男性,42岁,以"体检发现脾脏肿块"为主诉就诊。查体:一般情况尚可,腹部无膨隆,脾脏肋下可及,无压痛反跳痛,全腹无叩击痛。

初步了解病史以后,要考虑以下问题。

【问题1】选择何种影像学检查方法?

脾脏疾病常用的影像学检查方法有超声、CT和MRI,选择适当的检查方法非常重要,也是进行临床诊断最重要的环节之一。

知识点

1. 常见的脾脏疾病主要有脾梗死、脾淋巴瘤和脾血管瘤等。

2. 脾脏疾病影像学检查方法包括超声、CT、MRI、血管造影等。首选的影像学检查方法是超声;CT检查是常用且诊断准确性较高的检查方法。

(二)脾脏影像学检查方法的选择

(1)血管造影:脾动脉插管技术同肝动脉,可行选择性腹腔动脉或脾动脉造影,有助于脾梗死与脾脏血管瘤的诊断,目前已基本被CTA所取代。

(2)CT和MRI:与肝脏扫描技术相同,对平扫发现的可疑病变应增强扫描进一步观察。

【问题2】上述患者可能的诊断是什么? 可能存在的异常影像学表现有哪些?

通过病史预先判断可能的诊断,选择出最佳的检查技术,分析检查结果。

知识点

1. 脾脏疾病增强CT检查一般采用"三期扫描"。

2. 脾梗死增强检查的典型表现是尖端指向脾门的楔形无强化区,血管瘤多表现为"快进慢出",淋巴瘤一般呈"地图样"不规则低密度区。

(三)常见脾脏疾病的影像学征象及诊断思路

1. 常见脾脏疾病的影像学征象　见表6-5-2。

表 6-5-2　常见脾脏疾病影像学征象

征象	脾梗死	脾淋巴瘤	脾血管瘤
形状	楔形、三角形,底部朝向脾外缘、尖端朝向脾门	典型者呈地图样,也可呈类圆形	类圆形
边缘	边界清晰	不规则,边界清或不清	边界清楚

征象	脾梗死	脾淋巴瘤	脾血管瘤
CT 密度	低密度影	弥漫或单发或多发等或稍低密度灶	低密度或等密度肿块,可有少许钙化
MRI 信号	急性和亚急性梗死区 T_1WI 呈低信号,T_2WI 呈高信号;慢性期梗死区在 MRI 各序列均呈低信号	可仅表现为脾弥漫性增大,也可表现为脾内单个或多个大小不等的混杂信号肿块	肿块 T_1WI 为边界清楚的低信号区,T_2WI 呈明显高信号
强化	不强化	均匀或不均匀轻度强化,与正常脾实质分界清楚	典型者呈等血池填充式强化,延迟期多呈等密度或稍高密度
伴随征象	可有脾大,急性期可伴有胸腔积液、腹水	全身恶性淋巴瘤脾浸润还伴脾大、邻近淋巴结肿大和全身淋巴瘤表现	强化可从边缘开始,随时间推迟,向中心扩大

2. 影像学诊断思路

(1)观察脾脏体积、整体外形、边缘、实质密度 / 信号是否均匀。

(2)观察脾实质内是否存在异常回声、密度 / 信号,病变数目、大小、形态、边缘、密度 / 信号。

(3)观察病变与相邻结构的关系,周围组织或脏器与之分界是否清楚及是否包绕、推挤、压迫、浸润等。

(4)观察增强扫描后病变的强化特点。

(5)观察伴随情况,是否存在腹水、胸腔积液,腹膜后、腹腔内淋巴结是否肿大,腹腔其他脏器是否存在异常或转移。

(6)简要描述图像已显示但未发现病变的其他组织和器官。

(7)结合病史及上述影像学表现作出诊断与鉴别诊断。

(8)若诊断不确定,可以给出进一步建议,如进一步检查或随诊复查。

【问题 3】给出印象诊断后,还要注意哪些问题?

一般来讲,作出印象诊断后,影像学检查的流程结束,但还要对诊断结果进行分析。

知识点

1. 脾梗死除典型的脾内梗死灶之外,常伴脾大、肝硬化等其他基础病变。

2. 诊断脾淋巴瘤时还应注意是否有腹膜后淋巴结肿大,以及其他脏器受累情况。

二、基于病例的实战演练

(一)脾梗死

病例 1　患者先后进行了 CT 平扫和增强扫描,见图 6-5-1。

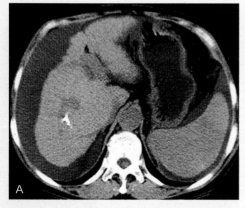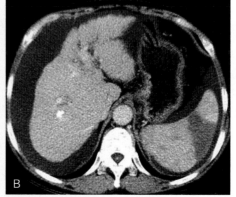

图 6-5-1　病例 1,CT 图像

A. 平扫;B. 增强扫描。

1. 影像征象分析

(1)征象1,脾内低密度病变:呈底部朝向脾外缘、尖端朝向脾门的楔形低密度区。CT平扫显示欠清,增强扫描清晰可见。

(2)征象2,病变不强化:增强扫描病变呈不强化的低密度区。

(3)其他,阳性征象:CT示肝硬化,脾大,伴有大量腹水。阴性征象:胰腺、双肾(上述图中未包括)形态、密度未见异常,腹膜后未见肿大淋巴结。

2. 印象诊断　肝硬化,脾大,脾梗死,大量腹水。

3. 鉴别诊断　影像学上出现三角形的典型表现时诊断不难,当梗死形态不规则时需与脾脓肿、脾破裂出血相鉴别;梗死后期囊性变,需与脾囊肿相鉴别。

(二)脾淋巴瘤

病例2　患者进行了CT增强扫描,见图6-5-2。

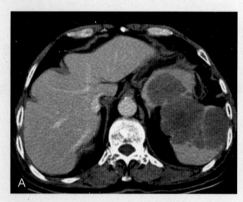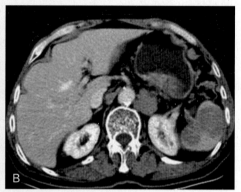

图6-5-2　病例2,CT增强扫描图像
脾不规则增大,增强呈低密度地图样表现(A、B)。

1. 影像征象分析

(1)征象1,脾大:脾脏不规则增大。

(2)征象2,脾占位性病变:增强扫描肿瘤呈低密度地图样表现,其内有更低的低密度区。

(3)其他征象:腹膜后淋巴结肿大。

2. 印象诊断　脾占位性病变,增强扫描呈地图样,腹膜后多发淋巴结肿大,多考虑为淋巴瘤。

3. 鉴别诊断　主要与脾脏其他肿瘤相鉴别。①脾脏转移瘤:有原发肿瘤病史,增强扫描可表现为"牛眼征",密度/信号改变与原发肿瘤类似,结合病史不难鉴别。②脾血管肉瘤:增强扫描多呈明显强化,早期即可远处转移,肿大淋巴结少见,而脾淋巴瘤常伴有肿大淋巴结,增强扫描呈中低度强化。

(三)脾血管瘤

病例3　患者进行了CT增强扫描,见图6-5-3。

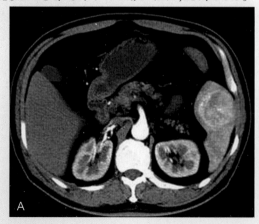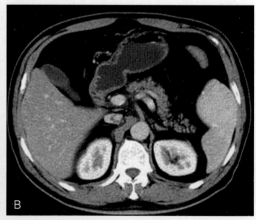

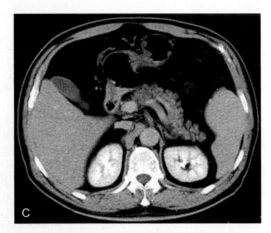

图 6-5-3 病例 3,CT 轴位增强扫描图像
A.动脉期;B.门静脉期;C.延迟期。

1. **影像征象分析**

(1)征象 1,脾脏占位征象:脾内见类圆形肿块影局部向外凸出,增强扫描动脉期病灶不均匀强化,静脉期、延迟期趋于等密度。

(2)其他,阴性征象:肝脏、胰腺形态、密度未见异常,胰管未见扩张,双肾及肾上腺形态、密度未见异常,腹膜后未见肿大淋巴结。

2. **印象诊断** 脾血管瘤。

3. **鉴别诊断** 脾血管瘤在影像学上应与淋巴管瘤相鉴别,两者平扫均可表现为边缘清楚的低密度影,但淋巴管瘤密度更低,且增强扫描无明显强化;有囊性成分的血管瘤还需与脾囊肿相鉴别,后者呈均匀的液体密度/信号,无强化。

(宦 怡)

第七章　泌尿生殖系统

第一节　常见泌尿系统疾病

一、常见肾脏疾病

（一）常见肾脏疾病的影像学诊断

1. 临床相关基概述　肾脏作为形成尿液的器官,形如蚕豆,长约 9~12cm,呈"八"字状位于脊柱两侧,与输尿管、膀胱和尿道共同构成泌尿系统。肾脏疾病种类繁多,包括先天发育异常、结石、结核、感染、肿瘤与肿瘤样病变、外伤及肾血管病变等。临床常见的肾脏疾病包括肾结石、肾囊肿、肾癌、肾血管平滑肌脂肪瘤等,相对少见的疾病有肾盂癌、肾结核、肾脓肿等。影像学检查是诊断多种肾脏疾病的有效手段。本节重点介绍肾结石、肾囊肿、肾癌的临床特点(表 7-1-1)和影像学诊断相关内容。

表 7-1-1　肾结石、肾囊肿、肾癌的临床特点

疾病	临床特点
肾结石	临床表现差异较大,与结石大小、部位、有无梗阻、感染及肾损害程度相关。主要症状是疼痛和血尿,疼痛程度与结石部位密切相关,较小结石排石时会出现肾绞痛,部分表现为腰部隐痛、胀痛,也有一些患者因体检偶然发现,约80%的患者有血尿,多为镜下血尿,肾绞痛者常出现肉眼血尿。结石堵塞会造成肾积水,导致患肾功能进行性减退。并发感染时,尿中可见脓细胞
肾囊肿	通常无症状,多偶然发现。一些大的囊肿,尤其当发生囊内出血或继发感染时可产生腰、腹部疼痛不适,多为隐痛、钝痛,向下及腰背部放射
肾癌	多无症状,体检发现率逐年升高,国内报告约占33%,血尿、腰痛、肿块多为晚期表现,血尿多为无痛性、间歇性,腰部疼痛多为钝痛及不适。约30%的患者可因肿瘤转移导致骨痛、骨折、咳嗽、咯血等症状

临床病例

病例 1　男性,32 岁,自述体力劳动时突发左腰部绞榨样剧痛,从左侧肋脊区向下腹、大腿内侧、外阴等处放射伴大汗、恶心、呕吐。体检示左肾区叩击痛,左侧输尿管、膀胱走行区压痛。镜检发现红细胞增多。

病例 2　女性,46 岁,1 周前体检超声检查疑有左肾囊肿,无任何不适症状。查体及实验室检查无阳性发现,患者要求进一步 CT 检查确诊。

病例 3　男性,65 岁,以"发现左侧肾脏占位性病变 2 周"为主诉入院。查体及实验室检查无阳性发现。

初步了解病史后,要考虑以下问题。

【问题 1】应如何选择影像学检查方法？各种方法的优劣势如何？

肾脏常用的检查方法有 X 线、超声、CT 及 MR 等,如何选择合适的检查方法十分重要,是进行临床诊断的重要环节。

2. 肾脏影像学检查方法的选择

(1)X 线:X 线平片能大致确定结石的大小、位置和形态,但其重叠影像,腹部的钙化、积气的肠管、骨骼可影响检查结果,仅作为肾结石的初查方法;静脉肾盂造影(intravenous pyelography,IVP)以往为诊断尿路结石的首选方法,用于观察结石与集合系统的关系,评价肾排泄功能,缺点是操作复杂,急性梗阻时会出现尿路不显影或显影浅淡,且对比剂可加重肾功能的损害,现应用已减少。对于肾脏占位性病变,如病变累及排泄系统,IVP 可见肾盂和肾盏的受压、移位、变形、破坏等改变。

(2)超声:超声作为肾脏疾病的首选检查技术,有助于检出和诊断结石、肿瘤等多数肾脏病变,具有高度安全性的优点,尤其对于育龄期及妊娠期妇女肾脏疾病的筛查,同时可以引导穿刺定位。但超声检查对于肾脏较小病变的检出及定性诊断方面尚有不足,且容易受到肠气干扰影响检查效果。

(3)CT:CT 平扫是诊断结石最敏感的检查方法,能敏感检出 X 线检查不能发现的细小钙化和结石,可与绝大多数的肾钙化灶鉴别,明确是否有肾结石和结石的部位、大小、数目,是否合并肾积水,肾功能的基本情况,是否合并泌尿系畸形等,具有简单易行、无痛苦、无检查禁忌证、不受肠气干扰等优势,是目前常用的诊断方法。多平面、多方位重建图像对结石的定位更准确,基本可取代 IVP。CT 作为诊断肾脏占位病变的主要影像学检查方法,能显示肿块的大小、位置、形态、可识别肿块成分(囊性、实性、囊实性),是否有脂肪、钙化或坏死成分,以及肾周侵犯、肾静脉和下腔静脉瘤栓、淋巴结转移等情况。结合 CT 图像后处理优势可弥补轴位成像对肾癌分期的不足,可获得肾肿瘤与邻近组织、器官的关系的详尽信息。少数情况下,对肿块的定性诊断尚有不足。

(4)MRI:结石,特别是小结石在 MRI 上容易漏诊,一般不用于诊断肾脏结石,但磁共振尿路造影(magnetic resonance urography,MRU)能很好地显示各种原因引起的积水,以及积水程度和梗阻平面。对于肾脏占位性病变,其诊断价值与 CT 类似,可区分囊实性肿块,显示肿瘤内出血、囊变及假包膜等,对肿块的成分及肾静脉、下腔静脉癌栓的显示均优于常规 CT。

【问题 2】上述患者可能的诊断是什么? 可能出现的异常影像学表现有哪些? 通过病史预先判断可能的诊断,如何选择出最佳的辅助检查技术,并分析检查结果?

3. 常见肾脏疾病的影像学特征及诊断思路

(1)常见肾脏疾病影像学特征见表 7-1-2。

表 7-1-2 常见肾脏疾病影像学特征

特征	肾结石	肾囊肿	肾癌(以典型肾透明细胞癌为例)
形状	圆形、卵圆形、钝三角形、鹿角状或铸型	多为圆形	圆形、类圆形或不规则形
边缘	清楚	清楚	多数清楚

续表

特征	肾结石	肾囊肿	肾癌(以典型肾透明细胞癌为例)
CT密度	极高密度	多为囊状低密度	低密度居多,可为等或稍高密度,内坏死区为更低密度
MRI信号	各序列上均为低信号	T_1WI 呈低信号、T_2WI 呈高信号	病灶内易有出血、坏死,病变信号常不均匀
强化方式	不强化	不强化	多为明显不均匀强化,以皮髓质期强化最为明显,呈"快进快出"强化方式
其他征象	可合并肾积水,可伴有尿路其他部位的结石	囊肿可位于肾盂旁,可为高密度或复杂囊肿	肿瘤可穿破包膜侵犯肾周,肾静脉、下腔静脉可有癌栓形成,注意有无淋巴结肿大及其他脏器转移

(2)影像学诊断思路

1)观察肾脏形态、边缘、密度/信号是否均匀。

2)观察肾脏内是否存在异常密度/信号,病变数目、大小、形态、边缘、密度/信号,内部结构。

3)观察增强检查后病变有无强化及强化特点。

4)观察病变是否外侵,与周围组织分界是否清楚等。

5)观察伴随情况,是否合并肾发育异常,是否存在积水、尿路其他部位的结石;是否为特殊部位的囊肿,囊肿的密度/信号是否特殊,囊肿内是否有分隔及结节突起;肾脏肿块是否同时伴有肾静脉及下腔静脉癌栓、腹膜后淋巴结肿大,其他脏器是否存在异常或转移。

6)应简要描述图像已显示但未发现病变的其他组织和器官。

7)结合病史及上述影像学表现作出诊断与鉴别诊断。

8)若诊断不明确,应给出进一步建议,如进一步的检查、随诊复查或活检。

【问题3】给出印象诊断后,还要注意哪些问题?

一般来讲,作出印象诊断后,影像学检查的流程结束。但要对诊断结果进行分析。

知识点

在实际工作中,还要评估诊断的信息量是否足够,是否回答了临床医生的疑问。例如,对肾结石的诊断,在印象诊断中应提供以下信息:①是否告知结石的大小、形态、部位、数目;②是否合并有泌尿系先天异常;③尿路其他部位有无结石(扫描所包括的部分或全尿路);④是否合并肾积水,积水的程度,肾实质厚度,肾功能情况(如行增强扫描);⑤是否进行或建议进行CT多平面重组及CT尿路造影。

(二)基于病例的实战演练

1. 肾结石

病例1 患者进行CT检查,见图7-1-1。

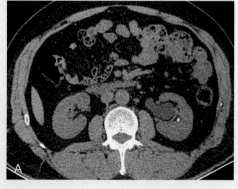
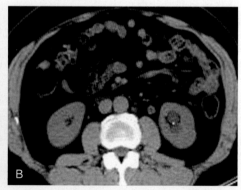

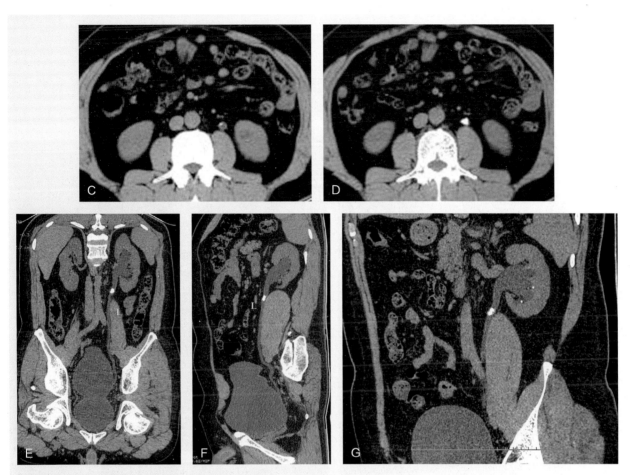

图 7-1-1 病例 1,CT 图像

分别为轴位平扫(A~D)和沿尿路冠状位、矢状位及斜矢状位曲面重组(E~G)。

(1)影像征象分析

1)征象 1,结石直接征象:平扫轴位 CT 图像上,结石呈极高密度,位于左肾盏及左肾盂输尿管交界区,肾盏内 2 枚微小结石,肾盂输尿管交界处结石较大,CT 多平面重组图像见肾盏内 2 枚结石分别位于左肾中下及下盏,肾盂输尿管交界处结石呈类长椭圆形,大小 0.9cm×0.5cm(大小与外科治疗方案的选择有关),沿输尿管第一生理狭窄处纵向排列阻塞尿路。

2)征象 2,肾积水征象:肾盂输尿管交界处结石致肾盂、肾盏轻度扩张积水,肾实质厚度大致正常,肾脏大小如常。

3)其他征象:左肾盂输尿管交界处结石以远输尿管、右肾及膀胱未见异常。

(2)印象诊断

1)左肾(2 枚)及左肾盂输尿管交界处结石(1 枚)。

2)左侧轻度肾积水。

(3)鉴别诊断:肾结石主要需与肾内钙化灶鉴别,钙化灶位于实质内,形态各异,可呈不规则形,结石一般位于肾盂、肾盏内,多呈圆形、卵圆形、鹿角状或铸型,因此根据高密度影的部位、形状鉴别二者一般不难;对特殊部位的结石如肾盏憩室内结石、海绵肾结石,根据结石的特定部位也较易区分,另外通过多方位及多平面重组可更准确地判断结石的数目、大小及部位。

2. 肾囊肿

病例 2 患者进行了 CT 检查,见图 7-1-2。

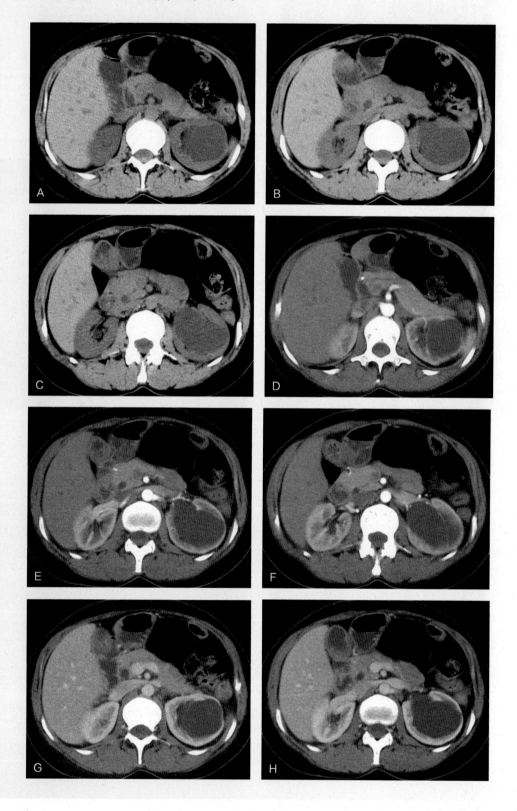

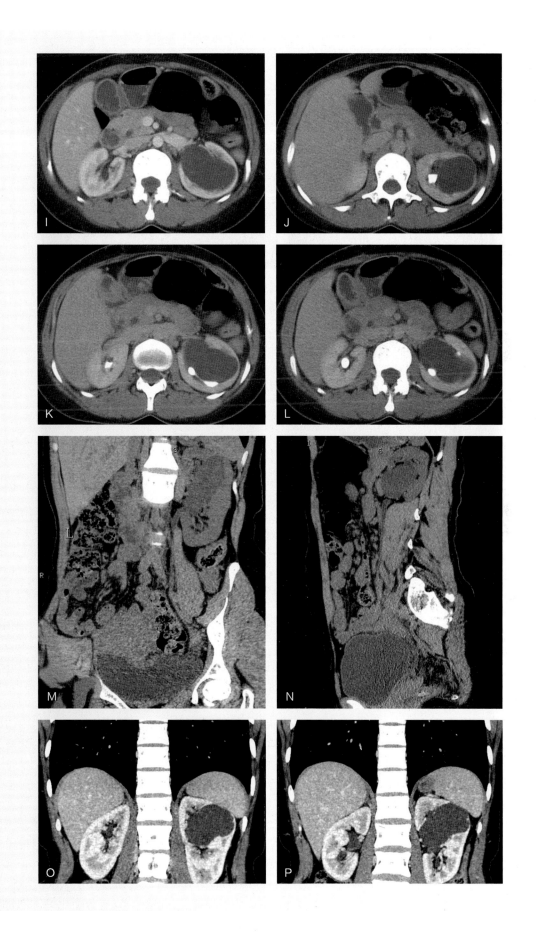

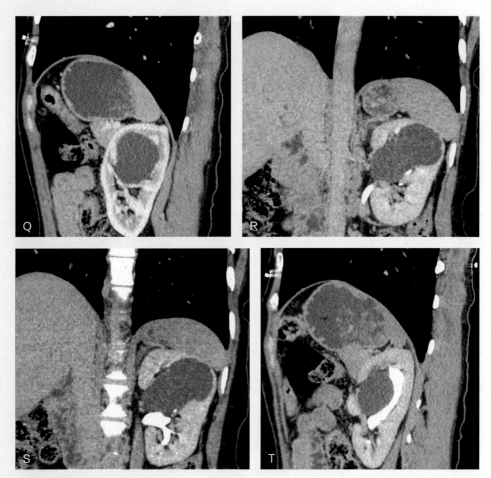

图 7-1-2 病例 2,CT 图像

分别为平扫(A~C)和增强皮髓质期(D~F)、肾实质期(G~I)、排泄期(J~L);沿尿路进行的冠状位、矢状位平扫多平面重组(M、N);增强皮髓质期,肾区冠状位、矢状位多平面重组(O~Q);增强排泄期,肾区冠状位、矢状位多平面重组(R~T)。

(1)影像征象分析

1)征象 1,轴位 CT 平扫表现:左肾门处可见一类椭圆形囊状低密度区,边界清晰,其内侧可见少量肾窦脂肪组织,周围肾实质受压变薄,厚薄欠一致。

2)征象 2,轴位 CT 多期增强扫描表现:肾皮髓质期和肾实质期见囊状低密度影同平扫所见,其周围变薄的肾实质强化程度与对侧正常肾实质无明显差异;排泄期见囊状低密度区的周围受压的肾盂、肾盏内有含对比剂的尿液包绕,囊状低密度影无对比剂进入。

3)征象 3,CT 多方位及多平面重组图像表现:囊状低密度区位于左肾中上肾盂旁,突向肾盂内,其邻近肾实质受压变薄,囊状低密度区周围可见肾窦脂肪,排泄期可见囊状低密度影周围有含对比剂的尿液分布,囊状低密度区本身始终无对比剂进入。

4)其他征象:左肾盂和肾实质、左输尿管、右肾及膀胱未见异常。

(2)印象诊断:左肾盂旁囊肿。

(3)鉴别诊断:孤立性肾囊肿的鉴别诊断主要包括肾盂旁囊肿与肾积水、肾囊肿与肾盏憩室、高密度囊肿与肾脏实性占位性病变、复杂囊肿与囊性肾癌等,通过 IVP、CT 等检查,特别是 CT 增强延迟扫描,根据病灶是否与尿路排泄系统相通区分肾盂旁囊肿与肾积水、肾囊肿与肾盏憩室一般不难;高密度肾囊肿与肾脏实性占位性病变通过 CT 平扫及多期增强 CT 扫描或 CT 能谱成像可以鉴别,超声、MRI 诊断二者的效能更佳;鉴别复杂囊肿与囊性肾癌需重点观察囊内结构、囊壁厚薄、有无壁结节、有否强化等,根据相应的 CT、MRI 影像表现采用 Bosniak 分级标准可较准确地将需要手术治疗的不典型肾囊性病变从仅需随访的囊肿病例中区分出来,因此 CT 检查不仅有助于肾囊性病变的诊断及鉴别诊断,还有助于临床治疗方案的选择。

3. 肾癌

病例 3　患者先后进行了 CT 及 MR 检查,见图 7-1-3、图 7-1-4。

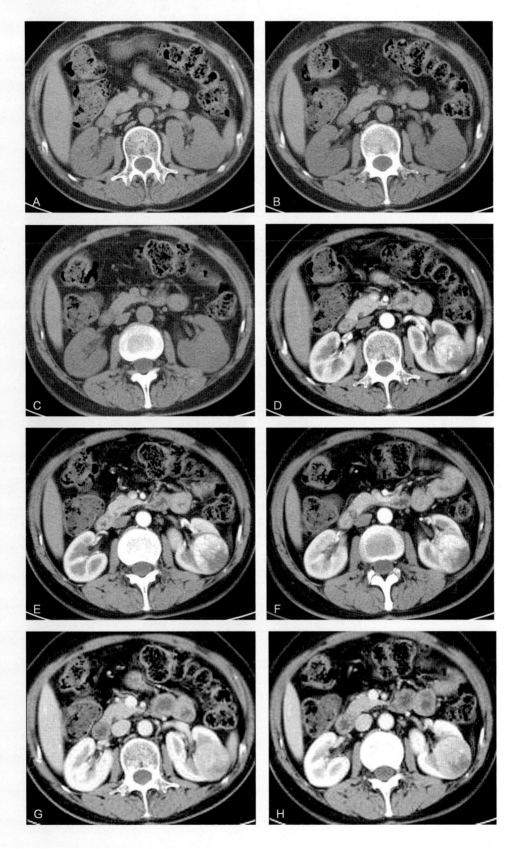

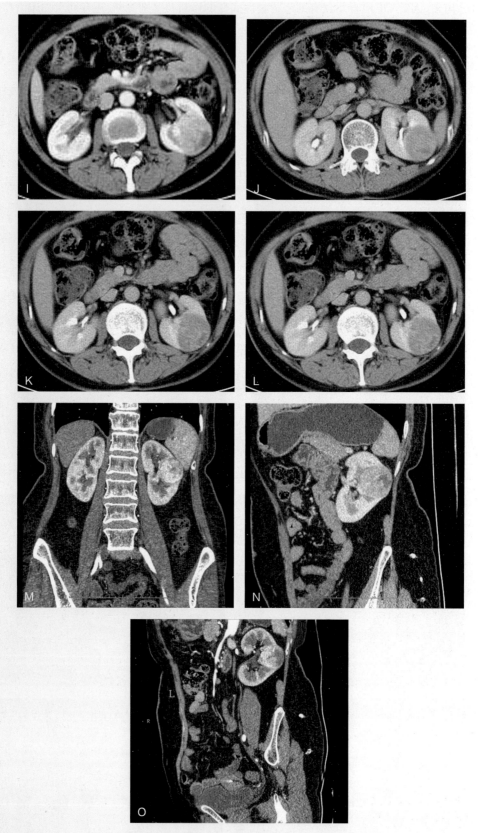

图 7-1-3　病例 3，CT 图像

分别为平扫（A~C）和增强肾皮髓质期（D~F）、肾实质期（G~I）、排泄期（J~L），以及增强皮髓质期，冠状位、矢状位多平面重组（M~O）。

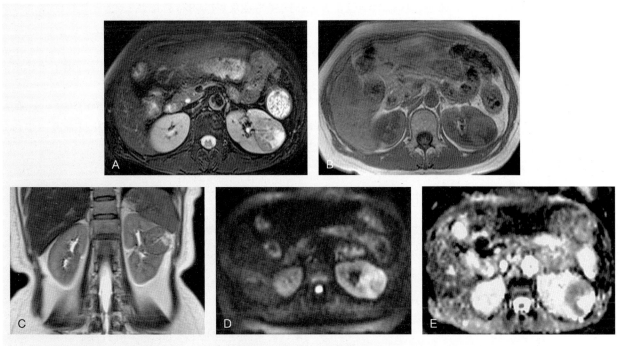

图 7-1-4 病例 3,MRI 图像
A. 脂肪抑制 T_2WI;B. 轴位 T_1WI;C. 冠状位 T_2WI;D. DWI;E. ADC 图。

(1)影像征象分析

1)CT、MRI 征象:CT 平扫示左肾后外侧肾质增厚,内有可疑等密度肿块;增强扫描该处见一类圆形肿块,边界清楚,大小约 2.7cm×2.8cm×2.8cm,呈明显不均匀强化,以皮髓质期强化最为明显,呈"快进快出"强化方式,坏死区未见强化;CT 多方位及多平面重建图像示肿块位于左肾中部外侧,局部外凸,但未穿破包膜进入肾周。MRI 病灶表现为 T_1WI 稍高信号,坏死区呈 T_1WI 较低信号,T_2WI 病灶界限清楚,周围可见假包膜,信号稍低于周围肾组织,坏死区为 T_2WI 高信号,呈不规则形,冠状位 T_2WI 表现类似 CT 冠状位重建图像,DWI 示肿块实性部分呈高信号,ADC 图上相应部位呈明显低信号。

2)其他,阴性征象:左肾静脉、下腔静脉未见异常,腹膜后未见肿大的淋巴结,右肾及扫描区其他部位未见特殊。

(2)印象诊断:左肾癌,肾透明细胞癌可能性大。

(3)鉴别诊断:肾癌主要需与乏脂肪的肾血管平滑肌脂肪瘤和肾嗜酸细胞瘤鉴别。乏脂肪的肾血管平滑肌脂肪瘤 CT 平扫病灶密度较肾癌高,常呈等或稍高密度,增强扫描强化程度较高,呈延迟增强的特征,有别于肾透明细胞癌"快进快出"的强化特点;平扫薄层 CT 发现其内有确切脂肪成分是定性诊断的关键,但极少数情况下,肾癌中也会有少量脂肪组织,导致鉴别诊断困难;肾嗜酸细胞瘤 CT 平扫表现为均匀或不均匀的等低密度,边缘光整,中央可见钙化,囊变坏死少见,增强扫描病灶实性部分强化明显,可见中央瘢痕及内部轮辐状强化。诊断肾癌时还应注意其不同亚型之间的鉴别,肾透明细胞癌血供丰富,易发生坏死、囊变、出血,多表现为明显不均匀强化;乳头状肾细胞癌乏血供,CT 平扫密度可高于周围正常肾实质,增强后肿块界清,强化程度低,各期强化程度差别不大,多为轻度均匀或轻度延迟强化,少有囊变、坏死,可见钙化;嫌色细胞癌平扫密度稍高或等于正常肾实质,增强扫描呈轻中度均匀或不均匀强化,肿瘤内囊变、坏死少见,可有钙化,有时可出现中央瘢痕。

(三) 术后随诊

肾肿瘤术后影像学随访必不可少,可用于评估手术等治疗效果及有无肿瘤复发及转移。

病例 4 男性,50 岁,1 年前诊断为左肾透明细胞癌,行左肾切除术。切口愈合良好,无发热、腹痛。肝肾功检查正常。

【问题4】肾肿瘤术后应如何选择影像学检查方法？需要重点观察的内容有哪些？

了解肾肿瘤术后影像学检查选择原则。

1. 肾肿瘤术后的影像学检查方法选择

(1)一般建议于肾肿瘤术后1~2个月进行实验室及影像学检查，以了解肾脏术后情况，同时用于手术前后的复查对比。随访内容包括病史和查体、全套代谢指标、腹部或肾脏超声及胸部X线。

(2)手术6个月后，需定期进行影像学复查，一般术后2年内每6个月随访1次，之后每年随访1次，依据肿瘤特点及具体情况可给出个体化随访方案。一般首选超声检查，如有或可疑有异常发现需进一步行CT、MR或PET/CT检查，另外还需定期行骨扫描以判断是否骨转移。

2. 影像征象分析

病例4　患者术后1年余行CT检查，见图7-1-5。

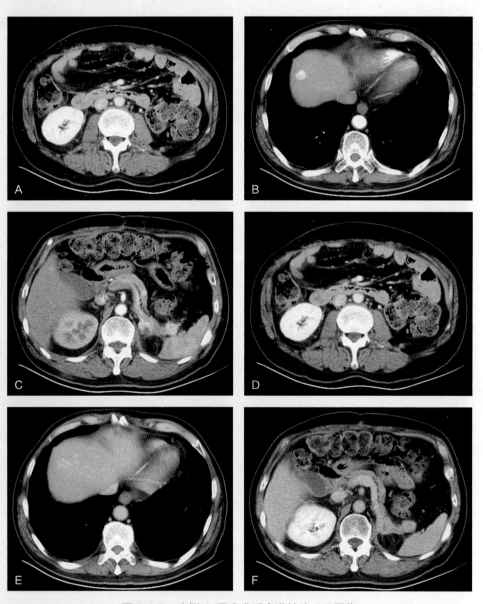

图7-1-5　病例4,肾癌术后多发转移CT图像

分别为皮髓质期(A~C)、肾实质期(D~F);可见左肾缺如,皮髓质期见肝顶、胰腺体部、胰尾及左侧肾上腺区可见多个富血供病灶,肾实质期见病灶密度略高,趋向等低密度。

（四）拓展——肾脏其他肿瘤

1. 成人型多囊肾　属常染色体显性遗传性疾病,较常见,人群发生率约 0.1%~2%,父母一方患病,子女发病率约 50%,双肾受累,可伴多囊肝、胰腺囊肿等,多在 40 岁后出现进行性高血压及肾功能衰竭。病理上表现为双肾大小不等的囊肿,弥漫分布,随年龄增长囊肿进行性增大,肾结构逐渐破坏,最终导致终末期肾病。患者首发症状多为腰腹部疼痛,持续性或阵发性,可出现间歇无痛性肉眼血尿,于双侧上腹可触及肿物。

影像学表现:IVP 示双肾功能不全,逆行肾盂造影可见肾盏受压、变形、聚拢等改变,肾盂拉长,可呈蜘蛛腿状。CT、MRI 表现为双肾皮质及髓质内多发大小不等圆形、类圆形低密度区,呈蜂窝状(图 7-1-6),囊内密度 / 信号由于出血等原因常有变化。早期肾脏大小、外形正常,随囊肿增大、数目增加,肾体积增大。增强扫描囊肿无强化,囊肿间肾组织有不同程度强化,囊肿可向内凸入肾窦,压迫肾盂、肾盏,使之变形,可合并肾结石及肝、胰囊肿等。

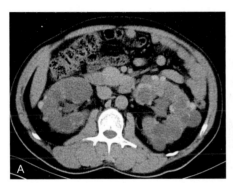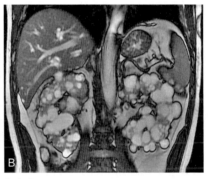

图 7-1-6　多囊肾

CT 平扫轴位(A)示双肾增大,可见多发大小不等、密度不一、边界清楚的囊状影,多数为低密度,
部分呈高密度;MR 冠状位 T$_2$WI(B)示双肾密布的类圆形高亮信号。

2. 肾结核　肾结核多源于肺结核,在泌尿系结核中最为常见、最先发生,病变进展可蔓延至整个泌尿系统,发病有逐年上升趋势。好发于 20~40 岁的青壮年,男性多见,90% 为单侧性。其主要病理特点是脓肿、空洞形成,纤维化及钙化,少数可形成自截肾。病变局限于肾脏时患者往往无明显症状,累及膀胱后则出现尿频、尿急、尿痛等症状。早期可见肾小盏杯口虫蚀样破坏及肾盏变形,较特征性表现是肾实质内低密度灶,围绕肾盂排列,肾积水多为不对称性,常有钙化及肾盂、肾盏、输尿管、膀胱壁的增厚,肾功能一定程度受损,晚期可丧失。

影像学表现:IVP 对肾小盏杯口模糊、虫蚀样破坏等早期病变显示率高;CT 更适合于 IVP 显影不良或不显影的中晚期肾结核,表现为肾内边缘模糊的囊状、多囊状低密度影,低密度影周边可有强化,延迟扫描对比剂可进入囊腔,肾盂、肾盏受累后出现变形、扩张,患肾强化程度常减低或不强化,肾内钙化灶呈局灶或散在点状、斑片状或弧形,多位于空洞壁、肾弥漫性钙化提示“肾自截”,病变累及输尿管、膀胱后出现受累壁的增厚,对侧输尿管膀胱开口处受累后表现为一侧尿路结核,对侧肾积水(图 7-1-7);MRI 表现类似 CT,患肾皮质变薄,肾质内可见不规则或类圆形 T$_1$WI 低信号、T$_2$WI 高信号,边缘强化,输尿管僵直、管壁增厚,膀胱壁增厚,MRU 可显示脓腔、肾盂、肾盏和输尿管变形、狭窄、扩张及小膀胱和对侧肾积水。

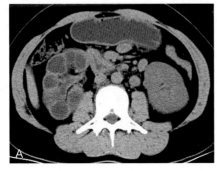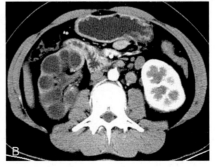

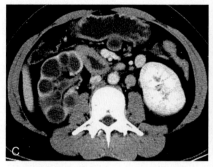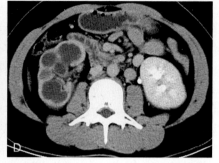

图 7-1-7　肾结核 CT 图像

分别为平扫(A)、皮髓质期(B)、实质期(C)、排泄期(D);可见右肾增大,肾盏不均匀扩张积水,肾盂管壁增厚,肾实质变薄,增强扫描肾实质轻度强化,排泄期未见对比剂进入排泄系统。

3. 肾血管平滑肌脂肪瘤　肾脏最常见的良性肿瘤,多无症状,体积大者可出现腰背痛、腹部包块等,若肿瘤自发性破裂可出现突发腰痛。好发于中青年,女性多见,常单侧单发,约 20% 伴有脑结节性硬化症,后者常两肾发病,多伴智力发育迟缓、癫痫及面部皮脂腺瘤等。病理上肿瘤由不同比例的成熟脂肪、平滑肌和发育不良血管构成,多数以脂肪成分为主。

影像学表现:CT 见肾内等低混杂密度团块,呈圆形或卵圆形,可分叶,边缘光滑锐利,内含脂肪密度,增强扫描病灶不均匀强化(图 7-1-8)。MRI 于病灶中可见脂肪信号(T_1WI 高信号、T_2WI 等信号,脂肪抑制序列信号降低),增强扫描不均匀强化。

4. 肾盂癌　发病率在肾脏恶性肿瘤中居第 2 位,90% 以上为移行细胞癌。40 岁以上男性多见。早期即有无痛性肉眼血尿,尿细胞学检查易发现癌细胞,膀胱镜检查可见输尿管口喷血。

影像学表现:IVP 可见肾盂、肾盏内不规则充盈缺损,肾盂、肾盏积水,邻近肾盏受压移位;CT 平扫见肾盂、肾盏内软组织肿块,密度均匀或不均匀,肾窦脂肪影变窄或消失,常伴肾积水,肿瘤侵犯肾实质时,显示肾盂及肾实质内软组织肿块,增强扫描肿块轻中度强化,排泄期可见肾盂、肾盏内充盈缺损(图 7-1-9);MR 示肾盂肿瘤 T_1WI 及 T_2WI 信号与肾皮质信号强度相近,或较高 T_2WI 信号,肾窦脂肪受压移位。

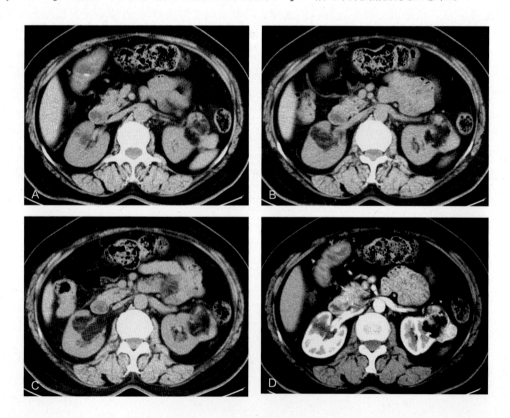

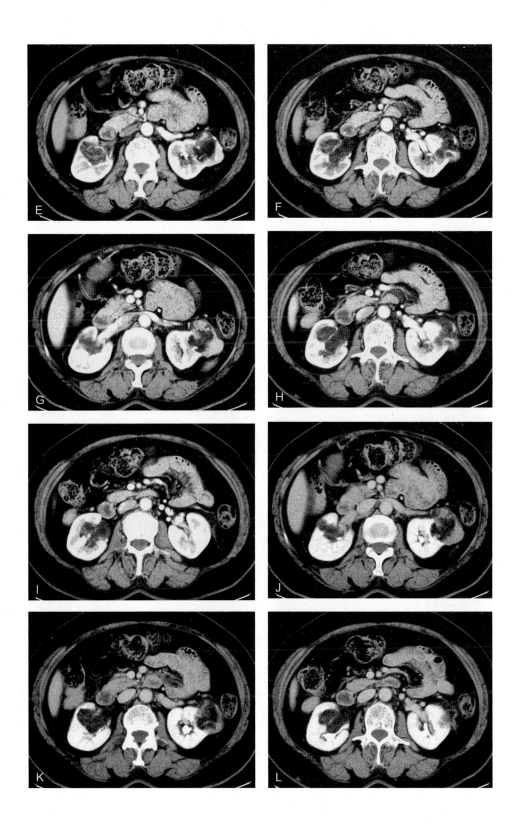

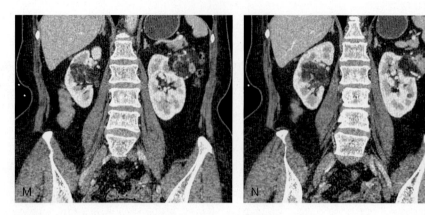

图 7-1-8　肾血管平滑肌脂肪瘤 CT 图像

分别为平扫(A~C)、增强扫描肾皮髓质期(D~F)、增强扫描肾实质期(G~I)和增强扫描排泄期(J~L)、皮髓质期冠状位重组(M、N);平扫轴位示双肾含脂肿块,增强扫描皮髓质期肿块含脂区无明显变化,非含脂区明显强化,肾实质期强化程度有所下降,排泄期呈相对低密度改变,右侧病变累及肾盂、肾盏。CT 增强扫描冠状位重组可更直观地显示病灶部位。

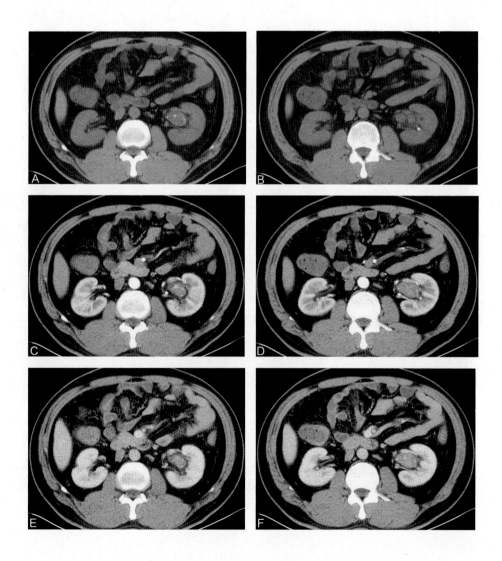

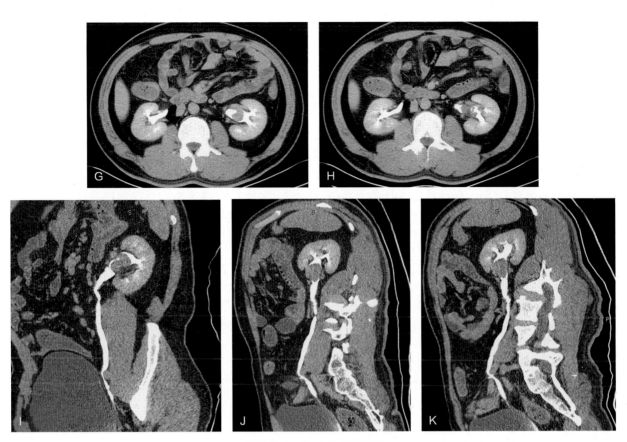

图 7-1-9　肾盂癌 CT 图像

分别为平扫（A、B）和增强扫描皮髓质期（C、D）、肾实质期（E、F）、排泄期（G、H），以及增强扫描排泄期，沿尿路进行的冠状位、矢状位曲面重组（I~K）；CT 平扫见左肾盂、肾盏内软组织肿物，密度不均匀，左肾盏内还可见一小高密度影（结石）；增强扫描于肾皮髓质期、肾实质期见肿块轻中度不均匀强化，肾盂排泄期可见肾盂、肾盏内充盈缺损。

二、常见输尿管及膀胱疾病

（一）常见输尿管及膀胱疾病的影像学诊断

1. 临床相关基础概述　输尿管及膀胱作为泌尿系主要组成器官，疾病种类繁多，包括先天发育异常、结石、结核、感染、肿瘤与肿瘤样病变及外伤等。临床常见的输尿管及膀胱疾病包括输尿管及膀胱结石、结核、肿瘤等。影像学检查是诊断多种输尿管及膀胱疾病的有效手段。本节重点介绍输尿管癌及膀胱癌的临床特点（表 7-1-3）、影像学诊断相关内容。

表 7-1-3　常见输尿管及膀胱疾病的临床特点

常见疾病	临床特点
输尿管癌	血尿常为首发症状，多为间歇性无痛性肉眼血尿。可表现为腰部钝痛。查体可触及腰腹部肿块或疼痛。晚期可出现消瘦、贫血、下肢水肿及骨痛等转移症状
膀胱癌	男性患者相对常见，多表现为间歇性或持续性无痛性全程肉眼血尿。当肿瘤或血块阻塞尿道口时，可出现排尿困难或尿潴留。常伴尿频、尿急和尿痛等膀胱刺激症状。晚期腹部可触及肿块，并出现食欲减退、发热、贫血、消瘦及腹痛等表现

临床病例

病例 5　男性,52 岁,因"无痛性肉眼血尿 15 天"入院。患者 15 天前无明显诱因排肉眼血尿 1 次,呈鲜红色,无血块,伴尿频、尿急、下腹胀,无发热、腰痛、排尿困难等,无牙龈出血、皮肤瘀点等其他不适。查体:体温 36.5℃,双肾区无叩击痛,双肾未触及。实验室检查:血红蛋白 102g/L,血小板 227×10⁹/L,肌酐 62.0μmol/L,尿素氮 3.24mmol/L,尿潜血(+)。超声示"左肾积液,左输尿管上段占位"。

病例 6　男性,63 岁,因"尿频、尿急 3 个月,排尿困难 1 个月,无痛性血尿 3 天"入院。患者 3 个月前出现尿频、尿急、夜尿增多,1 个月前出现排尿困难,伴精神差、食欲减退,3 天前出现持续性肉眼血尿,无疼痛,无发热、腰痛等,无其他不适。查体:体温 37.5℃,无移动性浊音,肝浊音界正常,双肾区无叩击痛,双肾未触及。实验室检查:血红蛋白 121g/L,血小板 216×10⁹/L,肌酐 53.0μmol/L,尿素氮 4.66mmol/L,尿潜血(++)。

初步了解病史后,需考虑以下问题。

【问题 1】应如何选择影像学检查方法? 各种方法的优劣势如何?

输尿管及膀胱常用的检查方法有 X 线、超声、CT 及 MR 等,如何选择合适的检查方法十分重要,是进行临床诊断的重要环节。

了解输尿管及膀胱影像学检查的各种方法,掌握 CT 及 MR 等检查技术的适应证。重点掌握输尿管及膀胱平扫对结石、多期增强 CT 扫描对肿瘤的诊断价值。

2. 输尿管及膀胱影像学检查方法的选择

(1)X 线:诊断价值不大,偶可发现盆腔肿瘤钙化;IVP 可了解泌尿系梗阻情况,发现泌尿系阳性结石;膀胱造影有利于了解膀胱有无受压变形、充盈缺损及膀胱壁僵硬等情况。

(2)超声检查:膀胱充盈情况下可清楚显示膀胱病变,具有简便、无创伤、较准确等优点,是输尿管及膀胱疾病最常用的影像学检查方法,可清楚显示肿瘤大小、部位、形态、数量、血供、周围侵犯情况、盆腔淋巴结及有无积液等,同时可以引导穿刺定位。

(3)CT:常规平扫及增强检查对输尿管及膀胱肿瘤的诊断准确率较高,可直接观察肿瘤的大小、部位、血供情况和分期,排泄期扫描可以清楚显示膀胱的较小的占位性病变。同时,有利于泌尿系阳性结石的检出,螺旋 CT 三维重组尤其是曲面重组对鉴别泌尿系梗阻的原因有很大帮助。

(4)MRI:除与 CT 有类似的形态学观察外,还可应用功能检查明确病变性质,对一些难以鉴别的输尿管及膀胱肿瘤进行诊断,通过不同的信号改变能帮助明确肿瘤的组织成分、与周围软组织的关系及肿瘤分期。

【问题 2】上述患者可能的诊断是什么? 可能出现的异常影像学表现有哪些? 通过病史预先判断可能的诊断,如何选择出最佳的辅助检查技术,并分析检查结果?

> 知识点
>
> 首先要评估影像学检查的信息量是否足够,方法是否恰当,如是否还需要进行增强 CT 扫描,增强 CT 的三期扫描时相是否符合要求,是否需要做更长时间的延迟扫描,是否需要薄层重建并进行多平面等后处理重组,同时,要梳理输尿管及膀胱常见疾病的影像学特征及其鉴别诊断。通过对影像学表现的综合分析得出印象诊断。

3. 常见输尿管及膀胱疾病的影像学特征及诊断思路

(1)常见输尿管及膀胱疾病影像学特征

1)输尿管癌:输尿管癌在肿瘤较小未引起梗阻时极易被漏诊,肿瘤进展时表现为管壁增厚、管腔变窄,随后逐渐形成等密度、T_1WI 等信号、T_2WI 略高信号的软组织肿块,肿块较大时可呈分叶状,同时伴肿块近端输尿管和/或肾盂积水扩张。增强扫描动脉期肿瘤组织有轻至中度较均匀强化，排泄期可形成管腔内的充盈缺损。应用螺旋CT行曲面重组或MRU能更清楚地显示梗阻的位置及病灶的范围。

2）膀胱癌：多为乳头状癌，表现为膀胱壁突向腔内的结节状或菜花状肿块，表面凹凸不平，多为宽基底，在膀胱造影或CT排泄期表现为膀胱腔内充盈缺损；非乳头状癌表现为局部膀胱壁增厚、僵硬。增强早期病灶多明显均一强化，内可有坏死。肿瘤可向壁外侵犯，常累及精囊腺，或发生盆腔淋巴结转移。MR T₂WI病灶信号低于尿液而显著高于正常膀胱壁，能较清楚显示肿瘤范围和侵犯深度（分期）。

（2）影像学诊断思路

1）输尿管及膀胱整体及各脏器情况，明确病灶原发部位。

2）观察病变数目、大小、形态、边缘、密度/信号，内部结构。

3）观察增强检查后病变有无强化及强化特点。

4）观察病变是否外侵，与周围组织分界是否清楚等。

5）观察伴随情况，是否合并输尿管及膀胱发育异常，是否存在积水、尿路其他部位的结石；是否为特殊部位的囊肿，囊肿的密度/信号是否特殊，囊肿内是否有分隔及结节突起；肿块是否同时伴有淋巴结肿大，其他脏器是否存在异常或转移。

6）应简要描述图像已显示但未发现病变的其他组织和器官。

7）结合病史及上述影像学表现作出诊断与鉴别诊断。

8）若诊断不明确，应给出进一步建议，如进一步的检查、随诊复查或活检。

【问题3】给出印象诊断后，还要注意哪些问题？

一般来讲，作出印象诊断后，影像学检查的流程结束。但要对诊断结果进行分析。

知识点

在实际工作中，还要评估诊断的信息量是否足够，是否回答了临床医生的疑问，如对输尿管及膀胱结石的诊断，在印象诊断中应提供以下信息：①是否告知结石的大小、形态、部位、数目；②是否合并有泌尿系先天异常；③尿路其他部位有无结石（扫描所包括的部分或全尿路）；④是否合并肾积水，积水的程度，肾实质厚度，肾功能情况（如行增强扫描）；⑤是否进行或建议进行CT多平面重组及CTU。

（二）基于病例的实战演练

1. 输尿管癌

病例5 患者先后进行了IVP及CT检查，见图7-1-10、图7-1-11。

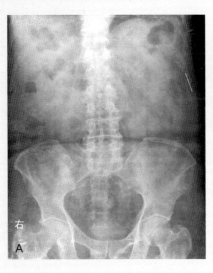
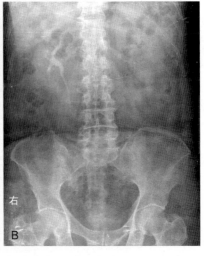

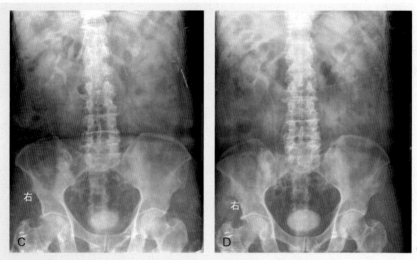

图 7-1-10 病例 5,静脉肾盂造影图像

分别为腹部卧位平片(A);静脉注射对比剂后 7 分钟(B)、15 分钟(C)、30 分钟(D)分钟片。

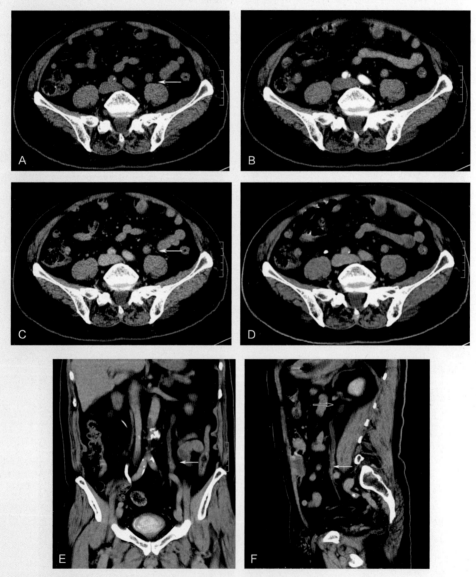

图 7-1-11 病例 5,CT 图像

平扫(A)及增强动脉期(B)、静脉期(C)和排泄期轴位(D)、冠状位(E)、矢状位(F)示输尿管
病变(白箭头)和泌尿系梗阻(黑箭头)。

（1）影像征象分析

1）征象 1，输尿管病变征象（白箭头）：左侧输尿管上段（平 S_1 节段）管壁增厚，内可见软组织密度影填充，密度均匀，平扫 CT 值约 34HU，增强三期扫描动脉期明显强化，静脉期及排泄期强化未见减退，强化均一，CT 值约 66HU，该段输尿管浆膜层完整，排泄期左侧输尿管内未见对比剂充填，冠状位及矢状位上显示更清楚。

2）征象 2，泌尿系梗阻征象（黑箭头）：静脉肾盂造影示左肾积水，显影浅淡。CT 示病灶相应水平以上输尿管及左侧肾盂、肾盏扩张积水，以下输尿管未见扩张。

3）其他，阴性征象：左肾实质内未见异常密度影及异常强化灶。右侧肾脏形态、大小及轴向正常，肾实质内未见异常密度影及异常强化灶，肾盂、肾盏未见扩张或占位病变，未见阳性结石影。两侧肾血管显示良好，未见狭窄或扩张。膀胱充盈良好，壁均匀，未见异常密度影及异常强化灶。双侧膀胱精囊三角存在，前列腺大小、形态、密度正常。盆腔软组织间隙清晰，淋巴结无肿大，盆腔未见积液。

（2）印象诊断

1）左侧输尿管上段移行细胞癌。

2）左肾积水。

（3）鉴别诊断：诊断输尿管癌应多种影像学方法联合使用。主要表现为输尿管走行区肿块伴近端输尿管和 / 或肾盂积水扩张，为诊断输尿管癌的主要依据。本病首先应与结石引起的积水相鉴别，输尿管结石的主要症状为突发性下腹部绞痛并向会阴部放射，同时伴有血尿，CT 平扫及增强检查联合泌尿系三维重建能较准确地进行诊断（图 7-1-12）。对于晚期范围较大的输尿管癌（图 7-1-13）应注意与腹膜后间隙肿瘤鉴别（图 7-1-14），后者压迫或侵犯输尿管亦可引起肾积水。

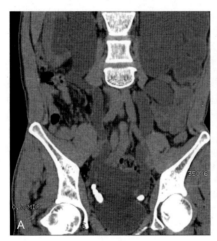
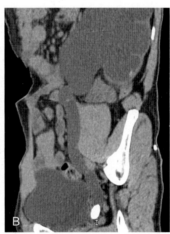

图 7-1-12　双侧输尿管下段结石

CT 曲面重组冠状位（A）和矢状位（B）能清楚显示梗阻部位为两侧输尿管下段膀胱入口处。

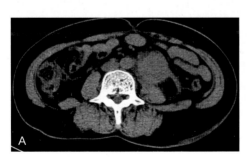
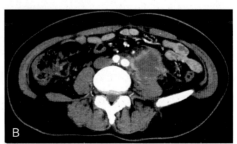

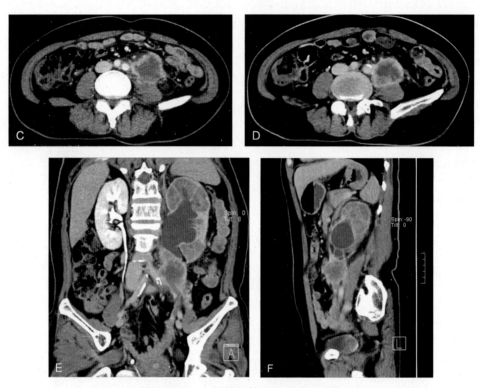

图 7-1-13 左侧输尿管上段癌 CT 图像

分别为平扫(A)、增强动脉期(B)、静脉期(C)及增强排泄期轴位(D)、冠状位(E)、矢状位(F)图像。左输尿管上段区见不规则软组织肿块,大小约 43mm×39mm×38mm,密度不均,中心见更低密度区,周围脂肪间隙模糊,左侧腰大肌受压后移,分界欠清,病灶近端输尿管及左侧肾盂、肾盏扩张积液,左肾增大、肿胀,密度减低,左侧肾前筋膜增厚;增强扫描肿块强化不均匀,以边缘强化明显,左肾动脉未见显影。右侧肾脏形态、大小及轴向正常,肾实质密度均匀,未见异常强化灶及占位病变,右侧肾盂、肾盏未见扩张或占位病变,未见阳性结石影。右侧输尿管未见扩张,未见阳性结石影。肾门及腹主动脉旁未见肿大的淋巴结,腹膜腔及盆腔未见积液。

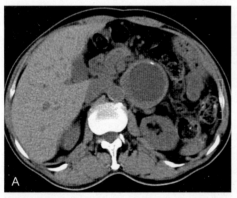
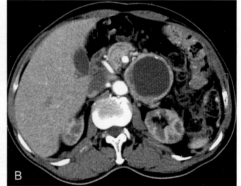

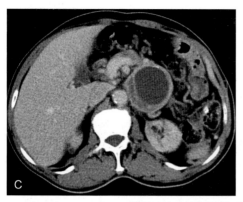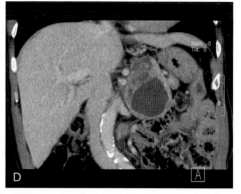

图 7-1-14　(左腹膜后)嗜铬细胞瘤 CT 图像

分别为平扫(A),以及增强动脉期(B)和静脉期轴位(C)和冠状位(D)图像。左侧腹膜后见一类圆形肿块,内见片状囊变区,大小约 61mm×59mm×78mm,实质部分 CT 值约 47HU,胰腺、脾静脉受压上移。病灶与周围组织边界清楚,增强扫描病灶实质部分不均匀明显强化,囊变区未见强化。两侧肾上腺形态、密度均未见异常,体积稍小。双肾形态、大小未见异常,两侧肾盂肾盏未见扩张,两侧肾动脉未见明确狭窄。双侧肾上腺水平腹膜后、腹主动脉旁淋巴结未见肿大。

2. 膀胱癌

病例 6　患者进行了 IVP 及 CT 检查,见图 7-1-15、图 7-1-16。

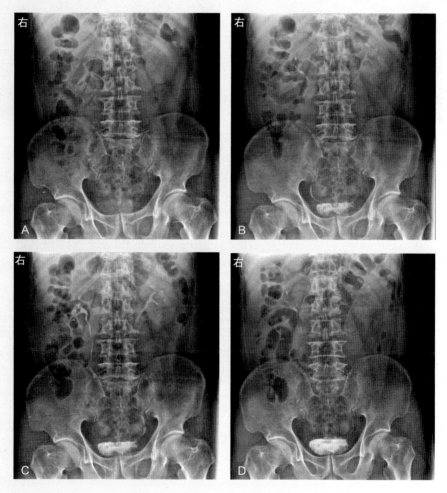

图 7-1-15　病例 6,静脉肾盂造影图像

分别为腹部卧位平片(A)和脉注射对比剂后 7 分钟(B)、15 分钟(C)、30 分钟(D)分钟片。

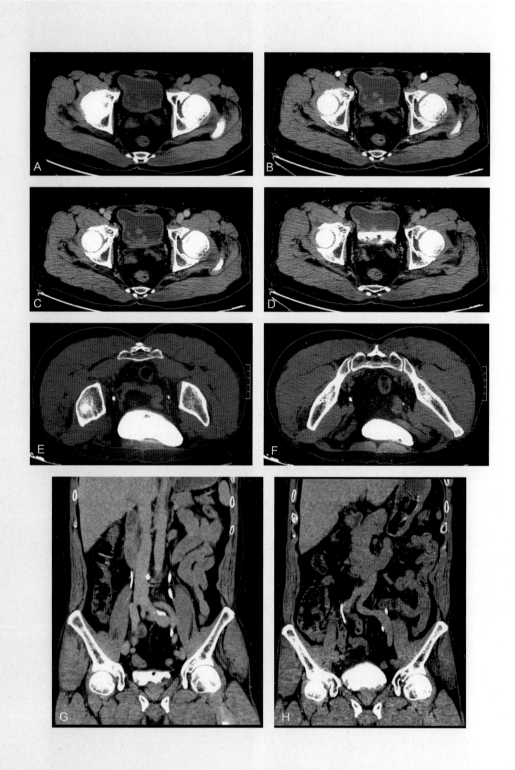

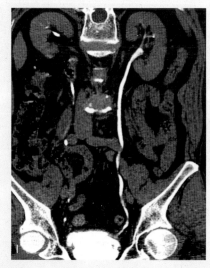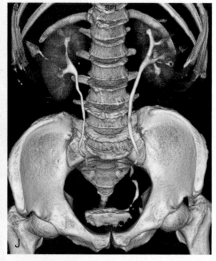

图 7-1-16　病例 6,CT 图像

分别为平扫(A),增强动脉期(B)、静脉期(C)和排泄期仰卧位(D)和俯卧位(E、F),(仰卧位)冠状位(G)、
(俯卧位)冠状位(H)、三维多平面重组(I)、三维容积重组(J)。

(1)影像征象分析

1)征象 1,膀胱占位征象:膀胱前、后侧壁可见多发结节状软组织肿物向腔内突起,边缘清晰,形态欠规则,较大 19mm×14mm,超声显示为实质性不均匀回声团,CT 示等密度影;增强扫描呈均匀明显强化,静脉肾盂造影 30 分钟减压后及 CT 增强排泄期病灶呈不规则腔内充盈缺损改变。

2)其他,阴性征象:肝脏未见异常。双肾上腺形态、密度未见异常。双侧肾脏形态、大小及轴向正常,肾实质密度均匀。增强三期扫描,肾实质未见异常强化灶及占位病变,双侧肾盂、肾盏及输尿管未见扩张或占位病变,两侧肾血管显示良好。双侧肾门及腹主动脉旁未见肿大淋巴结,腹膜腔未见积液。双侧输尿管正常,双侧膀胱精囊三角存在,前列腺大小、形态、密度正常。盆腔软组织间隙清晰,淋巴结无肿大,盆腔未见积液。

(2)印象诊断:膀胱移行细胞癌。

(3)鉴别诊断:应注意与腺性膀胱炎、前列腺增生、膀胱结石或血块等相鉴别。膀胱癌表现为突向膀胱内的不规则附壁肿块或膀胱壁增厚;膀胱炎往往呈弥漫性膀胱壁增厚,局部者以膀胱三角区及膀胱颈部最常见,结合病史及 CT 或 MR 增强检查可资鉴别;根据病变的回声、密度/信号强度及俯卧位检查可与膀胱结石或血块相鉴别。此外,膀胱癌与少见的非上皮性肿瘤,如淋巴瘤、平滑肌瘤等,也不易鉴别,此时行膀胱镜检查并结合活检可明确诊断。

(三) 术后随诊

输尿管及膀胱肿瘤术后影像学随访必不可少,可用于评估手术等治疗效果及有无肿瘤复发及转移。

【问题 4】根治性膀胱全切术后应如何选择影像学检查方法? 需要重点观察的内容有哪些?

了解根治性膀胱全切术后影像学检查选择原则。

1. 根治性膀胱全切术后的影像学检查方法选择

(1)根治性膀胱切除术后肿瘤复发和进展的危险主要与组织病理学分期相关,随访内容包括查体、血液生化检查、胸部 X 线和超声检查(包括肝、肾、腹膜后等)。

(2)一般建议 pT_1 期患者每年随访 1 次,pT_2 期患者每 6 个月随访 1 次,而 pT_3 期患者每 3 个月随访 1 次。此外,对于 pT_3 期患者应每半年进行 1 次盆腔 CT 检查。

2. 影像征象分析

病例 7　患者膀胱癌根治术后 3 天及术后 5 个月分别行 CT 检查,见图 7-1-17、图 7-10-18。

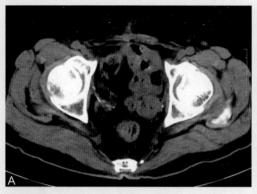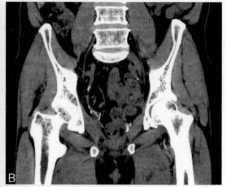

图 7-1-17　病例 7,术后 3 天 CT 平扫图像

轴位(A)和冠状位(B)示膀胱缺如,术区见致密缝线影,未见肿瘤残留。

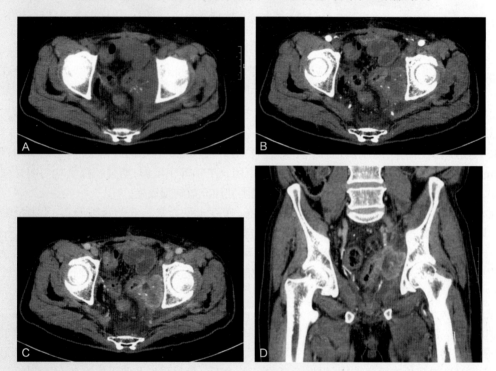

图 7-1-18　病例 7,术后 5 个月 CT 平扫及增强图像

膀胱缺如,呈术后改变(A~D)。盆腔左侧见不规则软组织密度肿块,乙状结肠远段肠壁增厚,两者间脂肪间隙消失,并累及左侧闭孔内外肌、耻骨肌,增强扫描轻度不均匀强化,内见无强化坏死区。考虑膀胱癌盆腔种植转移并累及乙状结肠远段、左侧闭孔内外机、耻骨肌。

(四) 拓展——MRI 对膀胱癌 TNM 的分期诊断

MRI 对膀胱癌 TNM 分期见表 7-1-4。

表 7-1-4　MRI 对膀胱癌 TNM 分期

分期	MRI 表现
T 分期	
T_1 期	肿瘤限于黏膜
T_2 期	肿瘤侵及浅肌层
T_{3a} 期	肿瘤侵及深肌层但未侵及膀胱周围组织
T_{3b} 期	肿瘤穿透深肌层累及外膜,脂肪浸润
T_{4a} 期	相邻脏器浸润
T_{4b} 期	累及盆壁

续表

分期	MRI 表现
N 分期	
N_0	无淋巴结转移
N_1	单个同侧淋巴结转移
N_2	对侧、双侧或多个淋巴结转移
N_3	原发肿瘤以外还见到固定于盆壁的肿块
N_4	局部引流区外的淋巴结转移
M 分期	
M_0	无远处转移
M_1	远处转移

（高剑波）

第二节 肾上腺疾病

一、常见肾上腺疾病的影像学诊断

（一）临床相关基础概述

肾上腺是人体重要的内分泌腺,由皮质、髓质和基质构成,肾上腺皮质产生和分泌醛固酮、皮质醇和雄激素,髓质产生儿茶酚胺。根据激素水平,可将肾上腺病变分为功能亢进、功能低下和无功能 3 型。影像学检查是诊断肾上腺疾病的有效手段之一,可发现肾上腺腺瘤(adrenal adenoma;包括 Cushing 腺瘤、Conn 腺瘤和无功能性腺瘤)、肾上腺嗜铬细胞瘤(adrenal pheochromocytoma)、肾上腺增生(adrenal hyperplasia)、肾上腺转移瘤(adrenal metastasis)、肾上腺髓脂瘤(adrenal myelolipoma)、肾上腺皮质癌(adrenocortical carcinoma)、肾上腺囊肿(adrenal cyst)和肾上腺结核(adrenal tuberculosis)等。本节重点介绍肾上腺腺瘤和嗜铬细胞瘤的临床特点(表 7-2-1)及影像诊断相关问题。

表 7-2-1 常见肾上腺疾病的临床特点

常见疾病	临床特点
Cushing 腺瘤	起病缓慢,早期主要表现为高血压,典型者出现满月脸、向心性肥胖、多血质外貌、紫纹等。患者面圆而呈暗紫色,胸腹颈背部脂肪甚厚;皮肤薄,微血管脆性增加,轻微损伤即可引起瘀斑;下腹两侧、大腿外侧等处可出现紫纹。长期皮质醇分泌增多使免疫功能减弱,易发生肺部感染。女性患者由于肾上腺雄激素产生过多及皮质醇对垂体促性腺激素的抑制作用,可出现月经减少、不规则或停经;男性患者性欲可减退,阴茎缩小,此与大量皮质醇抑制垂体促性腺激素有关
Conn 腺瘤	最早表现为血压持续升高,常用降压药治疗效果不佳,部分患者可呈难治性高血压表现,出现心血管病变、脑卒中。随病情进展可出现低血钾症状,表现为在劳累或服用促进排钾的利尿药后肌无力及周期性瘫痪,麻痹多累及下肢,严重时累及四肢,甚至出现呼吸、吞咽困难。可伴有多尿,尤其夜尿多,继发口渴、多饮,常易并发尿路感染,少数患者可发生肾功能减退,部分患者可出现心律失常
嗜铬细胞瘤	阵发性高血压为其特征性表现,发作时血压骤升,收缩压可达 200~300mmHg,舒张压亦明显升高,伴剧烈头痛,面色苍白,大汗淋漓,心动过速,心前区及上腹部紧迫感,可有心前区疼痛、心律失常、恶心、呕吐、视物模糊、复视。特别严重可并发急性左心衰竭或脑血管意外。发作终止后可出现面颈部及皮肤潮红、全身发热、流涎、瞳孔缩小等迷走神经兴奋症状,并可有尿量增多。嗜铬细胞瘤分泌的大量儿茶酚胺可引起心肌病,伴心律失常,部分患者可发生心肌退行性变、坏死,患者可因心肌损害发生心力衰竭。患者代谢紊乱,基础代谢亢进,表现为发热、消瘦

临床病例

病例1 女性,32岁,以"体重明显增加、发现血压升高8个月"为主诉入院。患者于8年前无明显诱因体重增加8kg左右,伴乏力、多毛、痤疮、免疫力低下,月经周期不规则、量少。偶测血压升高,最高可达170/110mmHg。自发病以来,偶有四肢水肿,精神状态一般。既往体健。查体:神清,精神可,多血质面容,满月脸,颈后脂肪堆积,腹部、大腿、腋下可见紫纹,胸骨轻压痛,脊柱生理弯曲正常,有压痛,腹部形态正常,全腹未扪及包块,压痛及反跳痛(-),双肾区叩击痛(-)。实验室检查:血压150/100mmHg。血常规未见异常。24小时尿游离皮质醇1 726.95nmol/24h尿;皮质醇早8时为742.23nmol/L,下午4时为517.18nmol/L,大剂量地塞米松抑制试验不能抑制。

病例2 女性,68岁,以"发现高血压病1年,间断左侧腹部不适感伴乏力2个月"为主诉入院。患者于1年前体检时发现血压高,时测血压160/100mmHg,诊断为高血压病,给予降压药物治疗。2个月前无明显诱因出现间断左侧腹部不适,伴乏力。查体:腹平软,全腹未及包块,压痛及反跳痛(-),双肾区无隆起,叩击痛(-)。实验室检查:血压130/90mmHg,血钾3.13mmol/L,血钠141mmol/L,皮质醇节律实验基本正常,醛固酮、皮质醇测定在正常范围内。

病例3 男性,31岁,以"阵发性血压升高"为主诉入院。患者1个月前无明显诱因突发血压升高,大汗淋漓,测血压达195/95mmHg,休息后缓解。既往身体健康。查体:腹部形态正常,触柔软,全腹压痛及反跳痛(-),双肾区无隆起,叩击痛(-)。实验室检查:血压118/78mmHg,皮质醇(上午)430.69nmol/L,肾活素(普食卧位)1.70ng/(ml·h),肾活素(普食立位)7.70ng/(ml·h),促肾上腺皮质激素(8时)12.25pmol/L,血管紧张素Ⅱ(卧位)680.7pg/ml,血管紧张素Ⅱ250.60pg/ml,醛固酮(普食卧位)0.12ng/ml,醛固酮(普食立位)0.170ng/ml。

初步了解病史后,要考虑以下问题。

【问题1】应如何选择影像学检查方法? 各种方法的优劣势如何?

肾上腺常用的检查方法有超声、CT及MR等,如何选择合适的检查方法十分重要,是进行临床诊断的重要环节。

知识点

1. 肾上腺常见疾病包括腺瘤(Cushing腺瘤、Conn腺瘤和无功能性腺瘤)和嗜铬细胞瘤等。临床上,Cushing腺瘤患者常表现为库欣综合征,Conn腺瘤常表现为原发性醛固酮增高症,而嗜铬细胞瘤典型表现为阵发性高血压。

2. 肾上腺疾病影像学检查方法包括超声、CT和MRI等,首选超声,增强CT为临床常用的确诊手段。

(二) 肾上腺影像学检查方法的选择

1. X线 常规X线检查已不再用于肾上腺疾病检查。选择性肾上腺动脉造影可用于肾上腺巨大恶性肿瘤的介入性栓塞治疗;肾上腺静脉造影可用于采集静脉血标本,进行相关激素水平测定。

2. CT CT是诊断肾上腺病变的最佳检查方法,可清楚显示双侧肾上腺,易于发现肾上腺的形态异常,能显示肾上腺病变的一些组织学特征,如脂肪、液体、钙化等,结合临床对绝大多数肾上腺病变可作出定性诊断。但对于肾上腺区大肿块,CT有时难以判断其起源;对于肾上腺增生,虽优于其他影像学方法,但当形态学无明显变化时,仍无法作出明确诊断。

3. MRI 一般情况下,MR检查空间分辨力低于CT,然而其软组织分辨力高,能较准确地显示肿块的某些组织学特征,有利于肿块的定性诊断,如能较明确地诊断富含脂类物质的肾上腺腺瘤,加之多方位成像,因此是重要的辅助检查手段。

【问题2】上述患者可能的诊断是什么？可能出现的异常影像学表现有哪些？
通过病史预先判断可能的诊断,选择出最佳的辅助检查技术,分析检查结果。

知识点

1. CT平扫可以发现绝大多数的肾上腺肿瘤,增强CT有助于定性诊断。
2. 肾上腺腺瘤富含脂质,MR同反相位T_1WI有助于定性。
3. 嗜铬细胞瘤体积常较大,增强扫描血供丰富,其内常有坏死区。

(三)常见肾上腺疾病的影像学特征及诊断思路

1. 常见肾上腺疾病影像学特征 见表7-2-2。

表7-2-2 常见肾上腺疾病影像学特征

特征	Cushing 腺瘤	Conn 腺瘤	嗜铬细胞瘤
形状	类圆形或椭圆形	类圆形或椭圆形	较大圆形或类圆形
边缘	边界清楚	边界清楚	边界多数清楚
CT 密度	低密度	多为更低密度	类似肾脏密度,较大肿瘤常因出血、坏死而密度不均,内有单发或多发低密度区,甚至呈囊性改变
MRI 信号	肿块 T_1WI、T_2WI 信号强度类似或略高于肝实质,由于腺瘤内常富含脂质,因而在梯度回波反相位上信号强度明显下降	同 Cushing 腺瘤	T_1WI 低信号,T_2WI 高信号;较大肿瘤易发生出血、坏死和囊变,可呈 T_1WI 高或更低信号、T_2WI 更高信号
强化方式	肿块轻度强化,动态增强扫描,肿块快速强化,迅速廓清	同 Cushing 腺瘤	肿瘤实性部分明显强化,坏死、出血或囊变区无强化
其他征象	Cushing 腺瘤占库欣综合征的 15%~20%。多为单发,偶为多发或双侧性,常为 2~3cm,有包膜,内含丰富脂类物质。由于肿瘤自主分泌皮质醇,从而反馈性抑制垂体促肾上腺皮质激素分泌,造成非肿瘤区肾上腺萎缩,常伴有脂肪肝	瘤体通常较 Cushing 腺瘤小,直径多在 2cm 以内。肿瘤包膜完整,内含丰富的脂类物质	肿瘤常较大,易发生坏死、囊变和出血,有完整包膜,也称为 10% 肿瘤,即 10% 异位(常位于腹主动脉旁、后纵隔、颈总动脉旁或膀胱壁),10% 为双侧、多发,10% 为恶性,10% 为家族性。恶性者有包膜侵犯并可发生淋巴结或脏器转移

2. 影像学诊断思路

(1)观察肾上腺外形,边缘,密度/信号。

(2)观察病变是否位于肾上腺,如位于肾上腺,需观察病变数目、大小、形态、边缘、密度/信号,内部结构。

(3)观察增强检查后病变有无强化及强化特点。

(4)观察病变与周围组织分界是否清楚,是否侵及邻近结构等。

(5)观察伴随情况,如是否同时伴有腹膜后淋巴结转移及脊椎、肝脏等处的转移灶。

(6)应简要描述图像已显示但未发现病变的其他组织和器官。

(7)结合病史、临床,有否相应的内分泌异常及上述影像学表现作出诊断与鉴别诊断。

(8)若诊断不明确,应给出进一步建议,如进一步的检查、随诊复查或活检。

【问题3】给出印象诊断后,还要注意哪些问题?

一般来讲,作出印象诊断后,影像学检查的流程结束。但要对诊断的结果进行分析。

知识点

1. Conn 腺瘤与 Cushing 腺瘤均表现为边界清楚的类圆形或椭圆形肿块,轻度强化,但 Conn 腺瘤常较 Cushing 腺瘤小,多在 2cm 以下或更小,后者多为 2~3cm。

2. 对于肾上腺嗜铬细胞瘤的诊断,除观察肿瘤的侧别、大小、形态,肿瘤的强化特点,有无坏死囊变外,还应当注意肿瘤是否异位,是否侵犯邻近组织及是否有淋巴结或脏器的转移。

二、基于病例的实战演练

(一) 肾上腺腺瘤(Cushing 腺瘤)

病例 1　患者进行了 CT 检查,见图 7-2-1。

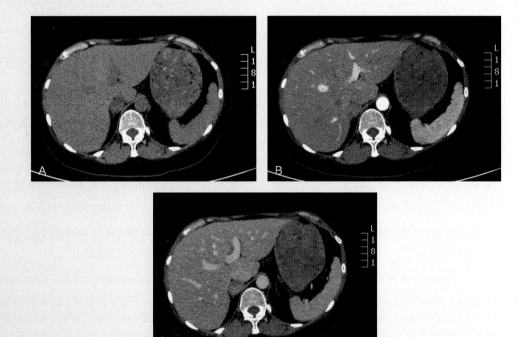

图 7-2-1　病例 1,CT 轴位图像
A. 平扫;B. 动脉期;C. 门静脉期。

1. 影像征象分析

(1)征象 1,肾上腺肿块:平扫轴位 CT 图像上,右侧肾上腺见一大小约 2.0cm×2.5cm 的类椭圆形稍低密度肿块影,边界清晰,与周围组织分界清楚。增强扫描肿块轻度强化,CT 冠状位多平面重组示肿块位于右肾上方。

(2)其他,阴性征象:双肾及肝、胆、脾、胰未见异常,腹腔内及腹膜后未见肿大淋巴结。

2. 印象诊断　右肾上腺腺瘤(Cushing 腺瘤)。

3. 鉴别诊断　库欣综合征患者,如影像检查发现肾上腺存在类圆或椭圆形肿块,通常可作出 Cushing 腺瘤的诊断,但有时与肾上腺 Conn 腺瘤、无功能性腺瘤等难以鉴别,必须结合临床及实验室检查综合考虑。Conn 腺瘤较小,患者常出现高血压、肌无力和夜尿增多,实验室检查示血、尿中醛固酮水平增高,血钾减低和肾素水平下降,立卧位血浆醛固酮水平测定有助于 Conn 腺瘤与 Cushing 腺瘤鉴别。肾上腺无功能性腺瘤通常较大,临床多无症状,实验室检查、相关肾上腺功能测定均显示正常。

（二）肾上腺腺瘤（Conn 腺瘤）

病例2　患者进行了 CT 检查，见图 7-2-2。

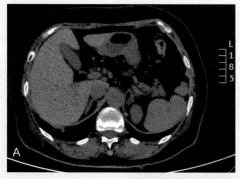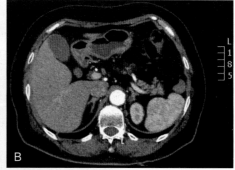

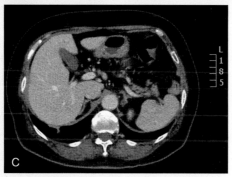

图 7-2-2　病例 2，CT 轴位图像
A. 平扫；B. 动脉期；C. 门静脉期。

1. 影像征象分析

（1）征象 1，肾上腺肿块：平扫轴位 CT 图像上，左侧肾上腺见一大小约 0.9cm 的类圆形稍低密度小结节影，边界清晰，与周围组织分界清楚。增强扫描病变轻度强化。

（2）其他，阴性征象：右侧肾上腺、双肾及肝、胆、脾、胰未见异常，腹腔内及腹膜后未见肿大淋巴结。

2. 印象诊断　左侧肾上腺腺瘤（Conn 腺瘤）。

3. 鉴别诊断　Conn 腺瘤主要需与 Cushing 腺瘤和肾上腺囊肿相鉴别。CT 增强扫描及 MRI 有助于两者的鉴别，肾上腺囊肿无强化，呈明显 T_1WI 低信号、T_2WI 高信号。影像上 Conn 腺瘤与 Cushing 腺瘤均表现为边界清楚的类圆形或椭圆形肿块，轻度强化，但 Conn 腺瘤常较 Cushing 腺瘤小，多在 2cm 以下或更小，后者多为 2~3cm；临床上，Cushing 腺瘤患者常表现为向心性肥胖、满月脸、皮肤紫纹或高血压等皮质醇增多症状，女性患者还可有月经紊乱改变；实验室检查，血、尿皮质醇增高，不同于 Conn 腺瘤的临床表现及实验室检查，可资鉴别。

（三）肾上腺嗜铬细胞瘤

病例3　患者进行了 CT 检查，见图 7-2-3。

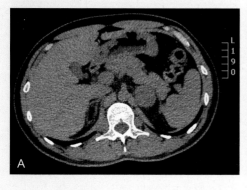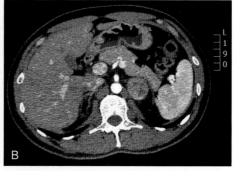

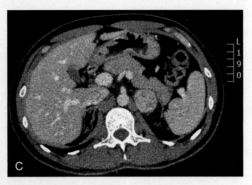

图 7-2-3　病例 3,CT 轴位图像
A. 平扫;B. 动脉期;C. 门静脉期。

1. 影像征象分析

(1)征象 1,肾上腺肿块:平扫轴位 CT 图像上,左侧肾上腺见一长径约 3.4cm 的类圆形等密度肿块,其内可见低密度区,病变边界清晰。增强扫描动脉期病灶明显不均匀强化,门静脉期肿块的强化程度减低。

(2)其他,阴性征象:右侧肾上腺、双肾及肝、胆、脾、胰未见异常,腹腔内及腹膜后未见肿大淋巴结。

2. 印象诊断　左侧肾上腺嗜铬细胞瘤可能性大。

3. 鉴别诊断　肾上腺嗜铬细胞瘤主要需与肾上腺皮质癌等相鉴别。肾上腺皮质癌平扫常表现为较大不规则形肿块,内常有坏死或陈旧性出血,增强检查,肿瘤不规则强化,中心低密度区无强化,肿瘤可侵犯下腔静脉,易发生淋巴结转移及其他脏器转移,另外,不同于嗜铬细胞瘤的临床表现及实验室检查,可资鉴别。

三、拓展——肾上腺其他病变

1. 肾上腺增生　肾上腺增生是库欣综合征最常见的病因,占 70%~85%。临床上患者多出现向心性肥胖、满月脸、皮肤紫纹、痤疮、毛发多、月经不规律等症状。病理上,肾上腺增生造成腺体弥漫性增大,可为结节样。典型的 CT 表现是双侧肾上腺弥漫性增大,增大的肾上腺密度、外形基本保持正常(图 7-2-4),侧支厚度大于 10mm 和 / 或面积大于 150mm²,少数情况下增大或正常的肾上腺边缘可有 1 个或多个小结节影。MRI 表现类似 CT,肾上腺信号强度与正常肾上腺相同。

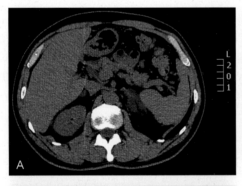
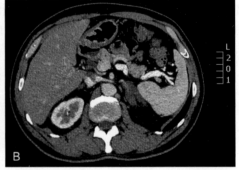
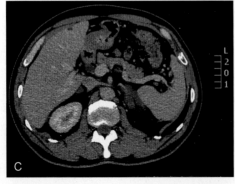

图 7-2-4　肾上腺增生 CT 轴位图像
分别为平扫(A)、动脉期(B)和门静脉期(C);
可见双侧肾上腺增粗、增大,增强扫描有强化。

2. 原发性肾上腺皮质癌 原发性肾上腺皮质癌是库欣综合征的一种少见病因,仅占 3%~5%,但在功能性皮质癌中表现为库欣综合征者达 65%。CT 平扫表现为较大的肾上腺肿块,直径常超过 6cm,呈类圆、分叶或不规则形,肿块密度不均,周围为软组织密度,内有坏死或陈旧出血所致的不规则低密度区。增强检查,肿块不规则强化,中心低密度区无强化(图 7-2-5)。某些肿块内可有散在点片状钙化影。CT 检查还可发现下腔静脉受累、淋巴结转移及其他脏器转移。MRI 表现为腹膜后较大肿块,冠状位、矢状位检查有助于确定肿块来自肾上腺。肿块呈 T_1WI 低信号、T_2WI 高信号,其内因出血、坏死常信号不均。增强扫描肿块不均匀强化。当肿瘤侵犯下腔静脉时,其内流空信号影消失。MR 检查也能敏感地发现腹膜后和纵隔淋巴结转移及脊椎、肝脏等处的转移灶。

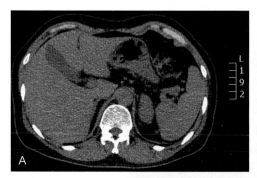
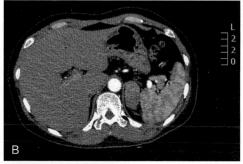
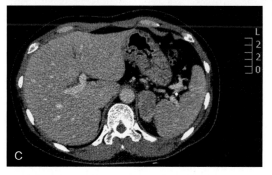

图 7-2-5 左侧肾上腺皮质癌 CT 轴位图像

分别为平扫(A)、动脉期(B)和门静脉期(C);可见左侧肾上腺区巨大软组织肿块,边界尚清,其内密度不均匀,增强扫描肿瘤实性部分有轻中度强化,坏死区无强化呈相对的低密度。

(张惠茅)

第三节 生殖系统疾病

一、常见生殖系统疾病的影像学诊断

(一)临床相关基础概述

生殖系统分为男性生殖系统或女性生殖系统,影像学检查在生殖系统病变,尤其占位性病变的诊断中有十分重要的作用。男性生殖系统常见病变是前列腺增生(hyperplasia of prostate,BPH)和前列腺癌(prostate cancer)。女性生殖系统主要脏器为子宫和卵巢,子宫常见良性肿瘤为子宫肌瘤(hysteromyoma),恶性肿瘤有子宫内膜癌(endometrial carcinoma)和宫颈癌(cervical cancer);卵巢肿瘤是女性盆腔肿块的主要来源,常见有浆液性、黏液性囊腺瘤或癌。本节重点介绍这些男性和女性生殖系统常见疾病的临床特点(表 7-3-1)、影像学诊断相关内容。

表 7-3-1 常见生殖系统病变的临床特点

常见疾病	临床特点
前列腺增生	为老年男性常见病,主要发生于移行带,包括腺体和间质的增生。临床表现为尿频、尿急、夜尿增多和进行性排尿困难,梗阻加重时可发生急性尿潴留
前列腺癌	老年人常见,99% 为腺癌,主要发生于外周带,常发生骨转移。临床表现类似前列腺增生,直肠指诊可触及质硬结节,血前列腺特异性抗原(prostate specific antigen,PSA)升高(>4ng/ml)
子宫肌瘤	多见于 30~50 岁女性,可分为黏膜下、肌壁间和浆膜下肌瘤,常多发,可发生变性。常见症状为月经量增多、经期延长,严重者可发生不孕和习惯性流产等
子宫内膜癌	90% 的患者发病年龄 >50 岁,为子宫内膜上皮源性的恶性肿瘤,多为腺癌。最常见的早期临床表现为绝经后阴道不规则出血,或并有恶臭液及烂肉样组织排出,伴下腹疼痛、消瘦、贫血
宫颈癌	常见于 45~55 岁女性,多为鳞状细胞癌,以邻近组织侵犯和淋巴道转移为主。早期症状为接触性出血,晚期可发生不规则阴道出血和白带增多
卵巢囊腺瘤(癌)	常见于中年女性,分为浆液性和黏液性,浆液性者恶变率较高(30%~50%)。肿块常较大,直径常超过 10cm,可为单房或多房性。主要临床症状为腹盆部肿块增大时产生的压迫症状

临床病例

病例 1　患者,男性,70 岁,以"体检发现 PSA 升高 3 年余,进行性排尿困难半年"为主诉入院。患者 3 年前体检发现 PSA 位于临界值之上,半年前开始出现尿频、夜尿增多、排尿困难,时有尿流中断,排尿不净,无尿痛、肉眼血尿,无发热等不适。查体:体温 36.5℃,直肠指检前列腺 Ⅱ 度肥大,质中,中央沟变浅,未触及硬结,肛门括约肌张力好,指套无血染。实验室检查:血红蛋白 137g/L,PSA 9.28ng/ml。

病例 2　患者,男性,73 岁,以"体检发现 PSA 升高 1 年余"为主诉入院。患者 1 年前体检时发现 PSA 升高,半年前复查 PSA 亦较前升高,无明显不适症状。查体:直肠指检前列腺 Ⅰ 度肥大,质中,左侧触及硬结,肛门括约肌张力好,指套无血染。实验室检查:PSA 76.21ng/ml。

病例 3　患者,女性,43 岁,孕 2 产 1,因"月经量增多 2 年,经期延长半年"入院。患者月经初潮 14 岁,7 天 /35~50 天,无明显痛经,末次月经为 ××××年 5 月 22 日。自 2 年前起月经量增多,较既往月经量增加一半以上,有血块,伴痛经。近半年来经期延长至 10 天左右。查体:贫血貌,专科检查:阴道(−),子宫颈光滑;子宫如孕 4 周大小,不平,多发结节,质中;双附件(−)。实验室检查:血红蛋白 70g/L,人绒毛膜促性腺激素(human chorionic gonadotropin,hCG)(−)。

病例 4　患者,女性,65 岁,孕 1 产 1,因"绝经 8 年,反复阴道流液半年"入院。患者绝经 8 年,半年前开始无明显诱因反复出现阴道流液,清,偶尔为淡红色,开始量少,近 2 个月有所增加。起病来无腹痛、发热,无阴道接触性出血,无外阴瘙痒。大小便正常,精神饮食可,体重无明显减轻。查体:无特殊。专科检查:外阴老年性改变,前庭大腺无红肿。阴道少许淡红色分泌物,无异味。宫颈光滑,大小正常。子宫萎缩,质中,活动,无压痛。附件双侧未扪及包块,无压痛。实验室检查:血红蛋白 101g/L,白细胞计数 4.5×10⁹/L,血小板 120×10⁹/L,尿逆转录酶(−),AFP<25ng/ml,CA125 3U/L。外院盆腔 CT 示子宫壁稍增厚,肌壁密度不均,子宫腔积液,右附件区囊肿。

病例 5　患者,女性,49 岁,孕 3 产 1,以"阴道接触性出血 2 年,排液半个月"为主诉入院。患者近 2 年来有同房后出血,未就诊,半个月来有不明原因阴道流液,伴有异味。无体重减轻,无腰痛、尿频、尿痛等不适。查体:生命征正常,专科检查:外阴发育正常,已婚型;宫颈菜花状增大,触血阳性,左侧宫旁增厚,子宫前位(−),双附件(−)。实验室检查:血红蛋白 125g/L,hCG(+)。

病例 6　患者,女性,47 岁,孕 2 产 2,因"体检发现腹部占位 3 天"入院。患者近 1 年来,自觉下腹部逐渐增大,无任何不适,自以为发胖,未引起注意。平素月经规律,经量正常,无痛经史。查体:腹部稍膨隆,囊性感,无压痛,无腹壁静脉曲张,无腹水。妇科检查:宫颈轻度糜烂,后穹窿饱满,子宫及双侧附件触诊不清。实验室检查:血红蛋白 115g/L,hCG(-),CA125 45IU/L,黄体生成素 10.2IU/L,卵泡刺激素 2.9IU/L,催乳素 22ng/ml。

初步了解病史以后,要考虑以下问题。

【问题1】应首选何种影像学检查方法? 各种方法的优缺点如何?

生殖系统病变常用的影像学检查方法有 X 线、超声、CT、MR 及核医学,如何选择适当的检查方法尤为重要,也是进行临床诊断的最重要环节之一。

> **知识点**
>
> 　熟悉生殖系统常见疾病及临床主要表现,了解生殖系统病变影像学检查的各种方法,熟悉 X 线、CT、MR、超声及核医学等检查技术的适应证及应用原则。

(二) 生殖系统病变影像学检查方法的选择

1. 常用影像学检查方法特点

(1)X 线:诊断价值不大,偶可发现盆腔肿瘤钙化;子宫输卵管造影用于观察输卵管通畅情况。

(2)超声:膀胱充盈情况下可清楚显示膀胱、前列腺、子宫及卵巢病变,具有简便、无创伤、较准确等优点,是生殖系统疾病最常应用的影像学检查方法,可经腹、经阴道或直肠进行扫查,可清楚显示肿瘤大小、部位、形态、数量、血供、周围侵犯情况、盆腔淋巴结及有无积液等,同时可以引导穿刺定位。

(3)CT:常规平扫及增强检查对生殖系统肿瘤的诊断准确率较高,可直接观察肿瘤的大小、部位、血供情况和分期,排泄期扫描可以清楚显示凸向膀胱的较小的占位性病变。

(4)MRI:除与 CT 类似的形态学表现外,还可应用功能性检查明确病变性质,对一些难以鉴别的生殖系统肿瘤进行诊断,通过不同的信号改变能帮助明确肿瘤的组织成分、与周围软组织的关系及肿瘤分期。

(5)放射性核素扫描和 PET 检查:核素可了解前列腺癌骨转移情况,PET 可用于观察全身转移状况。

2. 影像学检查流程　见图 7-3-1。

【问题2】上述患者可能的诊断是什么? 可能存在的异常影像学表现有哪些?

通过病史预先判断可能的诊断,选择出最佳的辅助检查技术,分析检查结果。

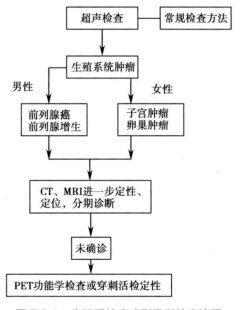

图 7-3-1　生殖系统疾病影像学检查流程

> **知识点**
>
> 　熟悉各种影像学检查方法在盆腔疾病的影像特点及优势,掌握生殖系统疾病检查及诊断基本流程。

(三) 生殖系统常见疾病的影像学特征及诊断思路

1. 生殖系统常见疾病影像学特征

(1)前列腺疾病:前列腺增生与前列腺癌的影像学特征见表 7-3-2。

表 7-3-2 前列腺增生与前列腺癌的影像鉴别

特征	前列腺增生	前列腺癌
形态	均匀一致性增大	不规则增大
病变部位	移行带	70% 外周带,30% 移行带
超声	包膜连续,内部回声均匀、稍强,有时可见强回声钙化	外腺区内低回声结节,边界不清,可突破被膜
CT	高于耻骨联合 2cm 层面,密度均匀,强化均匀	分叶状等密度肿块,侵袭性生长,外周带早期结节状强化
MR	中央带均匀增大,与外周带分界清楚,外周包膜完整	典型表现为 T_2WI 高信号的外周带内出现低信号结节,与中央带分界中断或突破包膜
突向膀胱	光滑的弧形压迹	肌层中断,分叶状肿块
精囊三角	存在	消失,精囊不对称或信号异常
淋巴结或骨转移	无	有

(2)子宫疾病:子宫疾病的影像学特征见表 7-3-3。

表 7-3-3 子宫肿瘤的影像学特征

特征	子宫肌瘤	子宫内膜癌	宫颈癌
部位	肌层的任何部位	由内膜向肌层浸润	宫颈向周围侵犯
形状	类圆形	菜花状、不规则	菜花状、不规则
边界	清晰	不规则	不规则
假包膜	有	无	无
强化	等于或略低于肌层	早期高于肌层,晚期低于肌层	低于残存宫颈组织
对子宫轮廓的影响	有,失常	增大	多无
超声	低回声或等回声,后方有声影衰减,内膜移位	团块状回声,内有无回声出血或坏死区,无特征性	宫颈回声不均,内有不规则强回声斑或无回声
CT	密度略低于子宫肌层	肿块等密度,内可有液化坏死	不规则等密度肿块
MRI	T_1WI 信号略低,T_2WI 信号低于结合带及子宫肌层	T_1WI 信号略低,T_2WI 信号高于结合带及肌层	T_1WI 呈等信号,T_2WI 呈等或高信号
宫旁浸润及淋巴结转移	无	可有	可有

(3)卵巢囊腺瘤:浆液性者壁薄而均一,可为单房或多房;黏液性者壁较厚,常为多房。肿瘤囊性部分回声、密度和信号强度均类似囊肿。肿瘤恶变表现为囊壁不规则增厚,实性部分比例明显增多且强化明显,可发生腹膜转移而出现腹水及腹膜肿块。

2. 影像学诊断思路

(1)观察生殖系统整体及各脏器情况,明确病灶原发部位。

(2)观察病变数目、大小、形态、边缘、回声、密度/信号及病变脏器整体情况,推断病变性质。

(3)病变相邻结构的关系,周围组织或脏器与之分界是否清楚,是否包绕、推挤、压迫、浸润等,进一步明确病变性质。

(4)结合增强检查后病变的强化特点,推断病变组织学类型。

（5）观察伴随情况，是否存在盆腔积液、血管受侵，是否出现盆腔、腹股沟区淋巴结肿人，盆腔其他脏器及骨盆是否存在异常或转移。

（6）应简要描述图像已显示但未发现病变的其他组织和器官。

（7）结合病史及上述影像学表现作出诊断与鉴别诊断。

（8）若诊断不确定，可以给出进一步建议，如进一步检查或随诊复查。

【问题3】给出印象诊断后，还要注意哪些问题？

一般来讲，作出印象诊断后，影像学检查的流程结束。但目前影像学检查技术的快速发展、影像诊断不单是形态学的诊断，可进一步进行功能学及分子水平的诊断，以达到符合临床及指导治疗的精确诊断，特别是恶性肿瘤的术前分期诊断及恶性程度的评估等，将对临床治疗方案选择及预后评估起重要作用。

> 知识点
>
> 　掌握生殖系统常见肿瘤的影像学诊断及鉴别诊断要点，结合临床病史对疾病进行定位、定性诊断，并作出恶性肿瘤的分期诊断。如宫颈癌，早期诊断主要依赖细胞学检查，影像学检查的主要目的是显示肿瘤的侵及范围和确定有无转移，为临床治疗方案的选择提供依据。

二、基于病例的实战演练

（一）前列腺增生

病例1　患者先后进行了超声、IVP、CT 及 MR 检查，见图 7-3-2～ 图 7-3-5。

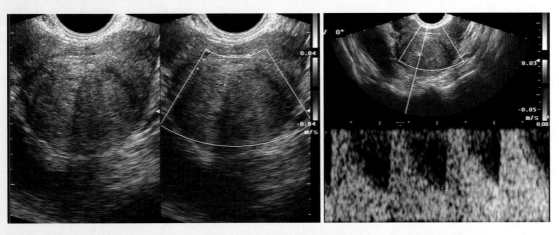

图 7-3-2　病例 1,超声图像

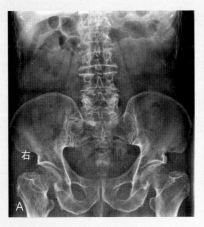
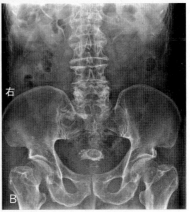

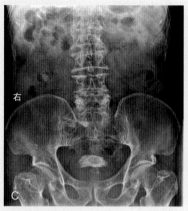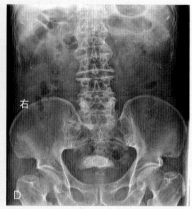

图 7-3-3　病例 1,静脉肾盂造影图像

分别为腹部卧位平片（A）和静脉注射对比剂后 7 分钟（B）、15 分钟（C）、30 分钟（D）。

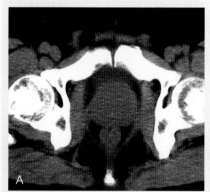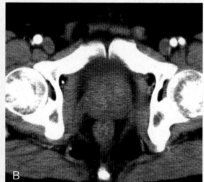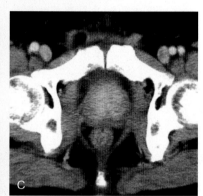

图 7-3-4　病例 1,CT 图像

A. 平扫;B. 增强动脉期;C. 增强静脉期。

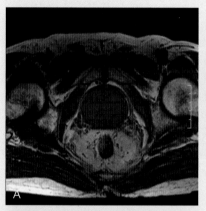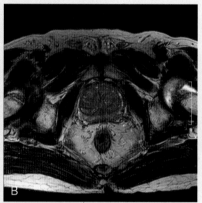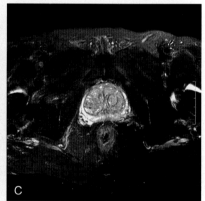

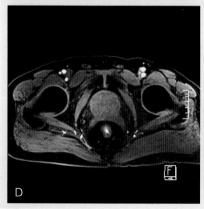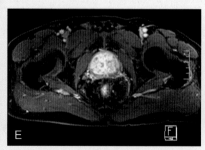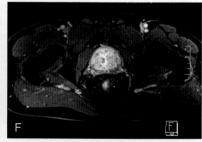

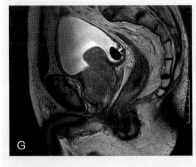
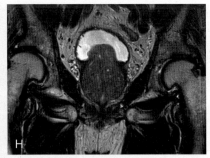
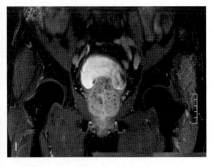

图 7-3-5　病例 1,MRI 图像

A. 平扫 T_1WI；B. 平扫 T_2WI；C. 脂肪抑制 T_2WI；D. 脂肪抑制 T_1WI 增强动脉期；E. 增强静脉期；
F. 增强延迟期；G. 矢状位 T_2WI；H. 冠状位 T_2WI；I. 冠状位 T_1WI 增强。

1. 影像征象分析

(1)征象 1,前列腺增大征象:前列腺均匀增大,约 59mm×45mm×71mm,中央带增大为主,向膀胱腔内凸起,回声、密度/信号不均,与外周带分界清楚,双侧外周带受压变薄,前列腺外周低信号包膜完整。增强扫描增大的中央带呈不均匀强化,外周带呈轻度均匀延迟强化。

(2)征象 2,膀胱出口梗阻导致慢性炎症、结石征象:膀胱壁部分不均匀增厚,边缘粗糙,小梁增粗,膀胱颈见一弧形压迹,边缘清晰,IVP 排泄期膀胱腔内见一大小约 27mm×18mm 充盈缺损,边缘清楚光滑,CT 呈高密度,MR 呈 T_1WI 高信号、T_2WI 低信号,膀胱肌层未见中断。

(3)其他,阴性征象:双侧肾盂、肾盏显影清晰,形态、大小及位置未见异常,解压后双侧输尿管通畅,未见扩张或狭窄。前列腺双侧神经血管丛 MRI 信号未见异常;双侧精囊腺形态、密度/信号未见异常;盆腔未见肿大淋巴结及积液。骨盆各骨密度/信号未见异常。直肠与前列腺间脂肪间隙存在,未见中断。

2. 印象诊断

(1)前列腺增生。

(2)膀胱结石,膀胱慢性炎症。

3. 鉴别诊断　应注意与前列腺癌相鉴别。前列腺增生血 PSA 正常或轻度升高,外形呈均匀对称性增大,MRI 显示增大的中央腺体与外周带分界清楚,外周低信号包膜完整,外周带受压变薄,T_2WI 呈均匀高信号,可与前列腺癌相鉴别。对于一些合并炎症的前列腺增生外周带可信号减低,但包膜完整,还可应用 MR 功能成像与早期未突破包膜的前列腺癌鉴别(图 7-3-6)。

前列腺增生在高 b 值的 DWI 图上呈等信号,移行带较外周带略高,动态增强扫描呈逐渐强化的流入型或平台型曲线。

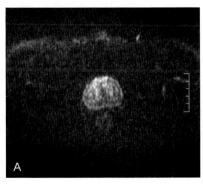
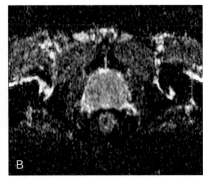
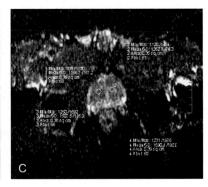

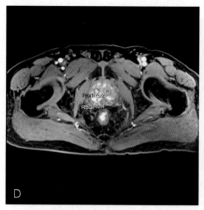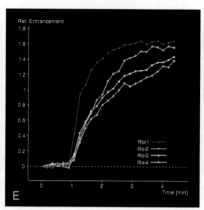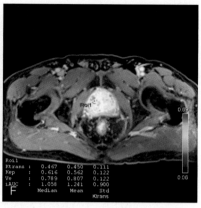

图 7-3-6　病例 1，DWI、动态增强扫描 MRI 图像

分别为 b 值为 1 000s/mm² 的 DWI 图(A)和相应层面 ADC 图(B)；测得相应感兴趣区 ADC 值分别为 1.166×10⁻³mm²/s、1.252×10⁻³mm²/s、1.507×10⁻³mm²/s、1.590×10⁻³mm²/s(C)；动态增强扫描 MRI 动脉早期轴位，从中选取感兴趣区进行半定量及定量分析(D)；各感兴趣区获得的时间 - 信号强度曲线均为流入型(E)；获得相应感兴趣区的定量参数(Ktrans、Kep、Ve)值(F)。

(二)前列腺癌

病例 2　患者先后进行了超声、CT 及 MR 检查，见图 7-3-7~ 图 7-3-9。

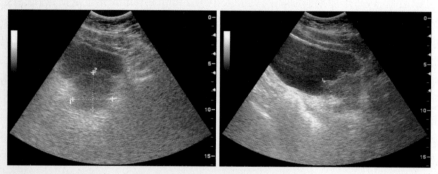

图 7-3-7　病例 2，超声图像

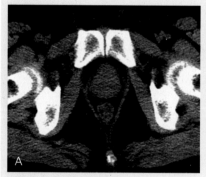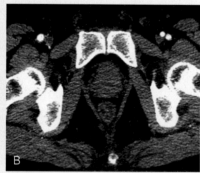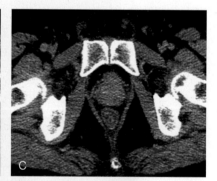

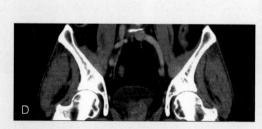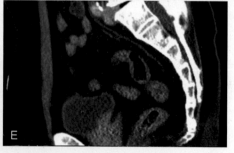

图 7-3-8　病例 2，CT 图像

A. 平扫；B. 增强动脉期；C. 增强静脉期；D. 增强冠状位；E. 增强矢状位。

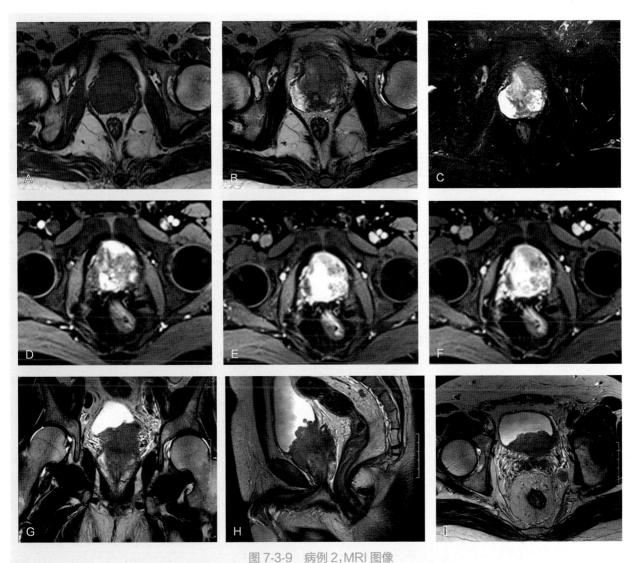

图 7-3-9 病例 2,MRI 图像

A. 平扫 T_1WI;B. 平扫 T_2WI;C. 脂肪抑制 T_2WI;D. 脂肪抑制 T_1WI 增强动脉期;E. 增强静脉期;
F. 增强延迟期;G. 冠状位 T_2WI;H. 矢状位 T_2WI;I. 平扫 T_2WI。

1. 影像征象分析

(1)征象 1,前列腺占位征象:前列腺不均匀增大,约 4.1cm×5.3cm×7.2cm,左侧外周带见不规则肿块向前向上突起,突入膀胱腔内,呈稍强回声、等密度、等 T_1WI、等 T_2WI 信号,边界欠清,移行带与外周带分界中断,前列腺外周低信号包膜中断。增强扫描肿块动脉期明显强化,静脉期强化减退,延迟期强化明显低于正常前列腺组织,呈"快进快出"改变。

(2)征象 2,膀胱受累征象:膀胱颈部肌层中断,壁不均匀增厚,与肿块分界不清,边缘欠光整。

(3)征象 3,精囊腺受累征象:双侧精囊腺不均匀增大,MR T_2WI 上不均匀结节样信号减低。

(4)征象 4,淋巴结转移征象:盆腔内见多发等密度、等信号结节影,呈轻度均匀强化。

(5)其他,阴性征象:盆腔未见积液,骨盆各骨密度/信号未见异常。直肠与前列腺间脂肪间隙存在,未见中断。

2. 印象诊断

(1)前列腺癌,累及膀胱、双侧精囊腺。

(2)盆腔淋巴结转移。

3. 鉴别诊断 中晚期前列腺癌根据直肠指检有质硬结节、PSA 明显升高及影像学上包膜外侵犯、淋巴结或骨转移等表现诊断不难。但早期局限于包膜内的癌灶与外周带良性病变如局部炎症、增生的间质组织、肉芽肿性病变等容易混淆,MRI 及其功能成像(图 7-3-10)对两者的鉴别有一定帮助。前列腺癌形状不规则或呈弥漫分布有占位效应,边界不清,良性病变可呈楔形、卵圆形或弥漫分布但无占位效应,信号均匀或呈网线状,边缘较清楚。如两者鉴别困难可结合 PSA 或行超声引导下前列腺穿刺活检。

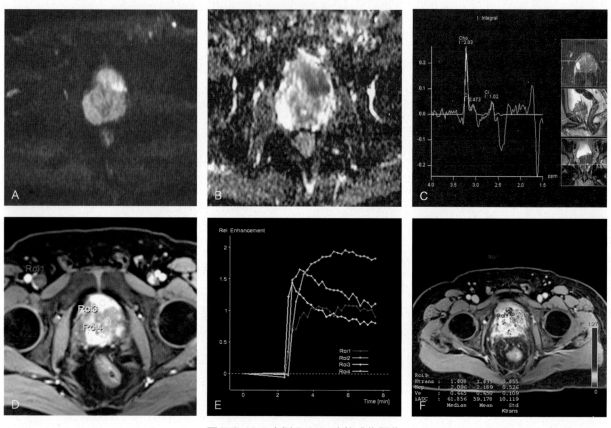

图 7-3-10 病例 2,MR 功能成像图像

A. b 值为 1 000s/mm² 的 DWI 图,呈高信号弥散受限改变;B. 相应层面 ADC 图,测得相应的 ADC 值减低;C. MRS 图像,枸橼酸盐峰明显下降,胆碱峰水平的升高,(胆碱 + 肌酸)/ 枸橼酸盐的比值增大;D. 动态增强扫描动脉早期轴位,选取感兴趣区进行半定量及定量分析;E. 各感兴趣区获得的时间 - 信号强度曲线,癌灶呈速升速降的流出型或平台型曲线;F. 获得相应感兴趣区的定量参数值(Ktrans、Kep、Ve)升高。

(三)子宫肌瘤

病例 3 患者先后进行了超声、CT 及 MR 检查,见图 7-3-11～ 图 7-3-13。

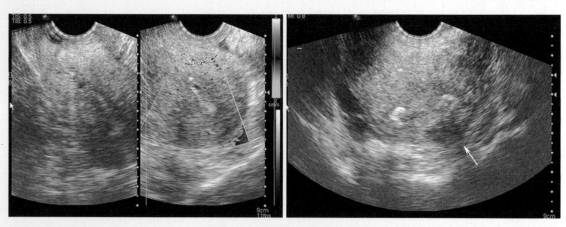

图 7-3-11 病例 3,超声图像

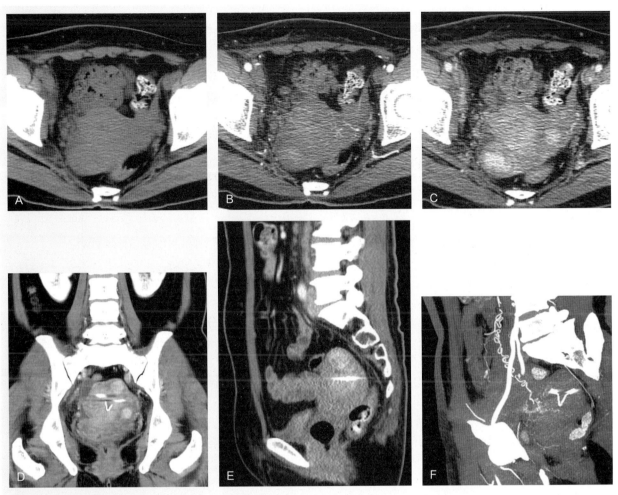

图 7-3-12 病例 3,CT 图像
A. 轴位平扫;B. 增强动脉期;C. 增强静脉期;D. 增强冠状位;E. 增强矢状位;F. 最大密度投影。

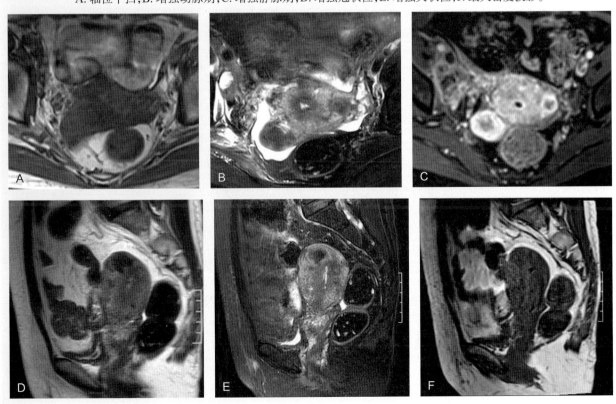

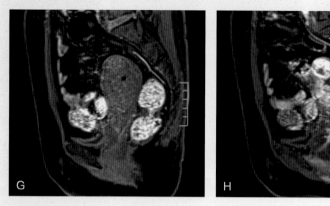

图 7-3-13 病例 3,MRI 图像

A. 平扫 T_1WI;B. 脂肪抑制 T_2WI;C. 脂肪抑制 T_1WI 增强;D. 平扫 T_2WI;E. 平扫脂肪抑制 T_2WI;
F. 平扫 T_1WI;G. 增强动脉期;H. 增强静脉期。

1. 影像征象分析

(1) 征象 1,子宫增大征象:子宫呈不规则增大,局限性向外膨隆,呈分叶状,子宫边缘清晰、包膜完整。

(2) 征象 2,子宫占位征象:子宫体、子宫底见多个大小不等圆形、卵圆形肿块,较大者约 25mm×29mm×29mm,部分位于肌层内,部分位于浆膜下,向子宫外凸起,回声、密度/信号均匀,呈低回声,中等略低密度,T_1WI 呈等信号,T_2WI 呈均匀的低信号,边界清楚,增强后动脉期强化不明显,静脉期呈明显不均匀的强化。

(3) 征象 3,盆腔积液征象:两侧子宫直肠陷凹见少量积液。

(4) 其他,阴性征象:盆腔内、两侧腹股沟区未见肿大淋巴结。骨盆各骨密度/信号未见异常。直肠与子宫间脂肪间隙存在,未见异常。

2. 印象诊断

(1) 子宫多发占位,考虑子宫肌瘤(浆膜下、肌壁间)。

(2) 盆腔少量积液。

3. 鉴别诊断 应注意与子宫腺肌症、早期子宫内膜癌等相鉴别。子宫腺肌症在临床上常有明显痛经病史,且瘤体大小可随月经周期而变化,可与子宫肌瘤鉴别。黏膜下子宫肌瘤与早期的子宫内膜癌易混淆,较难鉴别时可行诊断性刮宫以明确诊断。上述三者可通过在 MRI 上的不同表现进行鉴别,见表 7-3-4。

表 7-3-4 子宫腺肌症、子宫内膜癌与子宫肌瘤 MRI 表现

项目	子宫腺肌症	子宫内膜癌	子宫肌瘤
部位	内膜周围的肌层	由内膜向肌层浸润	肌层的任何部位
形状	椭圆形和不规则形	菜花状、不规则	类圆形
T_2WI 信号强度	与结合带相似	高于结合带	低于结合带
边界、假包膜	模糊、无	不规则,无	清晰、有
病灶周围高或低信号环	多无	侵蚀性	多有
增强扫描与肌层信号关系	内膜强化信号均低于肌层	早期高于肌层,晚期低于肌层	等于或略低于肌层
对子宫轮廓的影响	多无或增大	增大	有,失常

（四）子宫内膜癌

病例4 患者先后进行了超声、MR检查，见图7-3-14、图7-3-15。

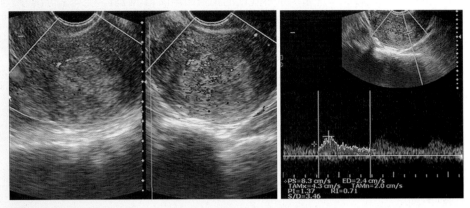

图7-3-14 病例4,超声图像

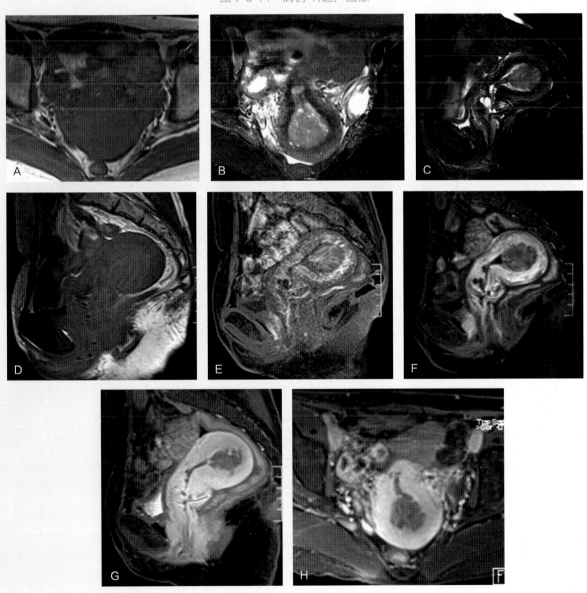

图7-3-15 病例4,MRI图像

A.平扫T₁WI轴位；B.轴位脂肪抑制T₂WI；C.矢状位；D.平扫矢状位T₁WI；E.增强动脉期矢状位；
F.增强静脉期矢状位；G.增强延迟期矢状位；H.轴位。

1. 影像征象分析

(1) 征象 1,子宫腔内占位征象:子宫后位,宫体增大,子宫腔内可见一不规则形肿块,大小约 35mm×37mm×25mm,回声、信号不均,超声示不规则的稍强回声团,T_1WI、T_2WI 均呈等信号,与子宫肌层分界欠清;彩色多普勒血流成像示宫腔内稍强回声团内部及周边点状血流信号,测得动脉频谱阻力指数 0.71; 增强扫描,病灶动脉早期明显不均匀强化,静脉期强化低于周围正常肌组织。

(2) 征象 2,盆腔积液征象:两侧直肠子宫陷凹见少量积液。

(3) 征象 3,宫颈囊肿征象:子宫颈部可见数个小圆形无回声、水样信号,边界清晰,最大者约 6mm×7mm, 增强扫描未见强化。

(4) 其他,阴性征象:子宫浆膜层完整,双侧附件区未见异常信号,盆腔未见肿大淋巴结,盆壁未见转移性病灶。T_2WI 子宫膀胱及子宫直肠脂肪间隙存在。

2. 印象诊断

(1) 子宫内膜癌。

(2) 宫颈囊肿(多发)。

(3) 盆腔少量积液。

3. 鉴别诊断　子宫内膜癌临床诊断性刮宫能准确诊断,影像学检查主要用于了解肿瘤侵犯的范围及深度,有无淋巴结转移及宫旁侵犯,为临床提供分期信息。影像学诊断需与黏膜下肌瘤、子宫腺肌症相鉴别(具体见表 7-3-4)。子宫内膜癌累及宫颈可使宫颈增大,堵塞宫颈管可引起宫腔积液,与宫颈癌相似,但前者以宫体病变表现明显。

(五) 宫颈癌

病例 5　患者先后进行了超声、CT 及 MR 检查,见图 7-3-16~ 图 7-3-19。

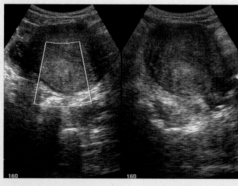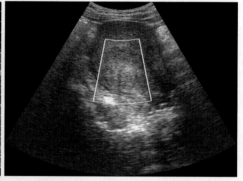

图 7-3-16　病例 5,超声图像

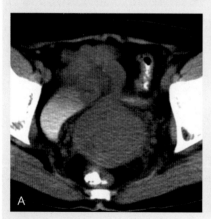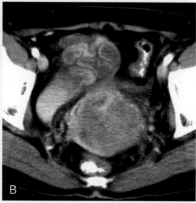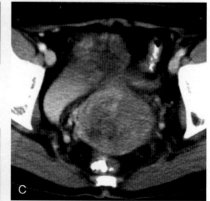

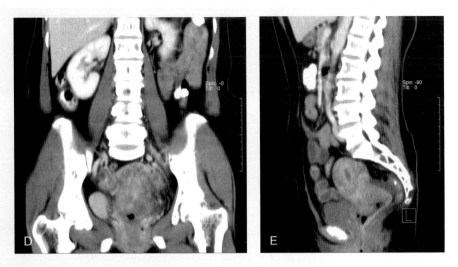

图 7-3-17 病例 5,CT 图像

A. 平扫轴位;B. 增强动脉期;C. 增强静脉期;D. 增强冠状位;E. 增强矢状位。

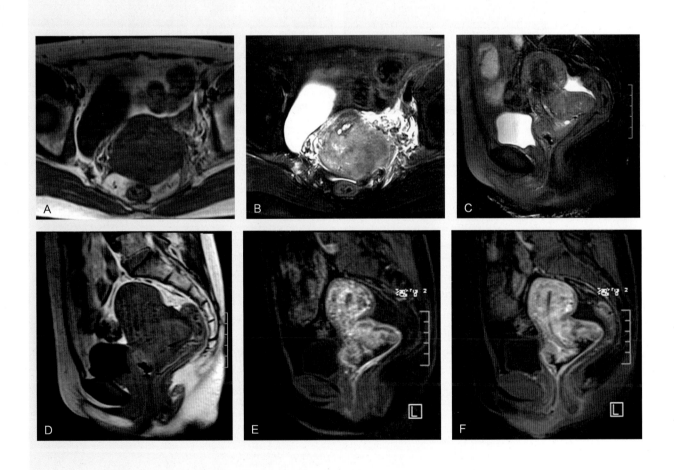

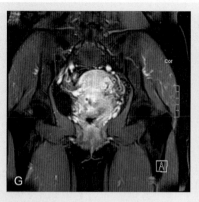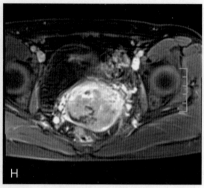

图 7-3-18　病例 5,MRI 图像

A. 平扫轴位 T_1WI;B. 轴位脂肪抑制 T_2WI;C. 矢状位;D. 平扫矢状位 T_1WI;E. 增强动脉期矢状位;
F. 增强静脉期矢状位;G. 增强动脉期冠状位;H. 增强静脉期轴位。

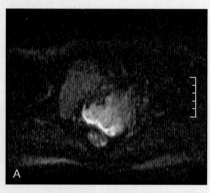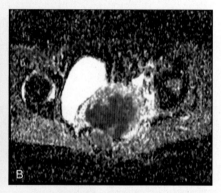

图 7-3-19　病例 5,MR 功能成像图像

DWI 图像(A)病灶(b 值为 1 000s/mm²)呈高信号,ADC 图(B)呈低信号,
测得同面积 ADC 值为 $(0.718\sim0.918)\times10^{-3}mm^2/s$。

1. 影像征象分析

(1)征象 1,子宫颈部占位征象:子宫颈部明显增粗,可见一不规则形肿块,大小约 52mm×63mm×28mm,回声、密度/信号不均,超声示不规则的强回声斑,CT 呈等密度,T_1WI 呈等信号,T_2WI 呈稍高及低混杂信号,边界欠清;增强扫描,病灶动脉早期明显不均匀强化,静脉期强化低于周围正常肌组织,其内可见始终无强化坏死区;T_2WI 子宫颈部前后壁基质低信号消失。DWI 呈高信号,ADC 图呈低信号。

(2)征象 2,阴道受累征象:病灶向下延伸并阴道前后穹窿扩张,累及阴道前后壁上 1/3,增强扫描可见阴道前后壁上 1/3 黏膜层明显强化,尚连续但欠光整。

(3)征象 3,盆腔积液征象:两侧直肠子宫陷凹见少量积液。

(4)征象 4,盆腔淋巴结转移征象:右侧髂内动脉走行区可见一短径约 8mm 肿大淋巴结,增强扫描呈边缘环形强化,其内坏死区无强化。

(5)其他,阴性征象:双侧附件区未见异常信号,盆壁未见转移性病灶。T_2WI 子宫膀胱及子宫直肠脂肪间隙尚存。

2. 印象诊断

(1)宫颈癌,累及阴道壁上 1/3。

(2)盆腔少量积液。

3. 鉴别诊断　宫颈癌临床确诊较易,应用 MR 功能成像对于鉴别肿块良恶性有一定帮助(图 7-3-19),影像学检查主要用于评估基质受侵的深度,显示相邻组织结构的受侵范围,作为宫颈癌分期手段。应注意与子宫内膜癌相鉴别。宫颈癌向下侵及阴道壁需与侵及宫颈的晚期阴道癌相鉴别。宫颈癌阻塞子宫颈管开口可导致子宫腔扩大,与子宫内膜癌累及子宫颈管较难鉴别。

（六）卵巢囊腺癌

病例6　患者进行了MR检查，见图7-3-20。

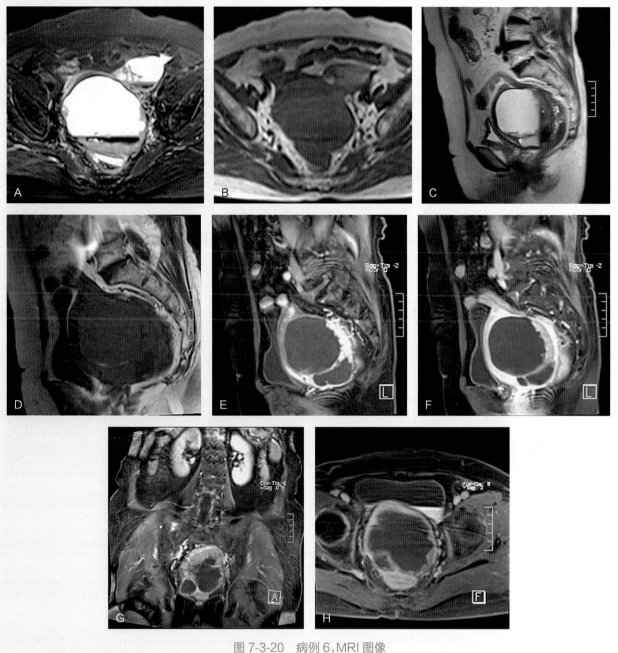

图7-3-20　病例6,MRI图像

A.脂肪抑制 T₂WI;B.平扫 T₁WI;C.矢状位 T₂WI;D.矢状位 T₁WI;E.增强动脉期;F.增强静脉期;
G.增强冠状位;H.增强轴位。

1. 影像征象分析

（1）征象1,卵巢占位征象:子宫左后方及左侧附件区见一多房囊实性肿块影,大小约 82mm×65mm,囊壁厚薄不一,囊内见多发分隔,囊壁见不规则乳头状结节突起,呈 T₁WI 等信号、T₂WI 等信号,高 b 值(b=1 000s/mm²) DWI 示囊壁结节呈明显弥散受限改变,增强扫描囊壁、分隔及囊壁结节明显强化,囊性部分未见强化。

（2）其他,阴性征象:子宫受压向右前移位,子宫体积未见增大,外缘尚光整,子宫壁未见增厚,增强扫描未见异常强化;右侧附件未见异常。膀胱受压变扁,膀胱壁光滑,膀胱壁及膀胱内未见异常信号灶。盆腔未见积液及肿大淋巴结。盆底肌肉未见异常,盆腔骨质未见异常信号。

2. 印象诊断　卵巢黏液性囊腺癌。

3. 鉴别诊断　应注意与良性卵巢囊腺瘤、卵巢畸胎瘤相鉴别。良性卵巢囊腺瘤呈囊性，形态规则，可为单房或多房，囊壁和分隔薄且均匀（<3mm），多无实性结节或实性成分（图 7-3-21）。卵巢囊性畸胎瘤囊壁较厚，内含脂肪、钙化等成分而致回声、密度 / 信号不均匀，脂肪在 MR T_1WI 呈高信号，T_2WI 呈等信号，脂肪抑制呈明显低信号（图 7-3-22）。

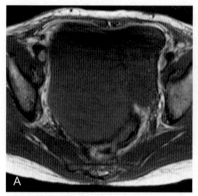
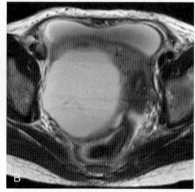
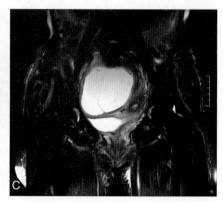

图 7-3-21　良性卵巢囊腺瘤

A. 轴位 T_1WI；B. 轴位 T_2WI；C. 冠状位脂肪抑制 T_2WI。

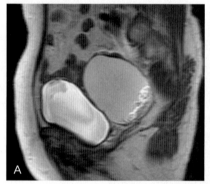
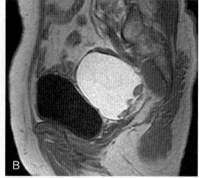
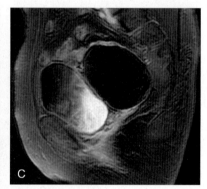

图 7-3-22　卵巢囊性畸胎瘤

A. 平扫 T_2WI；B. 平扫 T_1WI；C. 增强后脂肪抑制 T_1WI。

三、拓展——MRI 对生殖系统恶性肿瘤的分期诊断

（一）前列腺癌的 MRI 分期

T 表示前列腺癌原发肿瘤的局部浸润情况，主要通过直肠指诊和 MRI 确定，前列腺穿刺阳性活检数目和部位、肿瘤病理分级和 PSA 可协助分期。

T_0：无前列腺癌原发肿瘤的准确依据。

T_1：不能被直肠指检扪及和影像学无法发现的临床隐匿性肿瘤（图 7-3-23）。

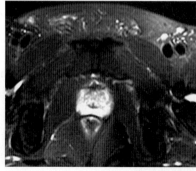
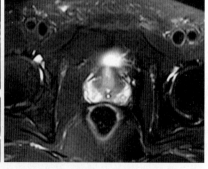

图 7-3-23　前列腺癌 T_1 期（Gleason 2 级）MRI 图像

T_2 : 局限于前列腺内的肿瘤(图 7-3-24)。

T_{2a} : 前列腺肿瘤限于单叶的 1/2。

T_{2b} : 肿瘤超过单叶的 1/2,但限于该叶。

T_{2c} : 肿瘤侵犯两叶。

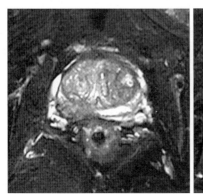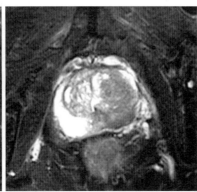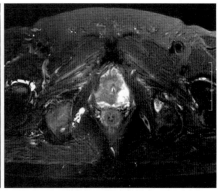

图 7-3-24　从左向右依次分别为 T_{2a}、T_{2b}、T_{2c} 期 MRI 图像

T_3 : 肿瘤突破前列腺包膜(图 7-3-25)。

T_{3a} : 肿瘤侵犯前列腺包膜(一侧或两侧)。

T_{3b} : 肿瘤侵犯精囊。

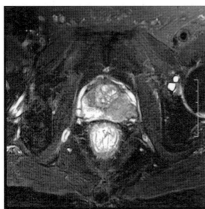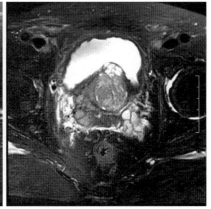

图 7-3-25　从左向右依次分别为 T_{3a}、T_{3b} MRI 图像

T_4 : 肿瘤固定或侵犯除精囊外的其他邻近组织结构,如膀胱颈、尿道外括约肌、直肠、肛提肌和 / 或盆壁(图 7-3-26)。

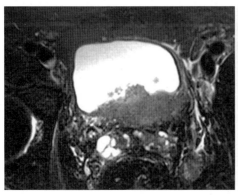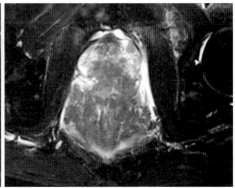

图 7-3-26　前列腺癌 T_4 期 MRI 图像

N 代表前列腺癌局部淋巴结侵袭情况,N 分期对准备采用根治性疗法的患者是重要的,分期低于 T_2、PSA<20ng/ml 和 Gleason 评分 <6 的患者淋巴结转移的机会小于 10%,可行保留淋巴结切除手术(图 7-3-27)。

N_x:局部淋巴结转移未知。

N_0:无局部淋巴结转移。

N_1:有局部淋巴结转移。

M 代表前列腺癌的远处转移情况,可经血行、淋巴扩散或直接侵及邻近器官,以血行转移至脊柱、骨盆为最常见;骨扫描、MR、X 线是主要的检查方法。

M_x:远处转移无法评价。

M_0:无远处转移。

M_1:有转移。

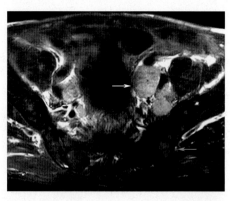

图 7-3-27　前列腺癌盆腔淋巴结转移(白箭头)及骨盆骨转移(蓝箭头)MRI 图像

(二)子宫体癌(子宫内膜癌)分期

2009 年国际妇产科联盟(International Federation of Gynecology and Obstetrics,FIGO)子宫体肿瘤分期见表 7-3-5、表 7-3-6。

表 7-3-5　2009 年国际妇产科联盟子宫体肿瘤分期

肿瘤分期	肿瘤范围
Ⅰ	肿瘤局限于宫体
Ⅰ A	肿瘤浸润深度 ≤ 1/2 肌层
Ⅰ B	肿瘤浸润深度 >1/2 肌层
Ⅱ	肿瘤侵及宫颈间质组织,局限于子宫
Ⅲ	局部和 / 或邻近组织受累
Ⅲ A	肿瘤累及浆膜和 / 或附件
Ⅲ B	肿瘤累及阴道和 / 或宫旁组织
Ⅲ C	盆腔和 / 或腹主动脉旁淋巴结转移
Ⅲ C1	盆腔淋巴结阳性
Ⅲ C2	腹主动脉旁淋巴结阳性,和 / 或盆腔淋巴结阳性
Ⅳ A	侵及膀胱和 / 或直肠黏膜
Ⅳ B	远处转移

表 7-3-6　子宫体癌 MRI 分期标准

分期	MRI 表现
Ⅰ a 期	子宫内膜增厚或正常,出现局灶性或弥漫性异常信号区,结合带完整且内膜 - 肌层交界平滑锐利
Ⅰ b 期	肿瘤信号浸润肌层小于 50% 结合带中断,内膜 - 肌层交界不规则
Ⅰ c 期	肿瘤信号浸润肌层大于 50%,结合带完全消失
Ⅱ a 期	子宫颈管及子宫颈内口增宽,低信号宫颈间质环保存完整
Ⅱ b 期	低信号子宫颈纤维间质内出现肿瘤信号

分期	MRI 表现
Ⅲa 期	肌层外缘连续性中断,子宫外形轮廓不规则、不完整
Ⅲb 期	阴道受累可见低信号节段性消失
Ⅲc 期	淋巴结转移显示区域淋巴结直径大于 1cm
Ⅳa 期	肿瘤组织侵犯膀胱或直肠使正常低信号带中断
Ⅳb 期	远处器官出现肿块或积液

(三)宫颈癌分期

FIGO 宫颈癌 TNM 分期见表 7-3-7。

表 7-3-7 FIGO 宫颈癌的 TNM 分期标准

FIGO 分期	宫颈癌	TNM 分期
	无法评估的原发癌	TX
	无原发癌的证据	T_0
0	原位癌(浸润前癌)	Tis
Ⅰ	癌局限于子宫(扩散到宫体在分期中不予考虑)	T_1
ⅠA	仅在显微镜下才能诊断的浸润癌。任何肉眼所见的病变均属ⅠB/T1b 期	T_{1a}
ⅠA1	间质浸润深度不超过 3.0mm,水平播散范围不超过 7.0mm	T_{1a1}
ⅠA2	间质浸润深度超过 3.0mm,但未超过 5.0mm,水平播散范围不超过ⅠA2/T_{1a2} 期	T_{1a2}
ⅠB	临床可见病变局限于宫颈或显微镜下所见病变超过ⅠA2/T_{1a2}	T_{1b}
ⅠB1	临床可见病变直径不超过 4.0cm	T_{1b1}
ⅠB2	临床可见病变直径超过 4.0cm	T_{1b2}
Ⅱ	癌已超出子宫但尚未达盆壁或阴道下 1/3	T_2
ⅡA	无宫旁浸润	T_{2a}
ⅡB	有宫旁浸润	T_{2b}
Ⅲ	肿瘤浸润达盆壁和 / 或阴道下 1/3,和 / 或引起肾盂积水或肾功能丧失	T_3
ⅢA	肿瘤浸润阴道下 1/3 但未达到盆壁	T_{3a}
ⅢB	肿瘤浸润已达盆壁和 / 或引起肾盂积水或肾无功能	T_{3b}
Ⅳ		
ⅣA	肿瘤侵犯膀胱或直肠黏膜和 / 或超出真骨盆	T_4
ⅣB	远处转移	M_1

a 无论表皮或腺体,其浸润深度不应超过 5mm;浸润深度是指自最表浅的乳头状突起的上皮与间质的交界处至浸润最深点的距离;血管或淋巴浸润在分期中不予考虑。b 泡状水肿不作为 T_4 期的分期依据。

(四)卵巢癌的分期标准

FIGO 卵巢癌 TNM 分期见表 7-3-8。

表 7-3-8 FIGO 卵巢癌的分期标准

FIGO 分期	卵巢癌	TNM 分期
	无法评估的原发癌	TX
	无原发癌的证据	T_0
I	肿瘤局限于卵巢	T_1
I A	肿瘤局限于一侧卵巢,包膜完整,卵巢表面无肿瘤,腹水或腹腔冲洗液阴性	T_{1a}
I B	肿瘤局限于双侧卵巢。包膜完整。卵巢表面无肿瘤。腹水或腹腔冲洗液阴性	T_{1b}
I C	肿瘤局限于单侧或双侧卵巢,并具备以下任何 1 项:包膜破裂,卵巢被膜上有肿瘤,腹水或腹腔冲洗液阳性	T_{1c}
II	肿瘤局限于一侧或双侧卵巢,伴有盆腔扩散	T_2
II A	扩散和 / 或种植与子宫和 / 或输卵管;腹水或腹腔冲洗液阴性	T_{2a}
II B	扩散至盆腔其他器官;腹水或腹腔冲洗液阴性	T_{2b}
II C	盆腔扩散(II A or II B),腹水或腹腔冲洗液阳性	T_{2c}
III	肿瘤累及一侧或双侧卵巢,有显微镜下证实的盆腔外腹膜转移和 / 或盆腔淋巴结转移	T_3 和 / 或 N_1
III A	盆腔外腹膜有镜下转移	T_{3a}
III B	盆腔外腹膜表面有肉眼可见的转移灶,其直径不超过 2cm,和 / 或盆腔淋巴结转移	T_{3b}
III C	盆腔外腹膜表面有肉眼可见的转移灶,其直径不超过 2cm,和 / 或盆腔淋巴结转移	T_{3c} 和 / 或 N_1
IV	远处转移(不包括腹膜转移)	M_1

注:肝表面转移属 T_3/ III 期,肝实质转移属 M_1/ IV 期,胸腔积液存在时需找到癌细胞。

(龙莉玲)

第八章　骨骼与肌肉系统

第一节　骨骼与肌肉系统检查特点与基本病变

骨、关节及其邻近软组织的疾病多而复杂,除外伤、炎症和肿瘤等疾病外,全身性疾病如营养代谢和内分泌等疾病也可引起骨骼的改变。由于骨关节与软组织结构的特点,影像学的各种成像手段,都能在不同程度上反映这些疾病的病理变化。尽管各种影像学成像手段均可用于骨关节及软组织疾病的检查,但使用时须根据疾病的性质、临床诊治的要求和不同成像手段的特点,适当选用,以尽可能作出定位、定量和定性诊断。

多数骨关节与软组织疾病缺乏典型或特殊的影像学表现,容易出现"同病异影、同影异病"的现象,须结合临床资料,如年龄、性别、病程、症状、体征和实验室检查等,有时还须做病理活检,实施"影像、临床、病理"三结合才能明确诊断。全身骨骼数目众多,形态及表现各不相同,因此,要作出疾病的诊断,必须先掌握骨关节正常的影像学表现及基本病变的影像学表现。

一、正常骨关节影像学表现

人体骨骼因形态不同而分为长骨、短骨、扁骨和不规则骨4类,基本结构包括:①骨质,分为密质骨和松质骨;②骨膜,被覆骨皮质表面,内层有成骨细胞及破骨细胞;③骨髓,充填于骨中央部的骨髓腔及松质间隙内;④骨的血供,包括滋养动脉、骨骺动脉、干骺动脉及骨膜动脉等及与之伴行的同名静脉。

(一)正常骨骼影像学表现

1. 管状骨　成人管状骨可分为骨干及骨端两部分,其基本骨结构影像学表现不一(图8-1-1)。①骨膜:正常骨膜在平片、CT 和 MRI 上均不能显示;②骨皮质:X 线与 CT 表现为密度均匀致密影。MRI 上骨质因缺乏氢质子,T_1WI 和 T_2WI 均呈极低信号;③骨松质:由骨小梁及其间的骨髓所构成,表现为致密的网格状骨纹理结构;④骨髓腔:平片上可显示为一边界不清、较为透亮的带状区。CT 表现为软组织密度(红骨髓)或脂肪密度(黄骨髓)。MRI 黄骨髓信号与脂肪相似,T_1WI 和 T_2WI 均呈高信号。红骨髓 T_1WI 信号高于肌肉低于脂肪信号,T_2WI 信号与脂肪相似呈高信号。

2. 躯干骨　躯干骨主要包括脊柱、骨盆、肋骨及胸骨等,影像学表现见图8-1-2。

3. 生长发育期骨骼的特点　新生儿管状骨只分为骨干和骺软骨。儿童骺软骨中出现二次骨化中心(骨骺)后,可分为骨骺、骺板软骨、干骺端和骨干4部分,各部位影像学表现见图8-1-3。

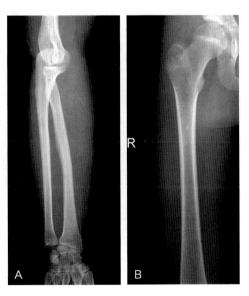

图 8-1-1　成人管状骨 X 线平片
A. 尺桡骨正位片;B. 股骨正位片。

(1)骨骺:在胎儿及幼儿时期骺软骨,X 线片上不显影。骺软骨内出现1个或多个骨化中心后,X 线片上显示为圆形含钙骨结构影。MRI 上,骺软骨为 T_1WI 等信号、T_2WI 高信号,二次骨化中心因含黄骨髓而呈 T_1WI 高信号、T_2WI 中高信号。

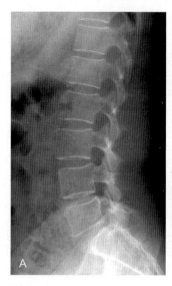
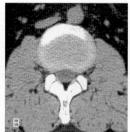
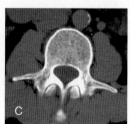
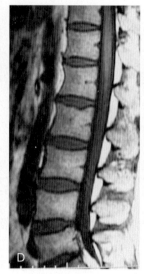
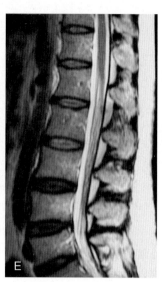

图 8-1-2 正常腰椎影像学表现

腰椎侧位片（A）可见椎体呈长方形，由薄层骨皮质包绕海绵状松质骨结构构成，后方为椎弓根、上下关节突和棘突。椎间孔位于相邻的椎弓根、椎体、关节突和椎间盘之间。相邻两椎体终板间的透亮间隙为椎间隙，是椎间盘的投影；腰椎间盘和椎体 CT 轴位（B、C）可见椎体与椎弓围成椎管，硬膜囊位于椎管中央，呈软组织密度。椎间盘密度低于椎体，高于邻近肌肉；腰椎矢状位自旋回波 T_1WI（D）和快速自旋回波 T_2WI（E）清楚显示脊椎、椎管、椎间盘及椎管内软组织结构，包括硬膜囊、脑脊液和脊髓等，其中骨性结构的皮质呈低信号，骨髓呈高或等高信号。椎间盘 T_2WI 纤维环为低信号、髓核为层状高信号。脊髓 T_1WI 呈中等信号，信号强度高于脑脊液，T_2WI 则低于脑脊液信号。

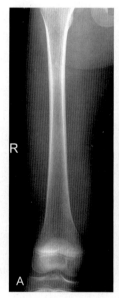
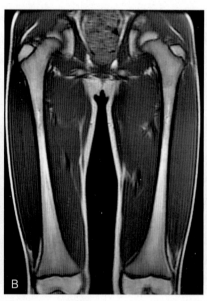
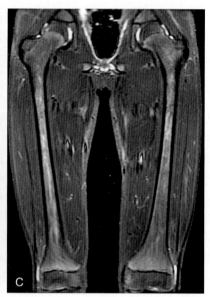

图 8-1-3 长管状骨影像学表现

A. 右侧股骨正位片；B. 双侧股骨自旋回波 T_1WI；C. 双侧股骨脂肪抑制快速自旋回波 T_2WI。

（2）骺板软骨：位于骨骺与干骺端之间的软骨板，X 线片上呈横行半透明带，MR T_1WI 呈等信号、T_2WI 呈高信号。随骨骼生长骺板软骨将逐渐变薄直至愈合。

（3）干骺端：为骨干两端的膨大部分，周边为薄层骨皮质，内由松质骨构成。顶端为干骺端的临时钙化带，X 线表现为一横行薄层致密带影。在 MRI 上由于干骺端骨髓常为红髓且含有一定量的骨小梁，信号往往低于骨干髓腔。

（4）骨干：位于管状骨中段的管状部分，X 线上周围致密结构为骨皮质，MR 各序列均呈低信号。中央低密度柱状结构为骨髓腔,MR T₁WI 呈高信号、T₂WI 呈中高信号,脂肪抑制序列上其高信号可被抑制。

（二）正常关节影像学表现

滑膜关节的基本结构有关节骨端、关节囊和关节腔。

（1）关节软骨:为覆盖于关节骨端表面的薄层透明软骨,X 线平片及 CT 上关节软骨常不能显示。滑膜关节在 X 线上可见关节间隙,为两个骨端骨性关节面之间的透亮间隙,是关节软骨、关节盘和关节腔的投影。MRI 上关节软骨在 T₁WI 和 T₂WI 均呈中等或略高信号,表面光滑。半月板由纤维软骨构成,在 T₁WI、质子密度加权成像(proton density weighted imaging,PDWI)和 T₂WI 均呈均匀的低信号。

（2）骨性关节面:位于骨端关节软骨下方的菲薄钙化带和其下的薄层致密骨质,X 线上表现为边缘锐利光滑的线样致密影,T₁WI 和 T₂WI 均呈低信号。

（3）关节内其他结构:关节囊在平片上一般不能显示。在适当的窗宽、窗位时,CT 上可见关节囊、周围肌肉和韧带的断面,均呈中等密度影。MRI 能较 CT 更好地显示关节内的各种结构:关节囊、韧带等 T₁WI 和 T₂WI 均呈低信号。关节腔内液体 T₁WI 呈低信号,T₂WI 呈高信号(图 8-1-4)。

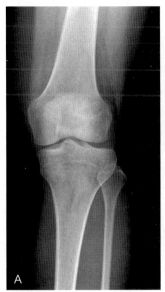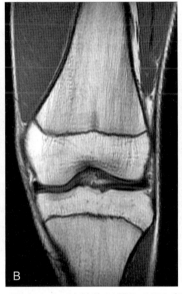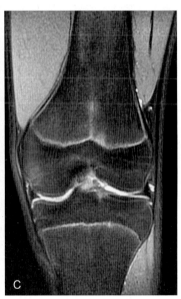

图 8-1-4　膝关节 X 线和 MRI 表现

分别为 X 线片(A)和 MRI 图像(B、C)。

（三）软组织影像学

骨骼肌肉系统软组织包括肌肉、肌腱、韧带、血管和神经等,由于其密度差别不大,在 X 线片上无法显示其形态和结构,观察受到较大限制。MRI 对软组织和骨髓病变的分辨率比 X 线和 CT 都更具优势。在 MRI 上,韧带、肌腱、纤维软骨和空气 T₁WI 和 T₂WI 均呈低信号,肌肉 T₁WI 和 T₂WI 呈中等偏低信号。血管因流空效应,呈低或无信号的圆形或条状结构。粗大的神经呈中等信号。

二、骨骼基本病变表现

1. 骨质疏松　骨质疏松(osteoporosis)是指一定单位体积内的骨量减少,即骨的有机成分和无机成分(钙盐等)均减少,但比例仍正常。组织学变化是骨皮质变薄,骨小梁减少。X 线及 CT 表现主要是骨密度减低、骨皮质变薄、骨小梁稀疏,边缘清楚。MRI 上由于骨小梁减少及黄骨髓增多,骨髓在 T₁WI 和 T₂WI 呈中高信号。广泛性骨质疏松主要是由于成骨减少或破骨活动增多所致,老年、绝经期后妇女、营养不良、代谢或内分泌障碍均可引起。局限性骨质疏松多见于失用性骨质疏松。骨质疏松可引起压缩性骨折(图 8-1-5)。

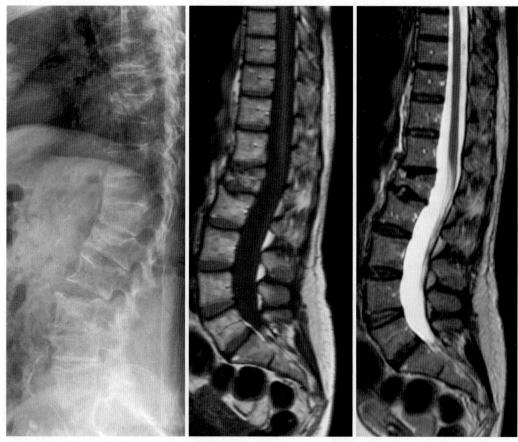

图 8-1-5　腰椎骨质疏松并 L_1 椎体压缩性骨折

2. 骨质软化　骨质软化(osteomalacia)是指骨在代谢过程中钙化不足。骨组织有机成分正常，而无机成分(钙盐等)含量减少。骨质软化表现为骨密度减低、骨皮质变薄、骨小梁减少等，与骨质疏松有许多相似之处，但骨质软化的骨小梁和骨皮质边缘模糊，系因骨组织内含有大量未钙化的骨样组织所致；承重骨骼常变形；假骨折线形成，表现为宽 1~2mm 的光滑透明线。产生骨软化的病因主要是钙磷代谢障碍、维生素 D 缺乏等。常见的疾病有佝偻病、骨软化症和氟骨症等(图 8-1-6)。

3. 骨质破坏　骨质破坏(destruction of bone)是局部骨质为病理组织所代替而造成的骨组织消失。可以由病理组织本身或由其引起破骨细胞生成和活动增强所致。X 线及 CT 表现为骨质局限性密度减低，骨小

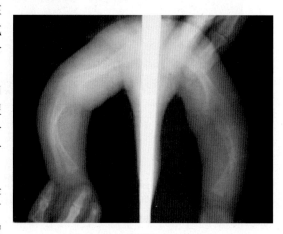

图 8-1-6　骨质软化(佝偻病)

梁破坏消失，骨皮质呈"筛孔状"、斑块状缺损。MRI 上表现为骨质或骨髓被较低信号或混杂信号的病变组织所代替，皮质缺损(图 8-1-7)。骨质破坏多见于炎症、肉芽肿、肿瘤或瘤样病变。恶性骨肿瘤或炎症急性期，骨质破坏常较迅速，轮廓多不规则，边界模糊。良性骨肿瘤或炎症慢性期，则骨质破坏进展缓慢，边界清楚。

4. 骨质增生硬化　骨质增生硬化(hyperostosis osteosclerosis)是一定单位体积内骨量的增多。由于成骨活动增多或破骨减少或两者同时存在，导致骨皮质增厚、骨小梁粗密。X 线及 CT 表现为骨质密度增高，骨皮质增厚、致密，骨小梁粗密(图 8-1-8)。MRI 上增生硬化的骨质 T_1WI 和 T_2WI 均呈低信号。局限性骨增生多见，主要见于慢性炎症、退行性变、外伤和某些原发性骨肿瘤(骨肉瘤、成骨性转移瘤)等。少数为弥漫性骨质增生，见于某些代谢或内分泌障碍，如甲状旁腺功能低下、氟中毒、石骨症等。

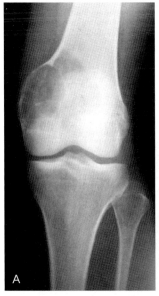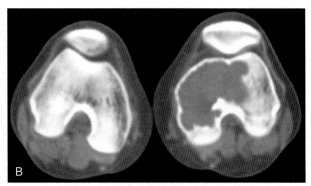

图 8-1-7 股骨骨质破坏（骨巨细胞瘤）
MRI 示骨质缺损（A、B）。

5. 骨质坏死 骨质坏死（osteonecrosis）是骨组织局部代谢停止，坏死的骨质称为死骨。主要原因是骨的血液供应中断。组织学上，骨细胞死亡、消失和骨髓液化。X 线表现为骨质局限性密度增高。其原因：一是死骨的骨小梁表面有新骨形成，骨小梁增粗，绝对密度增高；二是死骨周围骨质被吸收，或在肉芽、脓液包绕衬托下，死骨相对高密度。晚期，死骨被清除，破坏区缩小。MRI 显示骨质坏死较 X 线平片和 CT 早，坏死区整体表现为"地图样"异常信号区。死骨中央区为坏死骨组织，T_1WI 和 T_2WI 呈等信号；周围区为肉芽组织带，T_1WI 呈低信号，T_2WI 呈高信号；最外围为新生骨质硬化带，T_1WI 和 T_2WI 均呈低信号带。晚期坏死区出现纤维化和骨质硬化等改变，T_1WI 和 T_2WI 呈低信号。骨质坏死多见于慢性化脓性骨髓炎、骨结核、骨梗死、骨缺血性坏死和外伤骨折后等（图 8-1-9）。

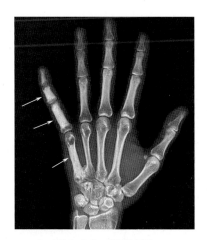

图 8-1-8 骨质硬化
可见左手掌指骨"蜡泪样"骨病（箭头）。

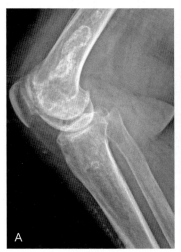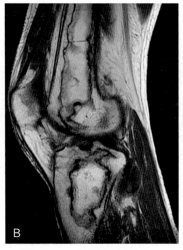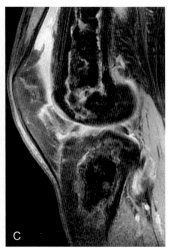

图 8-1-9 股骨多发骨梗死
A. 股骨侧位；B. 股骨矢状位自旋回波 T_1WI；C. 股骨矢状位脂肪抑制快速自旋回波 T_2WI。

6. 软骨内与骨内钙化　软骨钙化是指软骨基质钙化,反映骨内或骨外有软骨组织或瘤软骨的存在。软骨类肿瘤可出现肿瘤软骨内钙化,良性软骨肿瘤钙化密度高,呈斑点或环状,边缘清楚(图 8-1-10);软骨肉瘤钙化不充分或钙化被肿瘤组织破坏,钙化密度低,形态不规则,边缘模糊。少数关节软骨或椎间盘软骨退行性变也可出现软骨钙化。骨梗死所致骨质坏死可出现骨髓内钙化。

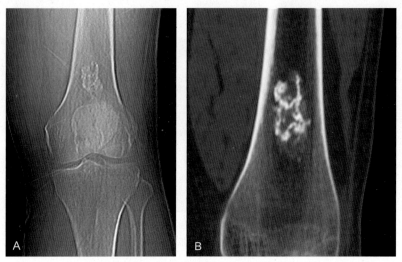

图 8-1-10　股骨内生软骨瘤钙化

软骨瘤钙化呈斑点或环状,边缘清楚(A、B)。

7. 骨膜增生　骨膜增生(periosteal proliferation)又称骨膜反应(periosteal reaction),是因骨膜受刺激,骨膜内层成骨细胞活动增加形成的骨膜新生骨,通常表示存在病变。影像学表现为与骨皮质表面平行排列的"葱皮样""花边样"和"针状"骨膜新生骨。通常以长骨骨干区明显,干骺部或扁骨轻微;炎症者较广泛,而肿瘤则较局限。随着病变的好转与痊愈,骨膜增生可逐渐与骨皮质融合,表现为皮质增厚。痊愈后,骨膜新生骨可逐渐被吸收。在恶性骨肿瘤中,已形成的骨膜新生骨可被破坏,破坏区两侧的残留骨膜新生骨与邻近骨质呈三角形表现,称 Codman 三角(Codman triangle),见图 8-1-11。MRI 显示骨膜增生要早于 X 线和 CT,早期的骨膜增生在 T_1WI 为等信号,T_2WI 为高信号;骨膜新生骨在各序列则均为低信号。骨膜增生多见于化脓性炎症、肿瘤、外伤、骨膜下出血等疾病。

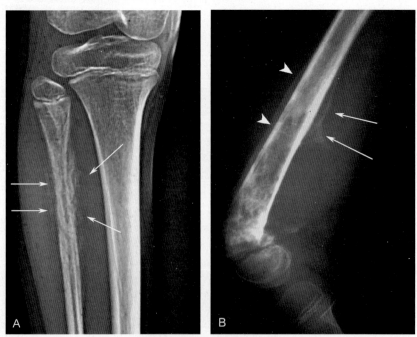

图 8-1-11　骨膜反应

A. 腓骨尤因肉瘤骨膜增生(箭);B. 股骨骨肉瘤层状骨膜增生(箭头)和 Codman 三角(箭)。

8. 矿物质沉积 铅、磷、铋等进入体内,大部沉积于骨,在生长期主要沉积于生长较快的干骺端。X线表现为多条平行于骺线的致密带,厚薄不一,于成年则不易显示。

9. 骨骼变形 骨骼变形可累及一骨、多骨或全身骨骼。局部病变或全身性疾病均可引起,如骨的先天性发育异常、创伤、炎症及代谢性、营养性、遗传性、地方病和肿瘤性病变均可导致骨骼变形。如骨肿瘤可使骨局部膨大、变形;骨折后可引起畸形愈合;发育畸形可使一侧骨骼增大。脑垂体功能亢进引起全身骨骼增大;骨软化症和成骨不全可使全身骨骼变形。

三、关节基本病变的影像学表现

1. 关节肿胀 常由于关节积液或关节囊及其周围软组织充血、水肿、渗出、出血、增殖性病变等所致。关节肿胀常见于炎症、外伤、肿瘤和出血性疾病。其X线及CT表现是周围软组织影膨隆,脂肪垫和肌肉间脂肪层移位变形或模糊、消失。MRI对诊断关节积液及软组织水肿显示更清楚,并且能清楚显示滑膜炎症和关节内结构变化。

2. 关节破坏 由关节软骨及其下方的骨质被病理组织侵犯、代替所致,常见于各种急慢性关节感染、肿瘤及痛风等疾病。当病变早期破坏只累及关节软骨时,X线及CT显示不佳,仅部分病例见关节间隙变窄;当累及关节面下骨质时可见骨破坏和缺损(图8-1-12)。MRI对早期的软骨破坏显示清楚,表现为软骨内的异常信号或连续性中断。

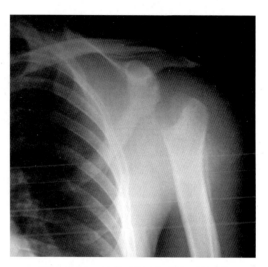

图 8-1-12 关节破坏(左肩夏科关节)

3. 关节退行性变 基本病理变化为关节软骨变性、坏死、变薄、缺如,软骨下骨质裸露、骨质增生硬化、软骨下囊变等,多见于老年人、慢性创伤和长期关节负担过度等。X线及CT表现为关节间隙狭窄,骨性关节面骨质增生硬化,关节面下骨质出现小囊变区,关节边缘骨赘形成,韧带骨化等(图8-1-13)。MRI除显示上述改变外,还可清晰显示关节内结构,如软骨、半月板、韧带及周围肌腱等结构的改变。

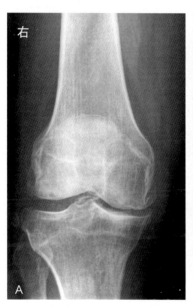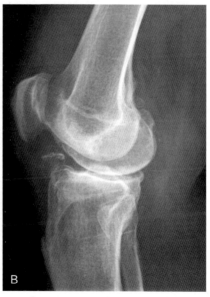

图 8-1-13 膝关节退行性变
A. 右膝关节正位片;B. 右膝关节侧位片。

4. 关节强直 可分为骨性和纤维性强直。骨性强直是关节骨端之间由骨组织所连接,表现为关节间隙明显变窄或消失,骨小梁通过关节间隙连接两侧骨端,多见于化脓性关节炎愈合后、类风湿性关节炎等。纤维性强直仍可见狭窄的关节间隙,其间有纤维组织连接,无骨小梁贯穿,常见于关节结核,诊断需结合临床

（图 8-1-14）。

5. 关节脱位 构成关节的两个骨端的正常相对位置发生改变（如距离增宽）称为关节脱位，从病因上可分为外伤性、先天性和病理性 3 种。关节骨端完全脱开为全脱位，X 线片上易诊断（图 8-1-15）。部分脱开者为半脱位，X 线表现为关节骨端部分相对应。

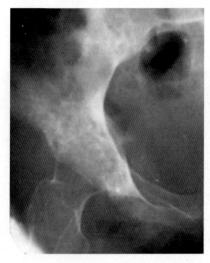 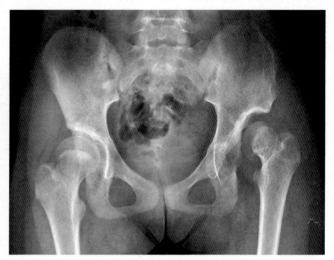

图 8-1-14 右髋关节结核并纤维性强直　　　图 8-1-15 左髋关节完全性脱位并假关节形成

四、软组织基本病变的影像学表现

骨关节病变常引起周围软组织的改变，而软组织病变也可引起骨和关节的改变。

1. 软组织肿胀 可因软组织充血、水肿、渗出、出血等或邻近骨结构病变（如急性化脓性骨髓炎等）而引起。X 线片和 CT 表现为软组织弥漫性密度增高，软组织间隙模糊不清。MR 表现为 T_1WI 呈弥漫性低信号，T_2WI 呈高信号。出血的密度和信号与其他部位相应病变表现一致。

2. 软组织肿块 可因软组织的良恶性肿瘤和瘤样病变引起，也见于骨恶性肿瘤侵入软组织内形成肿块。良性者边缘清楚，而恶性者常边缘模糊。

3. 软组织内钙化和骨化 软组织内的出血、退行性变、坏死、肿瘤、结核、寄生虫感染和血管病变均可发生钙化，常发生于肌肉、肌腱、韧带、关节囊等处。软组织中的骨化影可见于骨化性肌炎、外伤、退行性变，以及来自骨膜和软组织内的骨肉瘤。

4. 软组织内气体 常见于创伤（含医源性）及产气菌感染。影像学检查可显示软组织内积气，甚至有气 - 液平面，诊断容易。

5. 肌肉萎缩 先天性疾病可引起全身肌肉发育不良，肢体运动不良可导致肌肉失用性萎缩。

五、影像检查技术及比较影像学

1. X 线检查 由于骨与软组织间、骨结构本身间（骨皮质、骨松质和骨髓腔）有良好的天然对比，普通 X 线摄影即可使骨关节清楚显影，而骨关节疾病也易于在 X 线片上显示。X 线检查方法简便、费用较低，目前仍是骨关节疾病首选影像学检查方法。部分骨关节疾病，X 线表现比病理改变和临床表现出现晚，如骨髓炎、骨髓瘤、转移瘤等，初次检查结果阴性，并不能排除早期病变的存在。应根据临床拟诊，依不同疾病的发展规律，定期复查或进一步作 CT、MR 检查，才可能发现病变。

2. CT 检查 CT 密度分辨率高、无影像重叠。骨与软组织疾病一般先用 X 线检查以发现病变，初步评估病变性质与范围。当临床和 X 线诊断有疑难时，可选用 CT 进一步检查，以显示细小或隐匿骨折、微细骨质破坏及病灶内的小钙化等。对软组织病变和骨骼解剖较复杂的部位，如骨盆和脊柱，也可首选 CT。对骨破坏区内的死骨、钙化、骨化，破坏区周围骨质增生、软组织脓肿等的显示，CT 优于常规 X 线平片。

3. MR检查　MRI有良好的软组织分辨力、可任意多平面成像、无辐射等优点,对各种软组织及其病变,如肿瘤、坏死、出血、水肿等都能很好显示。MRI对脊柱病变及椎管内病灶的显示优于CT。对早期的骨破坏、缺血性坏死、骨髓水肿等的显示均优于CT。脂肪成分在MRI上易于识别,当骨髓内脂肪成分有改变或被病变组织取代时,其信号强度将发生变化。但是,MRI对钙化和细小骨化的显示不如X线和CT。因此,骨和软组织病变的MR检查应在X线平片的基础上进行。

4. 检查技术的选择　一般来说,四肢骨骼的外伤、感染、良性肿瘤或瘤样病变、全身性骨病等,X线平片表现特征明确,与临床表现和实验室检查结果相符时即可确诊。以上疾病若X线表现不典型,或与临床表现不符合,则应考虑进一步行CT或MR检查。脊柱及其他解剖结构复杂区域的病变,如外伤、肿瘤等,X线平片不易显示,应行CT或MR检查。软组织疾病一般应首选MR检查。怀疑关节半月板、韧带及肌腱损伤等应首选行MR检查。

5. 影像观察与分析　骨与软组织病变影像学的各种基本表现对定性诊断常缺乏特征意义。全面观察、综合分析图像表现,如病变部位、范围、边缘、大小、数目及特殊表现,如钙化、液平等,将有助于疾病的定位、定量和定性诊断或提出合理的诊断意见。

(徐文坚)

第二节　骨关节创伤性病变

一、四肢骨关节创伤性病变

(一)临床相关基础概述

骨关节创伤包括骨折(fracture)和关节脱位(joint dislocation)。

骨折指骨的连续性中断,包括骨小梁和/或骨皮质的断裂。患者就诊时往往有局部肢体由于骨折引起的成角、错位等变形和功能障碍,并伴有明显的疼痛、肿胀、压痛;严重创伤常合并广泛软组织撕裂、内脏损伤、出血或外伤性休克。根据病因骨折分为3类:创伤性骨折(traumatic fracture)、应力性骨折(stress fracture)和病理性骨折(pathologic fracture)。

关节脱位是指关节组成骨的正常解剖对位关系完全脱离或部分脱离,分别称为脱位或半脱位。根据发病机制,分为创伤性脱位、习惯性脱位、先天性脱位和病理性脱位。

临床病例

病例1　男性,19岁,以"左踝扭伤后疼痛1天"为主述就诊。患者踢足球时,左脚踩到足球发生扭伤,左踝肿胀疼痛。查体:左踝肿胀,压痛,不能主动活动。

病例2　男性,28岁,以"摔倒后左肘畸形1天"为主述就诊。患者不慎摔倒,以左手撑地,左肘疼痛、不能活动。查体:左肘部畸形,肘前部饱满,肘后部空虚,尺骨鹰嘴后突。左肘只有微小的被动活动度。

病例3　女性,31岁,以"左膝关节疼痛10天"为主述就诊。患者突感膝关节疼痛。查体:膝关节轻度肿胀,关节屈伸活动基本正常,屈伸时轻度疼痛,膝关节内侧间隙压痛明显。

病例4　女性,5岁,以"自行玩耍时摔倒致右小腿疼痛肿胀1天"入院。患儿在家自行玩耍,摔倒后哭闹,述说右小腿疼痛,不能站立。查体:右小腿下段外侧肿胀、压痛明显。

初步了解病史以后,要考虑以下问题。

【问题1】应首选何种影像学检查方法? 其他方法如何补充使用?

四肢骨关节创伤的检查方法包括X线平片、CT、MR、超声、DSA和核素骨显像等。选择原则是在生命体征稳定的情况下,尽快进行简单易行、不加重患者伤情、影像解剖关系清晰及可满足诊断需要的影像学方法。

知识点

1. X 线平片是首选和基本的影像学技术。

2. 对解剖结构复杂的骨关节创伤,或 X 线平片未见异常而临床症状明显的患者,可选择 CT 进一步诊断。

3. 怀疑软组织损伤,可进行 MR 或超声检查。但若可疑血管损伤,建议选用 DSA 或 CTA。

4. MRI 和核素可帮助诊断 X 线平片或 CT 不能发现的隐匿性骨折。

(二)四肢骨关节创伤影像学检查方法的选择

(1)X 线平片:是四肢骨关节创伤的首选方法,规范投照可诊断大部分创伤。缺点是难以显示复杂解剖区域(如骨盆、中足、腕骨等)的骨关节创伤,同时也不能诊断隐匿性骨折。

(2)CT:当四肢骨关节创伤发生于复杂解剖区域或患者有明确外伤史和临床症状而 X 线平片未能发现异常时,应进一步加做 CT。CTA 也可用于诊断骨关节创伤并发的血管损伤。但 CT 仍然不能诊断部分隐匿性骨折。

(3)MRI:是软组织创伤的首选方法,包括肌肉损伤、肌腱韧带损伤、关节囊损伤、关节内透明软骨或纤维软骨损伤等。单对于血管损伤,一般选用 DSA 或 CTA 明确诊断。此外,MRI 也可早期显示骨髓充血水肿改变,因此非常利于发现急性隐匿性骨折。

(4)超声检查:位于四肢浅表区域的软组织创伤,可选用超声,优点在于简单、方便,并可进行动态功能检查。

(5)核素检查:鉴于核素骨显像可观察全身骨骼情况,因此适合评估多发骨关节创伤。此外,核素骨显像对早期骨髓充血水肿等敏感,因此也适用于部分隐匿性骨折。

【问题2】上述病例存在的异常影像学表现是什么?印象诊断是什么?

通过病史预先判断可能的诊断,合理选择影像学方法,分析影像特征并判断其可能的成因,归纳阳性征象。

知识点

1. 骨折的直接证据为骨折线和骨折断端移位或成角。患者年龄、临床症状、外伤史、既往病史、骨折部位和影像学表现可区分创伤性骨折、应力性骨折和病理性骨折。

2. 关节脱位的直接证据为构成关节的骨骼失去正常的对位关系,可合并邻近骨的骨折。

(三)四肢骨关节创伤影像学诊断征象及诊断思路

1. 四肢骨关节创伤的解剖形态学改变

(1)骨折线是诊断骨折的直接证据,应在不同的投照体位仔细寻找。透亮的骨折线提示骨折端有分离;致密的骨折线提示骨折端有重叠或嵌入改变。

(2)骨折断端移位或断端成角也是诊断骨折的直接证据。在四肢长骨,骨折对位不良是断端间出现横向或纵向移位,对线不良是断端间出现成角。

(3)骨折的间接证据包括:①受伤局部的软组织肿胀,提示挫伤和血肿的可能,亦提示骨折存在的可能。②关节创伤时,关节囊内、外的脂肪垫和脂肪线移位提示关节积液,而关节内出现"脂-液平面"提示关节囊内骨折。

(4)构成关节的骨骼失去正常的对位关系,为关节脱位的直接证据,可单独发生或伴有邻近骨骼的骨折。

2. 全面了解四肢骨关节创伤的伴发损伤 四肢创伤性骨折和脱位可以对周围软组织造成损伤,包括关节囊、韧带、肌腱、肌肉、血管、神经的损伤和有无开放性感染等。反之,软组织对创伤也可产生影响,如肌肉收缩牵拉骨折端导致的移位旋转,软组织嵌入骨折端或关节间隙等。熟悉上述主要软组织的解剖位置,理解四肢骨折脱位的损伤机制,结合临床症状体征,必要时补充 MRI 或超声可以全面了解四肢创伤的伴发损伤。

3. 鉴别创伤性骨折、应力性骨折和病理性骨折

(1)患者年龄、临床症状、外伤史及既往病史有十分重要的鉴别作用。①创伤性骨折有明显的外力致伤过程,症状与体征在受伤当时突然出现。②应力性骨折分为疲劳性骨折(fatigue fracture)和功能不全性骨折(insufficient fracture),后者又称衰竭骨折。疲劳性骨折是正常外力反复作用于弹性强度正常的骨骼而引起的骨折,常见于长时间持续负重、长途行军等情况,好发于运动员、士兵和学生;功能不全性骨折发生于弹性抵抗力减弱(骨矿物质丢失)的骨骼,不能承受正常体重或肌肉生理性活动的作用力而引起骨折,好发于骨质疏松、骨质软化或放射治疗后骨脆性增高的骨骼。③病理性骨折(pathologic fracture)是局部骨骼正常骨组织被病理组织不可逆取代,致局部骨骼的弹性强度明显减低,轻微外力甚至咳嗽即可引起病变部位的骨折。患者就诊前局部往往有疼痛不适和全身症状等。

(2)骨折的部位和影像学表现有助于鉴别三者。①急性创伤性骨折根据致伤的直接或间接外力,各有好发部位,如间接外力的 Colles 骨折、肱骨外科颈骨折和踝关节骨折等,直接外力的跟骨骨折等。X 线和 CT 均可显示清楚锐利的骨折线,未见骨痂或骨膜反应改变。②疲劳性骨折常见于距骨、胫骨、骶骨、耻骨、股骨颈等负重应力部位。X 线或 CT 通常不能诊断 2 周内的骨折,2 周后可显示好发部位骨骼出现边缘模糊的致密或透亮骨折线,局部往往有明显骨痂生长。③功能不全性骨折好发部位包括骶骨、髂骨、耻骨、坐骨、髋臼、股骨颈及距骨,X 线经常难以显示骨折征象,CT 和 MRI 则可确定骨折。④病理性骨折就诊前局部往往有疼痛不适和全身症状,影像学显示骨折端不规则骨质破坏,甚至可见明显软组织肿块或骨膜反应。

4. 四肢骨关节创伤影像学诊断思路　见图 8-2-1。

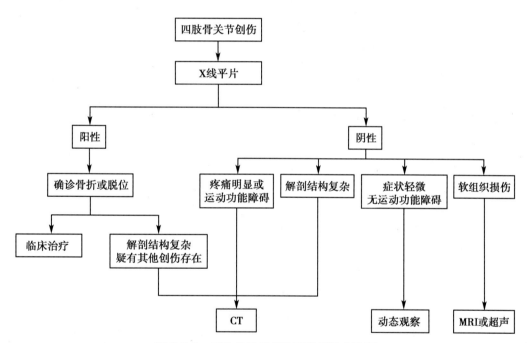

图 8-2-1　四肢骨关节创伤影像学检查流程

(1)熟悉正常骨骼解剖细节及生物力学特点。

(2)熟悉骨折的生物力学改变。①直接外力如打击、碰撞、砸、压等,常引起外力作用处的骨折脱位,如颅骨骨折、车祸骨折脱位等;②间接外力如外力的传导、成角或扭转的剪切力、肌肉韧带的牵拉等均可造成骨折、脱位,如腕部的 Colles 骨折、肱骨远端伸直型骨折、肘关节和肩关节脱位等;③环状结构骨骼的连续性中断往往发生在两处以上,如骨盆骨折。

【问题 3】若儿童发生四肢骨关节创伤,其影像学特征与成人创伤存在哪些不同?

与成人相比较,儿童骨骼具有独特的生理解剖特点和影像解剖特点。

(1)儿童骨骼的生理解剖特点:①处于不断生长和发育过程中;②骨质有机成分和水分丰富,而矿物质相对少,骨骼柔韧性好;③骨骼纤细且松质骨多而致密骨少,富于韧性但刚度差;④骺软骨板的强度低于骨质和韧带,易发生骨骺损伤。

(2)儿童骨骼的影像解剖特点:四肢管状骨处于生长发育过程中,包括骨干、干骺端、骺软骨板和骨骺。正常足月新生儿出生时仅股骨远端骨骺内出现二次骨化中心,其余骨骺则均为软骨构成,随着年龄增长才逐渐在软骨骨骺内出现二次骨化中心。根据骨骺位置及其功能,骨骺分为生长性骨骺(epiphysis)和骨突骨骺(apophysis)。生长性骨骺主要作用是参与软骨成骨性骨骼的长径生长,通常位于干骺端的近端或远端;骨突骨骺是位于肌腱韧带附着的骨突部位。

知识点

1. 儿童四肢管状骨分骨干、干骺端、骺软骨板和骨骺等影像解剖部位。
2. 儿童四肢管状骨创伤特有的类型包括创伤性长骨弯曲、皮质皱褶骨折、青枝骨折和骨骺损伤。
3. 骨骺损伤常用分型为 Salter-Harris 分类。

（四）儿童四肢管状骨创伤的特有类型及影像学诊断

1. 创伤性长骨弯曲、皮质皱褶骨折和青枝骨折　独特的生理解剖特点使儿童四肢管状骨能承受更大的弹性变形,导致儿童中更常发生不全性骨折,典型类型如创伤性长骨弯曲(plastic bowing)、皮质皱褶骨折(torus fracture or buckle fracture)和青枝骨折(greenstick fracture)。

2. 骨骺损伤　骨骺损伤(epiphyseal injury)可累及骨骺、骺软骨板和干骺端,目前常用分型是 Salter-Harris(包括 Rang 增加的第Ⅵ型)分类。Ⅰ型:骨折线通过骺软骨板的细胞退化层,骨骺与干骺端完全分离。此型骨折多发于婴幼儿期,预后良好。Ⅱ型:骨折线通过骺软骨板的细胞退化层,到达骺板边缘前折向干骺端。该型为最常见的骨骺损伤类型。X线平片不能发现骺软骨板内的骨折线,但可见干骺端三角形或薄层骨折片,干骺端骨折片常与骨骺一起移位。Ⅲ型:骨折线从关节面开始,通过骨骺进入骺软骨板的细胞退化层,然后90°转弯直达骺板边缘。该型属关节内骨折损伤,不常见,整复良好者预后好,否则关节面不整,可出现创伤性关节炎。Ⅳ型:骨折线从关节面开始,穿过骨骺、骺软骨板全层,并延伸至干骺端。该型因损伤骺软骨板的生发层软骨细胞,常引起成角畸形和生长停止。Ⅴ型:骺软骨板压缩损伤,罕见,仅占1%,多见于膝踝。该型由于强大的垂直挤压暴力,使骺软骨板的软骨细胞严重破坏,或使骺软骨板的营养血管广泛损伤,容易导致骺软骨板早闭,出现骨生长畸形。由于该型损伤无移位,X线很难诊断。Ⅵ型:骺软骨板软骨环膜的Ranvier区损伤。Ranvier沟是一楔形密集细胞带,内含未分化的间充质和丰富的血管纤维组织,位于细胞增殖层水平,是软骨环膜的核心结构。此细胞带是骺板周缘软骨贴附生长的起源,是骺端繁衍成骨细胞所在。此型损伤可在骺软骨板的一端形成骨桥,而另一端继续生长,导致骨生长不均匀而倾斜,形成骨干弯曲和缩短畸形。

（五）基于病例的实战演练

1. 创伤性骨折

病例1　患者进行了 X 线平片和 CT 检查,见图 8-2-2。

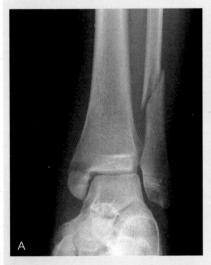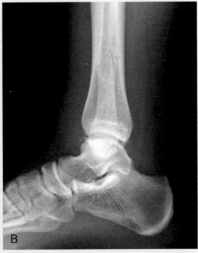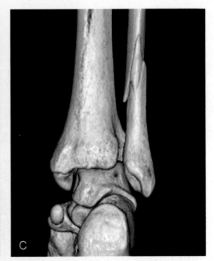

图 8-2-2　病例 1,X 线平片和 CT 图像
A. X 线正位片;B. X 线侧位片;C. CT 三维重建后处理。

（1）影像征象分析

1）征象 1：X 线平片示内踝骨连续性中断，出现横行骨折线；腓骨下段骨连续性中断，出现斜行骨折线，为高位腓骨下段骨折，断端轻度对位不良，对线良好。

2）征象 2：CT 三维重建后处理示胫腓下关节分离，较 X 线平片更明显。

（2）印象诊断：创伤性左侧踝关节骨折。

2. 创伤性关节脱位

病例2 患者进行了 X 线平片检查，见图 8-2-3。

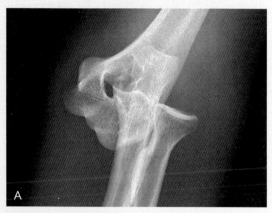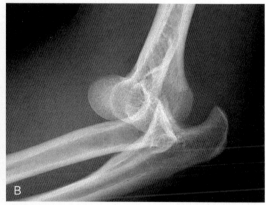

图 8-2-3 病例 2，X 线平片
A. 正位片；B. 侧位片。

（1）影像征象分析

1）征象 1：X 线正位平片示肘关节组成骨的对合关系完全丧失，尺骨和桡骨近端明显外侧移位。

2）征象 2：X 线侧位平片示尺骨和桡骨近端明显后方移位，导致肘关节组成骨的对合关系完全丧失；脂肪垫移位形成的"八字征"，提示关节积液。

（2）印象诊断：创伤性左肘关节后脱位。

3. 应力性骨折

病例3 患者进行了 X 线平片和 MR 检查，见图 8-2-4。

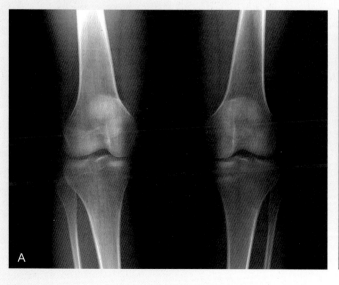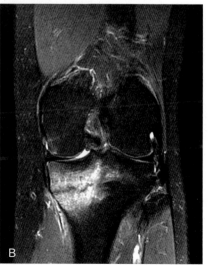

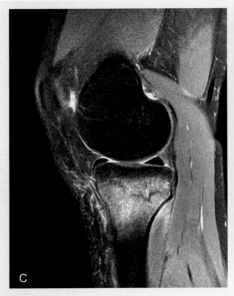
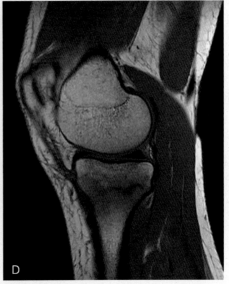

图 8-2-4　病例 3,X 线平片和 MRI 图像

A. X 线正位平片;B. MR 冠状位质子密度加权成像;C. MR 矢状位质子密度加权成像;D. MR 矢状位 T_1WI。

（1）影像征象分析

1）征象 1：X 线平片示左胫骨上端内侧水平高密度线。

2）征象 2：MRI 示左胫骨上端内侧骨髓水肿，T_1WI 呈低信号，脂肪抑制 PDWI 呈高信号。胫骨上端骨髓水肿内可见明显低信号的骨折线，平行于胫骨平台。骨髓水肿旁伴软组织水肿。

（2）印象诊断:左胫骨上端应力性骨折（疲劳性骨折）。

4. 病理性骨折

病例 4　患者进行了 X 线平片和 MR 检查,见图 8-2-5。

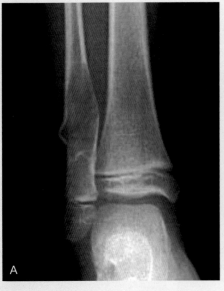
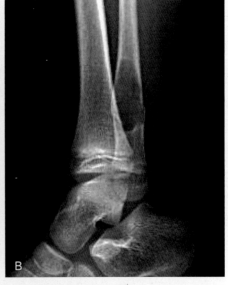

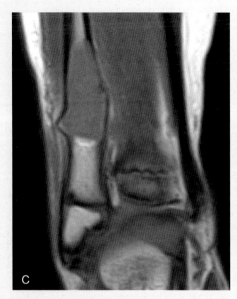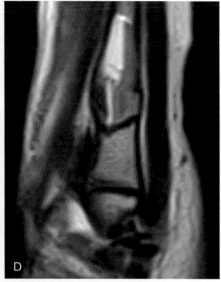

图 8-2-5 病例 4,X 线平片和 MRI 图像

A. X 线正位片;B. X 线侧位片;C. MR 冠状位 T₁WI;D. MR 矢状位 T₂WI。

(1)影像征象分析

1)征象 1:右腓骨下段局限性膨胀性骨质破坏,边缘清晰伴薄的硬化边。MR T_1WI 呈等低信号,T_2WI 呈高信号并高 - 低信号的液 - 液平面,提示囊性病灶内急性出血。

2)征象 2:右腓骨下段骨质破坏区出现骨皮质中断和皱褶,并隐约可见骨折线,无明显移位和成角。

3)征象 3:右小腿下段软组织水肿。

(2)印象诊断:右腓骨下段病理性骨折,符合骨囊肿合并病理性骨折。

(六)拓展——常见的创伤性四肢骨折脱位类型

1. 桡骨远端骨折 Colles 骨折(Colles fracture)最常见,为桡骨远端横断性骨折,远折端向背侧移位、向掌侧成角,呈"银叉"样畸形。若桡骨远端的远折端向掌侧移位、向背侧成角,称 Smith 骨折(Smith fracture)。

2. 前臂骨折 包括前臂尺桡骨双骨折、单独桡骨干骨折和单独尺骨干骨折。孟氏骨折(Monteggia fracture)系指尺骨近端骨折合并桡骨头脱位;盖氏骨折(Galeazzi fracture)系指桡骨中下 1/3 骨折合并下尺桡关节脱位。

3. 肘关节骨折脱位 肘部骨折多样,关节外骨折包括肱骨髁上骨折和肱骨内上髁骨折或骺分离,关节内骨折包括肱骨髁间骨折、肱骨外髁骨折、肱骨内髁骨折、肱骨小头骨折、肱骨远端全骨骺分离、尺骨冠状突骨折和鹰嘴骨折及桡骨头颈骨折。其中,肱骨髁上骨折最常见,多见于儿童。肘关节脱位 90% 为后脱位,可并发尺骨冠状突骨折、桡骨头颈骨折等。

4. 肩关节骨折脱位 肩关节脱位 90% 以上为前脱位,老年人可并发大结节、小结节或喙突骨折等,40岁以下人群易出现复发性前脱位。肱骨近端骨折常见于骨质疏松的老年人,骨折可累及大结节、小结节、外科颈和解剖颈。

5. 股骨颈骨折 好发于老年女性,与骨质疏松关系密切,因此很多可归为功能不全性骨折。股骨颈骨折按骨折部位分为头下型、经颈型和基底型,也可按骨折程度分为 Garden Ⅰ～Ⅳ型,易继发股骨头坏死。

6. 膝关节骨折脱位 胫骨髁塌陷骨折和劈裂骨折、胫骨髁间嵴骨折、髌骨骨折、膝部韧带撕脱骨折相对常见,股骨髁骨折和骨软骨切线骨折较少见。膝关节脱位不常见,但可引起严重和广泛的膝周软组织创伤。

7. 踝关节骨折 通常描述为单踝骨折、双踝骨折和三踝骨折,除累及骨骼外,也常累及踝关节的外侧副韧带、内侧副韧带、下胫腓韧带联合和小腿骨间膜,熟悉 Lauge-Hansen 分型或 AO 分型有助于全面掌握踝的骨折损伤。

二、脊柱创伤性病变

(一)临床相关基础概述

脊柱创伤大多为强烈的间接暴力所致,如高处坠落或自下而上的冲击伤等,少数由于直接暴力,如车祸、跳水或地震塌方等引起。强烈的肌肉突然收缩可引起脊柱骨折,如腰方肌的猛烈收缩引起的横突骨折,背部肌肉收缩引起棘突骨折等。老年人有骨质疏松,轻微的外伤也可产生压缩性骨折。一般将单纯横突、棘突、关节突或椎弓峡部骨折归为次要损伤,这些损伤极少引起神经损伤和脊柱畸形。其余脊柱创伤则可伴有脊髓神经的损伤,严重者可导致截瘫或死亡。

临床病例

病例5 男性,40岁,以"行走过程中被自行车撞倒,腰疼1天"为主述就诊。查体:腰部压痛,无明显活动障碍,无明显下肢感觉运动障碍。

病例6 男性,26岁,以"高处坠落伤1天,腰部疼痛,会阴部疼痛过敏,小便困难"为主述入院。

病例7 男性,39岁,以"高处坠落物砸伤颈部、疼痛并活动受限2天"为主述入院。查体:颈部压痛、叩击痛明显,颈部肌肉紧张,双下肢不全性瘫痪。

病例8 女性,43岁,以"车祸、颈部疼痛固定、双下肢瘫痪1天"为主述入院。查体:双下肢感觉消失,肌张力增高,腱反射亢进,病理征阳性。

初步了解病史以后,要考虑以下问题。

【问题1】对于脊柱创伤,应首选何种影像学检查方法? 其他方法如何补充使用?

脊柱创伤的伤员送达医院后应尽快进行影像学检查以明确创伤情况。虽然X线平片常用为筛查,但MSCT是明确椎体和附件骨损伤的首选方法,而MRI可作为明确脊髓神经损伤的首选方法。影像学检查必须在患者生命体征平稳的状态下进行。

知识点

1. MSCT三维重建后处理是详细观察脊柱骨骼结构创伤的首选影像学方法。

2. 对于脊髓神经的损伤和脊柱支撑软组织结构的损伤,MRI是首选的影像学检查。

3. 急性椎体轻微骨折或椎体功能不全性骨折时,MRI明显优于X线和MSCT。

4. 严重脊柱创伤应在患者生命体征平稳的情况下进行影像学检查,且应在合适的固定和保护下搬运,以免加重神经损伤。

(二)脊柱创伤影像学方法的选择

1. 根据伤员的受伤体位和临床症状,包括疼痛部位、神经定位症状等决定检查部位。必要时除脊椎外,还需要进行头颅、胸部和骨盆、四肢的影像学检查。

2. 脊柱创伤首选MSCT检查。虽然常规X线脊柱正侧位片仍有一定的价值,但CT检查并进行三维多平面重建已经成为脊椎骨关节创伤的首选,尤其是对附件的骨折和错位。头颈部创伤怀疑有血管损伤者,可选择CTA检查以确定血管损伤的程度。

3. 如怀疑脊髓神经损伤,首选MR检查确定。同时MRI可显示椎间盘、前纵韧带、后纵韧带及后部韧带复合体(the posterior ligamentous complex,PLC)的损伤情况,PLC包括黄韧带、小关节囊、棘间韧带及棘上韧带,有利于评价脊柱创伤后的稳定性。

4. 老年人因骨质疏松而出现急性椎体功能不全性骨折时,MR检查最敏感,也最准确。

【问题2】上述患者可能的诊断是什么? 可能存在的异常影像表现有哪些?

在脊柱创伤的影像诊断中,需要了解正常脊椎的影像解剖、功能运动单元和生物力学特性,仔细询问或推导创伤机制,熟悉脊柱各节段的常见创伤类型,综合分析脊柱骨关节和软组织支撑结构的损伤,评估脊髓和马尾神经的损伤情况,并应了解脊柱创伤的稳定性。

知识点

1. 上颈椎、下颈椎和胸椎、腰椎有各自特定的创伤类型。

2. 脊柱创伤影像学评估包括骨关节创伤、软组织支撑结构损伤及脊髓神经损伤三方面。

3. 不稳定性脊柱骨折定义为脊柱结构破坏,导致在承重或正常运动时,脊柱功能运动单元的运动超出了正常限度,从而出现神经损伤或进行性脊柱变形。

(三)脊柱创伤的影像学诊断及诊断思路

1. 脊柱创伤影像学诊断

(1)脊柱功能运动单元:脊柱功能运动单元包括相连的两节椎骨及其连接的软组织结构,可分为前、后两部分:前面部分由 2 个相连的椎体、椎间盘、前纵韧带和后纵韧带构成,主要是承重和抗压作用;后面部分包括椎弓、椎小关节及其他脊椎附件和 PLC,具有承受张力特性。

(2)脊柱骨折的好发部位:好发于脊柱活动频繁的节段或生理弧度转换处,如 $C_{1\sim2}$、$C_{5\sim7}$、T_{10}、$T_{12}\sim L_2$、$L_{4\sim5}$ 等。

(3)脊柱创伤类型:上颈椎损伤的常见重要类型包括寰椎骨折、齿状突骨折、枢椎外伤性前滑脱(Hangman 骨折)、寰枢椎脱位和寰枢椎旋转脱位与固定等。下颈椎损伤的常见重要类型包括单纯椎体压缩性骨折(compression fracture)、爆裂性骨折(burst fracture)、屈曲型泪滴骨折、双侧或单侧小关节脱位、过伸型损伤和颈椎挥鞭样损伤等。胸腰椎损伤的常见重要类型包括单纯椎体压缩性骨折、爆裂性骨折、分离性骨折(安全带骨折,又称 Chance 骨折)和骨折 - 脱位伤。

单纯椎体压缩性骨折表现为椎体高度的缩短和椎体终板连续性的中断,常仅累及椎体前部。爆裂性骨折是压缩性骨折的特殊形式,指椎体受到强大轴向暴力,导致椎体上、下终板粉碎性骨折,同时累及椎体前、后部并有骨碎片突入椎管内。

(4)脊柱功能运动单元软组织支撑结构的损伤:MRI 可直接显示椎间盘、前纵韧带、后纵韧带和PLC 的损伤。X 线和 MSCT 不能直接显示,但可通过间接征象推断,如当出现棘突间距增宽、棘突撕脱骨折、椎小关节间隙增宽、椎小关节"空虚"或小关节突错位、椎体移位或旋转时,要考虑到 PLC损伤。

(5)脊柱创伤合并神经损伤的诊断:当脊柱创伤位于 T_{10} 椎体以上节段,合并的神经损伤为脊髓损伤,表现如下。①脊髓震荡,影像学上无异常,1~2 天内症状体征消失;②脊髓挫伤,最常见,脊髓水肿 T_2WI 呈高信号,脊髓内急性出血 T_2WI 呈明显低信号;③脊髓断裂,分为完全性或不完全性,MRI 显示脊髓连续性的中断;④脊髓受压。当脊柱创伤位于 $T_{12}\sim L_1$ 椎体节段,合并的神经损伤一般为脊髓圆锥和马尾损伤。当脊柱创伤位于 L_1 椎体节段以下,合并的神经损伤为马尾损伤,多为不完全性损伤。

(6)脊柱创伤的稳定程度判断:不稳定性脊柱骨折定义为脊柱结构破坏,导致在承重或正常运动时,脊柱功能运动单元的运动超出了正常限度,从而出现神经损伤或进行性脊柱变形。在不同节段,不稳定性脊柱骨折的类型也存在差别:①寰椎骨折中,若寰椎两侧块的移位之和超过 7mm、或成人寰椎前结节后缘与齿状突间距 >5mm,提示横韧带断裂,应视为不稳定骨折;②下颈椎损伤中,爆裂性骨折、屈曲型泪滴骨折及双侧小关节脱位为典型不稳定骨折;③胸腰椎损伤中,爆裂性骨折、移位或旋转骨折、分离性骨折、严重压缩性骨折并 PLC 断裂均为不稳定骨折。

2. 脊柱创伤影像学诊断思路 对于具有明确脊柱创伤史的患者,依据 MSCT 三维重建后处理显示的骨关节创伤形态,可区分为压缩性骨折、爆裂性骨折、移位或旋转骨折和分离性骨折。在此基础上,可依据MSCT 征象间接推断软组织支撑结构的损伤,或通过 MRI 直接显示。同时,应仔细评估患者的神经功能状态,必要时可以选择 MRI 明确脊髓和马尾神经的损伤状态。

在骨质疏松相关的急性椎体功能不全性骨折中,X 线平片和 MSCT 常难以确诊,此时可选用 MRI 确诊并区分急性和慢性压缩性骨折。

（四）基于病例的实战演练

1. 单纯椎体压缩性骨折

病例 5 患者进行了 X 线平片检查,见图 8-2-6。

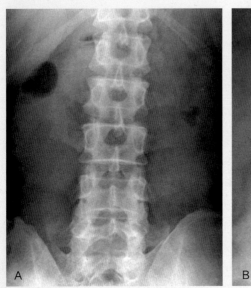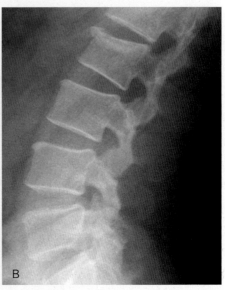

图 8-2-6 病例 5,X 线平片
A. 正位片;B. 侧位片。

（1）影像征象分析

1）征象 1：侧位片示 L_2 椎体前缘高度缩短,前上缘骨皮质断裂,椎体上终板塌陷,椎体后部高度无变化,L_2 椎体楔形变。L_2 附件未见异常。

2）征象 2：L_2 椎体前缘压缩未超过其高度的 1/3,后方棘突间距无增宽,提示属稳定骨折。

（2）印象诊断:单纯椎体压缩性骨折。

2. 胸腰椎爆裂性骨折

病例 6 患者进行了 CT 检查和 MR 检查,见图 8-2-7。

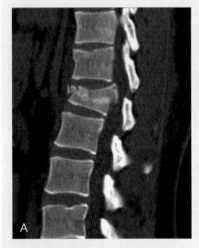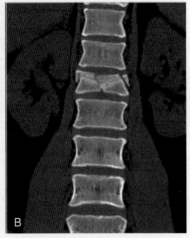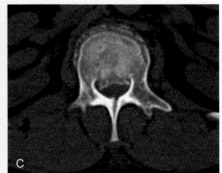

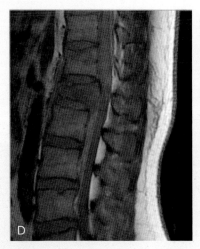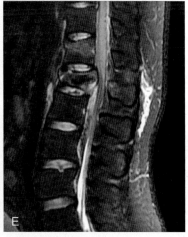

图 8-2-7　病例 6,CT 和 MRI 图像

A. CT 矢状位重建;B. CT 冠状位重建;C. CT 轴位;D. MR 矢状位 T_1WI;E. MR 矢状位脂肪抑制 T_2WI。

(1)影像征象分析

1)征象 1 : L_1 椎体明显压缩变扁,椎体上、下终板粉碎性骨折,同时累及椎体前、后部并见椎体骨碎片向后突入椎管内。

2)征象 2 :MRI 示脊髓圆锥明显受压,受压段上方脊髓 T_2WI 明显高信号,提示脊髓水肿。$L_{1~3}$ 椎体后缘可见硬膜外积血,T_1WI 呈高信号,T_2WI 呈低信号和高信号混杂。

3)征象 3 : T_{12} 椎体单纯椎体压缩性骨折,MRI 显示病变显著优于 CT。

(2)印象诊断:L_1 椎体爆裂性骨折,脊髓损伤,腰椎管硬膜外积血。

3. 颈椎屈曲型泪滴骨折

病例 7　患者进行了 CT 检查和 MR 检查,见图 8-2-8。

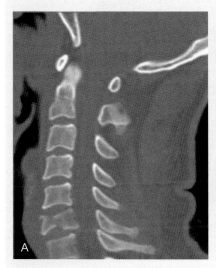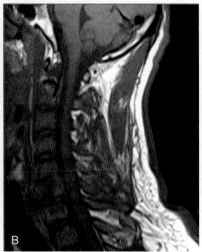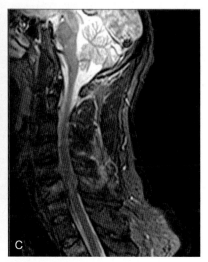

图 8-2-8　病例 7,CT 和 MRI 图像

A. CT 矢状位重建;B. MR 矢状位 T_1WI;C. MR 矢状位脂肪抑制 T_2WI。

(1)影像征象分析

1)征象 1 :MSCT 矢状位重建示 C_6 椎体前缘出现四边形骨折块,C_6 椎体后缘轻度后移,$C_{5~6}$ 棘突间距轻度增宽。

2）征象 2：MRI 示 C_6 椎体骨折伴明显骨髓水肿。

3）征象 3：C_{5-6} 节段的黄韧带、小关节囊、棘间韧带和棘上韧带水肿，提示撕裂。

4）征象 4：C_6 椎体节段脊髓内片状 T_2WI 高信号，提示脊髓挫伤。

（2）印象诊断：C_6 屈曲型泪滴骨折。

4. 下颈椎双侧小关节脱位

病例 8　患者进行了 CT 检查和 MR 检查，见图 8-2-9。

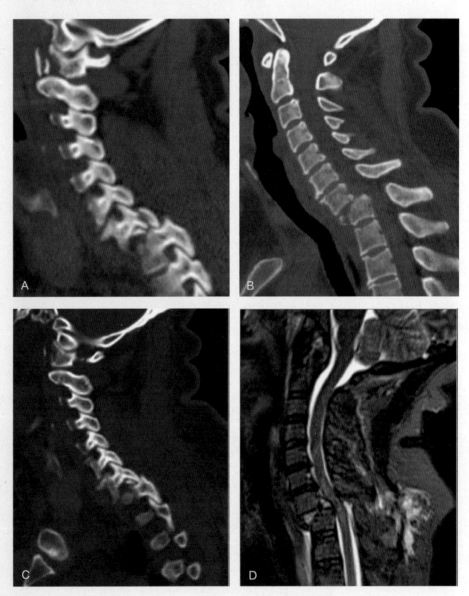

图 8-2-9　病例 8，CT 和 MRI 图像

A. CT 矢状位重建（经过右侧小关节）；B. CT 矢状位（正中矢状位）重建；

C. CT 矢状位（经过左侧小关节）重建；D. MR 矢状位脂肪抑制 T_2WI。

（1）影像征象分析

1）征象 1：CT 正中矢状位示 C_7 椎体明显前移位，超出 T_1 椎体上缘的 50%，T_1 椎体前上缘小的三角形骨折块，$C_7 \sim T_1$ 棘突间距加大。

2）征象 2：经过两侧小关节的 CT 矢状位示双侧 $C_7 \sim T_1$ 小关节脱位，伴关节突骨折。

3）征象 3：MRI 正中矢状位脂肪抑制 T_2WI 示 $C_7 \sim T_1$ 椎间盘形态不整且信号增高，前纵韧带增厚，后纵韧带掀起，后方棘间韧带和棘上韧带断裂水肿。脊髓轻度受压，脊髓内可见水肿高信号和急性出血性低信号，提示脊髓挫伤。

（2）印象诊断：下颈椎双侧小关节脱位，合并软组织支撑结构损伤和脊髓损伤。

（郑卓肇）

第三节　骨关节感染性疾病

一、常见骨关节感染性病变的影像学诊断

（一）临床相关基础概述

化脓性骨髓炎（pyogenic osteomyelitis）的感染途径包括血行性、邻近感染蔓延和细菌直接种植（如开放性骨折、手术植入物），按病程可分为急性、亚急性和慢性骨髓炎。儿童和青少年化脓性骨髓炎多为血行性感染，通常为金黄色葡萄球菌感染。成人骨髓炎则多为邻近感染的蔓延（如糖尿病足溃疡感染）和细菌的直接种植，且常为多菌种感染。化脓性关节炎（pyogenic arthritis）指关节的细菌感染，可由骨髓炎或邻近感染直接蔓延至关节腔内引起，也可见于血行性感染和细菌直接种植感染。

结核性骨髓炎（tuberculous osteomyelitis）绝大多数由结核分枝杆菌经血行途径感染骨骼，以脊柱结核（tuberculosis of spine）最常见。关节结核（tuberculosis of joint）可分为骨型和滑膜型，前者为骨骺和/或干骺端结核蔓延至关节腔内，后者是结核分枝杆菌经血直接感染滑膜，晚期由于关节组织和骨质均有明显改变而无法分型。

常见骨关节感染包括化脓性骨髓炎、化脓性关节炎、脊柱结核和关节结核，临床特点见表 8-3-1。

表 8-3-1　常见骨关节感染性病变的临床特点

常见疾病	临床特点
化脓性骨髓炎	多见于儿童青少年四肢管状骨的干骺端，起病急、发展迅速，多有高热、寒战和明显全身中毒症状，白细胞计数明显升高，可出现病变处红、肿、热、痛及肢体活动障碍
化脓性关节炎	多见于儿童的膝、髋等负重大关节，常单发，发病急，病程短，表现为高热、寒战，关节局部红、肿、热、痛及运动障碍。白细胞计数明显升高，红细胞沉降率显著升高
脊柱结核	常见于腰椎和胸椎，颈椎相对少见。起病隐匿，进展缓慢，可有低热、乏力等全身症状。实验室检查显示无白细胞计数升高，红细胞沉降率加快
关节结核	多见于儿童的膝、髋等负重大关节，常单发。多以局部慢性疼痛、肿胀、畸形为主诉就诊，病程多长达数月甚至 1 年，低热、乏力。实验室检查显示无白细胞计数升高，红细胞沉降率和C 反应蛋白升高

临床病例

病例 1　男性，4 岁，以"右小腿上部肿胀、疼痛伴发热 2 周"为主述就诊。患者 13 天前无明显诱因出现右小腿上部肿胀和疼痛，同时伴发热。实验室检查：白细胞计数 10.2×10^9/L，C 反应蛋白 7.86mg/L，红细胞沉降率 68mm/h。

病例 2　女性，66 岁，以"关节痛 1 月余，发热 10 天"为主述入院。患者 4 个月前药物性皮疹，行激素、免疫球蛋白治疗。1 个月前双膝跪地伤后出现关节疼痛，伴活动障碍，无肿胀，无皮温增高，无发热，无午后低热、盗汗，给予非甾体消炎药治疗后，效果欠佳；10 天前症状加重，出现关节肿胀伴发热，最高 38.7℃，给予厄他培南抗感染治疗 8 天，体温正常，但关节肿痛无明显好转。入院时 C 反应蛋白 140mg/L，白细胞计数 7.79×10^9/L。

病例 3　男性，70 岁，以"右侧腰背部胀痛伴发热半年"为主述入院。患者半年前无明显诱因出现发热，最高 38℃，呈间歇性，伴全身乏力，食欲减退。实验室检查：C 反应蛋白 46mg/L，红细胞沉降率 73mm/h，白细胞计数 8.58×10^9/L。

病例 4　男性,22 岁,以"右踝部肿痛 1 年余,加重 3 个月"为主诉入院。患者 1 年前无明显诱因出现右踝疼痛,伴间歇性发热和全身乏力,未就诊。近 3 个月出现右踝关节明显肿胀,伴活动受限,无关节晨僵、发热,无其他关节疼痛。实验室检查:C 反应蛋白 21mg/L,红细胞沉降率 46mm/h,余无特殊。

初步了解病史以后,要考虑以下问题。

【问题 1】应首选何种影像学检查方法? 各种方法的优缺点如何?

骨关节感染的常用影像学检查方法包括 X 线平片、MRI、CT、核素检查和超声等。X 线平片是首选影像学方法,但应合理补充其余方法,从而实现骨关节感染的早期、准确诊断。

知识点

1. X 线平片是骨关节感染的首选影像学方法,但应合理补充 CT 和 MR 检查。CT 检查有利于骨的细微骨质破坏,而 MR 检查有利于骨髓、软骨及其余软组织的异常改变。

2. 在关节感染性病变中,应尽早进行关节液抽吸检查。

(二)常见骨关节感染性病变影像学检查方法的选择

对于骨骼感染性病变,X 线平片是首选的影像学方法,但 X 线平片通常不能发现早期病变。MRI 是诊断早期病变的敏感方法,且阴性预测值极高,MRI 阴性基本可排除骨骼感染。但 MRI 显示细微骨质破坏、轻度骨膜反应、轻度骨质增生硬化等骨质变化的能力较差,结合 X 线平片或补充 CT 检查(常规进行三维后处理重建)可提高 MRI 的诊断特异性。此外,MR 增强扫描有利于显示骨内脓肿、软组织脓肿及死骨,也有助于提高诊断特异性,建议常规实施。核素静态骨显像和动态骨显像也是诊断骨骼感染性病变的敏感方法,其敏感性可类似 MRI,但设备不普及和空间分辨率差为其固有缺点,其诊断特异性也低于 MRI。

对于关节感染性病变,X 线平片依然是首选的影像学方法。但 X 线平片难以显示关节组成骨的细微骨质破坏、软骨破坏及关节周围软组织的破坏。CT 检查(常规进行三维后处理重建)可用于补充显示关节组成骨的细微骨质破坏情况,而 MRI 常用于显示软骨及关节周围软组织的破坏情况。需要强调的是,关节感染性病变不能依赖于影像学检查,尽早进行关节液抽吸检查是更重要的诊断方法。

在骨关节感染的影像学诊断中,超声应用较少,偶尔可用于评估浅表软组织脓肿及关节积液。但超声引导下关节液穿刺抽吸是临床诊断关节感染性病变的常用技术。

【问题 2】上述患者可能的诊断是什么? 可能存在的异常影像学表现有哪些?

通过病史预先判断可能的诊断,选择最合理的辅助检查技术,早期、准确诊断骨关节感染性病变。

知识点

1. 化脓性骨髓炎好发于青少年四肢管状骨的干骺端。急性期典型影像学表现为干骺端边界不清的骨质破坏,骨质增生硬化和骨膜反应轻微,常伴骨膜下脓肿及软组织肿胀;慢性期典型影像学表现为骨质破坏周围的明显骨质增生硬化和大块死骨形成。

2. 化脓性关节炎的诊断"金标准"为关节液抽吸化验,影像学标志为关节积液但缺乏特异性。脊柱结核的典型 X 线征象为椎体边缘骨质破坏、椎间隙狭窄或消失、椎旁冷脓肿和脊柱后凸侧弯畸形。

3. 关节结核的典型 X 线征象为关节骨质疏松、边缘性关节侵蚀和缓慢进展的关节间隙狭窄(Phemister 三联征)。

(三)常见骨关节感染性病变影像学特征及诊断思路

1. 化脓性骨髓炎影像学特征

(1)血行性感染的化脓性骨髓炎:多见于婴幼儿、儿童和青少年,好发部位为四肢管状骨的干骺端。在

X线平片上,早期征象包括局部软组织肿胀、软组织内脂肪线模糊及骨密度减低(充血性骨质吸收)。通常10~14天后,X线平片才能显示干骺端出现边界不清的局限性骨质破坏,呈低密度影。由于婴幼儿时期干骺端血管可跨越骺软骨板,因而干骺端感染可累及骺软骨板和骺骨,但较大儿童的感染常仅限于干骺端。干骺端骨质破坏区自内向外发展,累及骨髓腔、骨皮质和骨膜,可伴有骨质破坏区周边的反应性骨质增生硬化和骨膜反应。在急性期,骨质增生硬化和骨膜反应一般较轻微。但是,由于婴幼儿管状骨的骨膜疏松,因此可形成显著的骨膜反应。

在X线平片未能显示出骨质破坏之前,MRI即可发现干骺端异常,典型表现为干骺端骨髓 T_2WI 高信号、T_1WI 低信号。当骨质破坏累及骨皮质时,MRI显示低信号骨皮质线中断,T_2WI 出现高信号。MRI可以早期显示骨膜下脓肿,该征象对化脓性骨髓炎具有很高的诊断特异性,T_2WI 表现为骨干旁的梭形高信号,表面被低信号骨膜覆盖,偶尔内部可出现脂肪颗粒或脂-液平面。MR增强扫描可以帮助发现脓肿(尤其是小脓肿),表现为骨髓腔内或骨骼周围的环形强化区、中心不强化,该征象同样可以增加诊断特异性。

急性发病后,若病程超过3个月,即为慢性化脓性骨髓炎。X线平片中,骨质破坏周围的明显骨质增生硬化和大块死骨形成是慢性化脓性骨髓炎的特征。由于感染的迁延反复,刺激骨内膜增生导致髓腔变窄消失,刺激骨外膜增生致骨干增粗变形,这种明显骨质增生硬化甚至可完全遮盖其内的低密度骨质破坏病灶。由于炎症及骨膜下脓肿导致骨膜掀起,继发病变局部的骨皮质缺血,从而形成较大的死骨,死骨在X线表现为相对高密度影,被低密度的脓液和肉芽组织包绕。在慢性化脓性骨髓炎中,与X线平片相比,MRI可以更好地显示脓肿和软组织窦道,MRI增强时死骨不强化。

Brodie骨脓肿本质为亚急性或慢性化脓性骨髓炎,表现为骨髓腔内边缘清晰的感染脓肿灶,周缘包绕肉芽组织和增生硬化骨,骨膜反应及死骨少见。

硬化型骨髓炎(sclerosing osteomyelitis)又称Garré骨髓炎(Garré osteomyelitis),属于慢性骨髓炎的特殊类型,X线平片表现为病变区显著骨质增生硬化,其内无骨质破坏或骨质破坏太小而被遮盖不清。

(2)邻近感染蔓延性化脓性骨髓炎:多见于成人,典型为糖尿病足溃疡感染而继发的化脓性骨髓炎。最早出现软组织肿胀、脓肿等感染的影像学征象,之后导致骨膜和骨皮质破坏,再导致骨髓腔破坏。

2. 化脓性关节炎影像学特征 化脓性关节炎(pyogenic arthritis)多见于儿童的髋、膝等大关节,以单关节发病为主。X线征象主要为关节积液和关节周围软组织水肿。若未经治疗,关节破坏常进展迅速,短期内(以周计)出现关节间隙明显变窄和关节承重面的骨质破坏,严重者关节囊明显破坏而致关节脱位和病理性骨折。晚期多出现骨性强直。MRI有助于显示关节积液、滑膜炎性增生、关节软骨和关节骨端的破坏、关节骨端充血性骨髓水肿等。

化脓性关节炎的早期影像学征象主要为关节积液,缺乏特征性,因此强调尽早关节液穿刺抽吸,关节液检查是确诊化脓性关节炎的金标准。

3. 脊柱结核的影像学特征 脊柱结核(spinal tuberculosis)可分为椎体结核和附件结核,前者根据始发病变部位又分为边缘型、中心型和韧带下型结核,以椎体边缘型结核最常见,但晚期病变进展后常无法区分原始类型。

X线平片上,脊柱结核的典型征象为椎体边缘骨质破坏、椎间隙狭窄或消失、椎旁冷脓肿和脊柱后凸侧弯畸形。①椎体边缘骨质破坏:结核分枝杆菌常经血行途径停留在椎体前半部终板下,导致局部的椎体边缘骨质破坏,常可出现小的"砂粒"状死骨。②椎间隙狭窄或消失:椎体终板破坏可导致该节段椎间盘加速退行性变,感染也可直接蔓延破坏椎间盘进而破坏邻近的椎体边缘,导致椎间隙狭窄或消失。③椎旁冷脓肿:结核性脓肿可自椎体及椎间隙蔓延至周围软组织内,形成椎旁冷脓肿。腰椎结核典型为腰大肌脓肿,表现为腰大肌轮廓不清呈弧形突出;胸椎结核典型为椎旁脓肿,表现为胸椎两旁的梭形软组织肿胀影;颈椎结核典型为咽后壁脓肿,表现为咽后软组织影增厚并呈弧形前突。长期存在的椎旁冷脓肿可钙化。④脊柱后凸侧弯畸形:慢性病例中,病变节段椎体常出现骨性融合,出现脊柱后凸侧弯畸形。

CT较X线可更清楚地显示脊柱结核的骨质破坏、小的"砂粒"状死骨、早期椎间隙狭窄、椎体内和椎体周围的冷脓肿。增强CT可以更好地显示冷脓肿,表现为环形周边强化、中心不强化或仅间隔强化。

MRI诊断脊柱结核的优势包括:①容易发现椎体的信号异常,病变椎体T_1WI多呈均匀或混杂的低信号,脂肪抑制T_2WI多呈混杂高信号;②容易显示椎间盘的感染性破坏,T_2WI呈不均匀混杂高信号,增强显示为不均匀环状强化;③容易确定椎旁冷脓肿,T_2WI呈高信号,增强显示为不均匀环状强化。有时,椎旁冷脓肿可绝大部分为结核性肉芽肿占据,此时与肿瘤性病变较难鉴别,仔细观察增强表现时是否存在无强化区,有助于提示感染性病变。

4. 关节结核的影像学特征 骨型关节结核(tuberculosis of joint)常为骨端(成人)或干骺端(儿童)结核蔓延至关节腔内,X线平片表现为在骨结核基础上,出现关节肿胀,之后可出现关节破坏。滑膜型关节结核常为血行性感染,X线平片早期表现为关节肿胀、关节骨质疏松;随后进展为关节破坏,常首先出现关节边缘的骨质侵蚀,关节承重区软骨破坏和软骨下骨破坏在疾病晚期才出现,因此关节间隙可长时间保持不狭窄;愈合期关节破坏停止,可出现轻度增生修复,严重者残留关节强直,多为纤维性关节强直。

MRI更能清晰地显示感染性滑膜增厚,T_1WI呈等低信号,T_2WI呈高信号但可夹杂纤维化性低信号,增强扫描明显强化。若存在关节周围冷脓肿,T_1WI呈低信号,T_2WI呈高信号,增强呈环形强化,可伴有内部间隔强化。

5. 骨关节感染性病变影像学诊断思路

(1)化脓性骨关节感染通常具有典型的临床特征,影像学检查主要用于证实诊断、确定感染范围和监测感染的治疗过程。骨内脓肿、骨膜下脓肿和软组织脓肿是确诊骨关节感染的重要影像学证据。MRI可用于早期发现骨髓炎、更好地显示脓肿并确定感染范围。对于关节感染,强调早期关节液抽吸检查的重要性。

(2)脊柱结核常具有典型的影像学特征而容易诊断,但需结合临床及实验室检查与少见的化脓性脊柱炎和布鲁氏菌脊柱炎进行鉴别。

(3)关节结核的临床和影像均缺乏特征,需结合年龄、病变部位、实验室检查等结果综合分析。

二、基于病例的实战演练

(一)急性化脓性骨髓炎

病例1 患者进行了X线平片和MR检查,见图8-3-1。

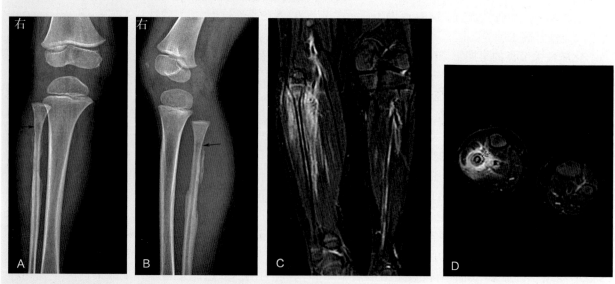

图 8-3-1 病例1,X线平片和MRI图像
A. X线正位片;B. X线侧位片;C. MR冠状位脂肪抑制T_2WI;D. MR轴位脂肪抑制T_2WI。箭示骨质破坏。

1. 影像征象分析

(1)征象1:X线平片显示右腓骨近侧干骺端骨质破坏,边界不清,合并较明显的花边状骨膜反应,骨质增生硬化不明显。

（2）征象2：MRI显示右腓骨近侧干骺端骨髓 T_2WI 呈高信号，骨周软组织弥漫性 T_2WI 呈高信号。轴位显示骨膜反应，部分骨膜新生骨被 T_2WI 高信号取代，提示骨膜新生骨再破坏。

2. 印象诊断　右腓骨急性化脓性骨髓炎。

3. 鉴别诊断　①成骨肉瘤：好发年龄及部位相似，但局部无明显的急性炎症体征，也无炎性实验室相关改变。影像学上以骨质破坏、骨膜反应和软组织肿物为主，以病灶内高密度肿瘤骨最具特征；②尤因肉瘤：好发年龄和临床症状相似，病变部位以骨干为常见，为"虫蚀状"和"筛孔状"骨质破坏，病灶周围软组织肿块明显，软组织层次尚清楚。

（二）化脓性关节炎

病例2　患者进行了X线平片和MR检查，见图8-3-2。

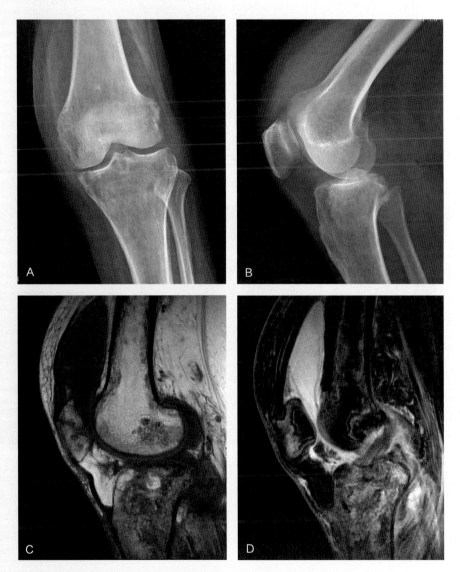

图8-3-2　病例2，X线平片和MRI图像
A. X线正位片；B. X线侧位片；C. MR矢状位 T_1WI；D. MR矢状位脂肪抑制质致密度加权成像。

1. 影像征象分析

（1）征象1：X线平片示左膝关节肿胀，内侧股胫间室间隙狭窄，胫骨内侧髁见多发"虫蚀状"骨质破坏。

（2）征象2：MRI示大量关节积液。

（3）征象 3：左胫骨上端广泛异常信号，T_1WI 呈低信号，脂肪抑制 PDWI 呈明显高信号。左胫骨上端软组织广泛水肿。

（4）征象 4：左股骨、左髌骨和左胫骨可见"地图征"。

2. 印象诊断　左膝化脓性关节炎；左膝骨梗死合并胫骨骨髓炎。

3. 关节穿刺　抽出暗黄、混浊液体，白细胞满视野 / 高倍镜视野，确诊化脓性关节炎。

（三）脊柱结核

病例 3　患者进行了 X 线平片、CT 和 MR 检查，见图 8-3-3。

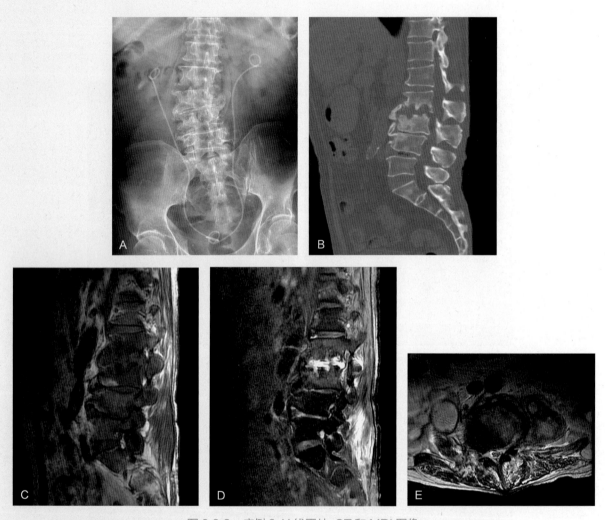

图 8-3-3　病例 3，X 线平片、CT 和 MRI 图像
A. X 线正位片；B. CT 矢状位重组；C. MR 矢状位 T_1WI；D. MR 矢状位脂肪抑制 T_2WI；E. MR 轴位 T_2WI。

1. 影像征象分析

（1）征象 1：X 线平片示腰椎侧弯，L_2 椎体下缘不规则骨质破坏，右侧腰大肌轮廓肿大呈弧形突出，左侧腰大肌肿大但轮廓不清。

（2）征象 2：CT 示 L_2 椎体下缘、L_3 椎体上缘不规则骨质破坏，可见小的"砂粒"状死骨。MRI 示 L_2 与 L_3 间椎间盘破坏，T_2WI 明显高信号。

（3）征象 3：MRI 轴位示双侧腰大肌脓肿，T_2WI 呈高信号。

2. 印象诊断　脊柱结核。

3. 鉴别诊断　脊柱结核和其他常见脊柱疾病的鉴别要点见表 8-3-2。

表 8-3-2　脊柱结核和化脓性脊椎炎、脊柱转移瘤、脊柱单纯压缩性骨折的鉴别

鉴别点	脊柱结核	化脓性脊椎炎	脊柱转移瘤	脊柱单纯压缩性骨折
好发年龄	青少年或成人	儿童或成人	中老年	中老年
病原菌	结核分枝杆菌	金黄色葡萄球菌	—	—
起病方式	缓慢	迅速	缓慢	急性外伤
椎体变扁	常见	常见	可出现	常见
椎间隙狭窄	有	有	无	无
椎旁脓肿	有	有,但一般较小	无,可有肿物	无,可肿胀

(四) 关节结核

病例 4　患者进行了 X 线平片和 CT 检查,见图 8-3-4。

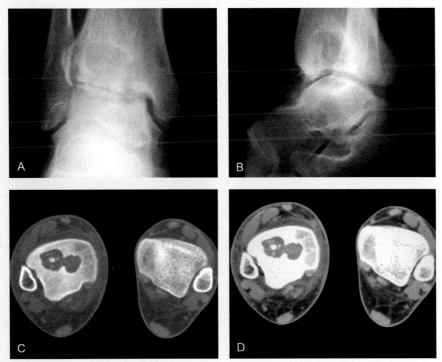

图 8-3-4　病例 4,X 线平片和 CT 图像
A. X 线正位片;B. X 线侧位片;C. CT 轴位骨窗;D. CT 轴位软组织窗。

1. 影像征象分析

(1)征象 1:右胫骨远端单发骨质破坏,类圆形,边界不清,伴少许硬化边。右踝关节间隙狭窄,距骨内上缘可见骨质破坏。

(2)征象 2:右胫骨远端骨质破坏内部出现"砂粒"状死骨。

(3)征象 3:右踝关节肿胀,骨质疏松。

2. 印象诊断　右踝(骨型)关节结核。

3. 鉴别诊断　化脓性关节炎和关节结核的鉴别要点见表 8-3-3。

表 8-3-3　化脓性关节炎和关节结核的鉴别

鉴别点	化脓性关节炎	关节结核
好发年龄	婴幼儿和儿童	儿童和青少年
好发部位	膝、髋等承重大关节	膝、髋等承重大关节

续表

鉴别点	化脓性关节炎	关节结核
起病方式	迅速	缓慢
临床表现	高热、寒战,关节周围红、肿、热、痛	低热、乏力,局部肿、痛
骨质破坏	进展快,关节面负重区明显	进展慢,首先出现在关节边缘等非负重区
关节强直	多骨性强直	多纤维性强直

（郑卓肇）

第四节　慢性炎症性关节炎

一、常见慢性炎症性关节炎的影像学诊断

（一）临床相关基础概述

慢性炎症性关节炎是一大类非感染性关节疾病,包括弥漫性结缔组织病、并发脊柱炎的关节炎和幼年特发性关节炎(juvenile idiopathic arthritis,JIA)。弥漫性结缔组织病包括类风湿性关节炎(rheumatoid arthritis)、系统性红斑狼疮、硬皮病、多肌炎/皮肌炎、干燥综合征、重叠综合征和各种血管炎等,其发病基础为自身免疫性,病理基础为结缔组织和血管的慢性炎症。并发脊柱炎的关节炎包括强直性脊柱炎(ankylosing spondylitis)、反应性关节炎(旧称Reiter综合征)、银屑病关节炎、肠病性关节炎和未分类的脊柱关节病,其共同特征包括:①常累及骶髂关节;②常累及外周关节;③常累及肌腱、韧带和关节囊的起止点;④血清类风湿因子常阴性,故又称血清阴性脊柱关节病;⑤与人类白细胞抗原B27位点强相关。类风湿关节炎和强直性脊柱炎的临床特征见表8-4-1。

表8-4-1　常见慢性炎症性关节炎的临床特征

常见疾病	临床特征
类风湿性关节炎	女性多见,30~50岁为发病高峰,常以慢性手足小关节疼痛、肿胀畸形、功能障碍而就诊。实验室检查提示血清类风湿因子阳性、抗环瓜氨酸肽抗体阳性,C反应蛋白升高。可有发热、疲乏等全身表现,可有肝大、脾大、浆膜腔积液、肺纤维化等多系统病变
强直性脊柱炎	好发于45岁以下的中青年,尤其是青年男性。起病较隐匿,早期可无症状或轻度乏力、消瘦、低热、厌食、贫血等。明显症状包括炎性背痛、关节炎、起止点炎,可伴腰椎和胸廓活动范围减小。实验室检查提示血清类风湿因子多阴性,但人类白细胞抗原B27位点阳性率达90%以上,C反应蛋白升高。可伴发肺纤维化、主动脉炎、眼葡萄膜炎等

临床病例

病例1　女性,32岁,以"双腕、双手晨僵,轻微关节变形5年"为主述入院。患者5年前出现右手近端指间关节晨僵,活动后可稍缓解,伴关节疼痛、红肿,伴低热,体温波动于37.3~37.5℃,后左手近端指间关节亦出现上述症状。3年前出现双侧腕关节红肿,伴关节疼痛,3个月前出现左侧肘关节红、肿、热、痛。查体:双手指间关节变形,呈天鹅颈样改变;双侧腕关节和左侧肘关节肿胀,压痛明显。实验室检查:抗环瓜氨酸肽抗体阳性,红细胞沉降率8mm/h,C反应蛋白3.4mg/L,类风湿因子阳性。

病例2　男性,67岁,以"肩背部疼痛伴双上肢麻木疼痛1个月,加重1周"为主述入院。患者20年前诊断强直性脊柱炎。查体:脊柱僵硬弯曲,棘突间压痛、叩痛阳性。实验室检查:白细胞计数19.91×10⁹/L,C反应蛋白26mg/L,红细胞沉降率8mm/h,人类白细胞抗原B27阳性。

初步了解病史以后,要考虑以下问题。

【问题1】应首选何种影像学检查方法? 各种方法的优缺点如何?

慢性炎症性关节炎主要为骨、关节和软组织的病变。骨与关节病变通常首选 X 线平片,优点是简便、易行,缺点是不能发现早期骨关节改变,也不能直接显示软组织病变。CT 常用于补充确定细微的骨质改变和解剖复杂区域的骨质改变,MRI 则常用于补充观察骨髓、滑膜、肌腱等软组织病变。

知识点

1. 慢性炎症性关节炎的首选影像学方法为 X 线平片,但应合理补充 CT 和 MR 检查。

2. MRI 在慢性炎症性关节炎早期诊断中的价值已经得到公认。

(二)常见慢性炎症性关节炎影像学检查方法的选择

X 线平片是首选的影像学技术。1987 年美国风湿病学会的类风湿性关节炎分类标准仍广泛用于诊断,该标准中的"影像学改变"指在手和腕后前位 X 线片上出现骨质侵蚀和相邻关节区域的局限性骨质疏松。目前诊断强直性脊柱炎的通用标准之一是 1984 年修订的纽约标准,该标准基于骶髂关节正位 X 线对骶髂关节炎进行分级。

慢性炎症性关节炎均涉及骨性关节面和关节骨端的骨侵蚀和 / 或骨质增生硬化,因 X 线平片不适合诊断细微的骨质改变,故 CT 常用于补充显示细微骨质变化。此外,慢性炎症性关节炎为全身性疾病,可以累及解剖复杂区域(如脊柱),CT 显示这些区域的骨质改变具有明显的优势。

骨髓、滑膜、肌腱等软组织病变在慢性炎症性关节炎中常见,而且常早于骨的病变,因此是早期诊断的重要依据。鉴于 MRI 具有的多参数成像能力和良好的组织对比度,MRI 显示这些软组织病变的可靠性已经得到公认。2010 年美国风湿病学会和欧洲抗风湿联盟联合发布了早期类风湿关节炎的分类标准,将 MRI 和超声作为判断关节受累及的影像学检查方法,MRI 应常规包括 T_1WI、脂肪抑制 T_2WI 和脂肪抑制 T_1WI 增强扫描,其中增强应在静脉注射钆对比剂后 3~5 分钟内进行。2009 年国际脊柱关节病委员会发布了中轴脊柱关节病的分类标准,将 MRI 和 X 线平片均纳入,用以确定骶髂关节炎。

【问题2】上述患者可能的诊断是什么? 可能存在的异常影像学表现有哪些?

通过病史预先判断可能的诊断,选择最合理的辅助检查技术,力争早期、准确诊断各种慢性炎症性关节炎。

知识点

1. 类风湿性关节炎的 X 线平片特征包括边缘性骨侵蚀、关节肿胀、弥漫性和对称性的关节间隙狭窄、邻关节区域的局限性骨质疏松、固定性关节半脱位变形。以手、足滑膜小关节最典型,且呈多发性、对称性和进行性改变。

2. 对称性骶髂关节炎是强直性脊柱炎最早的影像学特征,但须结合临床除外肠病性关节炎。

3. 幼年特发性关节炎特指 16 岁前发病、持续至少 6 周以上、不明原因的关节炎,须排除目前已知疾病后才能诊断。

(三)常见慢性炎症性关节炎影像学特征及诊断思路

1. 常见慢性炎症性关节炎影像学特征

(1)类风湿性关节炎:好发部位为外周滑膜关节,尤其是双侧近端指间关节、掌指关节、腕关节和跖趾关节,具有对称性和多发性特征。中轴骨受累少见,主要累及寰枢关节(导致寰枢椎脱位)、颈椎或单侧骶髂关节。

早期病变 X 线平片表现为关节梭形肿胀和相邻关节区域的局限性骨质疏松。MRI 则可显示增生的滑膜血管翳、关节积液、关节骨端的骨髓水肿、肌腱腱鞘炎和肌腱变性、关节周围滑囊囊肿等。建议常规进行脂肪抑制 T_1WI 增强扫描,关节腔、肌腱鞘和滑囊的增生滑膜血管翳明显强化。

中、晚期病变X线平片的标志为关节的侵蚀破坏。关节骨侵蚀最早出现于关节边缘,称边缘性骨侵蚀,因为该区域缺乏关节软骨覆盖,因而容易被滑膜血管翳侵蚀。关节软骨被侵蚀后,出现关节间隙的狭窄,以对称性关节间隙狭窄(关节各区域间隙狭窄程度类似)为典型特征。关节骨端也可被侵蚀,表现为软骨下骨板缺失中断,关节骨端不规则缺失、消失。此外,软骨下骨内常出现囊肿,一般边界清晰并有硬化边。随着关节破坏的持续、关节纤维化的进展及关节周围肌腱韧带的断裂挛缩,关节可出现固定性半脱位变形、纤维性强直或骨性强直等。CT可以更好地显示骨侵蚀情况。

(2)强直性脊柱炎:骶髂关节炎为强直性脊柱炎最早和最具特征的影像,典型者双侧同时出现病变(对称性)。依据X线平片,骶髂关节炎分为5级。①0级:正常骶髂关节。②Ⅰ级:可疑骶髂关节炎。③Ⅱ级:轻度骶髂关节炎;骶髂关节面"虫蚀状"骨质侵蚀,骨侵蚀旁出现不规则模糊带状骨质硬化增生。④Ⅲ级:中重度骶髂关节炎;在Ⅱ级基础上,出现关节间隙狭窄或消失。⑤Ⅳ级:骶髂关节骨性强直。由于骶髂关节下部为滑膜关节,上部为韧带连接,因此上述改变主要见于骶髂关节下部,上部连接韧带则可出现钙化。MR检查中,早期骶髂关节炎主要表现为骨髓水肿,中晚期则可表现为骨髓水肿、骨硬化及脂肪化的混杂信号特征。早期骶髂关节炎也可单侧发病。

出现骶髂关节病变后,强直性脊柱炎常自下而上累及脊柱。脊柱早期病变主要为起止点炎:①发生于椎体边角椎间盘Sharpy'纤维附着点,X线出现局限性骨侵蚀及骨增生硬化(称Romanus病灶,该病灶后期可消失)和方椎,MRI出现局限性骨髓水肿或脂肪沉积。②发生于椎小关节、肋椎关节和脊柱韧带的附着点,MRI显示局部骨髓水肿和软组织水肿。随着病变进展,X线平片上出现连接相邻两个椎体边缘的韧带边缘骨赘,脊柱前缘和两侧缘的多个韧带边缘骨赘则形成典型的"竹节椎"外观。同时,椎小关节早期也可出现侵蚀和硬化,晚期则表现为骨性强化,连续多节段的骨性强直于正位X线平片上形成"轨道征"。脊柱后部的棘上韧带和棘间韧带也经常出现钙化,于正位X线平片上形成"匕首征"。长期慢性病例由于脊柱强直和骨质疏松的存在,容易发生横贯性脊柱骨折,且骨折后不易愈合而形成假关节。累及寰枢关节者可导致寰枢椎脱位。少数情况下椎体终板缘也可出现侵蚀伴硬化。

强直性脊柱炎通常累及外周的肌腱、韧带及关节囊的起止点,导致局部骨质侵蚀并快速继发骨硬化增生,形成"羽毛状"骨膜反应,具有一定的特征性,典型部位包括坐骨结节、股骨大转子及跟骨前、后结节。

强直性脊柱炎也可侵犯外周滑膜关节,主要累及髋关节、肩关节和膝关节,以关节滑膜炎和关节侵蚀破坏为主,常双侧发病,与类风湿性关节炎累及大关节具有相似性。

强直性脊柱炎还可累及软骨性关节,如耻骨联合、胸骨柄周围关节等,表现为关节面侵蚀、硬化,晚期关节骨性强直。

(3)幼年特发性关节炎:特指16岁前发病、持续至少6周以上、不明原因的关节炎。幼年特发性关节炎可分为多种亚型,包括全身型(5%)、与起止点炎相关型(25%)、银屑病型(5%)、少关节型(30%)、类风湿因子阴性的多关节型(20%)、类风湿因子阳性的多关节型(5%)和未分类型(10%),每种亚型的影像学特征均不同,因此影像学表现多样。总体说来,单关节或少关节(≤4个)受累相对多见,易累及外周大关节,可自行缓解但反复发作,关节破坏通常出现较晚,容易出现骨膜反应和生长障碍等。

2. 常见慢性炎症性关节炎影像学诊断思路

(1)慢性炎症性关节炎的诊断需要综合临床、实验室检查和影像学检查,缺一不可。

(2)慢性炎症性关节炎可累及全身多处的骨、关节和软组织,病变多发性是重要特征。

(3)滑膜组织(包括关节、滑囊和肌腱腱鞘的滑膜)是慢性炎症性关节炎的早期靶器官,滑膜病变也常是其余病变的基础,因此影像学诊断中要重点关注滑膜组织。

(4)幼年特发性关节炎必须采用排除诊断法。

【问题3】给出印象诊断后,还要注意哪些问题?

作出印象诊断后,可进一步考虑慢性炎症性关节炎的炎症活动性。在类风湿性关节炎中,滑膜增厚、滑膜强化和骨髓水肿程度有一定的参考性。在强直性脊柱炎中,骶髂关节的骨髓水肿、起止点处的软组织水肿和骨髓水肿、骨髓水肿强化程度有一定的参考性。

二、基于病例的实战演练

(一) 类风湿性关节炎

病例 1 患者进行了双手腕和双侧肘关节的 X 线平片,见图 8-4-1。

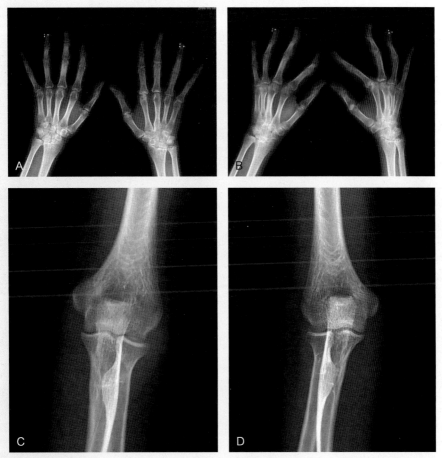

图 8-4-1 病例 1,手腕、肘部 X 线平片
A. 双手正位片;B. 双手斜位片;C. 左肘关节正位片;D. 右肘关节正位片。

1. **影像征象分析**

(1)征象 1:双侧腕关节、掌指关节和近端指间关节对称性的邻关节局限性骨质疏松。

(2)征象 2:双侧腕关节和近端指间关节对称性关节间隙狭窄。

(3)征象 3:双侧腕关节对称性多发骨侵蚀。右侧第二掌指关节边缘性骨侵蚀。

(4)征象 4:双手多发指间关节固定性关节半脱位变形。

(5)征象 5:左肘关节骨质疏松,肱桡间隙和肱尺间隙对称性狭窄,左肘肿胀。右肘未见异常。

2. **印象诊断** 类风湿性关节炎。

3. **鉴别诊断** ①关节结核:通常为单发大关节发病,病程较长,明显骨质疏松和关节边缘小的骨质破坏,关节间隙逐渐狭窄。②退行性骨关节病:手腕部病变通常为远端指间关节和第一腕掌关节,双侧不对称,骨质疏松不明显,关节边缘骨赘形成。

（二）强直性脊柱炎

病例 2 患者进行了骨盆、腰椎和胸椎 X 线平片及颈椎 CT 检查，见图 8-4-2。

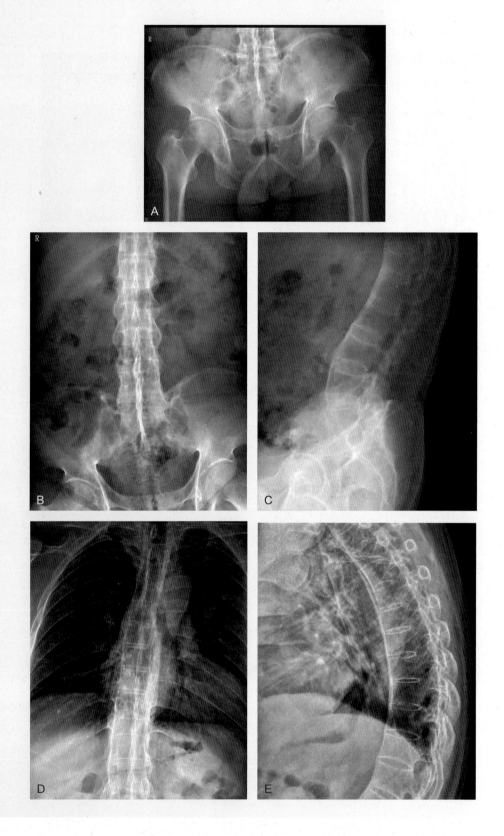

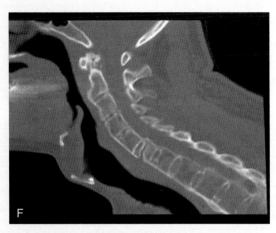

图 8-4-2　病例 2,X 线平片和 CT 图像
A. 骨盆正位片;B. 腰椎正位片;C. 腰椎侧位片;D. 胸椎正位片;E. 胸椎侧位片;F. 颈椎 CT 矢状位重建。

1. 影像征象分析

(1)征象 1,骨盆正位片示双侧骶髂关节中下部骨性强直,上部连接韧带明显钙化。耻骨联合关节面侵蚀和硬化。双侧坐骨结节轻度骨质硬化。双侧髋关节对称性轴向关节间隙轻度缩窄。

(2)征象 2:腰椎、胸椎和颈椎为典型"竹节椎"外观。

(3)征象 3:下腰椎后部的棘上韧带和棘间韧带于 X 线正位片上形成"匕首征"。

(4)征象 4:明显骨质疏松。

(5)征象 5:CT 显示 C_6 椎体上缘的横贯性骨折。

2. 印象诊断　强直性脊柱炎,颈椎横贯性骨折。

3. 鉴别诊断　①骶髂关节结核和化脓性感染,多为单侧发病,骨质破坏较明显,可有脓肿形成。②肿瘤性病变一般不跨关节生长,因此通常不会导致关节间隙狭窄和关节强直。③骶骨功能不全性骨折,好发于老年人和宫颈癌放疗患者,影像学上发现骨折线是诊断的依据。④类风湿性关节炎、反应性关节炎和银屑病关节炎累及骶髂关节时,多为单侧病变。⑤退行性骶髂关节骨关节病通常不出现关节面侵蚀,且发病年龄一般较大。

(郑卓肇)

第五节　退行性骨关节病

一、常见退行性骨关节病的影像学诊断

(一)临床相关基础概述

退行性骨关节病(degenerative osteoarthropathy)也称退行性骨关节炎(degenerative osteoarthritis)、增生性关节炎、肥大性关节炎、老年性关节炎,是最常见的一组慢性、进展性、非炎症性关节疾病。本病好发于手、膝、髋和脊柱关节。多见于老年人,以承受体重的脊柱、髋、膝关节最为明显。以关节活动不灵、疼痛为主要症状。

其病理特点为关节软骨变性、破坏、软骨下骨硬化,关节边缘和软骨下骨反应性增生、骨赘形成。基本病理变化过程为关节软骨变性坏死、逐渐被纤维组织取代,引起不同程度的关节间隙狭窄。当关节软骨受损后,表面不规则,使其下方的骨质受力不均匀而被破坏并发生反应性硬化,导致骨性关节面骨质增生硬化,关节面凹凸不平,并于关节边缘形成骨赘,组织学上为成熟骨质,活动期其远端有软骨,骨端变形增大,关节囊肥厚、韧带骨化。软骨改变主要为水含量减少、表层侵蚀或磨损而引起软骨变薄,严重的可完全被破坏而剥脱。关节液通过关节软骨微小缺损,长久压迫其下方组织可引起关节软骨下囊变。囊变内可有黏液,周围是致密纤维组织和反应性新生骨。囊变的关节面侧常有裂隙。晚期可见关节内游离体。游离体多由软骨退行性变,

碎片脱落而来,并可发生钙化及骨化。

本病分原发性和继发性两类。原发性最多见,无明确原因,见于老年人,为随年龄增长关节软骨退行性变的结果,一般认为与衰老、多次轻微外伤、关节结构失稳、内分泌失调等因素有关。继发性为任何原因引起的关节软骨破坏所致(包括关节内的创伤、关节发育不良、无菌性坏死、关节感染、代谢性疾病、神经性疾病、内分泌性疾病等)。退行性骨关节病的临床特点见表 8-5-1。

表 8-5-1 常见退行性骨关节病的临床特点

常见疾病	临床特点
颈椎退行性疾病	好发于中老年人,分为:①神经根型,常表现为颈肩痛、上肢麻木、感觉障碍、肌力减弱等;②椎动脉型,反复发作的眩晕、头迷,部分患者有猝倒病史;③脊髓型,常表现为上下肢麻木、腱反射亢进、出现病理反射、感觉障碍、运动障碍等;④交感神经型,心率过缓或过速、多汗或少汗等
腰椎退行性疾病	腰痛、腰僵、腰椎活动受限,部分患者伴有单侧或双侧下肢麻木、疼痛,压迫神经根时可出现放射性疼痛和相应的感觉、运动、反射改变,检查可有腰肌紧张
膝关节退行性骨关节病	是引起膝关节痛的主要原因之一。常表现为主动屈膝关节疼痛和髌下摩擦感,可有关节肿胀。严重时膝关节出现内、外翻畸形及屈曲畸形,关节活动范围减小

临床病例

病例 1　男性,44 岁,以"上肢麻木、无力 3 天"为主诉入院。患者 8 年前无明显诱因出现颈部疼痛,偶有上肢麻木,就诊于当地医院行保守治疗,3 天前出现持续性上肢麻木、无力,伴轻微头晕。查体:颈椎神经根压痛(+),以 $C_{5~6}$ 为著,肩背部肌肉僵硬。双上肢肌力正常,腱反射正常。

病例 2　女性,65 岁,以"腰痛伴右腿疼 3 月余"为主诉入院。患者 3 个月前无明显诱因渐出现腰胯部疼痛,3 周前疼痛加重,以酸痛为主,放射至整个右下肢背侧,伴右下肢麻木,站立或坐起、坐下等活动时明显加重,平时左侧半坐卧位被动体位,疼痛影响睡眠。查体:腰腿部疼痛以腰胯部及右下肢背侧疼痛为主,活动时疼痛明显,活动明显受限,L_4~S_1 椎间隙有压痛及椎旁压痛,右下肢背侧有按压痛,直腿抬高试验阳性,四肢肌力及肌张力正常,腱反射正常,病理反射未引出。目前视觉模拟评分法评分为 8 分。

病例 3　男性,51 岁,以"右膝关节胀痛不适 10 年伴走路不稳 2 余年"为主诉入院。患者右膝关节反复疼痛不适 10 余年,近 2 年疼痛加重,并出现活动后右膝关节"卡住感",现右膝部疼痛逐渐加重,活动后"卡住感"明显,严重影响正常的生活。查体:右膝关节伸直活动受限,活动范围约伸 10°~ 屈 110°。右膝关节髌股摩擦感(-),右膝浮髌试验(-),右膝侧方应力试验(-),右膝前抽屉试验(+),右膝麦氏试验(-)。

初步了解病史以后,要考虑以下问题。

【问题 1】应首选何种影像学检查方法? 各种方法的优缺点如何?

骨关节系统常用的检查方法为 X 线平片、CT 及 MRI,如何选择适当的检查方法尤为重要,也是进行临床诊断的最重要环节之一。

知识点

1. 常见的退行性骨关节病主要包括颈椎、腰椎及膝关节退行性病变,其中最主要的临床症状包括负重关节受累,局限性"晨僵"(不超过 30 分钟)及缓慢进展,脊柱退行性病变时有肢体麻木;本病常见的体征为关节肿大、触痛、活动响声(为琐碎的握雪声)、畸形、功能障碍和病理反射阳性。

2. 本病常用的影像学检查方法包括 X 线平片、CT 及 MRI。首选的影像检查方法是 X 线平片;CT 诊断骨质改变的准确性最高;MRI 可提供关节软骨、半月板及韧带病变的重要信息。

（二）退行性骨关节病影像学检查方法的选择

1. 退行性骨关节病常用影像学检查方法特点

（1）X线：X线能够发现骨质增生、疏松，关节间隙或椎间隙的狭窄。

（2）CT：能够更全面清晰地反映骨质增生或疏松的程度；能够鉴别椎间盘膨出、突出或突出的程度；能够显示椎间盘变性、半月板的钙化或囊变等。

（3）MRI：对于韧带、关节周围软组织、关节软骨、半月板及椎间盘的显示有特殊重要意义。

（4）超声：能够发现关节腔内积液。

（5）放射性核素扫描和PET：对于退行性骨关节病的诊断价值有限。

（6）血管造影：对于退行性骨关节病的诊断价值有限。

2. 退行性骨关节病影像学检查流程 见图8-5-1。

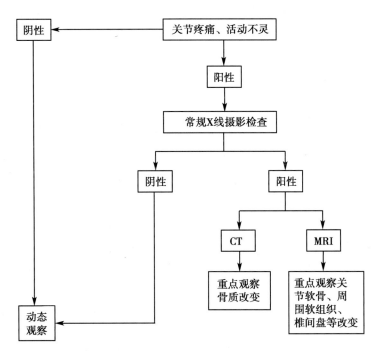

图 8-5-1 退行性骨关节病影像学检查流程

【问题2】上述患者可能的诊断是什么？可能存在的异常影像学表现有哪些？

通过病史预先判断可能的诊断，选择最佳的辅助检查技术，分析检查结果。

知识点

1. 脊柱退行性骨关节病常选择X线检查，常见骨质疏松与骨质增生并存，可见Schmorl结节。

2. 膝关节退行性变时CT表现类似X线，表现为关节间隙不对称性变窄、关节面骨质增生硬化不平整、关节边缘骨刺和骨桥形成、关节面下假囊肿、关节内游离体。晚期引起滑膜炎及关节积液时，则见关节囊扩张，内为均匀液体性密度影。

3. MRI可直接清晰显示关节软骨，早期表现为软骨肿胀，T_2WI呈高信号，晚期局部纤维化，T_2WI呈低信号，软骨变薄甚至剥脱。

（三）常见退行性骨关节病的影像学征象及诊断思路

1. 常见退行性骨关节病影像学征象

（1）颈椎退行性疾病：① X线平片，颈椎三位像（侧位及双斜位）及过伸过屈位像用于颈椎退行性病变的诊断。主要表现为：颈椎曲度变直或后突成角；椎体前后缘骨质增生，通常椎体后缘骨质增生临床意义更为重要;钩椎关节增生,椎间孔狭窄;椎间隙狭窄;项韧带钙化;椎体裂隙征;颈椎失稳或滑脱。② CT,基本同普通 X 线平片表现,通过三维重建技术能更多方位、更直观反映椎体骨质的变化及椎间盘突出的位置、大小、形态及周围结构的关系。其 CT 表现可有生理曲度改变、椎小关节骨质增生、后纵韧带骨化和轻度骨质增生。神经根型颈椎病 CT 表现为椎间盘侧方型突出,侧隐窝、椎间孔狭窄,钩椎关节及椎小关节骨质增生致神经根受压。脊髓型颈椎病 CT 表现为椎间盘中央型突出、椎体后纵韧带骨化或后缘骨质增生致椎管狭窄,硬膜囊、脊髓受压。椎动脉型颈椎病 CT 表现为钩突肥大和钩突关节、小关节骨质增生致横突孔变形狭窄使椎动脉受压而痉挛。③ MRI,主要表现为椎间盘退行性变,T_2WI 表现为髓核信号减低;重点观察脊髓及硬膜囊受压程度,纤维环、黄韧带及后纵韧带结构是否改变,脊髓形态及信号改变及椎管狭窄程度。脊髓型颈椎病 MRI 表现为椎间盘向后突出,硬膜囊及脊髓受压,相应水平脊髓水肿,T_2WI 表现为高信号。椎动脉颈椎病 MRA 可以显示椎动脉的扭曲、狭窄或闭塞。

(2)腰椎退行性疾病

1)X 线平片:腰椎生理弯曲消失、变直或侧凸;椎体边缘骨质增生,表现为唇样、鸟嘴样、桥状;Schmorl 结节,髓核向椎体脱出,椎体上缘或下缘见类圆形凹陷区,边缘硬化;椎间隙狭窄;腰椎不稳或滑脱。

2)CT:通过矢状位重建可反映腰椎的曲度,是否存在滑脱。椎体边缘及椎小关节骨质增生。椎间盘退变可表现椎间盘真空征。根据椎间盘突出程度及形态分为下列几种类型。①膨出,椎间盘通常向四周隆起,硬膜囊受压,纤维环未破裂;②突出,纤维环破裂,通常向两侧后方突出,侧隐窝狭窄、椎间孔受压变窄;③脱出,髓核突破纤维环进入椎管,并有移位;④髓核游离,髓核进入椎管形成游离体。

3)MRI:椎间盘退行性变,T_2WI 表现为髓核信号减低;根据椎间盘突出程度及形态分为膨出、突出、脱出及髓核游离,MRI 较 CT 能更清楚地显示纤维环及髓核的情况及硬膜囊受压情况,黄韧带及后纵韧带是否增厚,注意椎管狭窄程度。

(3)膝关节退行性骨关节病

1)X 线平片:股骨内外髁关节面和胫骨平台关节面致密硬化,关节面不整,关节边缘骨赘形成,胫骨髁间嵴增生变尖,关节间隙狭窄,关节腔内出现游离体,韧带钙化等。

2)CT:表现同 X 线摄影,能从多方位观察骨质改变,并能反映关节周围软组织水肿情况及关节腔积液。

3)MRI:关节软骨的退行性变和损伤,关节软骨异常在关节的承重面表现较明显,可见软骨内出现异常低信号,关节面变薄或厚薄不均,软骨正常的层次结构模糊或消失,严重的软骨缺损。

根据关节软骨的 MRI 表现,软骨损伤和退行性变分为 4 级:0 级,信号及形态正常;Ⅰ级,关节软骨内有局部的异常低信号,软骨表面光整,软骨的层次清楚;Ⅱ级,软骨内出现低信号,软骨表面不光整,软骨的层次欠清楚;Ⅲ级,软骨缺损,软骨下骨质暴露。当半月板撕裂和退行性变时,低信号的半月板内出现异常的高信号,分为 4 级:0 级,正常,半月板呈均匀一致的低信号,形态规则;Ⅰ级,半月板内出现点状、球状的信号增强,不累及半月板的关节缘和关节面;Ⅱ级,半月板内出现线状、条状的高信号,可延伸至半月板的关节缘,但未达到半月板关节面;Ⅲ级,半月板内的异常信号累及关节面。韧带的慢性损伤,表现为交叉韧带、髌韧带轻度粗细不均,韧带松弛,韧带内可出现局部高信号。关节腔内积液,表现为 T_1WI 低信号,T_2WI 高信号。骨质增生表现为关节边缘骨赘形成,关节面骨质增生。软骨下骨囊变,表现为类圆形,T_1WI 呈低信号,T_2WI 呈高信号,边缘见环形的骨质硬化低信号,囊腔与关节腔相通。关节内游离体,表现为类圆形,T_1WI、T_2WI 均呈低信号。

2. 常见退行性骨关节病影像学诊断思路

(1)颈椎、腰椎退行性疾病

1)观察颈椎椎体附件、小关节和钩突关节的形态、结构、密度有无变化。

2)观察骨性椎管、椎间孔和侧隐窝有无变窄、扩大。

3)观察椎间盘的形态、结构。

4)观察硬膜囊、神经根鞘有无受压移位、增粗、变窄。

5)观察黄韧带有无肥厚。

6)观察椎旁软组织的形态、结构和密度变化。

7)观察扫描视野内其他组织的情况。

8)结合病史及上述影像学表现作出诊断与鉴别诊断。

9)若诊断不确定,应给出进一步建议,如进一步检查或随诊复查。

(2)膝关节退行性骨关节病

1)观察膝关节骨质结构、形态、密度变化,髓腔内密度是否改变。

2)观察膝关节面是否光滑。

3)观察关节间隙有无增宽、狭窄、融合。

4)观察关节囊内有无积液。

5)观察骨膜情况。

6)观察关节周围软组织情况。

7)结合病史及上述影像学表现作出诊断与鉴别诊断。

8)若诊断不确定,可以给出进一步建议,如进一步检查或随诊复查。

二、基于病例的实战演练

(一)颈椎退行性变

病例 1 患者先后进行了 DR、CT 及 MR 检查,见图 8-5-2~ 图 8-5-4。

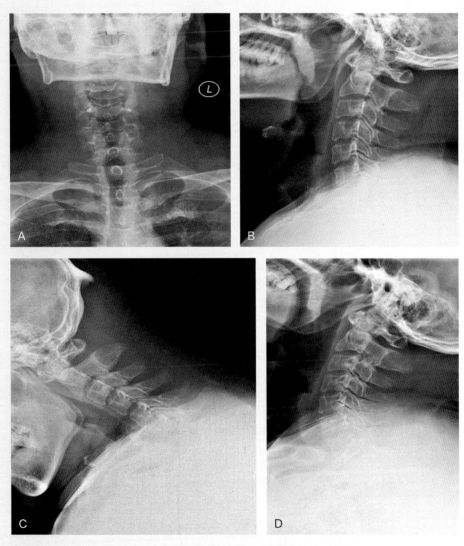

图 8-5-2 病例 1,DR 图像
A. 颈椎正位像;B. 颈椎侧位像;C. 颈椎过屈位像;D 颈椎过伸位像。

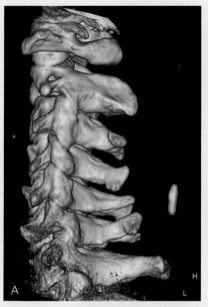
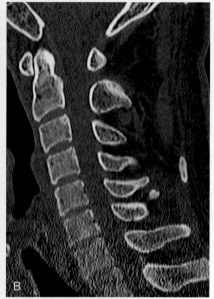
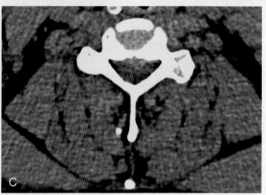

图 8-5-3　病例 1,CT 图像
A. 容积再现重建;B. 矢状位重建;C. CT 轴位。

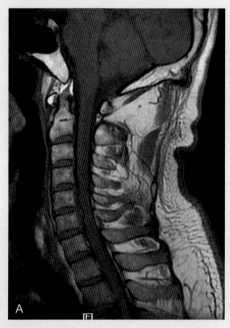
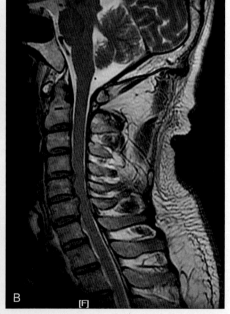

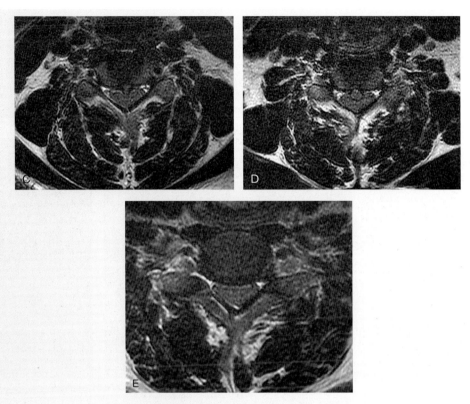

图 8-5-4 病例 1, MRI 图像

分别为矢状位 $T_1WI(A)$、矢状位和轴位 $T_2WI(B\sim E)$。

1. 影像征象分析 各检查图像均显示颈椎序列整齐,曲度正常,各椎体、附件骨质密度 / 信号、形态及关节间隙未见异常。CT 示 $C_{4\sim5}$ 水平项韧带条形钙化,$C_{4\sim7}$ 椎间盘向后隆起,硬膜囊受压,$C_{4\sim6}$ 椎管狭窄。CT 及 DR 均见 $C_{5\sim6}$ 椎体项韧带钙化。DR 过伸过屈位片示颈椎活动度欠佳。脊髓未见异常信号。

2. 印象诊断 颈椎退行性改变;$C_{4\sim6}$ 椎间盘脱出,椎管狭窄,脊髓受压;$C_{6\sim7}$ 椎间盘突出;项韧带钙化;颈椎活动度欠佳。

（二）腰椎退行性疾病

病例 2 患者先后进行了 DR、CT 及 MR 检查,见图 8-5-5~ 图 8-5-7。

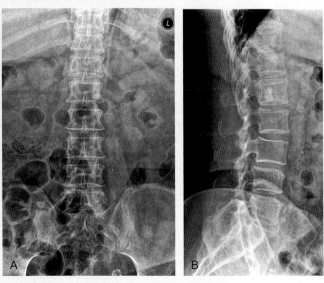

图 8-5-5 病例 2, DR 图像

A. 正位像;B. 侧位像。

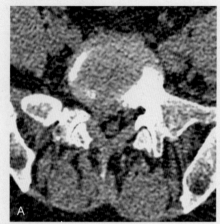
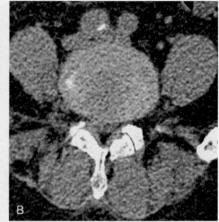
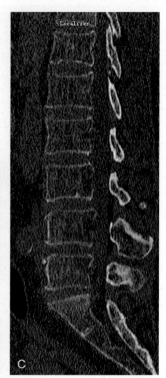

图 8-5-6 病例 2,CT 图像

分别为 CT 轴位(A、B)和多平面重建(C)。

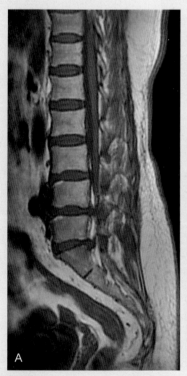
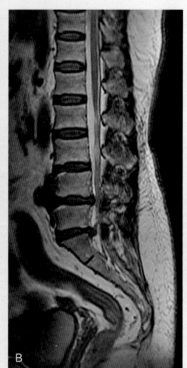
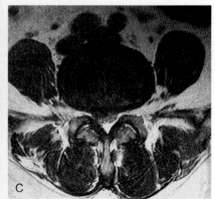

图 8-5-7 病例 2,MRI 图像

分别为 $T_1WI(A)$ 和 $T_2WI(B、C)$。

1. 影像征象分析　腰椎序列正常,曲度变直,$L_{3~5}$椎体边缘可见骨质增生。$L_{4~5}$、$L_5~S_1$椎间盘向右后方隆起伴钙化,硬膜囊及脊髓受压,右侧椎间孔变窄。CT示L_1椎体左下方内高密度影考虑骨岛。椎小关节未见异常。MRI示L_1椎体左下方内见稍不规则T_1WI低信号、T_2WI低信号,大小约11mm×13mm,CT呈高密度。软组织未见肿胀。

2. 印象诊断　腰椎退行性变;$L_{4~5}$椎间盘突出,$L_5~S_1$椎间盘脱出,椎管狭窄;L_1椎体内骨瘤。

(三)膝关节退行性骨关节病

病例3　患者先后进行了DR、CT及MR检查,见图8-5-8~图8-5-10。

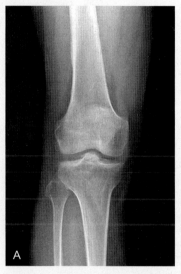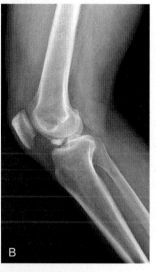

图8-5-8　病例3,DR图像
A. 右膝关节正位;B. 右膝关节侧位。

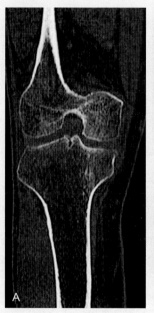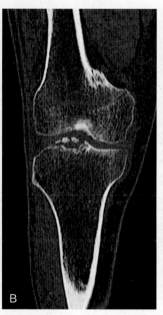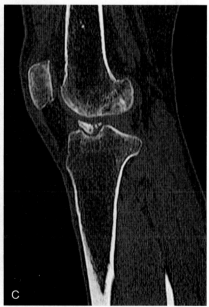

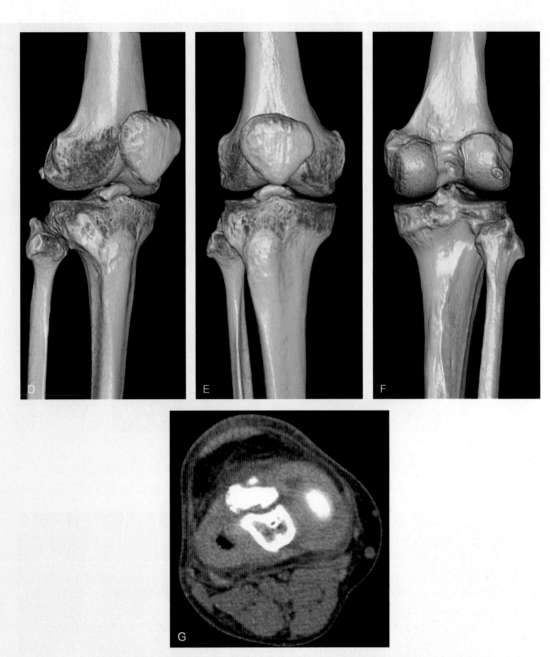

图 8-5-9　病例 3,CT 图像

分别为冠状位重建(A、B)、矢状位重建(C)、容积再现重建(D~F)和轴位(G)。

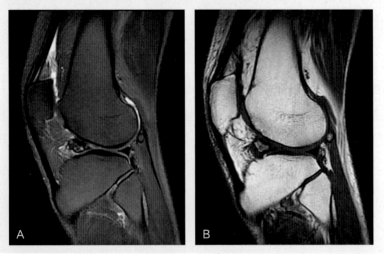

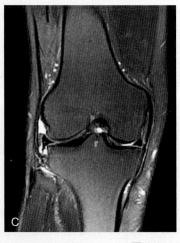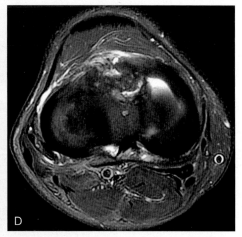

图 8-5-10　病例 3，MRI 图像

A. T_2WI SPIR 矢状位；B. 矢状位 T_1WI；C. T_2WI SPIR 冠状位；D. T_2WI SPIR 轴位。

1. 影像征象分析　右胫骨平台髁间嵴变尖，右股骨内外侧髁、胫骨内外侧髁、髌骨骨质增生，关节间隙变窄，间隙内可见游离骨块影。MRI 可见右膝外侧半月板前角线状 T_2WI 高信号，局部边缘不整；关节囊及髌上囊内可见少量的 T_1WI 低信号、T_2WI 高信号，前交叉韧带信号欠均匀，可见线状 T_2WI 高信号，其胫骨止点处骨质与胫骨不连，边缘硬化，相应胫骨见骨缺损、变形，局部水肿。

2. 印象诊断

（1）右膝关节退行性变。

（2）右膝关节内游离体。

（3）右膝外侧半月板损伤。

（4）前交叉韧带损伤。

（5）胫骨平台改变，撕脱骨折不愈合？剥脱性骨软骨炎？

（6）右膝关节少量积液。

3. 鉴别诊断

（1）风湿性关节炎：风湿性关节炎多见于年轻人，由溶血性链球菌感染后，在人体内发生变态反应所致，患者滑膜增生较退行性骨关节炎更加广泛、弥漫，且可有不同程度的滑膜血管翳形成；关节软骨及软骨下骨的改变相对广泛且各处病变程度大致相仿，而退行性骨关节炎关节软骨退行性变较局限，以摩擦较大部位更易受累，病变常为多发，且各处软骨退行性变的程度通常不同。

（2）类风湿性关节炎：以中年女性多发，其基本病变为滑膜炎、软骨破坏，呈持续性、对称性和进行性改变，晨僵在 1 小时以上，类风湿因子阳性，主要累及近端指间关节，常见类风湿结节；而骨关节炎以 50 岁以后多发，主要为关节软骨变性和增生，疼痛休息后可自行缓解。

三、拓展——椎管狭窄

（一）临床相关基础概述

椎管狭窄是椎管的异常缩窄，一般分为先天性及后天性，可发生于脊柱的任意节段。先天性椎管狭窄是由于在脊柱的生长形成中，包括营养、外伤等因素造成椎管发育的先天性狭窄。大部分患者开始无症状，到中年后由于脊柱的一些退行性病变或损伤，导致出现椎管狭窄的症状和体征。后天性椎管狭窄是由于椎间盘突出、椎体增生、椎体滑脱及后纵韧带、黄韧带增生肥厚、钙化或骨化等刺激脊髓神经及周围血管，造成神经血管发生炎症粘连、充血、水肿，从而导致椎管狭窄的发生。按解剖部位可分为中央型狭窄、侧隐窝狭窄、神经根孔狭窄，可导致不同的神经系统症状和体征。常见的症状有疼痛、肢体麻木、感觉异常及运动功能障碍等。不同的症状取决于椎管狭窄的部位及程度。本病好发于

40~50岁男性,以颈椎管及腰椎管狭窄较多见,尤其好发于$L_{4\sim5}$椎体和$L_5\sim S_1$椎管。椎管狭窄临床特点见表8-5-2。

表8-5-2 椎管狭窄临床特点

椎管狭窄	临床特点
颈椎管狭窄	多见于中老年人,40~50岁开始出现临床症状,男性多于女性,好发部位为下颈椎,以$C_{4\sim6}$水平最为多见。发病较缓慢,病史较长,多数为数月至数年,呈进行性发展。多数患者始发症状为四肢麻木、发凉、无力、活动僵硬、不灵活、步态不稳、脚落地有踩棉花感。多数患者上肢症状出现早于下肢,表现为颈后及肩背部疼痛、双手麻木、握力差、持物易坠落
腰椎管狭窄	常见于中老年人,本病多隐匿起病,发展缓慢,有腰背痛史。起初疼痛不严重,随病程进展,疼痛位置可逐渐下移到小腿,并伴有局部感觉异常和麻木感。部分患者可有持续性坐骨神经痛。多数患者有下肢皮肤和肛门区皮肤感觉减退。肌肉可有疲劳感,下肢无力。压迫马尾神经时,可出现马尾性间歇性跛行。腰椎椎管狭窄症患者常有脊柱侧弯、椎旁肌肉痉挛、腰后伸受限、腰部过伸试验阳性等表现
胸椎管狭窄	多见于中老年人,多由胸椎黄韧带骨化、后纵韧带骨化或椎间盘突出等一种或多种病理因素压迫胸脊髓,根据狭窄的部位表现为不同的临床症候群,起病较为缓慢而且隐匿,偶有外伤或负重后突然加重。早期大多数患者诉有胸背疼痛。胸部僵硬及下肢麻木、无力,放射性肋间痛或胸部束带感等。在休息或身体前屈弯背后缓解或消失,站立行走或胸部后伸后则加重。随着病变加重,连续行走距离逐渐缩短,跛行症状缓解所需时间越来越长,直至卧床不能活动

临床病例

病例4 男性,45岁,以"走路不稳10余年,加重18个月"为主诉入院。患者10年前,身边人发现其走路不稳,18个月前加重,尤以转弯、上下楼梯时明显,有轻微踩棉花感。查体:脊柱生理弯曲存在,无压痛。颈椎活动度正常,牵拉实验阴性,压头试验阴性。四肢肌张力正常,肌力正常。双上肢及左下肢感觉略减退。B细胞受体(右侧++++,左侧++++),T细胞受体(右侧++++,左侧++++),磷脂酰丝氨酸受体(右侧+++,左侧++++),向前滑移率(右侧++,左侧++),霍夫曼征(右侧−,左侧−),巴宾斯基征(右侧+,左侧−),髌阵挛阴性,踝阵挛(右侧+,左侧+)。

初步了解病史以后,要考虑以下问题。

【问题3】应首选何种影像学检查方法?各种方法的优缺点如何?

椎管狭窄影像学检查方法有X线摄影、CT、MRI及脊髓造影,如何选择适当的检查方法尤为重要,也是进行临床诊断的重要环节之一。

知识点

1. 椎管狭窄按部位分为颈椎管狭窄、腰椎管狭窄、胸椎管狭窄;按解剖部位分可分为中央型狭窄、侧隐窝狭窄、神经根孔狭窄。

2. 椎管狭窄影像学常用的检查方法主要为CT及MRI,X线平片目前已少用,MRI可同时提供椎管前后径变化及脊髓改变信息。

(二)椎管狭窄影像学检查方法的选择

1. 椎管狭窄常用影像学方法特点

(1)X线平片:能够整体反应脊柱的曲度及骨质增生的情况,通过不同方位摄影能够反映椎管的狭窄程度,目前临床应用逐渐减少。

(2)CT:结合三维重建技术,较 X 线平片能更清晰直观地反映椎管狭窄程度及引起椎管狭窄的原因,是目前临床最常广泛应用的检查椎管狭窄的影像学技术。

(3)MRI:除能直观反映椎管狭窄的程度和病因,还能判断有无脊髓及神经根压迫,并可在不同平面进行直观地测量,是对 CT 的一种重要补充。

2. 椎管狭窄影像学检查程序　对于怀疑有椎管狭窄的患者,在无检查禁忌证的情况下,需要进行 CT 或 MR 检查,以全面评估狭窄原因、程度、脊髓及神经根受累情况,帮助临床制订诊疗计划。

(三)椎管狭窄的影像学征象及诊断思路

1. 椎管狭窄影像学征象

(1)X 线平片:不同原因椎管狭窄表现不一,如脊椎滑脱表现为椎体偏离正常生理曲度位置,向不同方向移位,导致相应水平椎管狭窄;椎体骨折时表现为椎体后缘向后隆起或椎管内见游离骨片、关节脱位等。

(2)CT:①单纯性先天性椎管狭窄表现为椎弓发育性短小,骨性椎管正常结构消失,椎管矢状径变小、硬膜外脂肪消失、硬膜囊变形、脊髓变扁等。②退行性疾病椎管狭窄表现为椎体或椎板骨质增生,直接压迫硬膜囊;椎间盘膨出、突出、脱出向后压迫硬膜囊和脊髓,导致椎管矢状径相对缩小;黄韧带增厚(>5mm)、后纵韧带肥厚、钙化或骨化导致椎管内径减小。③外伤引起椎体滑脱、椎体骨折,导致椎管内径缩小,硬膜囊或脊髓受压。

(3)MRI:黄韧带肥厚在 T_1WI 和 T_2WI 均表现为条带状或结节状低信号。脊髓受压水肿表现为脊髓略粗或形态无明显变化,受压部位呈 T_1WI 低信号、T_2WI 高信号。椎间盘向后或向周围膨隆,压迫硬膜囊或脊髓。

2. 椎管狭窄影像学诊断思路

(1)观察脊柱生理曲度变化及椎间隙的变化。

(2)观察椎间盘的形态、结构。

(3)观察骨性椎管、椎间孔和侧隐窝有无变窄;观察硬膜囊、神经根鞘有无受压移位、增粗、变窄。

(4)观察附件、小关节和钩突关节的形态、结构、密度有无变化。

(5)观察黄韧带有无肥厚。

(6)观察椎旁软组织的形态、结构和密度变化。

(7)观察扫描视野内其他组织的情况。

(8)结合病史及上述影像学表现作出诊断与鉴别诊断。

(9)若诊断不确定,应给出进一步建议,如进一步检查或随诊复查。

【问题 4】给出印象诊断后,还要注意哪些问题?

在实际工作中,作出印象诊断后,还要对诊断的结果进行分析,判断诊断信息是否足够,明确是否回答了临床医生的疑问。如颈椎椎管狭窄常为多节段的,脊髓受累往往也为多节段,此时应注意诊断中所提供的信息是否能足够解释临床症状。

知识点

1. 颈椎椎管狭窄累及多节段脊髓时,其病变平面一般不会超过椎管狭窄最高节段的神经支配区。

2. 脊柱受外伤时,应注意不要漏诊脊柱骨折或脱位引起的椎管狭窄。

（四）基于病例的实战演练

病例 4　患者先后进行了 DR、CT 及 MR 检查，见图 8-5-11～ 图 8-5-13。

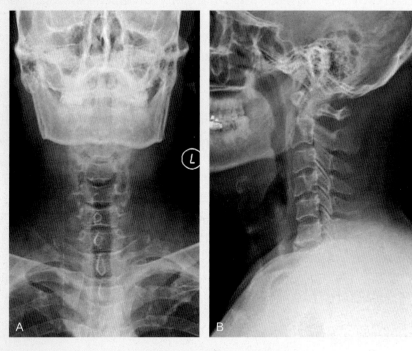

图 8-5-11　病例 4, DR 图像
A. 颈椎正位；B. 颈椎侧位。

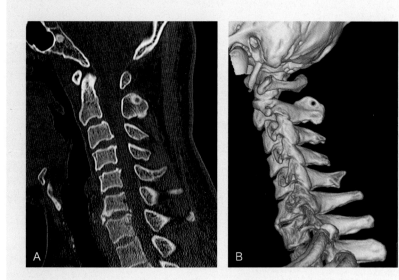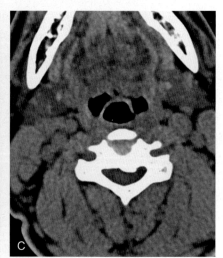

图 8-5-12　病例 4, CT 图像
A. 矢状位重建；B. 容积再现重建；C. CT 轴位。

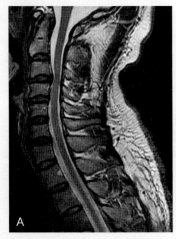
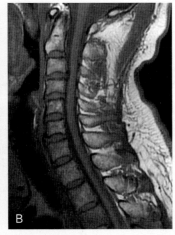
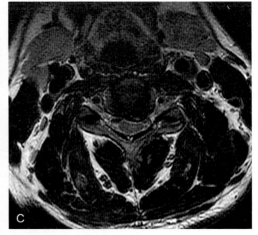

图 8-5-13　病例 4,MRI 图像

A. 矢状位 T_2WI;B. 矢状位 T_1WI;C. 轴位 T_2WI。

1. 影像征象分析　颈椎序列正常,曲度直,$C_{5\sim7}$ 椎体前缘多发轻度骨质增生,$C_{3\sim5}$ 椎体后缘骨质增生。$C_{3\sim4}$ 椎间盘向后隆起,MRI 上相应椎间盘 T_2WI 信号减低,$C_{3\sim4}$ 椎间盘水平椎管变窄。$C_{5\sim6}$ 椎体水平项韧带钙化。椎管内诸结构形态信号未见异常。软组织未见肿胀。

2. 印象诊断　颈椎退行性变;$C_{3\sim4}$ 椎间盘突出;$C_{3\sim4}$ 椎管狭窄。

(王晓明)

第六节　内分泌与代谢性骨疾病

一、常见内分泌与代谢性骨疾病的影像学诊断

(一)临床相关基础概述

骨代谢,即骨骼的吸收和形成是持续于人的整个生命过程的复杂生理过程,其速度与人体的生长和代谢的活跃程度相关,与骨骼代谢有关的内分泌激素水平相关,临床上观察骨代谢的指标是血、钙、磷代谢和影像学的骨质密度。钙、磷代谢紊乱可影响骨骼的代谢和生长、神经肌肉的兴奋性、血液凝固、腺体细胞的分泌功能和细胞膜酶系统的激活。骨代谢和钙、磷代谢的平衡与骨骼、小肠和肾脏的正常生理功能有关,而甲状旁腺激素(parathyroid hormone,PTH)、降钙素和维生素 D_3(Vit D_3)在其间起主要的调节作用。钙在肠道吸收主要取决于身体对钙的需求和 Vit D_3 的作用,吸收钙的部位在小肠,尤其是十二指肠,磷的吸收在空肠;Vit D_3 可促进钙的吸收从而增加磷的吸收。钙的排出主要在肾脏,但肾小球滤过的钙 99% 被重吸收。磷主要经尿排出,85%~95% 被肾小管重吸收,肾小管病变和甲状旁腺激素影响磷的重吸收。人体内的钙 99% 存在于骨骼内,这对维持人体的血浆钙浓度是十分重要的。正常人的血浆钙浓度约为 8.8~10.8mg/dl,血浆钙中 70% 的离子钙来源于骨组织与细胞外液的动态钙交换,其他 30% 的血浆钙是来源于甲状旁腺素和其他激素的作用。

> **知识点**
>
> 调节和影响钙、磷代谢的内分泌激素主要是 PTH、降钙素和 Vit D_3,各自的分泌受血浆钙离子浓度的刺激及靶腺体功能的影响,同时有彼此间的相互反馈和制约机制。此外,肾上腺皮质激素、性激素及生长激素也对骨代谢产生一定的影响。

临床病例

病例 1　女性,17 岁,全身骨痛、衰弱,腰背部疼痛 1 年余,不愿意行走。无明显外伤史。

病例 2　女性,70 岁,腰背痛 1 月余,无明显外伤史。

病例 3　男性,40 岁,胸背部疼痛 20 余天,无明显外伤史,既往曾有垂体瘤手术史。

病例 4　患者行头颅 MR 检查显示垂体瘤较前增大,考虑垂体瘤局部复发;临床体检显示患者体态发胖,呈"水牛背"和满月脸改变,影像学为明显弥漫性骨质疏松,无局限性骨质吸收改变,肋骨骨折端有明显骨痂生长愈合。

病例 5　男性,40 岁,双下肢反复疼痛,乏力 4 年多,加重伴行走困难 6 个月。甲状旁腺功能亢进的局限性骨质吸收(棕色瘤)。

病例 6　男性,32 岁,全身骨痛、衰弱,多发性骨折 2 个多月。

病例 7　女性,22 岁,因肾绞痛就医。

病例 8　患者的实验室检查:血清钙 2.9mmol/L,血清磷 0.55mmol/L,血清钙 / 磷比值 5.7,血甲状旁腺素 >2 500pg/ml。

病例 9　女性,3 岁,双手腕双踝粗大,不能独立行走。

病例 10　女性,30 岁,不孕不育症 5 年余,体重 5 年内增加 16kg,生长激素水平增高。

初步了解病史后,要考虑以下问题。

【问题 1】上述持续性腰背痛或全身骨骼酸痛为主诉的成年患者应选择何种影像学检查方法?

首选影像学检查方法是 X 线平片,如患者有神经定位症状或明确的肿瘤病史,应加做 MR 检查。

知识点

1. 引起持续性腰背痛、全身骨痛的疾病很多,包括代谢性骨病、骨髓造血系统疾病、先天性成骨障碍、退行性骨关节病和外伤等。

2. X 线平片可以很好地评价骨骼的大体形态和骨密度,CT 和 MRI 不如平片直观,故对此类患者首选 X 线平片检查。

3. 对 X 线平片发现的局部骨病灶,CT 和 MRI 可以详细地显示局部病灶。

【问题 2】结合患者的临床资料,上述病例的 X 线平片有哪些共性的影像学表现,考虑什么疾病的诊断和鉴别诊断? 还需要做什么影像学或实验室检查?

上述病例均有明显的弥漫性骨质密度明显减低或骨质疏松的影像学表现,结合年龄和临床症状考虑:

病例 1　是青少年女性,普遍性重度骨质密度减低与年龄不符,需考虑先天性骨病和代谢性骨病的可能,建议做内分泌骨病的系列 X 线平片检查,同时实验室检查骨代谢内分泌有关的血钙、磷、碱性磷酸酶和甲状旁腺激素等。

病例 2　是老年女性,考虑绝经期后骨质疏松可能性大。经过临床上给予补钙和 Vit D$_3$,以及适当的卧床休息,1 个月后临床症状明显好转。

病例 3　是中年男性,胸廓弥漫性骨质疏松情况与年龄不符,同时合并多发性肋骨局限性骨密度增高,有垂体瘤病史,需考虑肿瘤或肿瘤转移引起的病理性骨折,以及代谢性骨病的可能。需进行 CT 或 PET/CT 检查,并行实验室骨代谢内分泌相关的项目和肿瘤标志物的检查。

(二) 骨质疏松

骨质疏松(osteoporosis)是指单位体积内骨组织的有机成分和无机成分(主要为钙盐)含量均减少,但两者比例仍正常。骨质疏松使骨的结构脆弱,骨折的危险性增加。组织学变化是骨皮质变薄、Harvesian 管和 Volkmann 管扩大和骨小梁减少、变细甚至消失。近年来随着对骨质疏松的病理生理及生物力学的深入研究,越来越多的研究发现骨质疏松患者的骨折危险性增加除骨密度改变外,还有一些重要因素影响骨骼强度。各种原因所致的肾上腺糖皮质激素增多也是引起弥漫性骨质疏松的常见病因,包括肾上腺原发性肿瘤或皮质增生、药物源性、中枢性促肾上腺皮质激素(adrenocorticotropic hormone,ACTH)分泌增多和异源性 ACTH 综合征等。患者临床常见症状有向心性肥胖、满月脸和水牛背。肾上腺皮质激素对骨骼的影响是促进蛋白质分解代谢,抑制成骨细胞的增殖与分化,促进成骨细胞凋亡并降低其功能,使骨形成延迟并减少。

引起成年人全身弥漫性骨质疏松的主原因分为 3 类。

第一类为原发性骨质疏松:Ⅰ型为绝经后骨质疏松症;Ⅱ型为老年性骨质疏松。

第二类为继发性骨质疏松:病因包括内分泌性疾病、骨髓增生性疾病、药物性骨量减少、营养缺乏性疾病、慢性疾病(明显的实质器官疾病,结缔组织疾病)、先天性疾病、废用性骨丢失,以及其他能引起继发性骨质疏松的疾病和因素。

第三类为特发性骨质疏松:包括青少年骨质疏松和青壮年成人骨质疏松。

原发性骨质疏松的Ⅰ型是女性由于雌激素缺乏造成的,在绝经后妇女特别多见(如病例2),各种原因引起的性激素减低,如卵巢功能早衰则使骨质疏松提前出现,瘦体型妇女较胖体型妇女容易出现骨质疏松症并易骨折,这是后者脂肪组织中雄激素转换为雌激素的结果,提示雌激素减少是发生骨质疏松的重要因素。Ⅱ型老年性骨质疏松与全身性代谢低下和性激素水平下降有关,男性性功能减退所致睾酮水平下降可引起骨质疏松,去势治疗后或性腺功能障碍均可提早出现普遍性骨质疏松。

在继发性骨质疏松中,与骨代谢有关的内分泌激素紊乱引起的骨质疏松较为常见,如原发性甲状旁腺功能亢进(病例 1)、肾性骨病引起的继发性甲状旁腺功能亢进,小肠吸收功能障碍或小肠炎症性病变引起的维生素 D 缺乏。各种原因所致的肾上腺糖皮质激素增多也是引起弥漫性骨质疏松的常见病因,包括原发性肿瘤(病例 3)或增生、药物源性、中枢性 ACTH 分泌增多和异源性 ACTH 综合征等。

骨髓增生性疾病引起弥漫性骨质疏松是值得引起临床注意并与上述常见的弥漫性骨质疏松疾病相鉴别,如白血病、多发性骨髓瘤、肿瘤转移等。伴有弥漫性骨质疏松的先天性疾病,首先是性腺发育不良引起的病变如特纳综合征,还要注意晚发型成骨不全等的可能性。

（三）甲状旁腺功能亢进

甲状旁腺激素（PTH）由甲状旁腺分泌，受细胞外液钙离子浓度的调节，主要作用于骨骼、肾脏和肠黏膜。PTH 对骨骼有动员骨钙的作用，促进骨细胞线粒体内钙离子转移释放，促进骨骼重建，破骨和成骨细胞均增多。但原发性或继发性甲状旁腺功能亢进时，PTH 水平明显增高，破骨细胞的骨质吸收增加；PTH 作用于肾脏，通过抑制肾小管对磷的重吸收来促进磷排泄，增加钙在肾远曲小管的重吸收，促进肾小管 α- 羟化酶的活性；PTH 改变小肠靶组织细胞膜和线粒体膜对钙的通透性，使细胞浆内钙离子浓度增高。

上述机制使甲状旁腺功能亢进的患者血清钙增高，血清磷下降；影像学表现为与年龄不符的全身性普遍性明显骨质疏松，局限性骨质吸收导致出现牙槽骨硬骨板吸收、掌指骨骨膜下骨质吸收、颅骨和管状骨局灶性骨质吸收形成棕色瘤，轻微外力即可引起骨折，骨折愈合过程中由于骨痂生长不良，骨折多愈合延迟或不愈合；部分患者可伴有异位钙质沉积，如肾结石、胰腺钙化和软组织钙化等改变，甚至部分患者是以泌尿系结石为首发症状而就诊。

> **知识点**
>
> 甲状旁腺功能亢进的患者血清钙增高，血清磷下降，血 PTH 增高；影像学表现为与年龄不符的全身性弥漫性明显骨质疏松，伴局限性骨质吸收，如骨膜下骨质吸收、"棕色瘤"等。

甲状旁腺功能亢进按病因可分为原发性和继发性，原发性甲状旁腺功能亢进以甲状旁腺腺瘤为最常见，占 90%，单纯性甲状旁腺肥大占 8%，甲状旁腺腺癌占 2%；继发性甲状旁腺功能亢进多见于肾功能障碍引起的骨骼改变，又称为肾性骨病，见于肾小球衰竭和先天性肾小管病变。

【问题 3】甲状旁腺功能亢进的影像学诊断要点是什么？

甲状旁腺功能亢进的影像学诊断要点是与年龄不符的弥漫性骨质疏松和局限性骨质吸收。

（四）肾性骨病

肾性骨病（renal osteodystrophy）是由肾脏病患累及肾小球或肾小管功能，从而影响钙、磷代谢而引起的全身性骨病。发生于儿童则表现为肾性佝偻病，发生于成人则表现为肾性骨质软化症（继发甲状旁腺功能亢进）。肾性骨病以肾小球性多见，肾小管性少见。

影像学表现：儿童以佝偻病表现为主；成人以骨质软化为主。表现为骨质密度减低、变形、骨折、假骨折，并可见继发甲状旁腺功能亢进表现。骨质硬化是肾小球性的特殊征象，常见于长骨干骺端和椎体上下缘（椎体上下缘增白，中间透亮）。软组织异位钙化，较原发甲状旁腺功能亢进更常见。

（五）巨人症和肢端肥大症

巨人症（gigantism）和肢端肥大症（acromegaly）是由于垂体分泌生长激素过多引起。发生于青春期前，骨骺部未融合者为巨人症；发生于青春期后，骨骺部已融合者为肢端肥大症。病因为垂体前叶生长激素细胞腺瘤或增生。临床表现为生长过速，面部变形、鼻大、舌大、颧骨、下颌骨突出，肢端肥大。男女之比约（1.3~2.2）:1，经生长激素测定及定位检查可以确诊。

巨人症的影像学表现为全身骨骼对称性增长、增大，尤以长骨明显，与同龄人相比，骨的长度明显增加，骨髓骨化及骨骺线闭合常延迟。常见蝶鞍扩大，表现为前床突上翘、后床突及鞍背移位，鞍底下陷或呈"双边征"。

肢端肥大症影像学表现中头颅改变较具特征性，包括内外板、板障增厚，头颅外形增大，头颅骨峿突起增生肥大，下颌骨、颧弓、眉弓突起，鼻窦过度发育。椎体增大、边缘增生及胸椎常呈楔形，致脊柱后突。胸骨、锁骨、骨盆骨增大，韧带肌腱附着处肥大，胸廓前后径扩大。手足末端圆铲状扩大，各跖趾、掌指两端扩大。长骨增粗、增大，两端肥大。软组织增生肥厚。鞍区 CT 检查可以显示垂体瘤改变。

> **知识点**
>
> 因为垂体前叶生长激素细胞腺瘤或增生怀疑巨人症和肢端肥大症病时，一定要检查垂体有无异常，同时进行生长激素检测。

二、基于病例的实战演练

病例 1　患者进行腰椎、骨盆 X 线平片检查,见图 8-6-1。

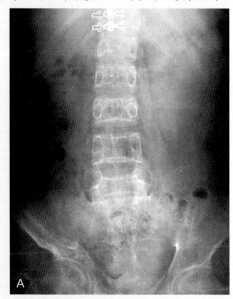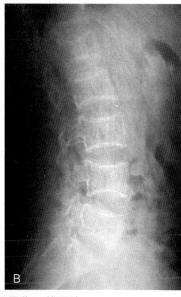

图 8-6-1　病例 1,腰椎、骨盆 X 线平片
A. 正位片;B. 侧位片。

1. **影像征象分析**　正位片(图 8-6-1A)和侧位片(图 8-6-1B)示脊椎和骨盆诸骨普遍性明显骨质疏松,骨骼轮廓模糊,同时伴骨骼变形,尤其是骨盆变形较明显。

2. **印象诊断**　先天性骨病或代谢性骨病。

病例 2　患者进行腰椎 X 线平片检查,见图 8-6-2。

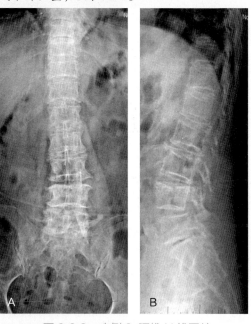

图 8-6-2　病例 2,腰椎 X 线平片
A. 正位片;B. 侧位片。

1. **影像征象分析**　正位片(图 8-6-2A)和侧位片(图 8-6-2B)示胸腰椎明显骨质疏松,骨骼边缘尚清楚,椎体缘有明显骨赘增生,椎间隙狭窄,$L_5\sim S_1$ 椎间隙可见"真空"现象。

2. 印象诊断 骨质疏松。

病例3 患者进行胸部X线平片检查,见图8-6-3。

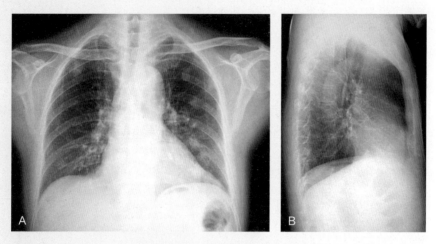

图 8-6-3 病例3,胸部X线平片
A. 正位片;B. 侧位片。

1. 影像征象分析 正位片(图 8-6-3A)和侧位片(图 8-6-3B)示胸廓诸构成骨明显普遍性骨质疏松,双侧多根肋骨可见"棉花团"状骨密度增高影。

2. 印象诊断 肿瘤骨转移。

病例4 患者行PET/CT检查,见图8-6-4。

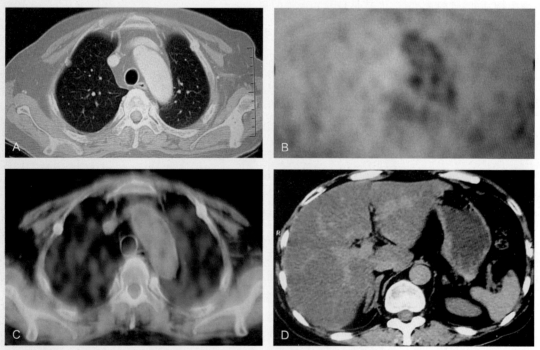

图 8-6-4 病例4,胸腹部PET/CT检查
分别为胸部CT图像(A)、胸部PET图像(B)、胸部PET/CT融合图像(C)、腹部CT图像(D)

1. 影像征象分析 双侧多发性肋骨陈旧性骨折,局部明显骨痂形成修复骨折(图 8-6-4A~ 图 8-6-4C);腹部CT显示肾上腺增粗增生改变(图 8-6-4D)。

2. 印象诊断 继发性肾上腺皮质功能亢进合并多发性骨折。

病例5　患者进行X线平片检查,见图8-6-5。

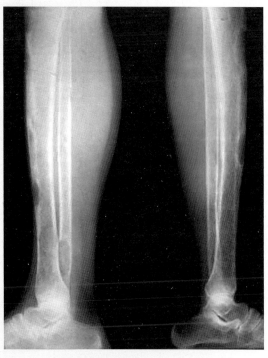

图8-6-5　病例5,X线平片

1. **影像征象分析**　双小腿侧位X线平片示双侧胫腓骨明显弥漫性骨质疏松,骨皮质及骨髓腔内可见椭圆形边缘清楚无硬化的局限性骨质吸收,即"棕色瘤"改变。

2. **印象诊断**　甲状腺功能亢进的局限性骨质吸收(棕色瘤)。

病例6　患者进行X线平片检查,见图8-6-6。

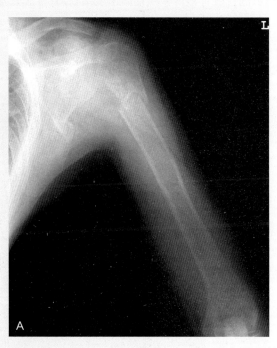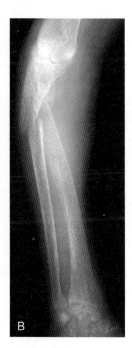

图8-6-6　病例6,X线平片
肱骨正位平片(A)和胫腓骨正位平片(B)。

1. 影像征象分析　肱骨、胫骨和腓骨骨密度重度减低,肱骨上段骨折对线尚好,轻度移位(图8-6-6A),胫腓骨上段骨折成角移位,诸骨的骨折线清晰可见,骨折端无明显骨痂生长(图8-6-6B)。

2. 印象诊断　甲状旁腺功能亢进重度骨质疏松合并骨折愈合不良。

病例7　患者进行X线平片检查,见图8-6-7。

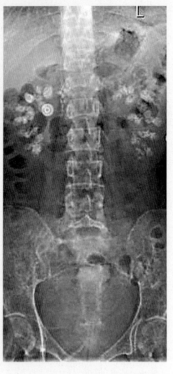

图8-6-7　病例7,X线平片

1. 影像征象分析　腹部X线平片发现双侧肾脏肾盏区多发性高密度结石,脊椎和骨盆诸骨弥漫性明显骨质疏松改变。

2. 印象诊断　甲状旁腺功能亢进伴双肾多发性肾结石。

病例8　患者进行X线平片和CT平扫检查,见图8-6-8。

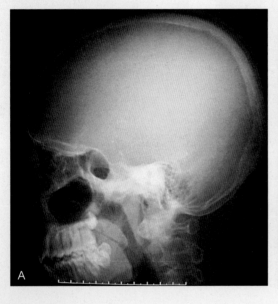
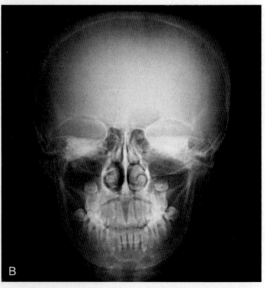

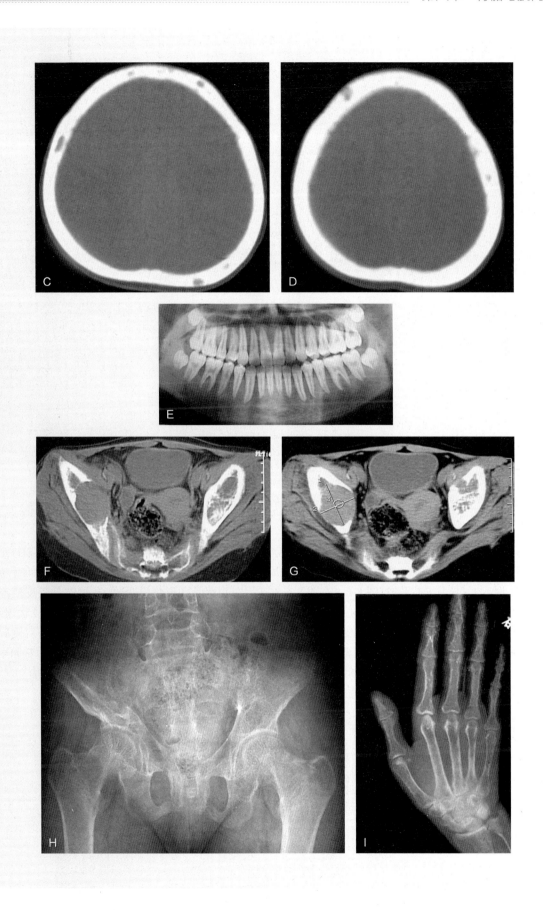

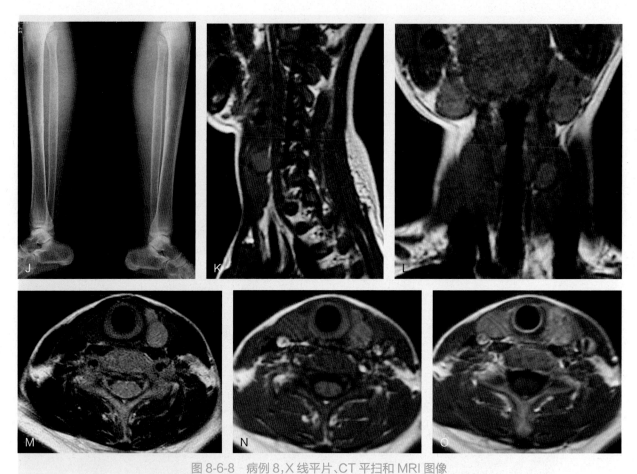

图 8-6-8 病例 8,X 线平片、CT 平扫和 MRI 图像
分别为头颅侧位(B)和正位(B)X 线片、CT 平扫(C、D),下颌骨全景片(E),骨盆 CT 平扫(F、G)和 X 线片(H),
手部正位 X 线片(I)、双侧胫腓骨侧位 X 线片(J),颈部 MRI(K~O)。

1. 影像征象分析 头颅正侧位 X 线片(图 8-6-8A、图 8-6-8B)和 CT 平扫(图 8-6-8C、图 8-6-8D)示颅骨弥漫性骨质疏松,颅骨板障和内外骨板可见不规则的局灶性骨质吸收;下颌骨全景片(图 8-6-8E)示牙槽骨硬骨板骨质吸收消失;骨盆 CT 平扫(图 8-6-8F、图 8-6-8G)示右侧髂骨圆形骨质吸收,左侧髂骨骨皮质亦可见小圆形骨质吸收,均为棕色瘤改变;骨盆 X 线片(图 8-6-8H)示骨盆重度骨质疏松并明显"三叶"状表现;手部正位 X 线片(图 8-6-8I)示诸掌指骨骨皮质变薄、表面不规则骨膜下骨质吸收,以桡侧为明显;双侧胫腓骨侧位 X 线片(图 8-6-8J)示骨皮质明显变薄,并有局限性骨质吸收;MRI(图 8-6-8K~ 图 8-6-8O)示左侧甲状腺后下方一约 1.5cm 圆形结节,T_1WI 呈稍低信号,T_2WI 呈高信号,增强后均匀强化,为甲状旁腺腺瘤。

2. 印象诊断 原发性甲状旁腺功能亢进(由甲状旁腺腺瘤引起)。

病例 9 患者行 DR 检查,见图 8-6-9。

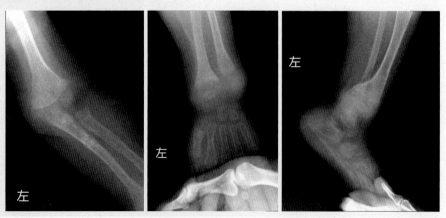

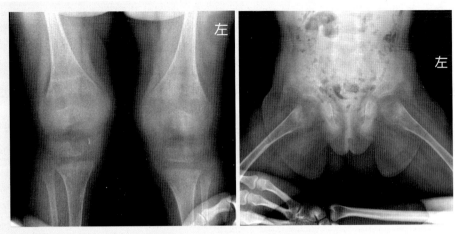

图 8-6-9　病例 9,DR 图像

1. 影像征象分析　双侧肱骨远端、尺桡骨近端粗大,骨小梁结构模糊;双尺桡骨远端干骺端先期钙化带纵行骨小梁模糊,干骺端成角、骨质密度减低;双侧胫腓骨远端增粗,密度减低,干骺端呈杯口状先期钙化带模糊呈毛刷状;双侧股骨远端、骨骺及胫腓骨近端、骨骺可见明显增粗、膨大;双侧股骨近端骨骺明显增粗、膨大,骨质密度普遍降低。

2. 印象诊断　肾性佝偻病。

病例 10　患者进行 CT 和 MR 检查,影像学和病理表现见图 8-6-10。

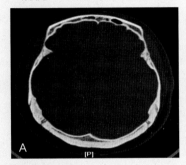 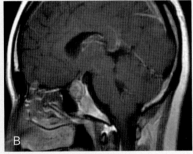 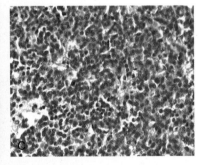

图 8-6-10　病例 10,影像学和病理表现
A. CT 轴位;B. 矢状位增强 MRI;C. 病理图(HE,×200)。

1. 影像征象分析　CT 示枕骨外板明显增厚(图 8-6-10A);矢状位增强 MRI 示垂体肿物,可见明显强化(图 8-6-10B)。

2. 印象诊断　垂体神经内分泌肿瘤(图 8-6-10C)。

(王晓明)

第七节　骨　肿　瘤

一、常见骨肿瘤的影像学诊断

(一)相关临床基础概述

　　原发性骨肿瘤包括骨基本组织(骨、软骨和纤维组织)发生的肿瘤,如骨瘤、骨样骨瘤、骨肉瘤、骨软骨瘤、骨母细胞瘤、软骨肉瘤等;骨附属组织(血管、神经、脂肪和骨髓等)发生的肿瘤,如尤因肉瘤、骨髓瘤、血管瘤、淋巴瘤、脂肪瘤、神经源性肿瘤等;特殊组织来源的肿瘤,如脊索瘤;组织来源未定的肿瘤,如骨巨细胞瘤等。

　　继发性骨肿瘤包括恶性肿瘤的骨转移和骨良性病变的恶变。

　　瘤样病变是指临床、病理和影像学表现与骨肿瘤相似而并非真性肿瘤,但也具有骨肿瘤某些特征(如复发和恶变)的一类疾病,如骨囊肿、动脉瘤样骨囊肿、骨纤维异常增殖症和畸形性骨炎等。

　　骨肿瘤的诊断须结合临床资料,应注意骨肿瘤的发病率、发病年龄、部位、症状、体征和实验室检查结果等。这些资料对骨肿瘤定性诊断有参考价值。

　　(1)发病率:良性肿瘤以骨软骨瘤为最多,其余依次为骨巨细胞瘤、软骨瘤和骨瘤等;恶性肿瘤以骨肉瘤最多见,其余依次为软骨肉瘤、纤维肉瘤、骨髓瘤和尤因肉瘤等。无论良性、恶性和瘤样病变,在发病率上均男性多于女性,其比率约为1.6:1.0。

　　(2)年龄:骨肿瘤的发病年龄有一定的倾向性,如婴儿期以急性白血病和神经母细胞瘤的骨转移较常见,少年期以尤因肉瘤多见,青年期好发骨肉瘤、骨瘤、骨软骨瘤和成软骨细胞瘤,而转移瘤、骨髓瘤和软骨肉瘤多见于40岁以上。

　　(3)部位:不同类型的骨肿瘤有其各自的好发部位,如骨巨细胞瘤好发于长骨的骨端,骨肉瘤常见于长骨干骺端,软骨母细胞瘤多位于儿童长骨的骨骺与骺板区,骨瘤好发于膜内成骨部位如颅骨和面骨,骨软骨瘤好发于股骨及胫骨的干骺端等。

　　(4)症状与体征:骨肿瘤临床表现轻微或不典型,少数有较特征性表现,如骨样骨瘤局部疼痛、以夜间为重,服用水杨酸钠类药物可缓解疼痛,其余良性骨肿瘤较少引起疼痛。恶性者疼痛常是首发症状,而且常为剧痛。骨髓瘤和广泛的骨转移瘤往往引起全身性剧烈疼痛。多数骨肿瘤均有明显肿块,良性者通常边界清楚,无明显压痛,一般局部皮肤无改变;而恶性者多边界不清,可有表面皮肤红肿,血管充血扩张,皮温升高,且皮肤常与深部组织粘连,邻近关节常有活动受限。

　　(5)实验室检查:良性骨肿瘤患者的血、尿和骨髓检验均正常,而恶性者则常有变化,如尤因肉瘤患者的白细胞计数可增高;多发性骨髓瘤及广泛的骨转移瘤患者可有贫血、血尿酸增高及血钙、磷增高;骨髓瘤患者血中常出现异常免疫球蛋白,尿中可出现本-周蛋白。

临床病例

　　病例1　女性,36岁,以"头部肿物10余年"为主诉来诊。患者于10年前无意中扪及左侧头部局部隆起,无疼痛,未在意。近来自觉肿物较前增大。查体:左顶部扪及一隆起肿物,质硬,无压痛,不活动,边界清楚,皮温正常。余未见异常。

　　病例2　男性,17岁,以"右股骨远端外侧疼痛、肿胀2月余,加重2天"为主诉入院。患者于2个月前无明显诱因出现右股骨远端外侧疼痛、肿胀,肿物表面皮温正常。自发病以来无发热、头痛,神志清楚,精神良好,饮食、睡眠良好,大小便未见明显异常。近2日疼痛加重。既往有胸膜炎病史。骨科查体:右股骨远端内侧肿胀,边界清楚,肿物表面皮肤颜色正常,皮温正常,肿物表面皮肤无血管曲张。实验室检查未见明显异常。

　　病例3　女性,37岁,以"左膝间断性疼痛6年,加重14天"为主诉入院。患者于6年前因摔倒出现左膝关节疼痛,后间歇性发作。自述3年前感左下肢无力,肢体较对侧变细,未就诊治疗。14天前再次感左膝关节疼痛,较前加重,为持续性钝痛。无活动障碍,无夜间痛,无发热。既往有子宫肌瘤病史3年,乳腺增生病史1年,否认药物过敏史。骨科查体:左股骨下端可扪及一4cm×2cm肿块,表面皮肤无红肿,浅表静脉无怒张,无压痛,质硬,不活动,与皮肤粘连,左膝关节屈伸活动好。左踝关节屈伸活动好,双足皮温正常,可触及足背动脉搏动。双下肢肌张力和腱反射无异常。实验室检查未见明显异常。

　　病例4　男性,17岁,以"右股骨远端疼痛1个月,加重1周"为主诉入院。患者1个月前无明显诱因出现右股骨远端疼痛,行走及跪立时,疼痛加重,休息等不负重时,疼痛减轻。近1个月来,右膝疼痛未见明显缓解,疼痛反复。最近1周,疼痛加重。自发病以来,神志清楚,精神良好,饮食睡眠良好,大小便未见明显异常。平素身体健康,否认外伤史,否认家族遗传病史。骨科查体:脊柱生理弯曲存在,活动良好,无压痛。右股骨远端内侧肿胀,压痛明显,表面皮温不高,无静脉曲张,右膝活动良好,足背动脉搏动良好。余肢体未见明显异常。实验室检查:白细胞计数$5.14×10^9$/L,血红蛋白11g/L,碱性磷酸酶267U/L。

病例5 女性,65岁,以"双下肢运动、感觉缺失,大小便失禁5天"为主诉入院。患者于5天前无明显原因出现双下肢运动、感觉缺失,大小便失禁,无明显咳嗽、咳痰、痰血、黄疸及发热盗汗史,未经特殊治疗。发病以来患者饮食、睡眠较差,大小便失禁,无明显其他不适。既往无手术史,无药物过敏史。骨科查体:脊柱及四肢无畸形,腹壁反射减弱,剑突平面以下皮肤感觉减退,腹股沟平面以下皮肤感觉缺失,双下肢肌力0级,肛门及外生殖器未见异常。双下肢巴宾斯基征阳性,病理征阳性,肛门括约肌松弛,无收缩力。实验室检查:总蛋白59.2g/L,白蛋白30.3g/L,碱性磷酸酶473U/L,谷氨酰转肽酶209U/L,谷氨酸9.08mmol/L,癌胚抗原799.96ng/ml,糖类抗原125 456.68U/ml。

初步了解病史后,要考虑以下问题。

【问题1】应首选哪种影像学检查方法? 各种影像学检查方法的优缺点如何?

骨肿瘤常用的检查方法有X线、CT和MR,了解各种检查技术的优势,如何选择适当的检查方法成为临床诊断的重要环节之一。

知识点

1. 原发性骨肿瘤包括骨基本组织源性、附属组织源性和特殊组织来源的肿瘤,其中以骨基本组织源性肿瘤常见,如骨软骨瘤、骨巨细胞瘤、骨肉瘤等。

2. 骨肿瘤的发生与年龄、部位密切相关,如骨肉瘤好发于青少年长骨干骺端,骨巨细胞瘤好发于青壮年长骨骨端,骨髓瘤和转移瘤好发于中老年人中轴骨(造血区骨髓)。

3. 由于取材限制,骨肿瘤病理学诊断有局限性,临床又不能独立作出诊断,因此,骨肿瘤需要"影像、临床、病理"三结合方能作出正确诊断。

(二)常见骨肿瘤影像学检查方法选择

1. X线 X线平片仍是骨、关节疾病常用的首选影像学检查方法,常见且典型的骨肿瘤通过X线平片即可确诊。当X线表现不典型或呈阴性或部位特殊、解剖结构复杂、相互重叠时,应根据临床需要定期复查或进一步行CT或MR检查。

2. CT 当临床和X线诊断有疑难时,可选用CT进一步检查。CT可显示骨肿瘤的细微改变,对细微骨破坏区、死骨、微小钙化或骨化、骨膜增生、破坏区周围骨质增生、软组织脓肿等的显示,明显优于常规X线平片。对骨骼解剖较复杂的部位,如骨盆和脊柱的骨肿瘤,CT显示更好。

3. MRI MRI对未出现骨质破坏的骨髓内病变、解剖结构复杂的区域如脊柱病变及椎管内病灶等的显示优于CT,对多发脊柱骨转移瘤的显示效果更佳。对显示肿瘤周围软组织的病变、肿瘤在髓腔内的侵及范围、检查骨髓内的跳跃性子灶等具有明显优势。但是MRI对瘤骨、钙化和骨化的显示不如X线和CT。因此,多数骨和软组织病变的MR检查应在X线平片或CT的基础上进行。

【问题2】影像学检查完成后,如何根据这些影像学检查图像和临床资料对病变进行定位、定量和定性诊断?

知识点

1. 影像学检查是骨肿瘤诊断和治疗的最重要依据。

2. 普通X线平片简单、易行,仍是最常用的检查手段,但对无骨质改变或改变轻微、结构复杂区域的病变显示不佳。

3. CT明显优于X线平片,但对无骨质破坏的骨髓内浸润、软组织侵犯的显示不如MR,而MR对显示骨结构、瘤骨、钙化等又不及CT。

4. 骨肿瘤影像学诊断需多种影像学检查方法相互补充。

（三）常见骨肿瘤的影像学特征及诊断思路

1. 骨肿瘤的影像学诊断要求 骨肿瘤的正确诊断对确定治疗方案和评估预后非常重要。影像学检查对骨肿瘤良恶性的判断准确率较高，而确定肿瘤的组织类型在多数情况下仍较困难。在分析影像时要求：①判断骨病变是否为肿瘤；②如是肿瘤，判断是良性还是恶性，是原发性还是转移性；③肿瘤的侵犯范围、数目、大小；④推断肿瘤的组织学类型。重点在于判断肿瘤的良恶性。在检查技术方面要求首选X线，投照正、侧位并适当选择其他体位，一定要包括周围软组织和邻近一端的关节。必要时可进一步选择CT或MR检查技术，确定骨髓及软组织受侵情况。

在观察骨肿瘤的影像时，应注意发病部位、病变数目、生长方式、骨质变化、骨膜增生、瘤骨和周围软组织变化等。良恶性骨肿瘤鉴别诊断要点见表8-7-1。

表8-7-1 良恶性骨肿瘤的鉴别诊断要点

鉴别要点	良性	恶性
生长情况	生长缓慢，不侵及邻近组织，但可引起压迫移位；无转移	生长迅速，易侵及邻近组织，可有转移
局部骨质变化	呈膨胀性改变，边界清晰、锐利，骨皮质变薄、完整	呈浸润性骨破坏，边缘模糊、不整，骨皮质中断
骨膜增生	一般无骨膜增生，病理性骨折后可有少量骨膜增生，骨膜新生骨无破坏	可出现不同形式的骨膜增生，并可被肿瘤侵犯破坏（Codman三角）
瘤骨	无	有
周围软组织变化	多无肿胀或肿块影，如有肿块，其边缘清楚	侵入软组织形成肿块，边缘模糊不清，其内有瘤骨或钙化

2. 常见骨肿瘤影像学表现

（1）骨瘤（osteoma）：是一种成骨性良性肿瘤，多发生于膜化骨部位，好发于颅顶骨、面骨、下颌骨，以颅骨外板和鼻窦壁多见。可发生于各个年龄组，其中以11~30岁最多。男性多于女性。生长缓慢，较小的骨瘤可无症状，较大者随部位不同可引起相应的压迫症状。

影像学表现可分为2型：①致密型，多突出于骨表面，表现为半球状、分叶状边缘光滑的高密度影，呈象牙质样密度，基底与颅外板或骨皮质相连；②松质型，密度似板障或呈磨玻璃样改变，可见骨小梁，呈半球状或扁平状突起，边缘光滑。CT可更好地显示X线平片上骨瘤表现的各种征象，并可发现位于骨性外耳道、乳突内侧等隐蔽或复杂部位的较小骨瘤。MRI上，致密型骨瘤T_1WI和T_2WI均呈边缘光滑的低信号或无信号，其信号强度与邻近骨皮质一致，与宿主骨骨皮质间无间隙。邻近软组织信号正常。

（2）骨软骨瘤（osteochondroma）：是最常见的良性骨肿瘤，表现为在骨的表面覆以软骨帽的骨性突出物，又称外生性骨疣。以单发多见，好发于10~30岁，男性多于女性。好发于长骨干骺端，以股骨下端和胫骨上端最常见，约占50%。肿瘤早期一般无症状，肿瘤增大时可引起骨畸形合并关节功能障碍，以及对神经、血管压迫而产生的相应症状。个别可恶变成软骨肉瘤。多发性骨软骨瘤常为先天性骨骼发育异常，为常染色体显性遗传病。

影像学表现：肿瘤从干骺端突起向骨外延伸突出的骨性赘生物，多背向关节生长，肿瘤骨皮质和骨小梁与骨干主体相延续。基底部略宽大，顶端缘为不规则的致密线。软骨盖帽在X线片上不显影。当软骨钙化时，顶缘外出现点状或环形钙化，CT可清楚显示。如果出现钙化带中断、模糊，局部出现软组织肿块或骨皮质破坏，或周围软组织出现散在钙化点或低密度钙化环，或肿瘤生长突然加快，则提示出现恶变。MRI能清楚显示软骨帽，对评估骨软骨瘤是否恶变有一定的帮助，若软骨帽厚度大于2cm，则提示有恶变。

（3）骨巨细胞瘤（giant cell tumor of bone）：是一种局部侵袭性肿瘤，大部分为良性，少数为恶性。在我国骨巨细胞瘤是最常见的骨肿瘤之一,居第3位,在良性骨肿瘤中仅次于骨软骨瘤。好发于20~40岁,男女发病率接近。肿瘤好发于骨骺板已闭合的四肢长骨骨端,尤其是股骨远端、胫骨近端和桡骨远端。主要症状是患部疼痛和压痛。恶性骨巨细胞瘤可表现为增大迅速,疼痛剧烈,局部皮温高,压痛明显,关节活动受限。

影像学表现:肿瘤多呈膨胀性、多房性、偏心性骨破坏。膨胀明显,常横向生长。骨壳较薄,其轮廓一般完整,其内可见纤细骨嵴,构成分房状或皂泡状。肿瘤边界清楚,无硬化边。骨破坏区内无钙化和骨化影。一般无骨膜反应。多数无软组织肿块。以下征象提示恶性:"虫蚀状"、筛孔样骨破坏、骨皮质破坏中断、骨膜增生较显著、软组织肿块较大、肿瘤突然生长迅速并有恶病质。

(4)骨肉瘤(osteosarcoma):亦称成骨肉瘤,起源于骨间叶组织,以瘤细胞能直接形成骨样组织或骨质为特征的最常见的原发性恶性骨肿瘤,由肉瘤性成骨细胞、骨样组织及瘤骨所构成。按发生部位可分为髓性骨肉瘤和表面骨肉瘤。也可分为原发性和继发性两种。继发性者是指在原先某种骨疾患的基础上所发生的骨肉瘤,如在畸形性骨炎、慢性化脓性骨髓炎、骨受放射线照射后等。

原发性骨肉瘤好发年龄为11~30岁,可发生于任何骨,以长骨干骺端尤其是股骨远端和胫骨近端最多见。恶性度高、发展快,往往早期即有肺内转移。疼痛、局部肿胀和运动障碍为其三大主要症状。碱性磷酸酶常明显升高。

影像学表现:①骨质破坏,多始于干骺端中央或边缘部分,呈小斑片状或皮质边缘小而密集的"虫蚀样"破坏区,晚期出现广泛性溶骨破坏;②肿瘤骨,骨破坏区和软组织肿块内的肿瘤骨是诊断骨肉瘤最重要的征象之一。云絮状瘤骨密度较低,边界模糊,提示为分化较差的瘤骨;斑块状瘤骨密度较高,边界清楚,多见于髓腔内或肿瘤的中心部,提示为分化较好的瘤骨;针状瘤骨为多数细长骨化影,大小不一,边界清楚或模糊,彼此平行或呈辐射状,位于骨外软组织肿块内;③骨膜增生和Codman三角,为骨肉瘤常见而重要的征象,但也可见于其他骨肿瘤和非肿瘤性病变;④软组织肿块,表示肿瘤已侵犯骨外软组织,呈梭形或半球形包绕骨干,境界不清楚,内常见瘤骨。根据骨破坏和肿瘤骨的多寡,骨肉瘤可分为3型。硬化型,也称为成骨型,骨及软组织内均有大量的肿瘤新生骨形成,骨破坏一般并不显著。骨膜增生较明显;溶骨型,以骨质破坏为主,广泛的溶骨性破坏易引起病理性骨折,可见少量瘤骨及骨膜增生。混合型,即硬化型与溶骨型的X线征象并存。

MRI能清楚显示肿瘤在髓腔内及向骨骺和关节腔的蔓延,是发现跳跃病灶、显示肿瘤边界和软组织侵犯等理想的检查方法。

(5)骨转移性肿瘤(bone metastases):是最常见的恶性骨肿瘤,主要经血行由原发癌及肉瘤处转移而来。少数可直接由邻近的原发灶蔓延发病,如鼻咽癌侵犯颅底等。多见于中老年人。全身任何骨骼都可发生转移瘤,最常发生于红骨髓分布的区域,如骨盆、脊柱、颅骨和肋骨等,其次是肱骨、肩胛骨及股骨,膝和肘关节以下的骨骼发生转移者较少。骨内转移瘤中以上皮癌和腺癌为主,如支气管肺癌、乳腺癌、宫颈癌、甲状腺癌、前列腺癌和鼻咽癌等。

骨转移瘤的临床表现主要是疼痛,有时可出现肿块、病理骨折和压迫症状,同时出现消瘦、贫血等。核素扫描可提前发现转移瘤的存在,敏感性较高。

根据表现可分为溶骨型、成骨型和混合型,以溶骨型常见。溶骨型转移瘤常见于鼻咽癌、乳腺癌和肺癌,表现为骨松质中多发或单发的斑片状骨质破坏,边缘模糊无硬化,无骨膜增生,可有软组织肿块,常并发病理性骨折。成骨型转移瘤大多是前列腺癌,少数为乳腺癌、鼻咽癌、肺癌等,表现为在松质骨或髓腔内出现局部密度增高影,呈多发团状或广泛的硬化,边缘模糊,骨皮质多完整,骨轮廓多无改变。混合型转移瘤则兼有溶骨型和成骨型转移的骨改变。

MRI对显示骨髓组织中的肿瘤组织及其周围水肿非常敏感,因此能检出X线平片、CT甚至核素骨显像不易发现的转移灶。多数骨转移瘤T_1WI呈低信号,在高信号骨髓组织的衬托下显示非常清楚;T_2WI呈程度不同的高信号,脂肪抑制序列可以清楚显示。

3. 常见骨肿瘤影像学诊断思路

(1)病变检出与定位:系统观察骨关节及软组织影像,通过形态、密度/信号等信息判定是否为异常,骨内还是骨外、关节内还是关节外异常。

(2)病变定量诊断:若确定为异常,则需进一步判定病变范围、大小、数量,如单骨单发或多发及多骨多发。

(3) 病变定性诊断:需仔细观察或分析下列内容进行综合判断。①各种影像学检查方法所提供信息的完整性与一致性判断;②全面观察骨质、骨膜、周围软组织、邻近器官和远隔脏器情况;③根据骨质破坏、骨质增生硬化或瘤骨、病变数目与大小、形态、边缘、密度/信号、周围软组织改变等信息,判断病变是肿瘤还是非肿瘤,良性肿瘤还是恶性肿瘤,原发性肿瘤还是继发性肿瘤,成骨性、成软骨性还是纤维性肿瘤等;④结合临床、实验室检查及影像学表现,综合分析作出诊断与鉴别诊断;⑤若诊断不确定,需给出进一步建议,如穿刺活检、其他检查或随诊复查等。

【问题3】给出印象诊断后,还要注意哪些问题?

作出印象诊断后,需要对诊断的结果进行分析和评估。

知识点

1. 评估影像学检查方法是否恰当,图像提供的信息量是否足够,是否还需要行进一步检查。

2. 良恶性骨肿瘤的影像学鉴别重点观察下列几方面:生长方式与生长速度、骨质破坏形态与边界、骨皮质完整性、骨膜反应、瘤骨、软组织侵犯、远隔转移等。

二、基于病例的实战演练

(一) 骨瘤

病例1 患者进行了头颅CT检查,见图8-7-1。

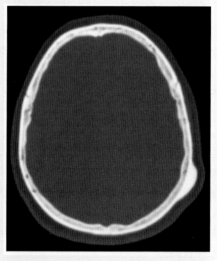

图 8-7-1 病例1,左侧顶骨骨瘤CT图像

1. **影像征象分析** 左侧顶骨颅骨外板可见一向外隆起丘状象牙质样高密度影,形态光滑,边缘清楚。周围软组织为受推压改变,未见肿块影。

2. **印象诊断** 左侧顶骨骨瘤。

3. **鉴别诊断** 骨瘤以颅骨外板和鼻窦(图8-7-2)多见,经X线及CT可确诊,一般不需MR检查。骨瘤需与以下病变鉴别:①骨岛,正常松质骨内的局灶性致密骨块,是软骨内成骨过程中次级骨小梁未被改建吸收的残留部分,表现为骨内的致密骨结构影,常见有骨小梁与周围正常小梁相连;②骨软骨瘤,肿瘤多起自干骺端或相当于干骺端的部位背离关节面方向向外生长,瘤体由外围的骨皮质和中央的松质骨构成,两者均与母体骨相对应结构相连续。

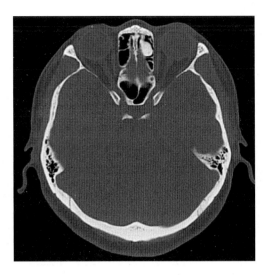

图 8-7-2　左侧筛窦骨瘤

（二）骨软骨瘤

病例 2　患者先后进行了 X 线、CT 和 MR 检查,X 线和 MRI 见图 8-7-3。

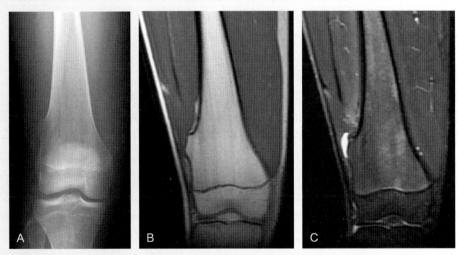

图 8-7-3　病例 2,股骨远端骨软骨瘤 X 线和 MRI 图像
分别为右侧股骨 X 线平片(A)、右侧股骨自旋回波 T_1WI(B)和脂肪抑制快速自旋回波 T_2WI(C)。

1. **影像征象分析**
（1）征象 1：右侧股骨远端外侧见一宽基底疣状突起,瘤体皮质及松质与母体骨相连接,背离关节面生长,边界清楚。
（2）征象 2：在骨性突起顶端见“帽状”T_1WI 低信号、T_2 WI 高信号,厚度约 5.8mm,边界清楚,为骨软骨瘤的软骨帽。
（3）其他：病灶无骨质破坏,无骨膜反应,周围软组织无异常。
2. **印象诊断**　右侧股骨下端外侧骨软骨瘤。
3. **鉴别诊断**　骨软骨瘤通过 X 线平片多可确诊。需与骨旁骨瘤、表面骨肉瘤、皮质旁软骨瘤和皮质旁软骨肉瘤等相鉴别,以上病变均不具有瘤体和基底部的骨皮质和骨松质结构,肿瘤基底部与母体骨没有骨皮质和骨小梁的延续,而具有相应肿瘤的其他特征,较易鉴别。

（三）骨巨细胞瘤

病例3　患者先后进行了 X 线及 CT 检查，见图 8-7-4。

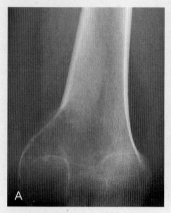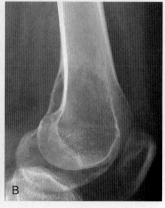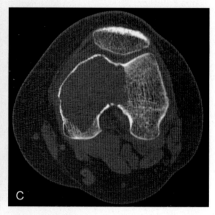

图 8-7-4　病例 3,股骨远端骨巨细胞瘤 X 线和 CT 图像
A. 股骨远端正位片；B. 股骨远端侧位片；C. 股骨远端 CT。

1. 影像征象分析

（1）征象 1：病变位于左侧股骨远端骨。

（2）征象 2：偏心性、膨胀性骨质破坏区,边界清楚,但不锐利。

（3）征象 3：病变周围无硬化边,无骨膜反应,无瘤骨,无钙化。

（4）征象 4：病变达皮质边缘,皮质变薄,部分皮质边缘不连续。

（5）征象 5：周围软组织轻度肿胀。

2. 印象诊断　左侧股骨远端骨巨细胞瘤。

3. 鉴别诊断　骨巨细胞瘤以相对较高的发病年龄,好发生于骨端和膨胀性、偏心性、多房性骨质破坏为其特征。骨巨细胞瘤多数为良性（1 级）,但亦有部分为生长活跃性（2 级）和恶性（3 级）。在影像学诊断时,应注意有无恶性征象及恶性程度,以供临床参考。良性骨巨细胞瘤应与骨囊肿、软骨母细胞瘤、动脉瘤样骨囊肿等相鉴别,恶性骨巨细胞瘤应与骨肉瘤相鉴别。①骨囊肿：多在干骺愈合前发生,位于干骺端,有向骨干生长趋势,膨胀程度不如骨巨细胞瘤明显且沿骨干长轴发展；②软骨母细胞瘤：多发生于干骺愈合前的骨骺,骨壳较厚且破坏区内可见钙化影；③动脉瘤样骨囊肿：多位于干骺端,常有硬化边,液 - 液平面较多见,囊壁有钙化或骨化影；④骨肉瘤：位于干骺端,瘤骨、骨膜反应、Codman 三角及软组织肿块为其较有特征性的表现。

（四）骨肉瘤

病例4　患者先后进行了 X 线、CT 及 MR 检查,见图 8-7-5。

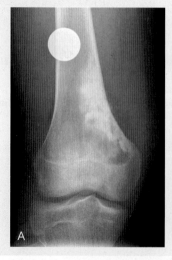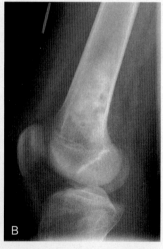

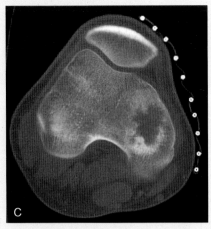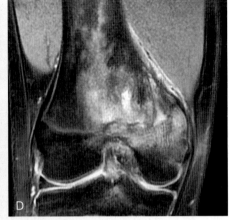

图 8-7-5　病例 4,右侧股骨远端骨肉瘤 X 线、CT 和 MRI 图像

A. 右侧股骨远端正位片;B. 右侧股骨远端侧位片;C. 右侧股骨远端 CT;
D. 右侧股骨远端冠状位脂肪抑制快速自旋回波 T_2WI。

1. 影像征象分析

(1)征象 1:病变位于右侧股骨远端干骺端。

(2)征象 2:片状不规则骨质破坏并钙质样高密度影(瘤骨),边界不清,MRI 显示病变更明显、范围更大。

(3)征象 3:X 线平片及 MRI 见平行于骨皮质的骨膜反应。

(4)征象 4:病变累及骺板和骨骺。

2. 印象诊断　右侧股骨远端干骺端内侧占位性病变,考虑为恶性骨肿瘤,以骨肉瘤可能大。

3. 鉴别诊断　骨肉瘤应与化脓性骨髓炎及骨巨细胞瘤相鉴别。①化脓性骨髓炎:两者征象有很多相似之处,如均有弥漫性骨质破坏、明显新生骨及广泛骨膜反应,但两者的临床表现不同。骨髓炎起病急,急性炎性症状明显,骨质破坏与反应性成骨同步出现,可见死骨,弥漫性软组织水肿,可与骨肉瘤相鉴别。②骨巨细胞瘤:多见于骨端,发病年龄多在 20~40 岁。典型表现为偏心性、膨胀性、多房性骨破坏,骨破坏区内无新生骨,无骨膜反应和瘤骨。而骨肉瘤多发生于青少年,多见于长骨干骺端,瘤骨、骨膜反应及软组织肿块可与骨巨细胞瘤相鉴别。

　　表现典型的骨肉瘤 X 线平片即可确诊,但其无法判断骨髓内受侵犯的程度,更不能检出骨髓内的跳跃性子灶,对准确判定软组织受侵犯的范围亦有较大的限度。因此,怀疑骨肉瘤时,应在 X 线平片的基础上进一步行 MR 检查,为临床治疗提供更为直接与准确的信息(图 8-7-6)。

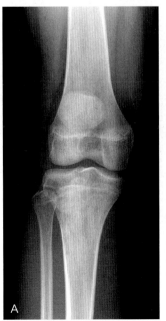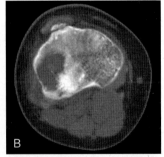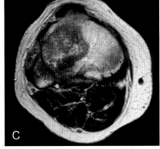

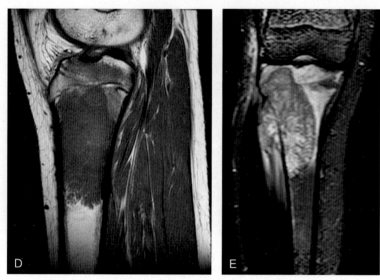

图 8-7-6 胫骨近端骨肉瘤 X 线、CT 和 MRI 图像
A.胫骨近端正位片;B.胫骨近端 CT;C.胫骨近端轴位快速自旋回波 T₂WI;
D.胫骨近端矢状位自旋回波 T₁WI;E.胫骨近端冠状位脂肪抑制快速自旋回波 T₂WI。

（五）骨转移瘤

病例 5 患者进行了 MR 及 CT 检查,见图 8-7-7。

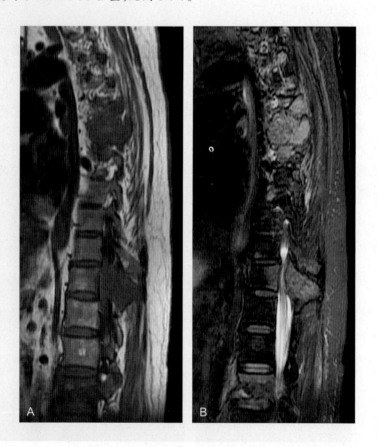

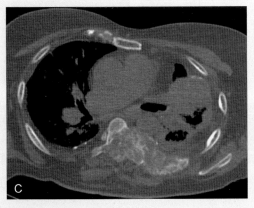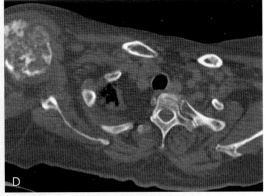

图 8-7-7　病例 5,肺癌多发骨转移 MRI 和 CT 图像

分别为胸椎矢状位自旋回波 T_1WI(A)、脂肪抑制快速自旋回波 T_2WI(B) 和胸部 CT 平扫(C、D)。

1. 影像征象分析

(1)征象 1：MRI 示胸椎多发骨质破坏,同时累及椎体及附件。

(2)征象 2：破坏区周围软组织肿块形成,T_{4-5}、T_{10} 水平肿块均突入椎管内,脊髓受压。

(3)征象 3：胸部 CT 示多发椎体、附件、左侧肋骨及右侧肱骨溶骨性骨质破坏。

(4)征象 4：左肺上叶见团块及实变影。

2. 印象诊断　左侧肺癌并多发骨转移瘤。

3. 鉴别诊断　转移性骨肿瘤以其高龄发病、发生率高、中轴骨多发、常累及椎弓根、骨质破坏、软组织肿块形成及少见骨膜增生为特点,可与原发性骨肿瘤相鉴别。另外,还须与多发性骨髓瘤相鉴别。骨转移瘤病灶大小不一,椎体多先受累,常累及椎弓根,并有软组织肿块形成,不伴明显的骨质疏松;而多发性骨髓瘤的病灶大小多较一致,呈穿凿样骨质破坏,不形成软组织肿块,常伴有骨质疏松。MRI 检出肿瘤比 X 线平片和 CT 敏感。X 线未显示异常征象时,应行 MR 检查或核素骨显像。

三、术后随诊

骨肿瘤术后的影像学随访是必不可少的步骤,用于评估手术治疗效果,以及判断预后等。术后随访一般行 X 线平片检查,怀疑残留或复发时,再根据临床情况进一步行 CT 或 MR 检查。一般在术后 3 个月、半年、1 年进行复查,再根据具体情况遵医嘱复查。

四、拓展——其他较常见骨肿瘤及瘤样病变

1. 骨样骨瘤　骨样骨瘤(osteoid osteoma)是由成骨细胞及其产生的骨样组织所构成。好发于 30 岁以下的青少年男性,胫骨及股骨多见。患肢间歇性疼痛,夜间为重,服用水杨酸类药物可缓解疼痛。肿瘤多位于骨皮质,也可位于骨膜下及松质骨内。瘤巢所在的骨破坏区为类圆形低密度灶,直径一般小于 1.5cm,瘤巢内常见钙化或骨化影,周边较低密度为肿瘤末钙化的部分。骨破坏区周围有不同程度的骨质硬化环、皮质增厚和骨膜反应。增强扫描瘤巢有明显强化(图 8-7-8)。

2. 骨母细胞瘤　骨母细胞瘤(osteoblastoma)又称成骨细胞瘤,绝大多数为良性,少数为恶性或恶变而来。好发于 30 岁以下的青少年,男女之比约为 2:1。局部疼痛不适是最常见的症状。服用水杨酸类药物无效和无明显夜间疼痛是与骨样骨瘤的不同点。好发于脊椎附件及长管状骨,其余的见于手足骨、颅骨和骨盆等处。肿瘤大小 2~10cm,表现为类圆形膨胀性骨质破坏,边界清楚,内可见密度不一的斑点状、索条状钙化和骨化影。对发生于脊椎和其他解剖较复杂的部位的肿瘤,CT 显示较好(图 8-7-9)。

3. 软骨母细胞瘤　软骨母细胞瘤(chondroblastoma)又称成软骨细胞瘤,是一种良性成软骨性肿瘤。好发于 30 岁以下的青少年,男女之比约为 1.8:1。多发生于四肢长骨骨骺端,以股骨和肱骨最多。发病缓慢,症状轻微。20%~25% 的肿瘤可并发动脉瘤样骨囊肿。肿瘤可突破骨端进入关节;亦可跨越骺板向干骺端扩

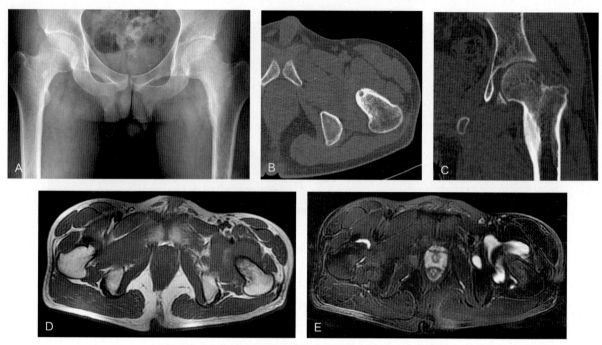

图 8-7-8 左侧股骨颈骨样骨瘤 X 线、CT 和 MRI 图像

骨盆正位片（A）示左侧股骨颈内侧局部骨质增生硬化，皮质增厚、毛糙，边界不清；左侧股骨颈轴位 CT（B）及冠状位重组（C）示左侧股骨颈内侧局部类圆形低密度灶（瘤巢），周围示骨质增生硬化；股骨颈水平轴位自旋回波 T_1WI（D）和脂肪抑制快速自旋回波 T_2WI（E）示左侧股骨颈区及周围软组织片状 T_1WI 低信号、T_2WI 高信号。

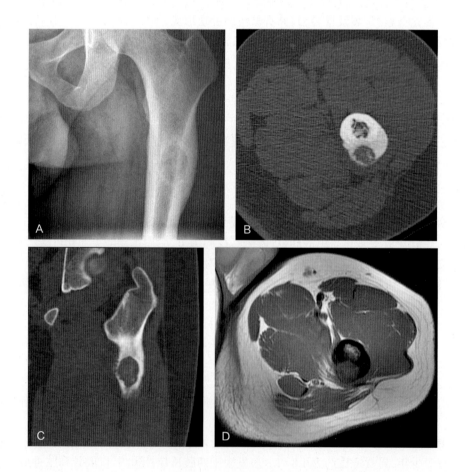

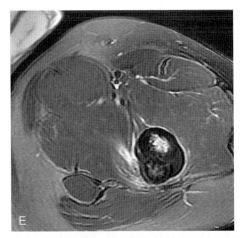

图 8-7-9　左侧股骨骨母细胞瘤 X 线、CT、MRI 图像

X 线平片(A)示左侧股骨上段见椭圆形透光区,形态光滑,边界清楚,周围骨质硬化;左侧股骨轴位 CT(B)及矢状位重建(C)示股骨上段后部骨皮质内见类圆形低密度影,内见斑点状钙化,周围骨皮质明显增厚;左侧股骨轴位自旋回波 T_1WI(D)和脂肪抑制快速自旋回波 T_2WI(E)示皮质内病灶呈 T_1WI 等信号,T_2WI 高低混杂信号,邻近髓腔及周围软组织内见片状 T_2WI 高信号(水肿)。

展。病变多表现为偏心性、轻度膨胀性、圆形或不规则形局限性骨破坏区,约半数病例病灶可见钙化。边界清楚,周围有硬化边。病变可穿破骨皮质形成局限性软组织肿块(图 8-7-10)。

4. **软骨肉瘤**　软骨肉瘤(chondrosarcoma)发病率仅次于骨肉瘤,任何年龄均可发病,男女之比约为 1.8∶1。软骨内化骨的骨骼均可发生,以股骨和胫骨最为多见,骨盆部次之。主要症状是疼痛和质地较坚硬的肿块。根据部位分为中心型(髓腔)和周围型(骨表面),也可分为原发性和继发性两种。中心型以原发性居多,少数为内生性软骨瘤恶变。影像学表现为溶骨性骨质破坏,边界多不清楚,邻近骨皮质膨胀、变薄或破坏,并形成软组织肿块。骨破坏区和软组织肿块内可见数量不等、分布不均、疏密不一的钙化影。环形或弧形钙化影有助于确定其为软骨来源的肿瘤。肿瘤的非钙化部分密度均匀,呈水样密度。偶可见骨膜反应和 Codman 三角。周围型软骨肉瘤以继发性为多,常继发于骨软骨瘤,表现为软骨帽不规则增厚、变大,边缘模糊,并形成不规则软组织肿块,其内出现不同形状的钙化影(图 8-7-11)。

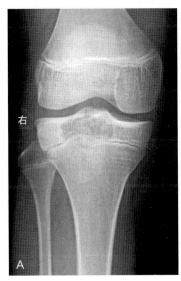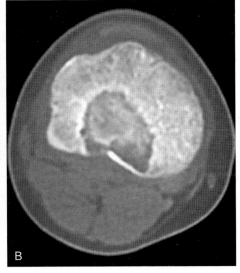

图 8-7-10　右侧胫骨软骨母细胞瘤 X 线和 CT 图像

A.胫骨近端正位片,胫骨骨骺内见骨质破坏区,边界清楚;B.胫骨近端 CT,骨骺内见不规则骨质破坏区,呈分叶状,内见点片状钙化,周围见薄层硬化边,后缘骨皮质不连续,局部软组织肿胀。

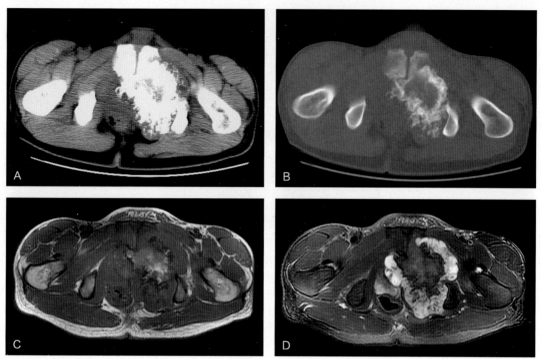

图 8-7-11 左侧耻骨软骨肉瘤 CT 和 MRI 图像

骨盆 CT 软组织窗（A）和骨窗（B）示左侧耻骨及周围区可见含钙化肿块,边界不清,左侧耻骨骨质破坏;骨盆自旋回波 T_1WI（C）和脂肪抑制快速自旋回波 T_2WI（D）示左侧耻骨区肿块形态不规则,呈不均匀混杂信号,肿瘤外周部呈 T_1WI 等信号,T_2WI 明显高信号。

5. **尤因肉瘤** 尤因肉瘤（Ewing sarcoma）的组织起源一直存在争议,目前认为其可能为神经外胚瘤的一种类型。好发年龄为 5~15 岁,5 岁以前和 30 岁以后极少发生。20 岁以前好发于长骨骨干和干骺端,20岁以上好发于扁骨,如髂骨、肋骨和肩胛骨等。临床表现为疼痛、肿块、发热、白细胞增多等。早期可发生骨骼、肺和其他脏器转移。对放射线极为敏感。

影像学表现无特征性。病变呈片状、筛孔样或虫蚀样溶骨性破坏,边界不清,其内常见斑片状骨质增生硬化。骨膜反应呈连续或不连续"葱皮样",骨表面可见细小放射状骨针。病变早期即可穿破皮质形成广泛的软组织肿块,与骨质破坏区不成比例。破坏区内可见瘤骨。MRI 显示髓腔内浸润、骨质破坏及骨外侵犯早于 X 线平片和 CT。少数病例可见骨内跳跃式转移（图 8-7-12）。

6. **骨囊肿** 骨囊肿（bone cyst）是在骨内形成的一个充满棕黄色液体的囊腔,为原因不明的骨内良性、膨胀性病变,多认为与外伤有关。发病年龄 4~42 岁,最常见于 20 岁以下。好发于长骨干骺端,尤其是肱骨和股骨上段,两处约占 70% 以上。随生长发育,病变有向骨干侧移行的趋势。患者一般无明显症状,或仅有隐痛、运动劳累后酸痛。80% 有局部外伤史。

影像学表现:一般为单发。最好发于长管状骨干骺端的松质骨或骨干的髓腔内,不跨越骺板。病灶多为卵圆形,其长径与骨长轴一致,均居于中心。病灶呈膨胀性生长,皮质变薄,外缘光整并有硬化边。一般囊内无明显骨嵴,少数呈多房样,囊内容呈水样密度或 MRI 信号。病灶常出现病理骨折,骨碎片可陷落囊肿内并随体位移动,形成所谓"骨碎片陷落征",为本病特异性征象（图 8-7-13）。

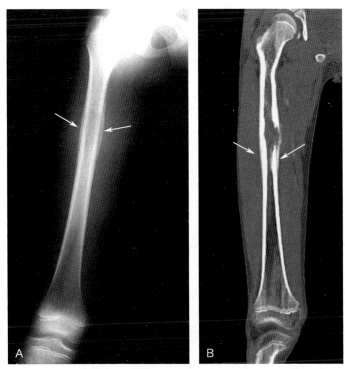

图 8-7-12　右侧股骨尤因肉瘤 X 线和 CT 图像

A. 右侧股骨正位片,股骨干近段示轻度膨胀性骨质破坏,边界不清,周围见层状骨膜反应(箭);B. 右侧股骨
CT 冠状位重建,股骨干近段骨干内见膨胀性骨质破坏区,局部骨皮质中断,骨膜反应不连续(箭)。

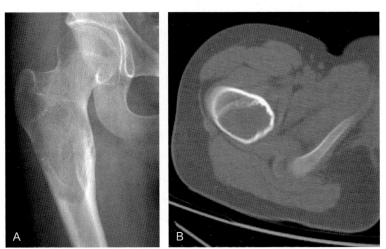

图 8-7-13　右股骨骨囊肿 X 线和 CT 图像

A. 正位片示右侧股骨大转子下卵圆形膨胀性骨质破坏区,周围见薄层硬化边,
长径与骨长轴一致,骨皮质变薄;B. 右侧股骨 CT 示骨质破坏区呈水样密度,骨皮质完整。

（徐文坚）

第九章 介入放射学

第一节 头颈部动脉造影术

一、临床相关基础概述

头颈部血管 CTA、MRA 可清楚显示头颈部大血管主干和主要分支的解剖及其与邻近组织结构的关系，已成为头颈部血管病变，如颅内动脉瘤、脑动静脉畸形、颅内动静脉瘘、颅脑动脉狭窄/闭塞、急性缺血性脑卒中、颅内静脉系统血栓形成、头颈部血管创伤及富血管肿瘤等的首选检查方法。但头颈部动脉造影除可清晰显示血管病变细节外，还能够动态了解脑循环的代偿情况，为诊断提供更多有用信息，主要用于 CTA 或 MRA 检查诊断不清或头颈部血管病变介入治疗前。

1. 颅内动脉瘤 是颅内动脉由于先天发育异常或血管腔内压力增高等因素导致的局部血管壁损害，在血流动力学负荷和其他因素作用下，逐渐扩张形成的瘤状或异常膨出。颅内动脉瘤可分为囊性动脉瘤、梭形动脉瘤、夹层动脉瘤和假性动脉瘤。未破裂动脉瘤可有偏头痛或眼眶痛等症状，后交通动脉瘤可导致动眼神经麻痹。破裂动脉瘤表现为蛛网膜下腔出血，患者常表现为突发性剧烈疼痛，呕吐，意识障碍或昏迷，颈强直，克尼格征阳性。大脑中动脉动脉瘤破裂引起颅内血肿时可导致偏瘫，运动性或感觉性失语。

2. 脑动静脉畸形 是一种先天性局部脑血管发生学上的变异，病灶由一团畸形血管（血管巢）组成，内含直接相通的动脉和静脉，二者之间无毛细血管。常表现为癫痫、颅内出血、头痛和进行性神经功能障碍，巨大的动静脉畸形因严重脑盗血可引起弥漫性缺血和脑发育障碍，较大及浅表的脑动静脉畸形还可出现颅内血管性杂音。

3. 颅脑动脉狭窄/闭塞 是引起缺血性脑血管病的一个重要病因和危险因素。动脉狭窄的原因主要为颅脑动脉粥样硬化和血管炎，前者多见于中老年患者，而后者多见于年轻女性患者。大脑前动脉缺血表现为对侧腿部无力是最突出的症状，而大脑中动脉缺血主要表现为对侧面部和手臂无力，如果发生在优势半球，则伴有失语症。后循环灌注不足通常表现为脑干和小脑异常，如共济失调、眩晕和脑神经疾病。颈动脉狭窄还可引起短暂性脑缺血发作、可逆性缺血性神经功能缺损、脑卒中及短暂单眼视力丧失。颅脑动脉急性闭塞或慢性闭塞但侧支代偿建立不够，可导致供血区域脑梗死，从而出现相应神经功能缺损的一类临床综合征。

4. 颈动脉海绵窦瘘 指颈内动脉和/或颈外动脉与海绵窦直接交通，动脉血直接经瘘管进入海绵窦，从而发生一系列循环动力学改变和相应临床症状。颈内动脉与海绵窦之间的瘘道可由外伤后颈动脉穿透性撕裂所致，也可由颈内动脉海绵窦段动脉瘤自发性破裂导致。颈动脉海绵窦瘘通常为急性起病，表现主要为颅内杂音、突眼、眼球搏动、眼球运动障碍、颅内出血，以及视盘水肿、视网膜血管扩张、视网膜出血、视神经进行性萎缩、视力下降甚至失明等眼底征象。

二、临床实例

病例 1 女性，71 岁，因"头晕 2 月余，加重 2 天"入院。患者 2 个月前无明显诱因下出现头晕，伴有大汗淋漓，全身发麻，无恶心、呕吐，无四肢抽搐，无大小便失禁等特殊不适。2 天前患者感头痛加重，不伴其他不适。既往有冠心病病史 13 年。查体无明显阳性发现。外院 CTA 示右侧颈内动脉眼段与交通段交界区局部管壁囊状突出影。入院后全脑血管造影（置管于右侧颈总动脉末端）见图 9-1-1。

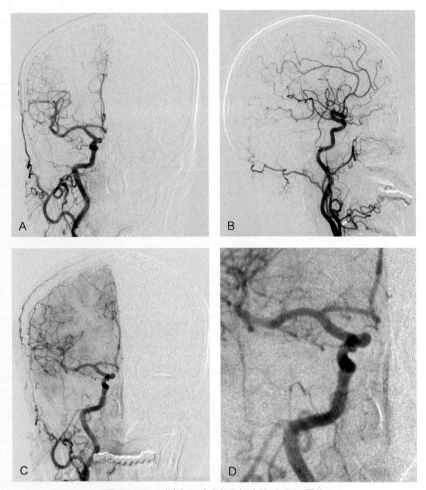

图 9-1-1　病例 1,右侧颈内动脉 DSA 图像

A. 动脉期正位图像;B. 动脉期侧位图像;C. 动脉期斜位图像;D. 动脉期斜位局部放大图像。

病例 2　女性,25 岁,因"头晕、面部麻木 1 天"入院。患者 1 天前无明显诱因突发头晕、面部麻木,无头痛及意识障碍。既往无头部外伤、感染等病史。查体无明显阳性发现。门诊头部 MRI 示脑桥左侧部团状及条状血管流空信号。入院后全脑血管造影(置管于左侧椎动脉起始部)见图 9-1-2。

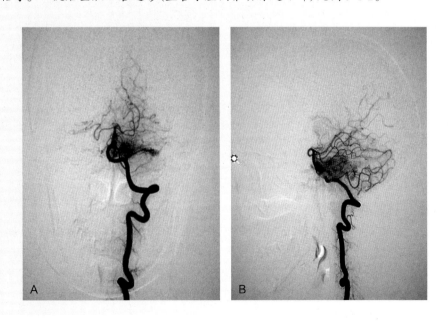

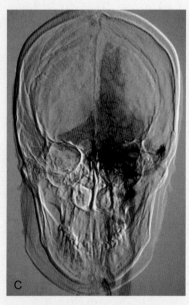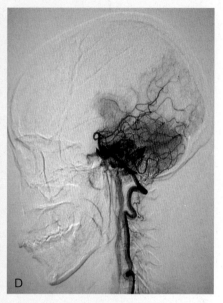

图 9-1-2 病例 2，左椎动脉 DSA 图像

A.动脉期正位图像；B.动脉期侧位图像；C.静脉期正位图像；D.静脉期侧位图像。

病例 3 男性，59 岁，因"发作性头晕 1 年余"入院。患者 1 年前无明显诱因出现间断性头晕，伴恶心、呕吐，休息缓解。4 个月前症状加重，头晕发作较前频繁，伴恶心、视物模糊，无意识障碍。既往有长期吸烟、高血脂病史。查体：血压 145/95mmHg，心率 78 次/min，律齐，胸、腹及神经系统检查无明显阳性发现。入院后右侧颈内动脉血管造影（置管于右侧颈总动脉中 - 远段）检查见图 9-1-3。

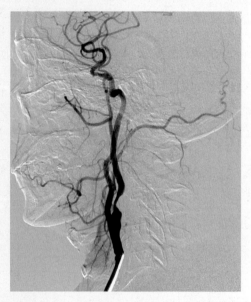

图 9-1-3 病例 3，右侧颈内动脉 DSA 动脉期侧位图像

【问题 1】病例 1 的血管造影表现及诊断是什么？

（1）该患者右侧颈内动脉造影（置管于右侧颈总动脉末端）表现：动脉期正位、侧位、斜位及斜位局部放大 DSA 图像示右侧颈内动脉眼段与交通段交界区局部管壁—囊状突出影，且向内前方突出，瘤内密度均匀。

（2）诊断：右侧颈内动脉动脉瘤（眼段与交通段交界区动脉瘤）。

【问题2】病例2的血管造影表现及诊断是什么?

(1)该患者左侧椎动脉造影(置管于左侧椎动脉起始部)表现:动脉期正位、侧位 DSA 图像示左侧脑桥外侧支、小脑上动脉、小脑下前动脉、小脑下后动脉分支增多、纡曲、紊乱,以小脑下前动脉为主,供应脑桥左侧部畸形血管团;静脉期正位、侧位 DSA 图像示畸形血管团由粗大的引流静脉(岩上窦、岩下窦)进入颈内静脉。

(2)诊断:脑桥左侧部动静脉畸形。

【问题3】病例3的血管造影表现及诊断是什么?

(1)该患者右侧颈内动脉造影(置管于右侧颈总动脉中-远段)表现:动脉期 DSA 图像示右侧颈内动脉起始部稍远处一短段偏心性重度狭窄,病变局部血管壁欠光整,狭窄以远颈内动脉血流通畅。

(2)诊断:右侧颈内动脉狭窄(起始部重度狭窄)。

【问题4】脑血管造影适应证与禁忌证是什么?

(1)脑血管造影适应证包括:①临床及影像学检查怀疑颈部及脑血管病变,如动脉狭窄/闭塞,动脉瘤或动静脉畸形等;② CTA 或 MRA 诊断头颈部血管病变,为指导制订手术或血管内介入治疗的方案。

(2)急诊脑血管 DSA 以抢救生命为第一目的,一般无绝对禁忌证。非急诊脑血管 DSA 的禁忌证包括:①生命体征不稳定的患者(如果病情需要必须接受血管造影检查,应积极维持生命体征的稳定);②既往有确定的严重对比剂不良反应;③弥漫性血管内凝血或严重凝血功能异常的患者;④近期有新发心肌梗死、严重心律失常、电解质紊乱;⑤严重肾功能不全;⑥患者不配合检查(可考虑在全身麻醉下进行造影检查);⑦妊娠患者。

【问题5】头颈部动脉造影如何术前准备?

(1)评估病情及体格检查,完善实验室检查,排除手术禁忌证。

(2)获得患者及家属知情同意,告知检查的必要性和可能发生的并发症。

(3)对患者予以神经镇静,根据病情,必要时请麻醉科配合全身麻醉。

(4)必要时留置导尿。

(5)备 100ml 碘克沙醇 2 瓶,5ml 利多卡因注射液 2 支,12 500U 肝素注射液 2 支。

(6)器材装备:5F 导管鞘(或长鞘),5F 多侧孔导管,单弯导管或 H1 导管,Simmons 2 或 3 导管,超滑导丝(备交换导丝)。

【问题6】头颈部动脉造影术中有何注意事项?

(1)监测生命体征,建立静脉通道。

(2)常规腹股沟区消毒铺巾,股动脉穿刺点应位于股骨头内侧中点附近,而皮肤穿刺点应位于股骨头下缘水平。对于穿刺难度较大的病例,可以通过超声引导、透视确定股骨头位置。用 1%~2% 的利多卡因在穿刺处皮肤进行局部浸润麻醉,局部麻醉下,以 Seldinger 技术股动脉穿刺成功后插入 5F 导管鞘。

(3)头颈部造影时需连接滴注线,保持导管内持续生理盐水滴注,防止导管内血栓形成。

(4)注意排空连接管线内的空气,避免颅内动脉气栓。

(5)导管需在导丝引导下进入目标动脉,以免导管行进过程中刺激血管引起痉挛,或使斑块脱落而导致颅内动脉栓塞。

(6)导管应顺应血管走向,避免顶住血管壁造影。

(7)血管造影需包括正侧位(正位通常为头颅汤氏位),必要时加斜位及 3D DSA,更好地观察病变血管的详细情况。

【问题7】头颈部动脉造影术后如何处理?

(1)动脉穿刺点压迫止血(15 分钟)。如果患者术中进行了肝素化,术后在拔除导管和穿刺点压迫止血前要明确凝血指标是否恢复正常(部分凝血活酶时间接近控制值或活化凝血时间约 150 秒)。

(2)动脉穿刺闭合装置。动脉穿刺闭合器一般使用胶原栓、机械缝合或夹片装置进行穿刺点闭合。使用胶原栓闭合穿刺点比徒手压迫可明显减少止血时间,适用于高危和接受抗凝治疗的患者。这些装置可减少并发症的发生率,但是增加了预防并发症的费用。

(3)动脉穿刺后要嘱患者卧床休息,下肢伸直制动约 6 小时(床头适度抬高),可嘱患者保持下肢伸直的情况下活动踝关节。

（4）一般压迫止血后 2 小时内每隔 30 分钟检测 1 次血压和脉搏,检查腹股沟区有无出血及血肿形成,之后 4 小时内每隔 1 小时检测 1 次血压和脉搏。

（5）如果患者卧床期间排尿困难,可以进行导尿并保留尿管直至患者下床活动。

（6）恢复术前饮食。

（7）如果需要使用肝素,要确保穿刺点无渗血后可以在压迫止血后 2 小时重新开始静脉给药(使用血管缝合器者例外)。

（8）造影术后当日晚间或次日检查住院患者,评估和处理与造影术相关的任何不良反应。

【问题 8】头颈部动脉造影术有哪些并发症?

头颈部动脉造影术并发症与病变及操作有关,分为动脉造影一般并发症与头颈部动脉造影相关并发症。

（1）对比剂过敏反应:轻中度过敏反应可立即静脉内推注地塞米松 10mg,停止使用对比剂。重度过敏反应则进行就地抢救,给以吸氧,开放气道,维持血压,必要时通知麻醉科进行气管插管。

（2）血栓形成:通常由于导管导致血栓形成,形成原因包括导管直径型号(相对于血管腔径)、材质、导管暴露于血液中的长度(约 50% 的患者在造影后拔出导管时可见导管外壁上附有血栓;血栓发生也与血管内膜损伤的程度,血管痉挛及患者的凝血功能有关。肝素的使用可减少血栓形成的风险。

（3）出血(穿刺点血肿):确定股动脉穿刺点的位置位于股骨头上方,因此处是股动脉有效压迫的最佳位置。穿刺点高于或低于股骨头时很难进行准确压迫。要持续压迫皮肤穿刺点上方的位置(最佳的压迫手法:3 根手指沿动脉走行依次压迫在皮肤穿刺刺入点的正上方及其两侧,力量要适度,不要压闭血管腔阻断血流)。如果出现难以控制的穿刺点出血,肢端脉搏减弱或消失,出现神经症状,或可疑的腹膜后血肿(在这种情况下,应做腹部增强 CT 扫描迅速确诊),立即通知血管外科医师。

（4）假性动脉瘤:应避免股浅动脉穿刺(穿刺位置过低),否则没有股骨的支撑难以实现腹股沟有效的压迫止血。如果疑有假性动脉瘤,应进行彩色多普勒超声检查,必要时超声引导下尝试进行压迫闭塞动脉瘤。有研究表明,在超声引导下穿刺假性动脉瘤腔并注射凝血酶治疗医源性假性动脉瘤是一种安全有效的方法,其疗效优于传统的超声引导下动脉瘤压迫。

（5）栓塞:为避免远端肢体栓塞的后遗症,要考虑尽快进行经皮穿刺或外科血栓清除术,根据症状严重及进展程度,选择溶栓治疗。

（6）对比剂肾病:使用等渗对比剂可以降低对比剂肾病的发生率。充分地水化和降低对比剂使用量也很重要。

（7）其他:脑血管痉挛导致脑缺血性梗死、栓子脱落造成脑动脉栓塞、脑血管损伤或动脉瘤破裂出血等,这些并发症都会导致病变脑组织功能障碍,严重者死亡。

知识点

1. 掌握头颈部动脉造影的优点。
2. 掌握头颈部常见疾病的临床特点和动脉造影表现。
3. 掌握脑血管造影的适应证、禁忌证。
4. 了解头颈部动脉造影的术前准备、术中注意事项、术后处理、常见并发症及其处理原则。

（郑传胜　梁　斌）

第二节　胸腹部动脉造影术

一、临床相关基础概述

胸腹部大血管病变的首选检查方法为 CTA、MRA 等方法。与血管造影比较,CTA、MRA 简单易行(临床上一般行 CTA,除非患者有明确的碘对比剂过敏病史或对射线有恐惧症),患者容易接受,无须做特殊准备,检查时间短,费用相对也较低。CTA 的断层图像和多种重建技术结合,不仅可以明确血管腔内病变,也可以了解血管壁、腔外病变及周围脏器的关系。胸腹部大动脉造影,尽管一般不能直接显示血管腔外组织结构,但其优点在于对动脉血管病变的细节显示更为清晰(特别是对中小型血管)和动态成像(评价病变部位的血流动力学),主要用于 CTA 或 MRA 诊断不明或血管腔内治疗前再次确定血管病变情况。

1. **主动脉夹层** 指血液通过主动脉内膜裂口进入主动脉壁并造成动脉壁的分离。常见病因包括遗传、先天性畸形、高血压、主动脉粥样硬化、炎性病变、损伤等。主要临床表现为突发剧烈胸背痛和高血压。夹层的并发症有破裂大出血、累及主动脉分支导致血管闭塞、远端栓塞及夹层动脉瘤压迫邻近组织器官等。根据夹层内膜裂口位置和累及范围,经典分型方法有 DeBakey 和 Stanford 两种。夹层分期为急性期(≤ 14 天)和慢性期(>14 天)。

2. **主动脉瘤** 是一种常见的动脉扩张性疾病,其发病率占所有动脉瘤的第一位。临床上,将发生于肾动脉以上的主动脉瘤称为胸腹主动脉瘤,位于肾动脉以下者称为腹主动脉瘤。腹主动脉瘤更为常见,其病因主要有动脉粥样硬化、吸烟、高血压、高龄和慢性阻塞性肺疾病等。多数患者无症状,常因其他原因查体而偶然发现。典型的腹主动脉瘤是一个向侧面和前后搏动的肿块,半数患者伴有血管杂音。少数患者有压迫症状,以上腹部饱胀不适为常见。症状性腹主动脉瘤多表现为脐周及中上腹部疼痛,动脉瘤侵犯腰椎时,可有腰骶部疼痛。急性破裂的患者表现为突发腰背部剧烈疼痛,伴休克表现,甚至在入院前即死亡。若破入腹膜后,出血局限形成血肿,腹痛及失血休克可持续数小时或数天。瘤体还可破入下腔静脉,产生主动脉静脉瘘,可出现心力衰竭。瘤内偶可形成急性血栓,血栓脱落可造成下肢动脉栓塞。十二指肠受压可发生肠梗阻,下腔静脉受压阻塞可引起周围水肿。

3. **支气管扩张咯血** 大多继发于急、慢性呼吸道感染和支气管阻塞,反复发生的支气管炎症致使支气管壁结构破坏,引起支气管异常和持久性扩张。咯血是支气管扩张的主要症状或唯一症状,50%~70% 的支气管扩张患者表现为反复咯血,可由痰中带血发展至大量咯血。有的患者以咯血为唯一症状,无咳嗽、咳脓痰等呼吸道症状,且一般情况较好,临床上称之为干性支气管扩张,其病变多位于引流良好的上叶支气管。咯血的出现是由于伴随着支气管的扩张,支气管动脉发生栓塞、肥厚、扩张及扭曲,并与肺动脉的终末支发生吻合,形成血管瘤。

4. **肺动静脉畸形** 是由肺动脉和肺静脉之间的异常交通所致,绝大多数为先天性,可合并遗传性出血性毛细血管扩张症,少数亦可由后天性病变引起。病理上可分为囊型和弥漫型。症状与病变分流量大小相关,分流量小者无症状,分流量大的病灶可出现呼吸困难、鼻出血、咯血等症状。常见体征有发绀、杵状指/趾,偶可触及震颤。肺动静脉畸形可引起严重并发症,如神经系统的并发症、肺动脉高压、矛盾性栓塞、感染性心内膜炎、贫血、咯血、血胸、红细胞增多症等。

5. **腹部内脏动脉瘤** 指腹主动脉所属内脏动脉及其分支所产生的动脉瘤。病因包括动脉粥样硬化、创伤、结节性多动脉炎、动脉中膜退行性变性、坏死性血管炎及医源性损伤等。常见发生部位为脾动脉、肝动脉、胃十二指肠动脉、肾动脉等。患者通常无症状,多由体检或因其他疾病检查偶然发现。内脏动脉瘤潜在风险包括破裂出血、局部血管闭塞、远端栓塞等。

6. **胃肠道动脉性出血** 是消化道常见急诊病变,以屈氏韧带为界分为上消化道出血和下消化道出血。消化道动脉出血的常见原因包括炎症、肿瘤、溃疡、血管畸形、息肉及创伤等,出血可来源于消化道,也可来源于胆道、胰腺等消化器官。临床上,上消化道出血主要表现为呕血和黑便;下消化道出血多以血便为主要表现。一般可分为隐匿性便血、慢性出血和急性大出血。出血在每小时 30ml 或 24 小时 1 500ml 以上为急性大出血。

7. **急、慢性肠系膜缺血** 是由肠道动脉突发血供不足或静脉血回流障碍引起的急性缺血性疾病。常见病因有肠系膜上动脉栓塞、非阻塞性肠系膜缺血、肠系膜上动脉血栓形成和肠系膜静脉血栓形成。其典型表现为与柔软的腹部不成比例的严重腹痛及腹部触痛。慢性肠系膜缺血是由肠系膜上动脉狭窄或慢性闭塞导致的慢性肠道缺血性疾病。动脉粥样硬化是最常见病因,也可见于纤维肌发育不良、血管炎及血管吻合术后。其典型症状为肠绞痛或餐后腹痛。疼痛常发生在餐后 1 小时内,持续 1~2 小时。

二、临床实例

病例1 女性,71岁,因"突发性胸背部疼痛1天"入院。患者1天前无明显诱因突发胸背部剧烈疼痛,呈撕裂样,以左侧明显,无咳嗽、咯血、发热、腹痛。既往有高血压病史10余年,未规律服降压药,平时未监测血压。无明显外伤史,无冠心病、糖尿病。查体:血压180/105mmHg,心率88次/min,律齐,胸廓无明显压痛,两肺呼吸音清,未闻及十湿啰音。余无明显阳性体征。入院后主动脉CTA及血管造影(分别置管于升主动脉及胸段降主动脉真腔内)见图9-2-1。

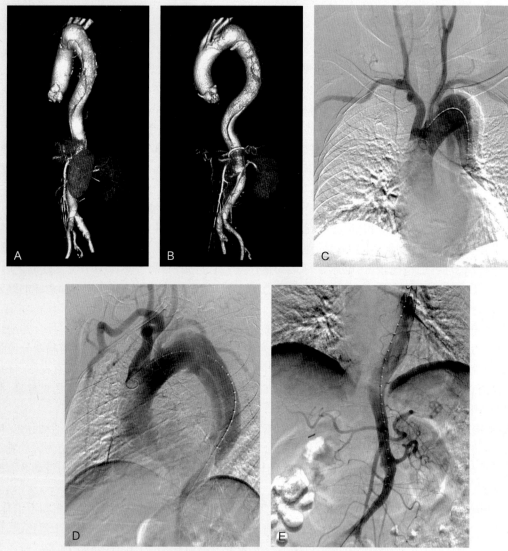

图9-2-1 病例1,主动脉CTA和胸主动脉DSA图像
A.主动脉CTA正位;B.主动脉CTA斜位;C.胸主动脉DSA正位;
D.胸主动脉DSA斜位;E.腹主动脉DSA正位。

病例2 女性,56岁,因"体检发现右下肺占位1月余"入院。患者1个月前体检时胸部CT检查发现右肺下叶纤曲条状高密度影,增强后呈血管样强化。平时偶有干咳,无咯血、胸痛、胸闷、呼吸困难、乏力盗汗、反酸或恶心、呕吐等症状。查体:胸廓平坦,无压痛,右肺听诊可闻及连续性血管性杂音,杂音于吸气时增强,呼气时减弱。心脏、腹部及神经系统检查无明显阳性体征。入院后肺动脉血管造影见图9-2-2。

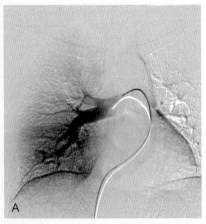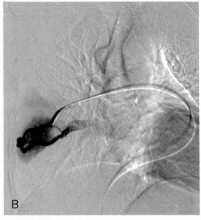

图 9-2-2 病例 2,DSA 图像

A.右肺动脉正位;B.右下肺动脉分支正位。

病例 3　女性,46 岁,因"发现脾动脉瘤 2 天"入院。患者 2 天前于当地医院上腹部 CT 检查时发现脾动脉瘤,无腹痛、腹胀、恶心及呕吐等症状。既往无特殊病史。查体:无明显阳性发现。入院后腹腔干动脉造影见图 9-2-3。

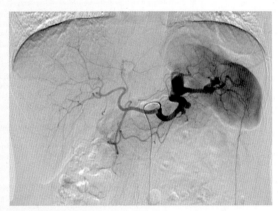

图 9-2-3　病例 3,腹腔干 DSA 动脉期正位图像

【问题 1】病例 1 的血管造影表现及诊断是什么?

(1)该患者主动脉 CTA 及 DSA 表现:主动脉正位、斜位 CTA 图像示胸主动脉弓降部以远呈双腔结构,范围自左锁骨下动脉起始部以远至左侧髂总动脉,真腔小、假腔大,夹层破口(入口)位于主动脉弓降部小弯侧。以下表现需在薄层轴位原始图像上观察,即夹层远段另见破口(出口),腹腔干骑跨真假腔,肠系膜上动脉及左肾动脉起自真腔,右肾动脉起自假腔。胸主动脉(置管于升主动脉)正位、斜位 DSA 图像示胸主动脉弓降部小弯侧可见明显内膜下破口,主动脉弓后呈双腔改变,可见明显内膜片。腹主动脉(置管于胸段降主动脉真腔内)正位 DSA 图像示腹主动脉真腔受压变窄,腹腔干、肠系膜上动脉、左肾动脉显影,而右肾动脉未见显影。

(2)诊断:主动脉夹层(Debakey Ⅲ 型)。

【问题 2】病例 2 的血管造影表现及诊断是什么?

(1)该患者右肺动脉造影表现:置管于右肺动脉主干内,动脉早期 DSA 图像示右下肺动脉分支稍增粗,提示病灶供血血管;超选择置管于右下肺动脉增粗分支内,动脉晚期 DSA 图像示右下肺动静脉畸形血管团,经增粗的右下肺静脉回流。

(2)诊断:右下肺动静脉畸形。

【问题3】病例3的血管造影表现、诊断是什么？

(1)该患者腹腔干动脉造影表现：动脉期DSA图像示脾动脉增粗、纤曲，脾动脉中段血管壁可见3个囊状突出影，其中较大者形态不规则。

(2)诊断：脾动脉多发动脉瘤。

【问题4】胸腹部动脉造影如何术前准备？

(1)实验室检查项目，包括血常规、电解质、出凝血时间、肾功能、血型、心肌酶等；完成心电图检查；急查胸腹主动脉血管CTA。

(2)开通静脉通路，控制血压，镇静、镇痛，缓解患者紧张焦虑情绪。

(3)根据初步检查结果，告知家属病情严重性，制订治疗方案，获得患者及家属知情同意。

(4)输液，保证循环稳定，对症处理。

(5)备碘对比剂（碘克沙醇）100~200ml，以及利多卡因注射液和肝素注射液。

【问题5】胸腹部动脉造影术中有何注意事项？

(1)所有在清醒镇静的状态下接受造影或介入手术的患者，术中要监测生命体征，患者仰卧位，建立静脉通道。

(2)根据CTA检查判断血管病变影响的分支，确定穿刺入路。一般选择股动脉，也可选择桡动脉、肱动脉。

(3)根据不同的检查部位选择相应的预先头端塑型的造影导管。如胸腹主动脉造影选择"猪尾"多侧孔导管，支气管动脉造影选择Cobra导管，腹腔干和肝动脉造影选择Yashiro或RH导管，脾动脉造影选择RS导管，胃十二指肠动脉造影选择Cobra或Yashiro导管，肠系膜上动脉造影选择Yashiro导管、肠系膜下动脉造影选择Yashiro或Cobra导管等。

(4)胸腹主动脉及脏器动脉造影速率及对比剂用量见表9-2-1。

表9-2-1　胸腹主动脉及内脏动脉造影参数

造影部位（导管位置）	对比剂注射总量及速率	图像采集
胸、腹主动脉	20~30ml，15~20ml/s	动脉期
双侧盆腔动脉（腹主动脉远端）	20ml，15ml/s	动脉期
单侧肾动脉	10ml，3~4ml/s	动脉期~静脉期
选择性腹腔干动脉	16ml，4ml/s	动脉期~静脉期
选择性肝动脉	12ml，3ml/s	动脉期~静脉期
选择性胃十二指肠动脉	8ml，2ml/s	动脉期~静脉期
选择性脾动脉	16ml，3~4ml/s	动脉期~静脉期
选择性胃左动脉	8ml，2ml/s	动脉期~静脉期
选择性肠系膜上动脉	16~20ml，4ml/s	动脉期~静脉期
选择性肠系膜下动脉	10ml，2ml/s	动脉期~静脉期
选择性膈下动脉	8ml，2ml/s	动脉期~静脉期
选择性支气管动脉	6ml，2ml/s	动脉期~静脉期

(5)血管造影需包括前后位，必要时加斜位、侧位或3D DSA，更好地观察病变血管的详细情况。

【问题6】胸腹部动脉造影如何术后处理？

参见本章第一节相关内容。

【问题7】胸腹部动脉造影术有哪些并发症？

(1)胸腹部动脉造影术一般并发症(对比剂过敏反应、对比剂肾病、穿刺点动脉夹层、假性动脉瘤、动静瘘、血栓形成等)同本章第一节。

(2)胸主动脉夹层、主动脉瘤破裂、脏器动脉瘤破裂、咯血及消化道出血等属于急重症,此类患者在造影检查过程中可能因大出血出现休克、窒息,甚至死亡。夹层病变可能在造影过程中夹层进一步加重等。

知识点

1. 掌握胸腹部动脉造影的优点。
2. 掌握胸腹部常见疾病的临床特点和动脉造影表现。
3. 了解胸腹部动脉造影的术前准备、术中注意事项、术后处理、常见并发症及其处理原则。

（郑传胜　梁　斌）

第三节　四肢动脉造影术

一、临床相关基础概述

随着影像设备和技术的发展,CTA、MRA 等无创性血管成像技术已逐渐取代有创性检查成为四肢动脉病变首选检查方法。尽管如此,但血管造影术仍是诊断血管病变的金标准,尤其在 CTA 和 MRA 成像效果不佳时,其动态显示血管内血流状况、血管吻合支、微小病变方面优于无创性检查。肢体动脉造影可明确诊断四肢动脉狭窄/闭塞、动脉瘤、动静脉畸形、动静脉瘘、出血等血管性病变,以及了解肢体肿瘤的供血情况,为后续血管内科或外科治疗提供有用信息。

1. **动脉栓塞**　多见于中老年患者,常合并有心房颤动。临床表现为栓塞血管远端肢体苍白、剧烈疼痛、皮温降低,脉搏消失,指脉氧降低。随时间延长,肢体出血紫斑、坏死。

2. **动脉狭窄/闭塞**　主要见于周围动脉硬化闭塞症和血管炎。根据动脉狭窄部位不同临床表现有所差异。下肢动脉硬化闭塞症多发生于髂动脉以下血管,其中糖尿病患者常合并膝关节以下动脉闭塞,其常见表现为间歇性跛行、疼痛、溃疡或坏死。查体:肢体皮温降低,远端肢体溃疡或坏死,脉搏减弱或消失,踝肱指数异常。

3. **肢体动脉瘤**　肢体动脉瘤相对少见,可在无意中发现搏动性包块,合并血栓时可因血栓脱落栓塞远端动脉分支出现急性疼痛而急诊。临床查体可扪及搏动性包块,质韧,活动性好,按压动脉上段搏动可消失。如合并动脉栓塞时可出现栓塞相应症状。

4. **血管畸形**　多见于青少年;主要临床表现为肢体增粗、浅静脉怒张、伴/不伴肢体疼痛。查体:肢体增粗,浅静脉曲张或怒张,皮温升高,局部可能扪及搏动性包块,无清楚边界,听诊或可闻及血管杂音。

二、临床实例

病例1　男性,74 岁,因"左下肢疼痛不适 5 月余"入院。患者 5 个月前无明显诱因出现左下肢疼痛、发凉,起始为行走一段距离后疼痛,近 1 个月加重,出现静息痛,病程中无畏寒、发热,无头痛、头晕,无心悸、气急。既往有糖尿病史 10 余年。查体:左侧踝肱指数为 0.4,左下肢皮温较对侧明显降低,左小腿有触痛,左股动脉搏动不明显,腘动脉及足背动脉搏动未扪及。双下肢无出血、渗出及血肿。双下肢感觉存在。入院后左下肢动脉造影(置管于左侧髂外动脉远端)见图 9-3-1。

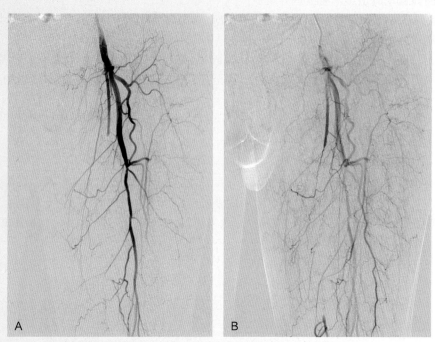

图 9-3-1 病例 1,左下肢动脉 DSA 图像
A. 动脉早期;B. 动脉晚期。

病例 2 男性,14 岁,因"右足肿胀 9 年,右小腿色素沉着 1 年"入院。患者 5 岁时无明显诱因出现右足肿胀,近 1 年出现右侧小腿肿胀增粗、皮肤色素沉着、皮温升高,未诉疼痛、瘙痒。专科查体:右侧小腿、足部明显增粗肿胀,右小腿皮肤褐色色素沉着,皮温增高,无压痛,未扪及震颤。外院 MR 检查提示右下肢多发异常血管信号。入院后右下肢动脉造影(置管于右膝降动脉)见图 9-3-2。

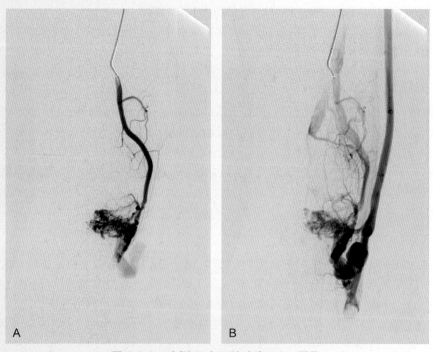

图 9-3-2 病例 2,右下肢动脉 DSA 图像
A. 动脉期;B. 静脉期。

【问题 1】病例 1 的血管造影表现及诊断是什么？

(1)该患者左下肢动脉造影（置管于左侧髂外动脉远端）表现：动脉早期 DSA 图像示左侧股浅动脉上段管腔变窄，中下段未见显影，股深静脉分支增粗；动脉晚期 DSA 图像示左侧股浅动脉下端由股深动脉侧支供血逆行显影。

(2)诊断：左下肢动脉硬化闭塞症（股浅动脉中下段节段性闭塞）。

【问题 2】病例 2 的血管造影表现及诊断是什么？

(1)该患者右下肢动脉造影（置管于右膝降动脉）表现：动脉早期 DSA 图像示右膝关节内侧及小腿上段畸形血管团，由增粗的膝降动脉供血；静脉期 DSA 图像示右下肢畸形血管团经增粗的右股静脉回流。

(2)诊断：右下肢动静脉畸形。

【问题 3】四肢动脉造影的术前检查及术前准备是什么？

(1)术前检查包括：体格检查（特别是血管入路穿刺点）；实验室生化检查，如血常规、凝血功能、肾功能、血糖、血脂等；影像学检查，如血管彩色多普勒超声、CTA 或 MRA。

(2)术前准备包括：获得患者知情同意，告知造影可能存在的并发症和不良反应；静脉输液以确保患者足够地水化；老年患者要监测输液量和患者水容量，以免加重心脏负担；糖尿病患者术前及术后 48 小时停服二甲双胍等药物；如有碘对比剂过敏史及对比剂过敏高危患者，需术前服用激素（如强的松）进行预防处理。

【问题 4】四肢动脉造影术中有何注意事项？

(1)所有在清醒镇静的状态下接受造影或介入手术的患者，术中要进行生命体征监测，患者仰卧位，建立静脉通道。

(2)常规腹股沟区消毒、铺巾，股动脉穿刺点应位于股骨头中内侧 1/3 处上方，而皮肤穿刺点应低于股骨颈下方位置。对于穿刺难度较大的病例，可以通过超声引导、透视确定股骨头位置。用 1%~2% 的利多卡因在穿刺处皮肤进行局部浸润麻醉，在局部麻醉下以 Seldinger 技术穿刺股动脉成功后插入 5F 导管鞘。

(3)造影开始时给予肝素化（成人 1 000~2 000U，静脉注射）。

(4)沿鞘插入 5F 多侧孔导管，上肢造影时将导管送至升主动脉近头臂干，下肢造影时将导管置于腹主动脉下段，以 15ml/s 注入碘对比剂 20ml，行正位或斜位造影，了解动脉血管分支走行。

(5)导丝引导下选入单弯或 Cobra 3 导管，路径图指引下选入目标动脉。造影速率 3~5ml/s，对比剂 4~8ml，观察动脉期到静脉期的动态过程。有下肢步进功能设备的，可进行下肢步进摄影。

(6)血管造影需包括后前位，必要时加斜位、侧位或 3D DSA，更好地观察病变血管的详细情况。

【问题 5】四肢动脉造影术后如何处理？

参见本章第一节相关内容。

【问题 6】四肢动脉造影的风险和并发症有哪些？

参见本章第一节相关内容。

知识点

1. 掌握四肢动脉造影的优点。
2. 掌握四肢常见疾病的临床特点和动脉造影表现。
3. 了解四肢动脉造影的术前准备、术中注意事项、术后处理、常见并发症及其处理原则。

（郑传胜　梁　斌）

第四节　上 / 下腔静脉造影术

一、临床相关基础概述

上 / 下腔静脉造影术是采用 Seldinger 技术将导管插至上 / 下腔静脉内注射对比剂后快速记录图像，获得腔静脉血管影像的检查方法。临床用于显示各种原因的腔静脉阻塞或狭窄性病变或先天性异常，判断肿瘤与腔静脉的关系等。目前该方法很少单独用于诊断,已被许多无创性检查方法取代。现多作为无创性影像检查(如彩色多普勒超声、CTA 及 MRA)诊断不明确或介入治疗前的检查方法;另外腔静脉造影的同时,可分别置管于狭窄血管的远近端正常血管内,测量腔内压计算压力梯度,用以区别真性与假性狭窄(压力梯度 >3mmHg 为真性狭窄)。

二、临床实例

病例1　男性,58 岁,因"胸前区不适 2 个月,颜面部肿胀 7 天"入院。患者 2 个月前无明显诱因出现胸闷,后呈进行性加重,近 7 天出现颜面部肿胀,无咳痰及发热,无恶心、呕吐。外院胸部 CT 示右肺占位伴纵隔淋巴结肿大。入院查体:血压 135/87mmHg,血氧饱和度 85%,体温 36.5℃,脉搏 82 次/min;急性痛苦病容,端坐呼吸,颜面部及双上肢轻度水肿,余未见明显异常。入院后上腔静脉造影见图 9-4-1。

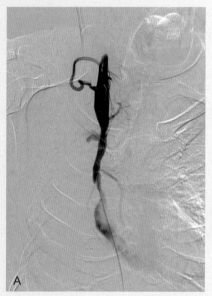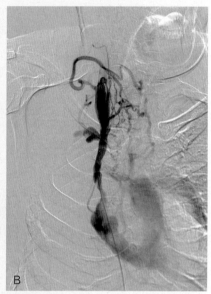

图 9-4-1　病例 1,上腔静脉 DSA 图像
A. 静脉早期;B. 静脉晚期。

【问题 1】该患者的血管造影表现及诊断是什么?

(1)该患者股静脉入路上腔静脉造影表现:静脉早期 DSA 图像示上腔静脉中下段内壁不光整,上腔静脉中段中度狭窄,下段重度狭窄,上腔静脉回心血流受限;静脉晚期 DSA 图像示上腔静脉周围见大量侧支血管显影。

(2)诊断:上腔静脉阻塞综合征。

【问题 2】该患者为何出现颜面部肿胀?

患者胸前区不适伴有颜面部肿胀,CT 提示右肺占位伴纵隔淋巴结肿大,压迫上腔静脉,影响头颈部静脉回流而致面部肿胀。

前中纵隔附近占位时,占位效应常常压迫上腔静脉导致头颈部、上肢血液回流障碍,患者表现为颈部、头面部肿胀,眼睑水肿,颈外静脉怒张,双上肢肿胀。如一侧头臂静脉受压,则表现为单侧上肢肿胀。

【问题 3】该患者诊疗计划是什么?

(1)确定前纵隔占位累及范围:患者胸部 CT 平扫已发现前纵隔占位,需再行增强 CT 了解占位累及的范围,对纵隔血管影响的程度,占位病变为富血供或乏血供肿瘤。也可行 MR 平扫及增强检查,因为 MRI 对纵隔结构显示具有血管、脂肪天然对比的优势,可清晰显示肿瘤与纵隔结构的关系。

(2)病变明确范围后行病灶穿刺活检,明确病理性质。

(3)根据上腔静脉压迫情况,首先考虑行上腔静脉造影术,必要时植入支架解除压迫症状。然后再针对肿瘤进行综合治疗。

【问题4】上腔静脉造影如何术前准备?

(1)完善实验室检查,明确有无凝血功能障碍,检查肾功能(尿素氮、肌酐),尤其是糖尿病患者。

(2)准备足量碘对比剂(50~100ml),利多卡因注射液及肝素注射液各2支。如患者可能同时治疗,备50万U尿激酶,如上腔静脉内有血栓,可行溶栓治疗。

(3)向患者解释手术过程、手术风险和其他替代检查方案,同时签署知情同意书。

(4)减少患者焦虑,如果需要,口服或肌内注射地西泮5~10mg镇静(或其他适当镇静药物)。

(5)复习之前所有非侵袭性检查和影像学检查结果,确定造影检查入路。

【问题5】上腔静脉造影术有何注意事项?

(1)上腔静脉造影常规选择右侧股静脉入路,以腹股沟线下右侧股动脉内侧作为穿刺麻醉点,穿刺针接带约2ml生理盐水注射器,沿搏动股动脉内侧带负压穿刺,见静脉血后进导丝,无阻力进入后透视确定导丝位于下腔静脉下段后送入5F导管鞘。

(2)导丝引导单弯导管经下腔静脉、右心房上行,寻找上腔静脉狭窄或近闭塞的血管腔进入头臂静脉或颈内静脉下段,造影证实上腔静脉受阻段。

(3)如下行方法难以越过上腔静脉闭塞段,可采用上行方法进行上腔静脉造影。①贵要静脉入路:超声引导或经手背静脉注入对比剂显示贵要静脉,透视下穿刺成功后置入导管鞘;②颈内静脉入路:超声引导下穿刺颈静脉置入导管鞘。成功后选入导管至锁骨下静脉行造影。对比剂注射速率为3ml/s总量10ml,压力1 379kPa(200PSI);如选入多侧孔导管,注射速率为8~10ml/s,总量15ml,一般可清晰显示病变。

(4)如上腔静脉闭塞,可分别经上、下行方法入路插入导管,下方导管抵近闭塞部位,2根导管同时注射对比剂,可显示闭塞段长度。

(5)造影术中采用超滑导丝引导导管,利用导丝寻找狭窄部位和造影难以显示的残留腔隙,在透视下完成寻找过程,避免暴力操作,以免损伤血管或心包,避免导丝导管进入右心室导致心律失常。

【问题6】上腔静脉造影术后有何注意事项?

(1)拔除导管,局部压迫5~10分钟。

(2)鼓励患者多饮水。

(3)常规造影不需要特殊术后处理。

病例2　女性,45岁,因"腹水6个月,加重伴双下肢水肿2周"入院。患者于6个月前无明显诱因出现腹水,近2周腹水加重,伴双下肢水肿。既往无肝炎肝硬化、血吸虫肝病史及嗜酒史。入院查体:腹部膨隆,无压痛及反跳痛,腹壁浅静脉曲张,腹水征阳性;双下肢水肿,肌力正常,足背动脉搏动可触及;生理反射存在,病理反射未引出。入院后下腔静脉血管造影见图9-4-2。

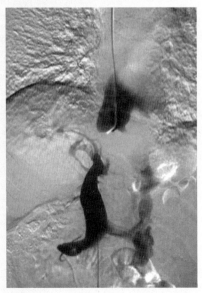

图9-4-2　病例2,上腔静脉肝段"会师造影"DSA图像

【问题7】该患者的血管造影表现及诊断是什么?

(1)该患者接受经颈静脉入路下腔静脉近心段、股静脉入路下腔静脉中段"会师造影",DSA 图像示肝段下腔静脉节段性闭塞,可见明显腰静脉、奇静脉及半奇静脉侧支引流;第二肝门肝静脉未探及。

(2)诊断:巴德-吉亚利综合征(布加综合征;下腔静脉及肝静脉闭塞型)。

【问题8】该患者所患疾病的定义、分型及相应临床表现是什么?

巴德-吉亚利综合征是由于各种原因所致的肝静脉和邻近的下腔静脉狭窄闭塞,肝静脉和下腔静脉血液回流障碍,产生肝大及疼痛、腹水、肝脏功能障碍等一系列临床表现。多发生于 20~45 岁的青壮年,男性发病率高。腹水和肝大是最常见的临床征象。临床表现与阻塞部位有关,肝静脉阻塞者主要表现为腹痛、肝大、压痛及腹水;下腔静脉阻塞者在肝静脉阻塞临床表现的基础上,常伴下肢水肿、下肢溃疡、色素沉着,甚至下肢静脉曲张。根据临床起病时间可分为急性型、亚急性型和慢性型。

(1)急性型:病程多在 1 个月以内,多有腹痛、肝大压痛、腹水三联征。此型患者临床表现非常近似急性肝炎和急性重型肝炎。骤然发作腹痛、腹胀,随即出现肝大和大量腹水,腹壁静脉扩张。伴不同程度的肝功能损害。重症患者可呈现休克或肝功能衰竭迅速死亡。

(2)亚急性型:病程多在 1 年以内,多为肝静脉和下腔静脉同时或相继受累,顽固性腹水、肝大和下肢水肿多同时存在,腹壁、腰背部及胸部浅表静脉曲张,其血流方向向上,为巴德-吉亚利综合征区别于其他疾病的重要特征。约 1/3 的患者有黄疸和肝大、脾大。

(3)慢性型:病程可长达数年,多数患者呈隐袭性起病。患者有肝大、门体侧支循环和腹水三联征。症状和体征缓慢出现,病程长者多出现明显的体征,如胸腹壁粗大的蜿蜒的怒张静脉。重症患者有下肢静脉曲张,小腿皮肤有棕褐色色素斑点,甚至足踝部发生营养性溃疡。

【问题9】该疾病的影像学检查方法及选择有哪些?

巴德-吉亚利综合征可以优先行无创性影像学检查获得诊断信息。如无创性检查方法诊断存在困难,可采用下腔静脉造影。

(1)超声:是一种简便、安全、有效的方法,可以对多数患者作出正确诊断,诊断符合率可达 94.4%,常作为本病的首选检查方法。

(2)CT:平扫及增强扫描可鉴别肝静脉、下腔静脉回流受阻是先天性异常或继发于肿瘤、血栓或其他因素,还可发现腹水、侧支循环建立等征象。CT 检查的不足是无法显示下腔静脉隔膜,而肝内侧支血管的显示也不如超声和 MRI。

(3)MRI:具有多平面、血管流空效应、无创的特点,可显示肝静脉、下腔静脉走行,肝静脉、下腔静脉回流受阻是先天性异常或继发于肿瘤、血栓或其他因素,还可发现腹水、侧支循环建立等征象。不足是有时难以鉴别慢血流与血栓,不能判断血流方向。

(4)腔静脉造影:是明确病变部位、范围、程度及了解侧支循环的最重要方法。

【问题10】下腔静脉造影术前如何准备?

(1)实验室检查、对比剂等的准备同"上腔静脉造影术"。

(2)向患者解释手术过程、手术风险和其他替代检查方案,强调本病的特殊性,以及需要经颈内静脉、或经皮肝穿刺肝静脉造影的可能性,同时签署知情同意书。

(3)如患者可能需要经皮经肝穿刺操作,可给予患者镇痛药物口服或肌内注射,减轻患者术中的疼痛。

【问题11】下腔静脉造影术中有何注意事项?

(1)一般事项同"上腔静脉造影术"。

(2)下腔静脉造影一般先从同侧入路髂总静脉开始,了解下腔静脉全程血流状况,有无下腔静脉发育变异,有无血栓形成。

(3)巴德-吉亚利综合征患者除了需了解下腔静脉通畅的情况外,还需做肝静脉造影,了解肝静脉是否存在病变。

(4)下腔静脉造影时需要正位、侧位摄影结合。

(5)如股静脉入路受阻,可采用经颈内静脉穿刺入路逆行进入下腔静脉。

【问题12】下腔静脉造影术后处理注意点有什么?

同"上腔静脉造影术"。如果经颈内静脉入路,需要熟悉颈部血管解剖位置,避免穿刺损伤颈动脉,术后注意观察有无颈部肿胀。

知识点

1. 掌握上 / 下腔静脉造影的优点。
2. 掌握上腔静脉阻塞综合征和巴德 - 吉亚利综合征的临床特点和静脉造影表现。
3. 了解上 / 下腔静脉造影的术前准备、术中注意事项、术后处理、常见并发症及其处理原则。

（郑传胜 梁 斌）

第五节 动脉球囊 / 支架成形术

一、临床相关基础概述

经皮动脉腔内球囊 / 支架成形术是指经皮穿刺置入球囊导管、支架对各部位动脉狭窄或闭塞性病变进行扩张,使其管腔保持通畅,恢复远端动脉正常血流和组织灌注,改善临床症状的治疗方法。动脉狭窄或闭塞的原因较多,中老年人群中最常见的病因是动脉粥样硬化,可发生在全身各部位动脉主干及分支,如颅内动脉狭窄、颈动脉狭窄、锁骨下动脉狭窄、内脏器官的动脉、髂股动脉及股腘动脉狭窄或闭塞等;糖尿病患者常合并小动脉分支的闭塞。中青年以下的动脉狭窄患者多与血管肌纤维发育不良、自身免疫失常(多发性大动脉炎)等有关。外伤、手术、肿瘤压迫侵犯、放疗后等也可引起动脉血管狭窄和闭塞。

原则上影响器官功能的血管狭窄 / 闭塞均可以考虑腔内治疗,但患者如存在以下情况应视为禁忌:严重出血倾向、缺血器官功能已丧失、缺血器官存在较大再灌注损伤风险、大动脉炎活动期等。

球囊的选择主要依据狭窄或闭塞病变的部位、长度、邻近正常动脉直径而定。不同的病变部位选择不同的球囊,如膝下动脉狭窄或闭塞病变多选择小直径长球囊,肾动脉病变则选择短球囊,大动脉则选择相应直径的大球囊。

支架根据是否覆膜而分为裸支架和覆膜支架,根据扩张方式分为自膨式和球囊扩张式支架,根据构筑设计分为开环和闭环支架,根据是否有药物涂层、是否可生物降解又有药物涂层支架、生物可吸收支架。总之,不同的病变部位使用的支架有所差异,术前需要对支架的使用有所了解。

二、临床实例

病例 男性,43 岁,因“高血压多年,加重 3 个月”入院。患者高血压多年,近来高血压骤然加剧,出现头痛、心悸、恶心等症状,口服 3 种降压药疗效不佳。无高血压家族史,无肾实质性高血压病史。入院查体:脉搏 86 次 /min,血压 191/146mmHg,余无明显阳性发现。辅助检查:肾动脉 CTA 示右肾动脉起始部重度狭窄。肾功能:正常。

【问题 1】该患者的初步诊断是什么? 应完善哪些检查? 介入治疗方法是什么?

(1)根据患者病史及临床症状,初步诊断为右肾动脉狭窄,肾血管性高血压。

(2)应完善检查包括放射性肾图、血浆肾素活性测定或血管紧张素阻滞试验、腹主 - 肾动脉血管造影(作为肾动脉狭窄介入治疗前检查)。

(3)介入治疗方法为右肾动脉狭窄支架成形术,见图 9-5-1。

【问题 2】肾动脉球囊 / 支架成形术有何适应证和禁忌证?

(1)适应证包括:①不受控制的高血压;②恶化的肾功能;③心脏不稳定综合征(表现为突发的充血性心力衰竭、一过性肺水肿和不稳定 / 难治性心绞痛);④肾动脉纤维肌发育不良(球囊成形术有效,再狭窄重复球囊扩张仍有效);⑤肾动脉粥样硬化性狭窄(一般采用支架成形术)。

(2)禁忌证包括:①严重肾萎缩,肾功能已丧失;②凝血功能异常且无法纠正者;③严重对比剂过敏。

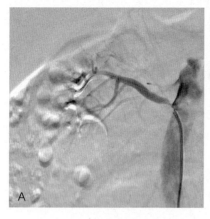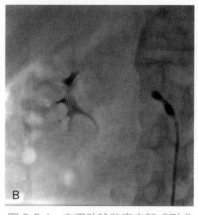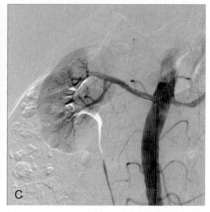

图 9-5-1　右肾动脉狭窄支架成形术

A.腹主 - 右肾动脉 DSA 示右肾动脉起始部短段重度狭窄;B.引入肾动脉球扩支架于右肾动脉狭窄部,充盈球囊扩张支架同时扩张肾动脉狭窄段;C.支架释放后 DSA 示右肾动脉起始部狭窄消除,局部血流通畅,肾动脉支架位置良好。

【问题 3】动脉球囊 / 支架成形术如何术前准备?

(1)常规的术前准备同其他介入治疗。

(2)术前 3 天常规双抗血小板,改善微循环治疗。

(3)做全身麻醉的术前准备:大动脉球囊 / 支架成形术应在全身麻醉下进行,可以较好地控制血压,避免术中患者的不适感或疼痛感。

(4)完善实验室及影像学检查,尤其是包括双侧股动脉的 CTA,了解股动脉入路是否存在困难;排除介入治疗禁忌证,术前仔细评估影像学资料,并做好相应材料准备。

(5)如需预防使用抗生素,可在术前 2 小时内使用抗生素。

(6)与家属详细沟通病情,签署知情同意书。

【问题 4】动脉球囊 / 支架成形术的术中有何注意事项?

(1)外周动脉球囊 / 支架成形术多采用股动脉穿刺入路,也可经肱动脉入路,穿刺技术可采用逆行穿刺,也可采用顺行穿刺,尽可能选择微穿刺鞘系统。

(2)选择与支架适配的鞘或导引导管,建立球囊 / 支架输送途径。

(3)外周动脉球囊 / 支架的直径需与邻近正常动脉的直径一致或略小,尤其在球囊扩张狭窄部位时,球囊直径不能大于正常动脉直径,以免造成动脉破裂。

(4)胸主动脉、腹主动脉内球囊 / 支架成形术因支架释放器直径粗,常行股动脉切开。如支架释放器直径在 14F 以下,且备有缝线设计的血管缝合器,可行股动脉直接穿刺,预埋缝合器缝线,术后收紧缝线封闭穿刺点。

(5)胸主动脉夹层患者,需仔细辨别动脉真假腔,确认导丝位于真腔内。

(6)颈动脉狭窄患者行球囊 / 支架成形术时,为防止狭窄部位斑块脱落,可在保护伞保护后预扩狭窄部位,再植入支架。扩张颈动脉时可能影响到颈动脉窦而致心率缓慢,如心率低于 50 次 /min 而不恢复,患者有临床症状,可静脉给予阿托品 0.5mg,观察心率变化,必要时可再次给药。

(7)关节部位如髋关节、膝关节必须植入支架时,应选择注明可跨关节的支架,支架释放前可屈曲关节,观察动脉纤曲的情况,支架两端避免接近纤曲最大幅度点。

(8)膝关节下方动脉管径较细,且多为长段狭窄或闭塞,多仅行球囊成形术。

(9)动脉球囊 / 支架成形术后常规造影,明确治疗效果,远端血管有无栓塞。

(10)应注意肝素化下进行动脉球囊 / 支架成形术。

【问题 5】动脉球囊 / 支架成形术有何术后注意事项?

(1)须注意观察患者的生命体征、神经系统症状及体征,动脉球囊 / 支架成形术后肢体远端的动脉搏动、皮温、皮色等。

(2)大血管动脉球囊 / 支架成形术后一般继续双联抗血小板,外周动脉可同时给予皮下注射低分子肝素抗凝 3 天,其他治疗同术前。

（3）主动脉夹层有内瘘患者可不行抗血小板治疗。

（4）严密观察穿刺点或切开部位愈合情况,以免发生穿刺点假性动脉瘤或切开伤口愈合不良,并及时处理。

【问题6】动脉球囊/支架成形术可能存在的并发症及其处理原则是什么?

（1）一般并发症同本章第一节相关内容。

（2）大动脉腔内治疗常需经股动脉切开,可能存在术后伤口感染、伤口不愈合、股动脉狭窄等并发症。

（3）术后可能出现动脉夹层、动脉弹性回缩、闭塞病变不能开通、动脉破裂出血、动脉痉挛或栓子脱落栓塞动脉分支致远端组织缺血坏死或器官坏死等。

（4）覆膜支架治疗夹层或动脉瘤时可能存在内瘘的可能性。

（5）胸主动脉覆膜支架可能影响脊髓动脉的供血而出现脊髓功能受损症状。

（6）对比剂不良反应,加重肾功能损害甚至肾动脉衰竭。

知识点

1. 掌握动脉球囊/支架成形术的概念、治疗原理、适应证及禁忌证。

2. 掌握肾动脉狭窄的临床特点、造影表现、介入治疗方法。

3. 掌握肾动脉球囊/支架成形术的适应证和禁忌证。

4. 了解动脉球囊/支架成形术术前准备、术中注意事项、术后处理、常见并发症及其处理原则。

（郑传胜　梁　斌）

第六节　动脉栓塞术

一、临床相关基础概述

动脉栓塞术是指经选入靶动脉的导管注入栓塞剂以达到治疗目的的血管内介入技术。主要治疗的疾病有:①各部位实体富血供良恶性肿瘤的术前和姑息性治疗;②各部位血管畸形如动脉瘤、动静脉畸形、动静脉瘘的栓塞治疗;③内科治疗无效的各部位自发性或外伤性出血;④脏器部分灭能治疗,如脾功能亢进者可行部分脾动脉栓塞术。

根据不同标准栓塞剂分类多种多样,按性质分为固体栓塞剂和液体栓塞剂,固体栓塞剂主要包括明胶海绵颗粒、聚乙烯醇颗粒、栓塞微球(如海藻酸钠微球、乙基纤维素微球等)、栓塞弹簧圈、可脱球囊等,其中栓塞微球根据是否载药又分为不载药微球(空白微球)和载药微球;液体栓塞剂主要包括医用胶类(如NBCA、ONYX、Gluban等)和碘化油。按栓塞时间长短分为短期栓塞剂、中期栓塞剂(如明胶海绵颗粒等)和长期栓塞剂(如栓塞弹簧圈等)。

此外,血管硬化剂(如无水乙醇、聚桂醇等)也常与其他栓塞剂联合应用于血管栓塞术。

二、临床实例

病例1　男性,71岁,以"右上腹部胀痛2月余,加重伴食欲减退、消瘦半个月"就诊。患者2个月前无明显诱因出现右上腹部胀痛,无明显放射痛,无腹泻,无恶心、呕吐,无皮肤黄染、皮肤瘙痒及白陶土样便,无呕血及黑便,无少尿及双下肢浮肿。近半个月上述症状加重,并伴食欲减退、消瘦,体重减轻约5kg,伴乏力,无发热、盗汗。发病以来饮食、睡眠差,大小便无异常改变。既往发现慢性乙型肝炎病史40余年,未系统诊治。自带外院腹部超声提示肝右叶巨大占位性病变,肝癌可能性大。入院后查体:血压130/80mmHg,慢性肝病面容,皮肤、巩膜无黄染,可见肝掌,未见蜘蛛痣,心肺未见明显异常,腹部略膨隆,未见明显腹壁静脉曲张,肝脏右肋下3.0cm,剑突下5.0cm,质硬、边缘钝、表面欠光滑、轻度压痛,脾脏左肋下未触及,移动性浊音阴性,双下肢无水肿。

【问题 1】患者的初步诊断是什么？应做哪些检查？

根据患者病史、临床症状、体征及自带外院腹部超声检查,该患者初步诊断考虑原发性肝癌可能性大。应进一步行如下检查。

(1)实验室检查:血尿常规、肝肾功能、血糖、血脂、离子、肿瘤标志物、乙型肝炎三对、丙型肝炎抗体、凝血常规等。

(2)影像学检查:肝脏 CT/MR 平扫＋增强、心电图、胸部 CT 平扫、腹部超声等。

【问题 2】患者经肝脏 CT 平扫＋增强检查诊断为肝细胞癌,肝细胞癌的临床诊断标准是什么？

有慢性乙型肝炎或丙型肝炎病史或其他任何原因引起肝硬化患者,发现肝内直径 ≤ 2cm 结节,动态增强 MRI、动态增强 CT、超声造影及普美显动态增强 MR 检查中至少有 2 项显示有动脉期病灶明显强化、门静脉或延迟期强化下降的"快进快出"的肝细胞癌典型特征,则可作出肝细胞癌的临床诊断;对于发现肝内直径 >2cm 的结节,则上述 4 种影像学检查中只要有 1 项典型的肝细胞癌特征,即可临床诊断为肝细胞癌。

【问题 3】患者经肝脏 CT 平扫＋增强检查诊断为肝细胞癌(病灶大小约 12.0cm×10.0cm),下一步应首选何种治疗方案？其理论基础有哪些？

患者年龄大,病变巨大,肿瘤病灶血供丰富,无外科手术切除指征;根据病史、查体及各项辅助检查,患者肝功能为 Child-Pugh B 级。根据《原发性肝癌诊疗规范(2019 年版)》中肝癌临床分期及治疗路线图(图 9-6-1),应首选肝动脉化疗栓塞术。

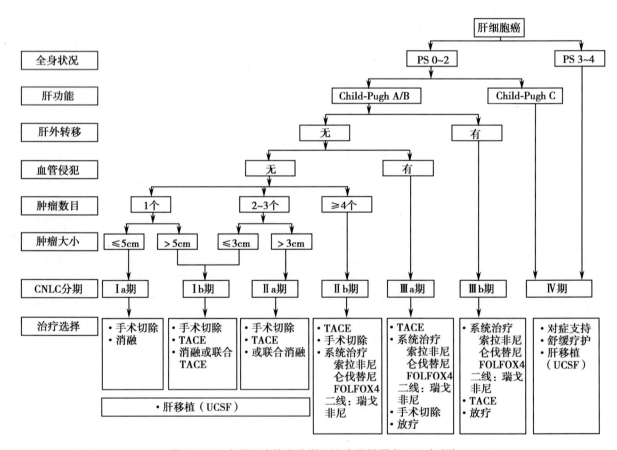

图 9-6-1　中国肝癌临床分期及治疗路线图(2019 年版)

肝动脉化疗栓塞术(transarterial chemoembolization,TACE)的理论基础主要基于:①肝癌的血供 95%~99% 来自肝动脉,而正常肝组织的血供则 70%~75% 来自门静脉,仅 25%~30% 来自肝动脉;②导管选择性插入肝动脉,灌注化疗药物治疗肝癌时,瘤区的药物浓度高;③化疗药物和碘油混合成乳剂注入后,趋向性沉积于肿瘤的供养血管和新生血管中;④固体栓塞剂(如明胶海绵、微球等)的应用,一方面阻断了肿瘤的血液供给,另一方面使化疗药物缓慢释放,持续地作用于肿瘤,致使肿瘤出现缺血性坏死和诱导肿瘤细胞凋亡。

【问题4】肝动脉栓塞术有哪些禁忌证?

(1)肝功能严重障碍(Child-Pugh C 级),包括黄疸、肝性脑病、难治性腹水或肝肾综合征。

(2)凝血功能严重障碍,且无法纠正。

(3)门静脉主干完全由癌栓阻塞,且侧支血管形成少。

(4)合并活动性肝炎或严重感染且不能同时治疗者。

(5)肿瘤远处广泛转移,估计患者生存期 <3 个月者。

(6)肿瘤占全肝比例≥ 70%(若肝功能基本正常,可考虑采用少量碘油乳剂分次栓塞)。

(7)外周血白细胞和血小板显著减少,白细胞计数 $<3.0 \times 10^9/L$,血小板计数 $<50 \times 10^9/L$(非绝对禁忌证,如脾功能亢进者,与化疗性血细胞减少有所不同)。

(8)肾功能障碍,肌酐 >2mg/dl 或肌酐清除率 <30ml/min。

(9)恶病质或多器官功能衰竭者。

【问题5】肝动脉栓塞术应做哪些术前准备?

(1)术前控制血压(部分有高血压病史者)。

(2)术前控制血糖(合并糖尿病的肝癌患者)。

(3)术前建立静脉通路。

(4)部分伴有尿频的患者可行留置导尿。

(5)补液水化。

【问题6】肝动脉栓塞术中应注意哪些事项?

(1)一般选右侧股动脉入路,操作技术注意事项同本章第三节相关内容。

诊断性动脉造影:①根据术前肝脏 CT/MR 增强动脉期肿瘤供血动脉起源,行腹腔动脉、肠系膜上动脉或其他侧支供血动脉造影,确定肿瘤供血动脉,以制订栓塞计划;②栓塞前可行间接门静脉造影了解门静脉情况,如门静脉主干完全阻塞则不宜行肝动脉栓塞;③造影注意有无肝动脉 - 静脉瘘或肝动脉 - 门静脉瘘,栓塞前必须先栓塞瘘口或行超选择插管避开瘘口栓塞,以免出现异位栓塞。

(2)术中造影如发现肿瘤有染色缺如,需要考虑到侧支供血。

(3)尽量使用微导管行超选择插管,尽可能减少正常肝组织损伤,同时保证能栓塞整个目标病灶。

(4)为避免药物及栓塞剂反流至非靶血管,应该在连续透视监视下缓慢推注化疗药 / 碘油 / 栓塞剂的混合物。

(5)在注入化疗药碘油乳剂或使用载药微球栓塞基础上,联合其他颗粒栓塞剂(如明胶海绵颗粒、微球等),可增强栓塞效果。

(6)栓塞后复查造影,评估栓塞是否完全。

(7)多次栓塞的肝癌患者,需要考虑到可能存在侧支供血,如膈下动脉、网膜动脉、肋间动脉、内乳动脉分支等。

【问题7】肝动脉栓塞术后可能有哪些相关并发症?

(1)栓塞综合征:是 TACE 术后最为常见的并发症,表现为发热、恶心、呕吐、肝区闷痛、腹胀、厌食等症状,发热、疼痛的原因是肝动脉被栓塞后引起局部组织缺血、坏死,而恶心、呕吐主要与化疗药物有关。绝大多数可自行缓解,必要时可给予支持、对症处理。

(2)肝脓肿、胆汁瘤:术后患者出现肝脓肿,应给予抗生素,或经皮穿刺引流;对于胆汁瘤可经皮穿刺引流。对于高危患者(如有胆道手术史)应预防性使用抗生素。

(3)上消化道出血:为应激性溃疡出血或门静脉高压出血,前者给予止血药及制酸药;后者还需使用降低门静脉压力的药物(如醋酸奥曲肽)。若大量出血,需用三腔管压迫止血或急诊内镜下治疗。仍不能止血时,可急诊行胃冠状静脉及胃底静脉栓塞术,或急诊行经颈静脉肝内门体分流术(transjugular intrahepatic porto-systemic shunt,TIPS)。

(4)肝功能衰竭:表现为血清胆红素、谷丙转氨酶及谷草转氨酶等指标异常升高,应在原有保肝药物的基础上,调整和加强用药。

（5）异位栓塞：与操作不当有关，也与肝细胞癌所致潜在动静脉瘘有关。

（6）骨髓抑制：表现为化疗药物所致的白细胞、血小板或全血细胞减少。可用升白细胞和血小板药物，必要时给予输全血。

（7）肾功能衰竭：见于有肾脏疾病、肾脏手术史、高血压、糖尿病、痛风病史者。可能与对比剂及化疗药物应用有关。术前应充分询问病史，根据患者病情调整用药，术前应充分水化，必要时需血液透析。

【图例】

病例1　原发性肝癌见图9-6-2。

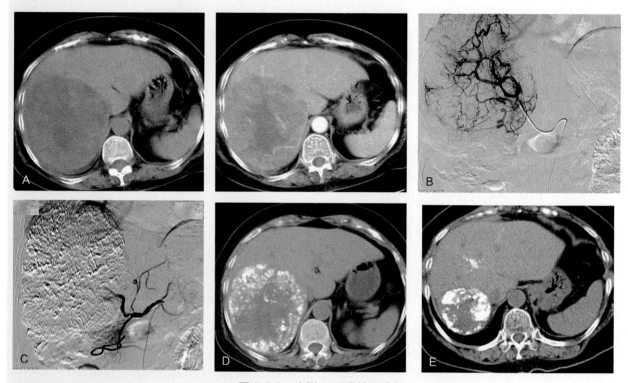

图9-6-2　病例1，原发性肝癌

A.肝右叶巨块型肝癌，中央有坏死；B.肿瘤供血动脉超选择造影示增粗的肿瘤血管；C.经供血动脉栓塞后，肿瘤内大量碘油沉积，供血动脉被栓塞；D.TACE术后1个月CT平扫复查，肿瘤内大量碘油存量，肿瘤内部坏死区无碘油；E.2年后（多次TACE）CT平扫复查，肿瘤明显缩小。

病例2　男性，60岁，因"外伤后左侧胸肩肿胀疼痛16天，加重5天"入院。患者16天前因车祸外伤致左侧胸肩部肿胀疼痛，左肩部玻璃刺伤、出血、活动受限，于当地医院诊断为左肩部血管损伤，予清创、止血、缝合等治疗。5天前左胸肩部肿胀加重，伴左上肢麻木、疼痛，且呈进行性加重，为进一步诊治收入院。专科查体：左锁骨下可见一长约2cm手术瘢痕，愈合良好，其下方扪及约6cm×5cm包块，表面皮肤无红肿，皮温正常，质地韧，不活动，可触及轻度搏动感，无压痛；左上肢轻度肿胀，无明显压痛，左侧桡动脉搏动良好。右上肢未见明显异常，双上肢肌力正常。

【问题8】该患者初步诊断考虑何种疾病？如何明确诊断？

结合患者有明确的外伤史及手术史，随后出现左胸肩部肿胀进行性加重，局部可扪及较固定的包块，故初步诊断外伤后假性动脉瘤形成可能性大。左上肢轻度肿胀，考虑静脉回流受影响，但因肿胀不明显，故不考虑动静脉瘘，仅为局部包块压迫静脉而影响静脉回流。

为明确诊断，可进一步行血管超声、CTA检查。

动脉血管外伤后常导致较严重的出血，细小动脉分支可因自身痉挛或血栓形成，出血停止；也可因周围形成血肿，压迫出血动脉而停止出血；但是如出血动脉相对较大或有凝血功能障碍，可局部形成假性动脉瘤，在高压的血流冲击下囊腔进一步扩大，局部扪及搏动性肿块；如出血部位周围组织疏松，难以形成血肿限制出血,则出血量较大,患者往往因大量失血而休克。因此,当发现患者外伤后局部发现进行性增大的搏动性包块,或局部软组织进行性肿胀,血红蛋白浓度进行性下降,或有休克前期症状,应考虑到假性动脉瘤或活动性出血可能。CTA可明确动脉解剖,并发现对比剂外溢后的表现,准确判断出血部位及原因。如果CTA仍不能明确原因,可行DSA检查,查找原因并对出血动脉行栓塞治疗。

【问题9】动脉出血应如何选择栓塞材料?

动脉出血应根据出血的原因(自发性出血、外伤性出血、医源性出血如手术后)、出血动脉的部位、与组织/器官的血供、直径、是否有重要分支等方面因素进行综合考虑后选择栓塞剂。一般选择固体栓塞剂,如肠腔供血动脉溃疡性出血,多采用短效颗粒型栓塞剂;如为动静脉畸形出血,可考虑选择液体胶栓塞;如为动脉分支假性动脉瘤出血,则选择弹簧圈栓塞动脉分支;如为动脉血管主干出血或动脉瘤,则可考虑支架辅助下弹簧圈栓塞或覆膜支架隔绝出血部位。因此,术前评估出血原因,可以为选择栓塞材料提供依据。

【问题10】动脉出血栓塞术中应注意哪些事项?

(1)完善实验室检查,了解失血程度,及时补充血容量。

(2)仔细评估影像学资料,进行全面造影检查,以免遗漏病灶。

(3)尽可能超选择插管至目标动脉,选择合适的栓塞剂进行栓塞,避免过多栓塞正常动脉分支。

(4)使用弹簧圈栓塞时,可在路径图下将弹簧圈送入目标血管内,了解弹簧圈的释放情况,释放后造影了解病灶部位血流情况。

(5)使用颗粒型栓塞剂时,应将栓塞剂与对比剂混合,透视下注入混悬液,避免对比剂反流而栓塞正常动脉分支。

【问题11】动脉出血栓塞术后应观察哪些指标?

(1)严密观察生命体征变化,有无血压下降,休克症状有无改善,搏动性肿块有无停止搏动,局部疼痛症状有无减轻或消失。

(2)检查血常规,观察各项指标是否稳定。

(3)观察栓塞部位有无出血并发症的症状,如正常皮肤、软组织有无缺血;脏器功能有无影响。

(4)其他注意事项同本章第三节相关内容。

【图例】

病例2　左锁骨上窝外伤后假性动脉瘤并血肿见图9-6-3。

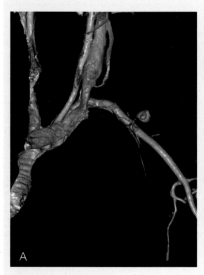
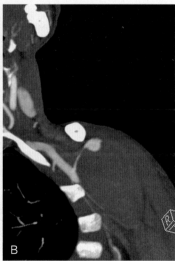
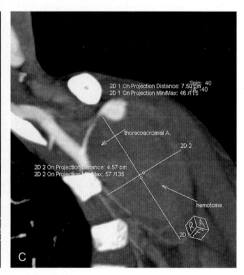

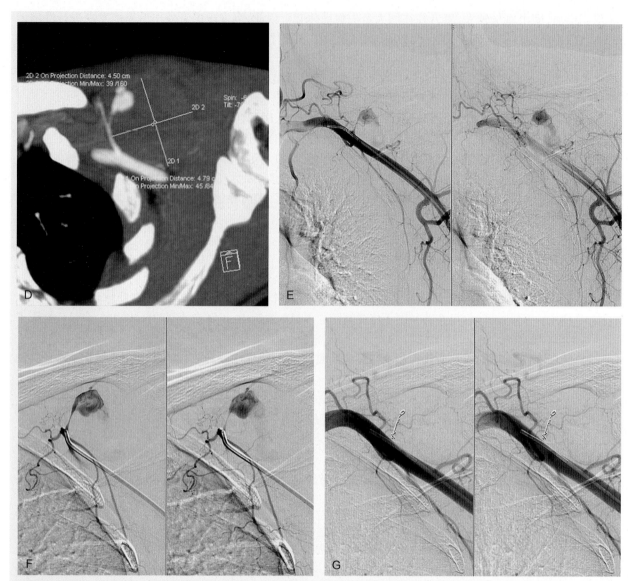

图 9-6-3　病例 2,左锁骨上窝外伤后假性动脉瘤并血肿

CTA 容积重建示左锁骨下动脉 - 分支假性动脉瘤,瘤体大小约 7.5cm×4.6cm×4.8cm(A);最大密度投影重建示病变动脉分支、假性动脉瘤及周围的卵圆形血肿(B);冠状位及轴位重建示血肿大小(C、D);经肱动脉插管左锁骨下动脉 DSA 示病变血管分支及假性动脉瘤(E);出血动脉超选择插管 DSA(F);经病变分支用 2 枚弹簧圈栓塞后左锁骨下动脉 DSA,供血动脉被栓塞,无再出血(G)。

知识点

1. 动脉栓塞术常见的临床应用范围。
2. 原发性肝癌(肝细胞癌)的临床诊断标准。
3. 肝动脉化疗栓塞术的基本原理。

(柳 林)

第七节 经皮肝穿刺胆管造影术

一、临床相关基础概述

梗阻性黄疸的病因很多,根据病变性质分良性、恶性病变。良性梗阻的病因可分为先天性和后天性,先天性者为婴幼儿发病,后天性者多为结石性、炎症性、寄生虫性、良性肿瘤、邻近器官病变压迫等。恶性梗阻多为胆管恶性肿瘤、周围器官恶性肿瘤累及胆管或转移性淋巴结肿大压迫胆管所致。

梗阻性黄疸的部位及病因诊断多可通过超声、CT、MRI、磁共振胰胆管水成像(magnetic resonance cholangiopan-creatography,MRCP)等影像学检查所明确。经皮肝穿刺胆管造影术(percutaneous transhepatic cholangiography)一般不再作为以单纯诊断为目的的检查,而是作为介入治疗前的诊断步骤,为经皮胆管外引流或胆管支架置入提供治疗途径。

二、临床实例

病例1 女性,68岁,因"皮肤黄染、皮肤瘙痒20天"入院。患者20天前无明显诱因出现皮肤黄染,伴皮肤瘙痒,伴尿色加深呈深黄色,无白陶土样便,伴乏力,无明显腹痛、腹胀,无食欲减退及厌油腻饮食,无发热、寒战,无鼻衄及齿龈出血。于当地医院行腹部MR平扫发现胰头占位性病变、肝脏多发转移瘤,为进一步系统诊治来我院,门诊以"梗阻性黄疸"收入我科。专科查体:全身皮肤黏膜重度黄染,心肺未见明显异常。腹部平坦,未见胃肠型及蠕动波,未见腹壁静脉曲张;左上腹压痛,无反跳痛及肌紧张,肝脾肋下未触及,墨菲征(Murphy征)阴性;叩诊呈鼓音,移动性浊音阴性;听诊肠鸣音可,约4~5次/min,未闻及气过水声及血管杂音。

【问题1】何为梗阻性黄疸? 梗阻性黄疸的病因有哪些? 有哪些症状和体征?

梗阻性黄疸是由于肝内胆管或肝外胆管阻塞所致的黄疸,前者称为肝内梗阻性黄疸;后者称为肝外梗阻性黄疸。

理论上引起胆管阻塞的任何原因均可导致梗阻性黄疸。根据性质不同可将其分为良性梗阻性黄疸及恶性梗阻性黄疸。良性梗阻性黄疸原因主要有胆管结石、慢性胰腺炎致胰头囊肿、胆管术后吻合口狭窄、胆管炎,其他还有血块、寄生虫堵塞等。恶性梗阻性黄疸原因包括原发性或转移性肝癌、胆管癌、胰头癌、壶腹癌、癌性淋巴结肿大压迫胆管。

临床上常表现为皮肤黏膜黄染、尿黄、皮肤瘙痒、粪色变淡或呈陶土色;还可表现为脂肪泻、皮肤黄色疣、出血倾向、骨质疏松等;恶性梗阻性黄疸者多呈进行性加重、进行性消瘦;合并感染时可出现寒战、高热、腹痛,甚至休克。

【问题2】经皮肝穿刺胆道引流的适应证及禁忌证有哪些?

适应证:①无法手术切除的原发性或转移性恶性肿瘤所致的黄疸;②良性狭窄,尤其是胆管术后吻合口狭窄;③由于胆管梗阻引起的胆管系统感染;④梗阻性黄疸患者手术前的胆管减压;⑤经皮肝穿刺胆道引流术(percutaneous transhepatic cholangial drainage,PTCD)或内镜逆行胰胆管造影术(endoscopic retrograde cholangiopancreatography,ERCP)后的预防性胆管减压。

禁忌证:①对比剂和麻醉药物过敏者;②有严重凝血功能障碍者;③全身衰竭状态,不能耐受介入操作者;④无安全穿刺路径者。

【问题3】经皮肝穿刺胆道引流术前需要哪些相关影像学检查? 其临床意义是什么?

(1)术前行肝脏CT或MR平扫+增强检查,确定引起梗阻性黄疸病变的部位、性质及肝内、外胆管扩张程度,是否有PTCD手术适应证。

(2)术前行MRCP检查,可直观显示胆管系统梗阻部位及梗阻长度,为术前制订手术计划提供依据。

(3)术前行肝、胆、胰彩色多普勒超声检查,明确有无安全穿刺路径。

【问题4】经皮肝穿刺胆道引流的操作步骤是什么？

(1)一般在超声引导下应用非血管 Seldinger 技术穿刺肝内胆管。

(2)经穿刺针鞘引入导丝并沿导丝置入引流管。

(3)将引流管前端置于梗阻段以上胆管内或通过十二指肠壶腹引入十二指肠内,体表固定引流管,并接引流袋。

【问题5】经皮肝穿刺胆道引流术后注意事项有哪些？

(1)术后 24 小时严密观察患者生命体征,有无腹痛、发热等症状。

(2)术后密切观察留置引流管是否通畅、引流量及引流液颜色,全面观察患者的症状、体征,特别是黄疸有无减退。

(3)术后定期观察患者肝肾功能、凝血常规及电解质变化,根据体液及电解质情况补液。

【问题6】经皮肝穿刺胆道引流术常见并发症有哪些？

常见并发症包括:①胆汁性腹膜炎;②腹腔出血;③胆道出血;④逆行感染;⑤其他损伤,如肝动脉假性动脉瘤、肝动脉-门静脉瘘等。

【图例】

病例1　经皮经肝穿刺胆管造影及引流见图 9-7-1。

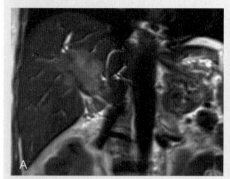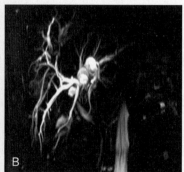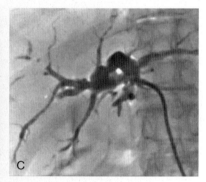

图 9-7-1　病例 1,经皮经肝穿刺胆管造影及引流

A.肝脏 MR 平扫见肝门区占位,肝内导管明显扩张;B.磁共振胰胆管水成像示肝内胆管及胆总管明显扩张;C.引流管置于扩张的肝左管并造影。

病例2　男性,51 岁,因"进行性皮肤黄染 2 周,白陶土样便 5 天"入院。该患者于 2 周前无明显诱因出现皮肤黄染,并呈进行性加重,伴尿色加深呈深黄色,无皮肤瘙痒及白陶土样便,无明显腹痛、腹胀,无食欲减退及厌油腻饮食,无发热、寒战,无鼻衄及齿龈出血。5 天前开始出现白陶土样便,伴皮肤瘙痒,于我院门诊行腹部彩色多普勒超声提示胰腺占位性病变、肝内外胆管扩张,为进一步系统诊治,门诊以"梗阻性黄疸"收入我科。专科查体:全身皮肤及巩膜重度黄染,心肺未见明显异常。腹部平坦,未见胃肠型及蠕动波,未见腹壁静脉曲张;上腹部压痛,无反跳痛及肌紧张,肝脾肋下未触及,墨菲征阴性;叩诊呈鼓音,移动性浊音阴性;听诊肠鸣音可,约 4~5 次 /min,未闻及气过水声及血管杂音。自带上腹部平扫+增强 CT 片提示胰腺钩突占位,考虑肿瘤性病变,胰腺癌可能性大;肝内、外胆管及胰管继发扩张,胆囊增大。

【问题7】胆管支架置入术的适应证及禁忌证有哪些？

适应证:①不能手术切除的胆总管下端恶性肿瘤(胰头癌、壶腹癌、十二指肠癌等)引起的梗阻性黄疸;②原发于肝内、肝门、胆总管的胆管癌,周围结构广泛受累;③中晚期肝癌或胆囊癌侵犯、压迫胆管,或胆管内癌栓形成;④肝胆管的转移性肿瘤或肿大淋巴结侵犯、压迫胆管;⑤各种因素致使外科手术风险大,如年老体弱者,合并其他脏器严重疾患者,严重心、肺、肾功能差者,手术部位解剖结构复杂等。

禁忌证:①对比剂和麻醉药物过敏者;②严重凝血功能障碍者;③全身衰竭状态,不能耐受介入操作者;④无安全穿刺路径者;⑤肝门以上多支肝段胆管阻塞者。

【问题8】胆管支架置入术操作步骤是什么？

该技术与经皮穿刺肝内胆管内-外引流术相仿。基本方法是导丝通过狭窄段之后,经导丝引入造影导管,造影确认胆管狭窄段长度及位置,然后沿导丝置入支架输送器,将支架置于狭窄段并释放,然后再置入引流管并保留引流管 2 周左右,闭管 3 天以上并造影确认胆管支架通畅,如患者未出现任何异常反应,则可以拔除引流管。

【问题 9】胆管支架置入术的并发症有哪些?

常见并发症包括:①胆汁性腹膜炎;②腹腔出血;③胆道出血;④逆行感染;⑤其他损伤,如肝动脉假性动脉瘤、肝动脉-门静脉瘘等;⑥胆管再狭窄;⑦支架堵塞、移位等。

【图例】

病例 2　经皮经肝穿刺胆管造影及胆管支架植入见图 9-7-2。

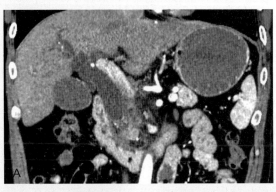

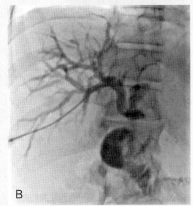
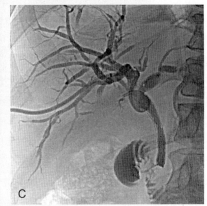

图 9-7-2　病例 2,经皮经肝穿刺胆管造影及胆管支架植入术

A. 术前上腹部 CT 增强示胰头占位性病变、肝内外胆管及胆囊管明显扩张,胆囊增大;B. 术中胆管造影可见肝内胆管扩张,胆总管下段局部狭窄;C. 胆管支架置入术后复查胆管造影可见支架扩张良好,对比剂顺利进入十二指肠。

知识点

1. PTCD 术前相关影像学检查方法及其临床意义。
2. PTCD 及胆管支架置入术的适应证及禁忌证。
3. PTCD 及胆管支架置入术的操作步骤。

(柳　林)

第八节　食管造影术

一、临床相关基础概述

食管造影包括传统的钡剂造影检查和经口插管食管造影术。传统的钡剂造影检查目前仍是食管疾病的影像学检查方法之一,能清晰地显示食管内腔和黏膜表面结构细节,同时还可评估吞咽功能和食管动力等,从而达到疾病的检出和诊断的目的。经口插管食管造影术主要用于食管疾病介入治疗前,能更清晰地明确食管病变的部位和范围,对下一步介入治疗具有指导意义。

二、临床实例

病例 1 男性,66 岁,因"进行性进食困难 2 个月"入院。患者 2 年前因食管癌行食管癌根治术。该患于 2 个月前无明显诱因出现进食困难,并呈进行性加重,初起为进食固体食物困难,现进食流食亦较困难。无咳嗽、胸闷,无腹痛、腹胀,无反酸、嗳气。就诊于我院,门诊行上消化道造影检查提示食管狭窄,现为进一步诊治,门诊以"食管狭窄"收入院。

【问题 1】该患者应进一步行哪项检查最有意义?

患者为食管癌术后再狭窄,引起狭窄的原因可能为吻合口良性狭窄或肿瘤复发所致,现为明确狭窄性质应进一步行胃镜检查。

【问题 2】患者行胃镜检查提示食管黏膜光滑,局部管腔狭窄,内镜无法通过,于狭窄处活检组织 2 块。食管狭窄部位活检病理结果为黏膜鳞状上皮增生,炎细胞浸润,局部上皮呈低级别瘤变,考虑为良性吻合口狭窄,拟行食管球囊扩张术。食管球囊扩张术的适应证和禁忌证有哪些?

适应证:①各种良性疾病所致食管狭窄者;②术后吻合口良性狭窄者;③物理、化学因素所致食管狭窄者。

禁忌证:①食管狭窄部位存在溃疡性病变者;②食管狭窄部位存在食管 - 气管瘘或食管 - 纵隔瘘者;③存在食管 - 胃底静脉曲张者;④食管灼伤后的急性炎症期者。

【问题 3】食管狭窄球囊扩张术的术前准备是什么?

(1)结合病史,临床表现及辅助检查,明确狭窄原因。

(2)仔细阅读造影片,观察病变范围和程度,选择适当的球囊导管。

(3)详细告知患者及家属术中、术后可能出现的风险和并发症,并签署手术知情同意书。

(4)术前 4 小时禁食水,避免术中呕吐发生误吸。

(5)术前肌内注射山莨菪碱(654-2)10~20mg,减少口腔分泌与术中迷走神经反射。

(6)镶有义齿者,先取下义齿。

(7)除所有操作器械外,必须确保负压吸引器能正常使用。

【问题 4】食管狭窄球囊扩张术的操作方法及注意事项有哪些?

操作方法:①患者取仰卧位,头偏向术者一侧,防止发生误吸,便于操作;②口咽部行表面麻醉,麻醉生效后,放置口垫;③在透视下,经口引入导管、导丝,将导管、导丝通过狭窄段进入胃腔内;④经导管行食管造影,进一步明确狭窄的部位和程度;经导管将超长、超硬导丝引入胃腔,经导丝将球囊扩张导管引至狭窄部位;⑤透视下缓慢充盈球囊,扩张过程中注意患者疼痛程度,以免突然发生食管破裂的风险;每次扩张持续 1~2 分钟,可重复进行;⑥排空球囊内的对比剂,撤出导管、导丝。

注意事项:①确保导丝、导管位于食管、胃腔内;②对比剂稀释后更便于充盈球囊及排出;③扩张过程中时刻询问患者疼痛耐受情况,切不可一味充盈球囊,以减少食管破裂的风险。

【问题 5】食管狭窄球囊扩张术的并发症及防治措施有哪些?

(1)恶心、呕吐导致误吸,术前禁食水、肌内注射山莨菪碱(654-2)可减少此并发症的发生。

(2)食管穿孔、破裂、出血,术中避免操作粗暴或过分充盈球囊。

(3)术后吞咽困难缓解不理想,必要时 1 周左右再次行球囊扩张术治疗。

【图例】

病例 1 管造影及食管狭窄球囊扩张术见图 9-8-1。

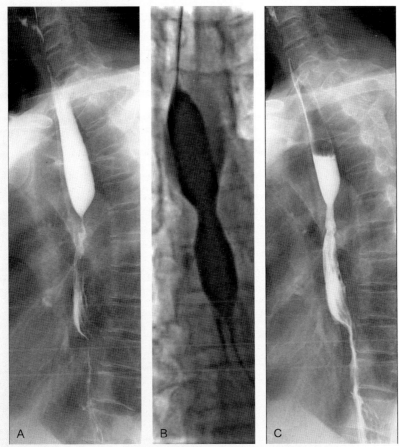

图 9-8-1　病例 1,食管造影及食管狭窄球囊扩张术

A.上消化道造影示食管吻合口狭窄,对比剂呈细线状通过狭窄段,狭窄上方局部管腔扩张,管腔尚光滑,未见明显占位、复发征象;B.食管球囊扩张术中充盈球囊示可见狭窄段狭窄部位、长度及程度;C.食管球囊扩张术后复查上消化道造影可见对比剂通过狭窄段顺畅,黏膜光滑。

病例 2　男性,58 岁,因"进行性吞咽困难 1 个月"入院。患者于 1 个月前无明显诱因出现吞咽困难,呈进行性加重,伴胸骨后疼痛,进食时加重,偶有嗳气、恶心、呕吐,无反酸,无明显腹痛。于当地医院行上消化道钡餐透视显示食管狭窄,考虑食管占位性病变。现患者为进一步系统诊治,遂来我院,门诊以"食管狭窄"收入我科。病程中患者精神状态欠佳,饮食差,睡眠尚可,小便正常,大便 2~3 天 1 次,体重减轻约 5kg。

【问题 6】患者入院后应进一步完善哪些检查?

患者为中老年男性,进行性吞咽困难,当地医院上消化道钡餐造影显示食管狭窄,考虑食管占位性病变,应进一步完善上消化道造影、胃镜及组织活检、胸部 CT、PET/CT 等检查明确食管病变性质、部位、范围及狭窄程度,同时了解周围淋巴结及远处是否发生转移及转移范围,准确判断肿瘤分期。

【问题 7】患者行胃镜组织活检病理结果回报为中分化鳞状细胞癌,胸部 CT 及 PET/CT 提示纵隔多发淋巴结转移及肝内多发转移。现欲行食管支架置入术解决其进食困难,食管支架置入术的适应证及禁忌证有哪些?

适应证:①食管癌致食管狭窄不能手术切除者;②食管癌术后吻合口复发者;③恶性肿瘤侵犯或压迫食管者;④恶性肿瘤侵犯致食管 - 气管瘘或食管 - 纵隔瘘者。

禁忌证:①食管梗阻部位超过 C_7 椎体上缘水平者;②严重食管 - 胃底静脉曲张者;③严重凝血功能障碍者;④严重心肺功能障碍者;⑤恶病质患者。

【问题8】食管狭窄支架置入术操作方法及注意事项有哪些?

操作方法:①患者取仰卧位,头偏向术者一侧,口咽部行表面麻醉,待麻醉生效后,放置口垫;②经口引入导丝、导管,行食管造影,明确狭窄部位及范围;③根据造影结果选择适合的食管支架;④经超长、超硬导丝,将支架输送器置入狭窄部位,如支架输送器无法通过狭窄部位可先行食管球囊扩张,扩张后再引入支架输送器,缓慢释放支架;⑤口服碘对比剂了解支架位置、狭窄段扩张通畅情况,有无对比剂外溢现象。

注意事项:①术前禁食水;②确保导丝位于食管腔内,防止进入腔外;③操作轻柔,尽量减少食管损伤;④释放支架要超过狭窄部位上下端20mm;⑤支架释放后,口服碘对比剂明确支架通畅情况、明确是否有效封堵食管 - 气管瘘、食管 - 纵隔瘘。

【问题9】食管支架的分类及用途有哪些?

根据是否可回收分为可回收支架和不可回收支架,可回收支架主要用于食管良性狭窄,不可回收支架主要用于食管恶性狭窄;根据是否覆膜分为裸支架和覆膜支架,对于存在食管 - 气管瘘或食管纵隔瘘的患者选择覆膜支架;根据是否装载放射性 ^{125}I 粒子分为普通支架和粒子支架,放射性 ^{125}I 粒子支架除扩张食管管腔外的同时对食管病灶具有治疗作用。

【问题10】食管狭窄支架置入术常见并发症有哪些?

常见并发症有:①出血;②消化道破裂、穿孔;③支架移位、阻塞;④反流。

【图例】

病例2 食管造影及食管支架置入术见图9-8-2。

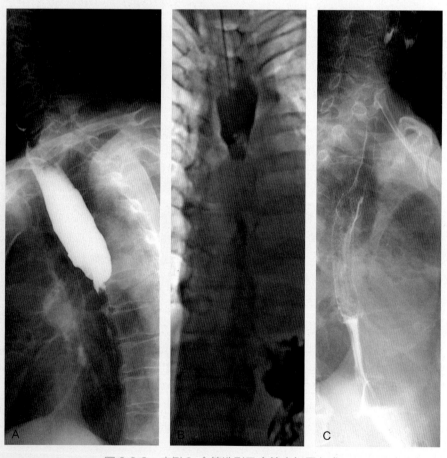

图9-8-2 病例2,食管造影及食管支架置入术
A.上消化道造影示食管狭窄,狭窄段上方管腔扩张,钡剂无法通过狭窄段;B.食管插管造影示食管中段局部管腔狭窄;C.食管支架置入术后复查上消化道造影示食管支架膨胀良好,对比剂通过狭窄段顺畅。

知识点

1. 食管狭窄球囊扩张术的适应证及禁忌证。
2. 食管狭窄球囊扩张术的术前准备。
3. 食管狭窄球囊扩张术的操作方法及注意事项。
4. 食管狭窄支架置入术的适应证及禁忌证。
5. 食管狭窄支架置入术的操作方法及注意事项。
6. 食管支架的分类及用途。

（柳 林）

第九节 CT 引导下肿瘤穿刺活检术

一、临床相关基础概述

CT 引导下肿瘤穿刺活检术（CT-guided tumor biopsy）是在 CT 设备引导下，通过穿刺针、切割针等器械经皮穿刺至靶器官、目标病变，从而获取细胞学、组织学材料，是明确病理学证据的一种检查方法。由于具有微创、安全、精准的优点，可广泛应用于全身各部位、各脏器组织的病变，进行定性诊断，指导临床治疗。

穿刺活检术的成功受引导设备、穿刺技术、活检器械等因素的影响。一般而言相对安全，无绝对禁忌证。对于有凝血功能严重障碍的患者、不能配合的患者，风险较高。一些脏器易于出血，如脾脏，尽量避免用较粗的穿刺针。受呼吸活动影响较大的脏器如肺、肝、脾等穿刺时，进针应迅速，避免因反复多次穿刺而造成出血、气胸等并发症。肿瘤随针道转移的概率非常低，文献报告小于 1‰。

二、临床实例

病例 患者，女性，31 岁，因"肺癌多发转移，多程化疗后失控"入院。患者 10 个月前感声音嘶哑、咳嗽，左侧胸背部疼痛，当地医院喉镜检查发现声带麻痹，进一步检查发现左上肺肺部肺癌，侵及左侧纵隔胸膜，多发骨转移。气管镜未能取得肺病灶病理，行纵隔淋巴结穿刺，病理为腺癌，因组织较少，未能行基因检测。随后行全身化疗 4 个周期，效果评估病情进展。化疗科再次讨论，需再次获得肿瘤组织，行基因检测，为进一步治疗提供依据。

【问题 1】为何选择肺癌经皮 CT 引导穿刺活检？

原发性肺癌是最常见的恶性肿瘤，确诊肺癌的"金标准"是病理诊断，可以明确病理类型，而且可以根据相应的基因检测，为靶向治疗提供依据。获得病理的方式有：支气管镜活检、经皮肺穿刺活检、纵隔镜检查、胸腔镜、开胸手术、痰细胞学等。气管镜检查可以常规应用在中心性肺癌的诊断，但是对于周围性病变或纵隔病变有困难，而且与 CT 引导下肺癌活检相比，前者取材量较少。胸腔镜、纵隔镜检查创伤较大。外科方式虽然具有很高的准确率，但与经皮活检、气管镜检查相比，并发症和风险明显增高，尤其对晚期肺癌患者。

此例患者为肺癌化疗 4 个周期后，临床医生需要再次明确病理，获得组织进行基因检测，从而调整靶向治疗药物。对于病变邻近纵隔大血管，气管镜检查无法直接获得标本。胸腔镜、外科手术创伤大，因此经皮 CT 引导下肿瘤穿刺活检术无疑是最佳选择。

【问题 2】CT 引导下肺癌穿刺活检的优点有哪些？

肺癌经皮穿刺活检的影像引导方式包括 X 线透视、CT、超声及 MRI。X 线透视是传统引导方式，主要用于周围性肺病变，但已逐渐被 CT 引导所代替。超声具有实时引导穿刺的优势，可用于邻近胸壁的浅表周围性肺病变。MRI 引导具有较高的组织分辨率和多平面成像能力，无辐射，但是术中相关耗材和设备需要磁兼容处理，成本费用高，操作耗时。CT 扫描能准确显示肿瘤的位置、大小及其与周围组织的关系（图 9-9-1、图 9-9-2），有助于设计安全、简便的穿刺路径，同时发现早期并发症。CT 引导下活检优势明显，学习曲线较短,已成为临床常用方法。但是对于小病灶、移动病灶、特殊位置的病灶,仍需要认真对待和大量的临床经验积累。

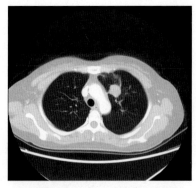

图 9-9-1 左肺癌原发灶肺窗

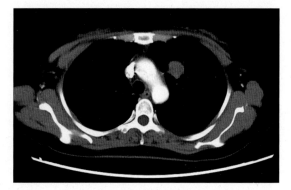

图 9-9-2 左肺癌原发灶纵隔窗

【问题3】CT引导下肿瘤穿刺活检术需要哪些准备?

(1)术前全面了解患者病史及心电图,所有患者应进行血常规、凝血功能、病毒学指标、血生化等检查。对于合并肺基础疾病者应进行肺功能检查。术前建议停用抗凝、抗血小板、抗血管生成药物。

(2)在器械方面包括常规消毒器具、手术巾、穿刺针、注射器、玻璃片或试管和福尔马林等。CT室的消毒准备按照相关管理标准执行。

(3)应告知患者及委托代理人活检的目的、必要性及可能发生的风险,并签署相关知情同意书。术前加强与患者的沟通,训练患者如何术中呼吸配合,取得患者的密切配合。

(4)术前训练好屏气的幅度,减少因呼吸运动而造成器官上下运动导致的误差,对于提高穿刺成功率非常关键。

【问题4】如何确定穿刺路径?

(1)穿刺点的选择应结合病灶的位置,采用平卧位、侧卧位及俯卧位,同时要考虑患者的舒适程度和操作方便性。

(2)根据穿刺点的位置设计正确的穿刺角度、方向、深度。穿刺路径不宜过长,尽量与肺纹理平行,路径中应避开肋骨、叶间裂、肺泡、较大的血管和支气管。

(3)紧贴胸膜的小结节,优先选择经过部分肺的路径,尽可能减少直接穿刺。

(4)中央型病变伴有肺不张,建议穿刺路径选择经过肺不张的区域,有利于减少术后气胸的发生率。

(5)避免切割病灶的坏死部分,导致假阴性结果的出现,从而提高正确诊断率。

【问题5】CT引导下肿瘤穿刺活检术中应注意哪些事项?

(1)应常规建立静脉通路,并心电监护。

(2)一般建议分步进针法,先将穿刺针穿刺至壁层胸膜外,逐步穿刺进入肺组织,CT扫描确定路径正确,再将穿刺针穿刺入病灶组织。

(3)对运动的器官穿刺时须迅速果断,在短暂的屏气时间内完成穿刺动作,切忌优柔寡断,动作迟缓。对于邻近大血管的病变,应掌握好穿刺深度,避免误伤大血管。

(4)术中发生咯血,若咯血量较大,应终止穿刺、保持气道通畅。立即患侧卧位,防止出血被吸入健侧气管。

(5)应用同轴穿刺技术,一次穿刺可以多次活检取材,可提高穿刺成功率并减少并发症的发生。

【问题6】术后如何处理,有哪些常见并发症?

(1)术后穿刺点局部压迫、包扎,重复胸部CT扫描,明确有无出血、血肿、气胸等并发症并及时进行相应处理。

(2)常见的并发症是气胸、出血、胸膜反应,少见并发症有空气栓塞、心包填塞。主要死亡原因包括急性大出血、空气栓塞等。

(3)门诊患者术后观察 2~4 小时,无明显不适准予离院,并嘱一旦出现不良反应立即就诊;高危患者建议住院治疗,术毕返回病房静卧 2~3 小时。

【图例】

病例　患者于 CT 引导下肺穿刺的路径确定见图 9-9-3~ 图 9-9-5。

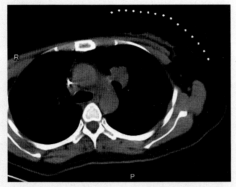

图 9-9-3　穿刺路径设计

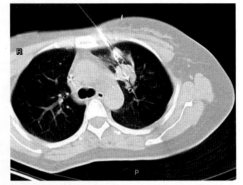

图 9-9-4　CT 引导下活检针穿刺肺窗

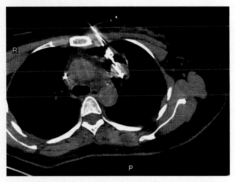

图 9-9-5　CT 引导下活检针穿刺骨窗

（韩　玥）

第十节　经皮穿刺积液置管引流术

一、临床相关基础概述

经皮穿刺置管引流术（percutaneous catheter drainage）是在影像设备的引导下，利用穿刺针、引流导管等器材，对人体管道、体腔或器官组织内的病理性积液、血肿、脓肿或胆汁、胰液、尿液等体液淤积进行穿刺抽吸、引流，以达到减压和治疗的目的。常用的影像学引导方法有超声、CT、MRI、DSA。与传统的外科引流相比，经皮穿刺置管引流术具有创伤小、并发症发生率低、引流后恢复快、住院时间短等优点。

二、临床实例

病例　男性，65 岁，因"腹痛 7 天，发热 3 天"入院。既往 2 型糖尿病病史。7 天前开始无明显诱因下出现右侧腹部疼痛，能自行缓解，未予特殊处理。3 天前腹痛加重，呈持续性，并伴有发热，体温最高 39.3℃，物理降温后无明显缓解。并有恶心，未呕吐。外院查血常规白细胞 $13.1×10^9$/L；腹部超声示右下腹包块；复查腹部 CT 示右肾下极腹膜后脓肿。抗生素治疗，仍间断高热，以"腹膜后脓肿，2 型糖尿病"收住院。病程中，无意识障碍，进食差。

治疗经过：入院查体，心肺未见明显异常体征，腹软，右下腹压痛明显，反跳痛（±）。实验室检查示白细胞、降钙素原增高。更换抗生素为头孢哌酮舒巴坦，继续抗炎、支持对症等治疗，但病情未缓解。复查 CT 示右肾下极腹膜后脓肿较前增大，累及腰大肌。决定行腹膜后脓肿置管引流术。

【问题1】腹膜后脓肿有哪些症状和体征,治疗原则是什么?

腹膜后脓肿是发生在腹膜后间隙的局限性化脓性感染。继发于腹腔内脏器感染或血行感染。临床表现与腹腔脓肿不同,早期对身体影响较小,常为相应部位的腹痛,仅有低热,超声检查难以发现。随着脓肿的加重,患者出现寒战、高热,局部有压痛,腹膜炎体征,严重者合并败血症,甚至休克。通过CT可以明确诊断,治疗原则与外科脓肿治疗相同:全身足量有效应用抗生素治疗,及时充分引流脓肿,加强全身营养支持。

【问题2】腹膜后脓肿穿刺常用的引导方式及特点有哪些?

超声、CT、DSA及MRI均可作为引导方式,其中以超声和CT引导最多见。超声具有实时、动态、定位精确等优点,但受肠腔积气等影响不易进行腹腔深部的定位;CT具有分辨率高,解剖结构清晰,图像干扰少,定位准确,而且可以清晰地显示穿刺器械与病变及其毗邻脏器组织的关系,但需反复扫描,患者的辐射剂量较大;DSA下穿刺由于缺乏超声或CT的直视性,因此穿刺准确性差,易穿入邻近正常组织,然而一旦穿刺入囊腔或管道,注射对比剂后,DSA可动态、多角度、立体观察病灶的形态、大小、范围,术中抽液时亦可实时动态观察病灶变化。因此,对于介入医生来说,DSA的引导方式也具有重要的价值。MRI引导的特点类似CT,优点是组织分辨率和成像能力强,无辐射,但术中相关设备需要磁兼容处理,成本费用高,操作耗时。

本例患者由于腹膜后脓肿位置深在,邻近右肾,受肠道干扰,超声显示欠佳,因此采用CT更具有优势。

【问题3】积液置管引流术需要哪些准备?

(1)术前超声或CT检查,明确液性病灶的部位、大小、范围及液体性质。

(2)完善实验室检查,心电图,评估患者的一般情况及生命体征。除外严重或难以纠正的凝血功能障碍。

(3)向患者及家属解释手术过程、手术风险和其他术中可能采取的方案,同时签知情同意书。

(4)准备细菌培养相关的材料,并做好脓肿穿刺的准备(图9-10-1)。

(5)对于有焦虑、精神紧张的患者,术前可适当使用镇静药物。

【问题4】积液置管引流术中应注意哪些事项?

(1)入路选择。积液置管引流术没有明确的穿刺入路,应根据病灶的部位、范围、邻近组织结构选择合适的穿刺入路(图9-10-2),穿刺中应避开血管、神经、重要的脏器,避免对邻近正常组织造成不必要的损伤;要考虑到需要持续引流,因此穿刺点应位于脓肿的低位,便于冲洗和引流;同时应避免液体沿穿刺通道渗出或蔓延至其他部位。

(2)CT扫描后,确定穿刺点,按照预先设定的入路,将穿刺针按照一定的角度、深度穿刺入靶区,一般采用分步穿刺进针法,复查CT确定穿刺针刺入囊腔,注射器回抽有无液体流出,引入导丝。复查CT,确定导丝已经置入脓腔之内,经导丝引入扩张导管,退出导丝;通过扩张导管引入超滑导丝,退出扩张导管,经导丝

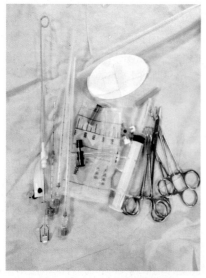

图9-10-1　穿刺物品准备

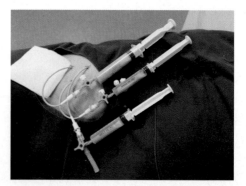

图9-10-2　穿刺引流物

置入合适的引流管（一般选择 8.5F PTCD 引流管），术中经引流管抽出脓液，送细菌培养＋药敏。大量生理盐水冲洗脓腔，再行外引流。

【问题 5】术后处理有什么注意点？

（1）穿刺局部消毒，固定引流管。

（2）术后 24 小时严密观察患者生命体征。

（3）每天记录引流液体量、引流液性质（图 9-10-2），若液体混浊、血性，应评估是否发生感染、出血等。

（4）术后定期观察患者肝肾功能及电解质变化，根据体液及电解质情况补液。

【图例】

病例　患者穿刺路径的设计和穿刺路径见图 9-10-3、图 9-10-4。

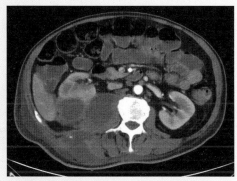

图 9-10-3　穿刺路径设计

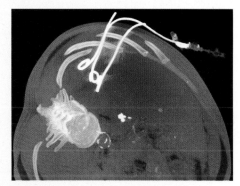

图 9-10-4　穿刺体位及路径

（韩 玥）

中英文名词对照索引

Codman 三角（Codman triangle） 396

Colles 骨折（Colles fracture） 405

CT 灌注成像（CT perfusion imaging, CTP） 4

CT 脊髓造影（CT myelography, CTM） 7

CT 血管造影（CT angiography, CTA） 7

CT 引导下肿瘤穿刺活检术（CT-guided tumor biopsy） 491

MR 血管成像（magnetic resonance angiography, MRA） 7

Smith 骨折（Smith fracture） 405

A

阿尔茨海默病（Alzheimer's disease, AD） 94

B

鼻窦炎（sinusitis） 116

鼻咽癌（nasopharyngeal carcinoma） 146

鼻咽纤维血管瘤（nasopharygeal angiofibroma） 146

变应性支气管肺曲菌病（allergic bronchopulmonary aspergillosis, ABPA） 180

表观弥散系数（apparent diffusion coefficient, ADC） 4

病理性骨折（pathologic fracture） 399, 401

C

穿孔（perforation） 286

创伤性骨折（traumatic fracture） 399

垂体腺瘤（pituitary adenoma） 14

磁共振波谱成像（magnetic resonance spectroscopy, MRS） 2

磁共振成像（magnetic resonance imaging, MRI） 7

磁共振尿路造影（magnetic resonance urography, MRU） 339

错构瘤（hamartoma） 179

D

大动脉炎（Takayasu arteritis） 281

大叶性肺炎（lobar pneumonia） 198

胆管癌（cholangiocarcinoma） 319

胆管结石（cholangiolithiasis） 319

胆管细胞癌（cholangio cellular carcinoma） 302

胆囊癌（gallbladder carcinoma） 319

胆脂瘤（cholesteatoma） 135

低剂量 CT（low-dose CT, LDCT） 4

癫痫（epilepsy） 94

动静脉畸形（arteriovenous malformation） 39

动脉导管未闭（patent ductus arteriosus, PDA） 227

动态增强 MRI（dynamic contrast-enhanced MRI, DCE-MRI） 2

动态增强扫描（dynamic enhancement scan） 7

对比增强能谱乳腺 X 线成像（contrast enhanced spectral mammography, CESM） 4

多发性硬化（multiple sclerosis, MS） 91

多形性腺瘤（pleomorphic adenoma） 159

F

法洛四联症（tetralogy of Fallot, TOF） 227

房间隔缺损（atrial septal defect, ASD） 227

放大摄影（magnification radiography） 6

放射影像学（radiology） 1

肥厚型心肌病（hypertrophic cardio-myopathy） 254

肺动静脉畸形（pulmonary arterio-venous malformation, PAVM） 285

肺动脉瘤（pulmonary artery aneurysm） 285

肺动脉栓塞（pulmonary embolism, PTE） 269

肺结核（pulmonary tuberculosis） 198

肺囊肿（pulmonary cyst） 179

肺脓肿（lung abscess） 198

肺下积液（subpulmonic effusion） 205

G

盖氏骨折（Galeazzi fracture） 405

肝动脉化疗栓塞术（transarterial chemoembolization, TACE） 480

肝局灶性结节增生（focal nodular hyperplasia, FNH） 302

肝脓肿（hepatic abscess） 302

肝细胞癌（hepatocellular carcinoma, HCC） 302

肝硬化（cirrhosis of liver） 316

高千伏摄影（high kilovoltage radiography） 6

根尖周囊肿（periapical cyst） 154

功能不全性骨折（insufficient fracture） 401

宫颈癌（cervical cancer） 369

孤立性肺结节（solitary pulmonary nodule, SPN） 181

骨巨细胞瘤（giant cell tumor of bone） 450

骨瘤（osteoma） 450

骨膜增生（periosteal proliferation） 396

骨母细胞瘤（osteoblastoma） 457

骨囊肿（bone cyst） 460

骨肉瘤（osteosarcoma） 451

骨软骨瘤（osteochondroma） 450

骨样骨瘤（osteoid osteoma） 457

骨质坏死（osteonecrosis） 395

骨质破坏（destruction of bone） 394

骨质软化（osteomalacia） 394

骨质疏松（osteoporosis） 393

骨质增生硬化（hyperostosis osteosclerosis） 394

骨转移性肿瘤（bone metastases） 451

关节结核（tuberculosis of joint） 414

冠心病（coronary artery heart disease, CHD） 262

冠状动脉造影（coronary angiography） 264

H

海绵状血管瘤（cavernous hemangioma） 39

含牙囊肿（dentigerous cyst） 154

颌骨造釉细胞瘤（ameloblastoma） 159

喉癌（laryngocarcinoma） 146

化脓性骨髓炎（pyogenic osteomyelitis） 411

化脓性关节炎（pyogenic arthritis） 411, 413

J

畸胎瘤（teratoma） 222

急慢性胰腺炎（acute and chronic pancreatitis） 319

急性主动脉综合征（acute aortic syndromes, AAS） 269

脊膜瘤（spinal meningioma） 73

脊髓内肿瘤（intramedullary spinal tumor） 73

脊索瘤（chordoma） 153

脊柱结核（spinal tuberculosis） 413

计算机体层成像（computed tomography, CT） 6

间质性肺疾病（interstitial lung disease, ILD） 192

胶质母细胞瘤（glioblastoma） 14

角化囊肿（keratocyst） 154

结缔组织病（connective tissue disease, CTD） 194

结核球（tuberculoma） 179

结核性骨髓炎（tuberculous osteomyelitis） 411

结直肠癌（colorectal cancer） 292

经皮穿刺置管引流术（percutaneous catheter drainage） 493

经皮肝穿刺胆道引流术（percutaneous transhepatic

cholangial drainage, PTCD） 485

经皮肝穿刺胆管造影术（percutaneous transhepatic cholangiography） 485

精神分裂症（schizophrenia） 95

颈动脉体瘤（carotid body tumor） 170

静脉肾盂造影（intravenous pyelography, IVP） 339

巨人症（gigantism） 440

K

卡斯尔曼病（Castleman disease） 170

卡塔格内综合征（Kartagener syndrome） 180

克罗恩病（Crohn disease, CD） 301

溃疡性结肠炎（ulcerative colitis, UC） 301

扩张型心肌病（dilated cardiomyopathy） 254

L

类风湿性关节炎（rheumatoid arthritis） 418

淋巴瘤（lymphoma） 73, 146

颅骨骨折（fracture of skull） 41

颅内动脉瘤（intracranial aneurysm） 31

颅咽管瘤（craniopharyngioma） 28

M

慢性中耳炎（chronic otitis media） 135

毛细胞型星形细胞瘤（pilocyticastrocytoma） 14

孟氏骨折（Monteggia fracture） 405

弥漫性轴索损伤（diffuse axonal injury） 41

弥散加权成像（diffusion weighted imaging, DWI） 2

弥散张量纤维束成像（diffusion tensor tractography, DTT） 5

N

囊性纤维化（cystic fibrosis） 179

脑出血（cerebral hemorrhage） 31

脑挫裂伤（cerebral contusion and laceration） 41

脑梗死（cerebral infarction） 31

脑静脉畸形（cerebral venous malformation） 41

脑膜瘤（meningioma） 14

脑膜炎（meningitis） 61

脑囊虫病（cerebral cysticercosis） 61

脑脓肿（brain abscess） 61

脑血管病（cerebrovascular disease） 31

能谱 CT（spectral CT） 4

P

疲劳性骨折（fatigue fracture） 401

脾梗死（splenic infarction） 333

脾淋巴瘤（splenic lymphoma） 333

脾血管瘤（splenic hemangioma） 333

平扫（plain scan） 7

Q

气胸（pneumothorax） 203

前列腺癌（prostate cancer） 369

前列腺增生（hyperplasia of prostate, BPH） 369

强直性脊柱炎（ankylosing spondylitis） 418

R

人工智能（artificial intelligence, AI） 5

软 X 线摄影（soft ray radiology） 6

软骨母细胞瘤（chondroblastoma） 457

软骨肉瘤（chondrosarcoma） 459

S

摄影（radiography） 6

神经鞘瘤（neurilemmoma） 14, 73

神经纤维瘤（neurofibroma） 102

肾性骨病（renal osteodystrophy） 440

十二指肠溃疡（duodenal ulcer, DU） 292

食管癌（esophageal cancer） 292

食管静脉曲张（esophageal varices） 292

视神经脊髓炎（neuromyelitis optica, NMO） 91

视神经胶质瘤（optic glioma） 102

视神经鞘脑膜瘤（meningioma of optic sheath） 102

室管膜瘤（ependymoma） 73

室间隔缺损（ventricular septal defect, VSD） 227

髓外硬膜下肿瘤（subdural extramedullary
tumors） 73

缩窄性心包炎（constrictive pericarditis） 247

T

体层摄影（tomography） 6

头皮血肿（scalp hematoma） 41

退行性骨关节病（degenerative osteoarthropathy） 423

脱髓鞘疾病（demyelinating disease） 91

W

胃癌（gastric cancer） 292

胃溃疡（gastric ulcer, GU） 292

X

下咽癌（hypopharyngeal carcinoma） 146

限制型心肌病（restrictive cardiomy-opathy） 254

腺样体肥大（adenoidal hypertrophy） 146

消化道梗阻（gastrointestinal obstruction） 286

小叶性肺炎（lobular pneumonia） 198

心包积液（pericardial effusion） 246

心包间皮瘤（pericardial mesothelioma） 247

心包囊肿（pericardial cyst） 247

心包压塞（cardiac tamponade） 246

心肌灌注显像（myocardial perfusion imaging） 263

心肌致密化不全（noncompaction of ventricular
myocardium） 255

星形细胞瘤（astrocytoma） 73

胸骨后甲状腺（retrosternal thyroid） 222

胸膜钙化（pleural calcification） 206

胸腺瘤（thymoma） 219

胸腺脂肪瘤（hymic lipoma） 222

血管网状细胞瘤（angioreticuloma） 73

Y

牙源性囊肿（dontogenic cyst） 154

胰头癌（pancreatic head carcinoma） 319

胰腺囊性肿瘤（pancreatic cystic tumor） 319

胰腺神经内分泌肿瘤（pancreatic neuroendocrine tumor,
pNETs） 332

胰腺神经内分泌瘤（pancreatic neuroendocrine
tumor） 319

抑郁症（depressive disorder） 95

应力性骨折（stress fracture） 399

荧光透视（fluoroscopy） 6

硬化型骨髓炎（sclerosing osteomyelitis） 413

硬化性肺泡细胞瘤（sclerosing pneumocytoma） 179

硬膜外血肿（epidural hematoma） 41

硬膜外肿瘤（epidural tumors） 73

硬膜下血肿（subdural hematoma） 41

尤因肉瘤（Ewing sarcoma） 460

幼年特发性关节炎（juvenile idiopathic arthritis,
JIA） 418

原发性中枢神经系统淋巴瘤（primary central nervous
system lymphoma, PCNSL） 29

Z

造影检查（contrast examination） 6

支气管扩张（bronchiectasia） 175

肢端肥大症（acromegaly） 440

脂肪肝（fatty liver） 316

致心律失常型右心室心肌病（arrhy-thmogenic right
ventricular cardio-myopathy） 255

中枢神经细胞瘤（central neurocytoma） 30

中央型肺癌（central bronchogenic
carcinoma） 175

周围型肺癌（peripheral lung carcinoma） 175

主动脉闭塞（aortic occlusion） 282

主动脉夹层（aortic dissection, AD） 269

主动脉离断（aortic dissection） 282

主动脉缩窄（coarctation of aorta） 282

转移瘤（metastatic tumor） 14, 73, 302

子宫肌瘤（hysteromyoma） 369

子宫内膜癌（endometrial carcinoma） 369

纵隔积液（mediastinal carcinoma） 205

纵隔肿瘤（mediastinal tumor） 219

蛛网膜下腔出血（subarachnoid hemorrhage） 41